中药三维荧光检验法

魏永巨 著

科学出版社

北京

内 容 简 介

中药三维荧光图谱是一种新出现的中药指纹图谱，具有灵敏度高、专属性好、实验简便、环境友好等优点，适合在中药材的鉴别中应用。本书阐述了中药三维荧光图谱的基本原理与实验方法，以中药对照药材为样品，绘制了 470 多种常用中药材的三维荧光检验方法，绘制了三维荧光对照图谱，供实际样品检验时参考。

本书内容丰富、文字简明、注重操作、方法新颖，可供中药研究开发、质量检验、生产经营和市场监管等方面的科技人员参考使用，也可供高等院校相关专业的教师、研究生和本科生参考。

图书在版编目(CIP) 数据

中药三维荧光检验法/魏永巨著. —北京：科学出版社，2012
ISBN 978-7-03-035812-7

Ⅰ.①中… Ⅱ.①魏… Ⅲ.①中药材-荧光光谱-检验方法-研究
Ⅳ.①R282.5

中国版本图书馆 CIP 数据核字（2012）第 248845 号

责任编辑：杨 震 刘 冉 贺窑青 / 责任校对：刘小梅
责任印制：钱玉芬 / 封面设计：陈 敬

科 学 出 版 社 出版
北京东黄城根北街 16 号
邮政编码：100717
http://www.sciencep.com

骏 杰 印 刷 厂 印刷
科学出版社发行 各地新华书店经销

*

2012 年 12 月第 一 版 开本：B5 (720×1000)
2012 年 12 月第一次印刷 印张：26 1/4
字数：510 000
定价：**98.00 元**
（如有印装质量问题，我社负责调换）

前　言

中药质量控制是中药现代化和国际化的重要内容，也是中药产业发展的瓶颈。中药质量控制的源头在于中药材的鉴别与质量评价。目前，中药质量控制的实验方法主要是各种色谱分析法，包括液相色谱、气相色谱和薄层色谱等；光谱分析方法，如紫外光谱、红外光谱和荧光光谱等也有一定应用。一些现代仪器分析方法，如毛细管电泳、色谱-质谱联用和色谱-核磁共振联用等新技术在中药分析中的应用也越来越多。化学计量学与中药分析学的结合，使各种中药指纹图谱特别是色谱指纹图谱的研究与应用日益成为中药质量控制的有效手段。

中药材中的某些成分能够在紫外光或日光照射下产生不同颜色的荧光，因此，中药荧光检验法是中药理化鉴别的一种传统方法。早期的荧光检验法利用人的肉眼观察药材或其提取液在紫外光或日光照射下所产生的颜色，据此进行中药材的鉴别。后来采用荧光分光光度计测量中药材的荧光光谱，依据特征峰的波长对中药材进行鉴别，或依据荧光强度对活性成分进行定量分析。但是，总体来看，中药荧光分析的研究一直没有显著进展，实际应用有限。

荧光分析法具有灵敏度高、选择性好、实验简便、耗时少、成本低等优点，中药中的许多活性成分具有荧光，因此，将荧光分析应用于中药分析是分析方法与分析对象的恰当结合。自 2003 年以来，在前人工作的基础上，我们开展了中药荧光分析方面的研究，先后得到了河北师范大学自然科学基金（L2004Z04）、河北省自然科学基金（B2005000149）和国家自然科学基金（20675025，20975029，81173496）的支持。通过对数百种中药材的广泛实验，认识到中药荧光具有普遍性；通过对中药活性成分（如酚酸类、苯丙酸类、香豆素类、木质素类、黄酮类、醌类和生物碱类化合物）荧光性质的考察，认识到许多中药活性成分具有内源荧光或者可以产生敏化荧光；将三维荧光技术应用于复杂中药样品的分析，获得了中药三维荧光图谱；为了解决中药三维荧光图谱的重现性问题，探索建立了以纯水在 350 nm 激发波长下的拉曼散射为参比对三维荧光图谱进行校正的方法；为了改善中药材三维荧光图谱的专属性，研究制订了多种敏化荧光的实验方法；以中药对照药材为实验样品，绘制了 470 多种植物药材的三维荧光对照图谱。这些工作逐步构成了中药三维荧光检验法的基础，为中药化学物质基础研究开启了一个新的观察视角。我们预期中药荧光分析法将成为中药分析学的一个重要分支，在中药质量控制中发挥作用。

参与本项研究的有刘翠格教授、杨莉丽教授和申金山教授；贺全林、薛玉珍、高文玲三位高级实验师以及张慧姣讲师参加了部分实验工作；刘德龙教授、敦惠娟研究员参加了多次学术讨论；博士研究生支欢欢和硕士研究生温亚男、孔月萍、秦晓燕、宋金凤、姚飞飞、王静、张晴、贺翠翠、张宁参与了本书的实验工作和文档整理；历届硕士研究生赵晶、史训立、张英华、李云、乔赛男、孟晓彩、杨菲、郑彦慧、田丽平、王淑静、李申丽、李晓霞、赵文武、石志哲、孟伟、范婷婷、张珺、徐玉春、谷丽华、李丽然、杨春飞、陈娜、刘博、辛义川、姚杰、陈素英、王立屏、周晓霞、王凤伟等参与了本书的相关研究，书中部分实例取材于他们的硕士学位论文（可登陆中国知网 www. cnki. net 中的"中国优秀硕士学位论文全文数据库"查阅）；河北省药品检验所冯丽主任药师与作者进行了学术讨论并提供了大量中药样品；河北师范大学化学与材料科学学院、生命科学学院、科技处、实验室与设备管理处、分析测试中心的领导对本项研究给予了大力支持；科学出版社对本书的出版给予了支持，在此一并表示衷心感谢。

　　中药材种类众多，本书所及只是其中的一部分。由于学识水平和时间等方面的局限，书中关于中药三维荧光图谱的原理和实验技术的阐述可能存在疏漏，给出的各种中药材的检验方法和相应的三维荧光图谱未必是最优的，还有进一步优化、充实的巨大空间。希望本书能够起到抛砖引玉的作用，吸引读者在中药三维荧光图谱方面开展更加广泛、深入的研究，使其能够在中药质量控制中得到应用。期望读者对本书提出宝贵意见，以求日趋完善。

作　者
2012 年 7 月于河北师范大学

目　　录

第一章 概 论

1.1 引 言

中医药是中华民族传统文化的瑰宝，为中华民族的繁衍昌盛做出了巨大贡献。随着现代科学技术的发展，中医药面临着严峻的挑战和宝贵的发展机遇。将传统中医药与现代科学技术相结合，使之在保持自身特色的同时更加现代化、标准化，是中医药和分析化学工作者面临的重大课题。

中药大部分来源于植物，小部分来源于动物和矿物。中药品种繁多，来源广泛，成分复杂，单味中药中即含有几十种乃至更多的化学成分，临床又多使用复方制剂，且中药作用的特点是多成分整体作用于机体，因此，中药质量评价和质量控制始终是困扰中药分析工作者的难题，也是中药现代化发展的瓶颈。近年来，中药指纹图谱特别是色谱指纹图谱被认为是最能满足表征中药成分整体特性的技术而被国内外广泛接受[1-4]。《中华人民共和国药典》（简称《中国药典》）2010 年版[5]对某些中药注射剂、固体制剂和提取物建立了色谱指纹图谱，使新版《中国药典》在整体性控制中药质量方面有了突破。除了色谱指纹图谱之外，紫外光谱[6]、红外光谱[7]等光谱技术也被用于建立中药指纹图谱，但由于方法本身的局限，其专属性和特征性相对较差。

中药为天然有机化合物，其中的某些成分能够在紫外光或日光照射下产生不同颜色的荧光，因此，荧光检验法是中药鉴别中常用的一种理化鉴别方法[8-13]。这种方法利用人的肉眼观察药材断面、粉末或浸出液的荧光，或将浸出液点于滤纸上干燥后观察荧光。例如，黄连在紫外灯下显金黄色荧光，秦皮的水浸出液在日光照射时显淡蓝色荧光等。一般观察荧光的紫外光波长为 365 nm 或 254～265 nm，两种紫外光产生的荧光现象不同。这种方法简便易行，应用颇广。但是，人眼观测荧光易受主观因素的影响，由于实验条件和操作者不同，对实验现象的描述往往不尽相同，缺乏客观的评判标准，这就使目视荧光检验法在中药鉴别方面的应用受到一定的局限。

1991 年以来，人们利用荧光分光光度计测量某些中药材（如秦皮和大黄[14]、人参等[15,16]、树脂类中药[17]、叶类中药[18]和某些矿物药[19]）的荧光光谱，避免了目视观察荧光所带来的主观误差，使测量的灵敏度和精密度都有了很大提高。此类研究一般沿用目视荧光检验法的思路，用 254 nm 或 365 nm 的紫外光作为激发波长，测量药材浸出液的荧光发射光谱，根据荧光峰的位置和相对强度进行中药鉴别。由于时代和客观条件的局限，这些研究存在一些不足。例如，在特征荧光峰辨识时常将瑞利散射、拉曼散射或二级散射误认为荧光峰，导致不同的中药材有过多的相同特征峰，降低了荧光光谱的专属性；还有，大多数中药材的最佳荧光激发波长不是 254 nm 或 365 nm，由此测得的荧光发射光谱的灵敏度和特征性都不是最好的，而且一幅荧光发射光谱所能提供的信息有限，不能全面表征复杂中药体系的荧光特性。这些在认识上、方法上的局限性制约了中药荧光光谱鉴别法的发展。与红外光谱和紫外光谱相比，荧光光谱用于中药材鉴别的研究较少[20,21]。

近年来，数学和计算机技术与分析化学的密切结合，促进了分析仪器的迅速发展。由计算机控制的智能化荧光仪器可以快速获取、储存和处理大量的光谱数据，使得三维荧光测量成为某些荧光仪器（如国内应用较多的日立 F-4500 型、F-4600 型和 F-7000 型荧光分光光度计）的基本功能。将三维荧光技术应用于中药分析，便产生了中药三维荧光图谱[22-25]。这种图谱可以给出被测体系全面的荧光信息，为复杂中药体系的荧光分析提供了方便。依据三维荧光图谱中荧光峰的位置和形状可以对药材种类进行鉴别，由荧光峰的强度可以估计荧光成分的含量，进而评价药材的质量。因此，中药三维荧光图谱正在发展成为一种新的中药指纹图谱，用于中药鉴别和质量评价。

1.2　三维荧光基本原理

1.2.1　二维荧光光谱

荧光是光致发光现象。当具有一定能量的光照射荧光物质的分子时，分子吸收入射光，光子的能量传递给分子，使处于基态的分子中的电子从较低电子能级向高能级跃迁，变为激发态分子。由于分子具有一定的能级分布，所以，对于入射光的吸收是选择性的，只有当光子的能量与分子能级之间的差值（能级差）相匹配时，才能发生光吸收，因此，不同波长的入射光对荧光分子具有不同的激发效率。处于激发态的分子不稳定，可以通过辐射跃迁和非辐射跃迁的衰变过程失去能量而返回基态，其中由第一激发单重态的最低振动能级经过辐射跃迁的方式返回基态的不同振动能级的过程会产生不同波长的荧光，因此，发射荧光的强度具有一定的波长分布。

不同波长的入射光对荧光分子的激发效率以及发射荧光强度的波长分布可以

用荧光分光光度计进行观测，即扫描荧光激发光谱和荧光发射光谱。荧光分光光度计一般包括光源、激发单色器（光栅）、荧光池、发射单色器和检测器五部分。光源一般用氙灯，可以在紫外光区和可见光区产生连续辐射。激发单色器对光源产生的复合光进行分光，使一定波长的单色光照射到荧光池，产生荧光。荧光在与入射光垂直的方向射出，进入发射单色器进行分光，之后，具有一定波长的荧光被检测器记录下强度。荧光激发光谱是在固定发射单色器为一定波长的情况下扫描激发单色器，获得的荧光强度与激发波长的关系曲线；荧光发射光谱是在固定激发单色器为一定波长的情况下扫描发射单色器，获得的荧光强度与发射波长的关系曲线。这两种扫描方式得到的荧光光谱都是二维的，即横坐标是波长，纵坐标是相对荧光强度。

　　普通荧光分析所测得的光谱一般是二维光谱，这种光谱扫描快捷，但提供的荧光信息与设定的激发或发射波长有关，因而是有限的。对单一荧光成分的分析测定，一般扫描二维光谱可以满足需要。但是，当体系中存在多种荧光成分且需要全面了解体系的荧光性质时，仅有二维光谱就不够了。

1.2.2　三维荧光光谱[26-28]

　　荧光强度是激发波长和发射波长两个变量的函数，只有在一幅光谱图中同时给出荧光强度随激发和发射波长变化的信息，才能全面描述被测体系的荧光性质。这种能够同时描述荧光强度随激发和发射波长变化的关系图谱即三维荧光光谱（three-dimensional fluorescence spectrum，3D fluorescence spectrum）。三维荧光光谱在文献中又被称为总发光光谱（total luminescence spectra）、激发-发射矩阵（excitation-emission matrix，EEM）等。对于可能含有多种荧光成分的复杂中药体系而言，三维荧光光谱是表征体系荧光性质的最佳方式。

　　一般获取三维荧光光谱的方法，是在不同激发波长位置上多次扫描发射光谱，并将其叠加以等角三维投影图（isometric three-dimensional projection）或等高线光谱（contour spectra）的图像形式表现出来。前者是一种直观的三维立体投影图，空间坐标 X、Y 和 Z 轴分别表示发射波长、激发波长和荧光强度，如图 1.1（a）所示。后者则以平面坐标的横轴表示发射波长，纵轴表示激发波长，平面上的点表示由两个波长所决定的荧光强度。将荧光强度相等的各个点联结起来，便在 X-Y 平面上显示了由一系列等强度线组成的等高线光谱，如图 1.1（b）所示。

　　用等角三维投影图的方式表示三维荧光光谱，能够比较直观地看到在不同波长下的相对荧光强度，但不便观察一定激发-发射波长所对应的荧光强度，图中较强的瑞利散射和二级散射容易干扰对荧光峰的观察，位于前边的强荧光峰可能

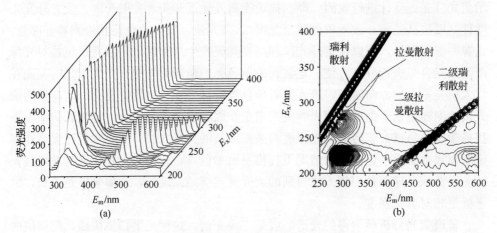

图 1.1　天麻水浸液的三维荧光光谱

（a）等角三维投影图；（b）等高线光谱图

掩盖后边的弱荧光峰。等高线光谱的表示形式易于确定一定激发-发射波长所对应的荧光强度，容易体现三维荧光与普通的荧光激发光谱和发射光谱的关系，易于避开散射光谱和二级光谱对荧光的干扰，也易于分辨多组分体系中的各种荧光组分，从而获得更多的信息。因此，等高线光谱的形式更常用。本书主要采用三维荧光等高线光谱图。

1.2.3　三维荧光光谱的数学表示

三维荧光光谱可以表示为一个激发-发射矩阵（EEM）。矩阵的行序表示发射波长，列序表示激发波长，矩阵元表示荧光强度。

单一组分体系的 EEM 表示为

$$M = axy$$

式中，a 为与波长无关而与浓度有关的系数；矢量 x 和 y 分别为荧光发射光谱和激发光谱。单一组分的 EEM 之所以能用这种形式表示，是基于发射光谱的相对形状与激发波长无关以及激发光谱的相对形状与发射波长无关的事实。

对于含 n 种组分的荧光体系，其 EEM 可表示为

$$M = \sum_{i=1}^{n} a^i x^i y^i$$

这种表示形式意味着，只要体系的吸光度足够低且组分间不发生能量转移，所观测到的荧光是体系中各组分荧光的线性和。

1.2.4　三维荧光光谱中包含的信息

由实验所获得的三维荧光光谱中不仅包含荧光峰，还包含瑞利散射（Rayleigh scattering）、拉曼散射（Raman scattering）、二级瑞利散射、二级拉曼散射和二级荧光，这些光谱可能会对荧光造成干扰，因而一般被认为是不利因素而加以排除。正确认识三维荧光图谱中的各种光谱，不仅可以为识别和消除干扰光谱提供方法，还可能在一定程度上利用干扰光谱，变不利为有用。

1.2.4.1 荧光峰

位于图 1.1（b）左下角的两个类似指纹的等高线图是天麻中的荧光成分天麻素的荧光图谱，环形等高线自外向里荧光强度逐渐增大。等高线间距（contour interval）称为步长，是相邻两条荧光等高线的荧光强度的差值，其数值可以在作图时适当调整，以使图形中的线条疏密适中，既能充分表达光谱信息，又清晰美观。两个荧光等高线图的中心对应的纵坐标分别是 225 nm 和 270 nm，横坐标均为 295 nm，这与天麻素二维荧光光谱中呈现两个激发峰、一个发射峰的光谱特征是一致的。实际上，三维荧光图谱是许多二维荧光图谱的集合。在图 1.1 中沿 E_m＝295 nm 的剖面上的轮廓线即为发射波长为 295 nm 的荧光激发光谱；沿 E_x＝270 nm 的剖面上的轮廓线即为激发波长为 270 nm 的荧光发射光谱。图 1.1 中的其他位置没有出现荧光峰，表明天麻中没有其他荧光成分，或者严格地讲，其他荧光成分的含量太低或荧光太弱以至于检测不出来。许多中药材中含有多种荧光成分，在三维荧光图谱中的不同发射波长处出现多个荧光峰。

1.2.4.2 瑞利散射

瑞利散射是由于溶剂分子对入射光的散射作用所形成的，属于分子散射，其特征是出现在荧光光谱图中激发波长等于发射波长的位置。图 1.1（b）中，左上部出现的黑线，其坐标位置为 E_x＝E_m，是瑞利散射（散射线的宽度与仪器狭缝有关，狭缝越大，散射线越宽）。在二维光谱中，E_x＝E_m 的位置也总会出现一个比较尖锐的瑞利散射峰。

瑞利散射的强弱与体系的均匀程度有关，也与体系的吸光性质有关[29-31]。当体系为真溶液时，瑞利散射较弱。当体系中存在微小粒子，呈现胶体甚至混浊时，瑞利散射显著增强，此时观测到的瑞利散射实际上包含了由微粒产生的丁铎尔散射（Tyndall scattering）。丁达尔散射与瑞利散射虽然从机理上分别属于粒子散射和分子散射，但均为弹性散射（elastic scattering），入射光与散射光的波长相等，在光谱图中两者出现在相同的位置。溶液吸光性质对瑞利散射强度的影响有两个方面：如果散射微粒在其散射波长处同时吸收光，则产生共振光散射（resonance light scattering）[32]，散射光增强；如果体系中存在较高浓度的共存物质分子，且在散射波长处吸收光，则使散射光减弱。例如，当溶液浓度较大时，可观察到中药三维荧光图谱中短波处的瑞利散射线减弱甚至消失。所以，从瑞利散射线的强弱，可以大致估计被测溶液的均匀程度和吸光物质的浓度。

另外一种与瑞利散射有关的光谱现象是共振荧光。共振荧光是指发射波长与激发波长相等的荧光。在荧光光谱中，共振荧光与瑞利散射出现在相同的波长位置。在三维荧光图谱中，若出现共振荧光，则瑞利散射线会从荧光等高线的左上侧穿过[33,34]。一般认为，共振荧光在气体和结晶中有可能发生，在溶液中，由于溶剂的相互作用，所观察到的荧光波长总是大于激发光的波长，不大可能观察到共振荧光。但实际上，某些荧光分子的溶液是可以观察到共振荧光的，如罗丹明 B[33] 和曙红 Y[34]。通过光偏振实验，可以区分散射光与共振荧光。对中药体系而言，尚未发现明显的共振荧光现象。

1.2.4.3　拉曼散射

拉曼散射是由于溶剂分子中的 O—H 键的伸缩振动造成的。在荧光分析中，常用的含 O—H 键的溶剂有水、甲醇和乙醇等。这三种溶剂的拉曼散射波长 E_m (R) 均随激发波长 E_x 的改变而改变，波长差 $\Delta E = E_m(R) - E_x$ 是一个随波长增大而增大的变数，但各种溶剂的拉曼频移 $\Delta\sigma$（激发波长与拉曼散射波长之间的能量差）基本是一个定值，不随波长而改变。我们测得水、甲醇和乙醇的拉曼频移 $\Delta\sigma$ 分别为：$0.000\,355\,\mathrm{nm}^{-1}$、$0.000\,311\,\mathrm{nm}^{-1}$ 和 $0.000\,309\,\mathrm{nm}^{-1}$。甲醇和乙醇的拉曼频移基本相同，但与水的拉曼频移明显不同，这反映了水分子中的 O—H 键与甲醇、乙醇分子中的 O—H 键的伸缩振动存在差异。

拉曼散射波长 $E_m(R)$ 与激发波长 E_x 之间存在如下关系[35]：

$$1/E_x = \Delta\sigma + 1/E_m(R) \tag{1.1}$$

根据式（1.1），可以由激发波长 E_x 计算拉曼散射波长 $E_m(R)$，反之亦然。例如，若激发波长为 350 nm，则水的拉曼散射波长为 399.7 nm，甲醇或乙醇的拉曼散射波长为 392.6 nm。理论计算值与实验结果吻合。

拉曼散射强度与激发波长有关。我们测得水、甲醇和乙醇的拉曼散射强度与激发波长的关系如图 1.2 所示。

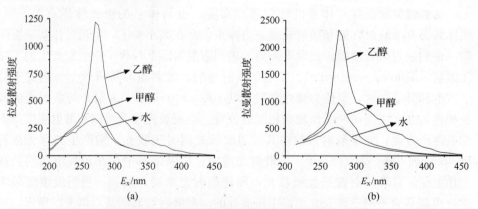

图 1.2　不同溶剂拉曼散射强度与激发波长的关系

(a) F-4600 型；(b) F-7000 型。灵敏度（PMT）：700 V；狭缝，5.0 nm/5.0 nm

由图 1.2 可见,在 $E_x = 275\,nm$ 附近,拉曼散射强度达到最大,随着波长改变,拉曼散射强度迅速减弱。三种溶剂中,乙醇的拉曼散射最强,水的最弱。

在荧光分析中,溶剂的拉曼散射是一种常见现象。但是,拉曼散射的强度一般比瑞利散射弱得多。当激发波长大于 350 nm 时,拉曼散射对荧光的影响通常可以忽略不计。对于激发波长在 275 nm 附近的荧光峰,则需注意拉曼散射是否与荧光峰有重叠。例如,香荆芥酚在 278 nm/306 nm 处的荧光峰与水的拉曼散射重合,对荧光分析有干扰,通过扫描溶剂空白的荧光光谱,并利用图谱相减技术可以扣除拉曼散射的影响[36]。

水是荧光分析中最常用的溶剂。水的拉曼散射与瑞利散射和荧光相比较弱,其强度与激发波长和仪器因素有关。在三维荧光图谱中,如果以溶剂水的拉曼散射为参照,与荧光峰进行对比,则可以判断荧光的强弱。所以,拉曼散射在荧光分析中并非只是一种干扰因素,也有一定的利用价值。下文中将讨论如何利用水的拉曼散射为参比,对三维荧光图谱进行校正。

1.2.4.4　二级瑞利散射、二级拉曼散射和二级荧光

二级瑞利散射、二级拉曼散射和二级荧光均属二级光谱。在三维荧光图谱中二级光谱出现在横坐标 E_m 为相应的一级光谱的 2 倍发射波长处。在图 1.1 中,二级瑞利散射出现在 $E_m = 2E_x$ 处,二级拉曼散射出现在 $E_m = 2E_m(R)$ 处(很弱),二级荧光峰出现在约 590 nm 处。

二级光谱是由于光栅的色散作用造成的,可由光栅方程来说明[37]:

$$d(\sin\varphi \pm \sin\theta) = n\lambda \tag{1.2}$$

式中,d 为光栅常数;φ 为光栅的入射角;θ 为衍射角;λ 为入射光波长;n 为光谱级次,其值可取 ± 1,± 2,$\cdots$。由式 (1.2) 可知,当 $n_1\lambda_1 = n_2\lambda_2$ 时,就会出现谱线重叠现象。例如,$\lambda_1 = 500\,nm$ 的一级光谱线,会与 $\lambda_2 = 250\,nm$ 的二级光谱线出现在同一个坐标位置。因此,在三维荧光图谱中,在发射波长为 400~600 nm 时,可以观察到当激发波长为 200~300 nm 时所产生的二级瑞利散射、二级拉曼散射和二级荧光。

一般来说,一级谱线的强度远强于二级谱线。在三维荧光图谱中,二级光谱并不能提供比一级光谱更多的信息,反而可能对一级光谱带来干扰,尤其是二级瑞利散射可能与激发波长为 200~300 nm、发射波长为 400~600 nm 的荧光峰重叠,影响对荧光峰的观察。为此,在绘制三维荧光图谱时,可以在荧光分光光度计的发射光路中加入适当的滤光片以消除二级光谱的干扰。滤光片有 UV-29、UV-31、UV-35、L-39、Y-43 等。其中 UV-29 在扫描中药三维荧光图谱时比较常用,其截止波长为 290 nm,可滤除波长小于 290 nm 的激发光所产生的二级瑞利散射以及发射波长小于 290 nm 的拉曼散射和二级荧光。

1.3　一般实验方法

1.3.1　样品提取液的制备

中药材的三维荧光鉴别一般在水溶液中进行。虽然从实验技术上说，可以测量药材固体粉末的三维荧光图谱，而且这种测量手续简便，但实验表明，固体粉末测量的重现性和专属性均较差。因此，本书采用溶液测量法。用适当的溶剂提取药材中的荧光成分，然后选择适当的实验条件进行测量。

1.3.1.1　样品处理与称量

中药材要合理取样和适当处理。供试样品必须具有代表性、真实性。药材样品应经自然干燥、粉碎、过筛。组织疏松的花、叶、全草类药材应通过 40 目筛，组织坚实的根、茎、皮、果类药材应通过 60～80 目筛。购买的中药对照药材一般为粉末，可以直接称量。

荧光分析具有灵敏度高的特点，样品用量可以很小。但是，为了保证测量结果的准确性和重现性，称取样品的量不可太少。如果用万分之一分析天平，在保证三位有效数字的前提下，称取样品的量应不小于 0.01 g。不同的中药材所含荧光成分的差异很大，有的荧光很强，有的荧光很弱。对于含有强荧光成分的药材，可以称取 0.01 g 样品，制备成提取液之后再适当稀释；对于荧光很弱的药材，称取样品的量可以大一些。本书中各种药材的样品用量均为 0.01～0.05 g。

1.3.1.2　提取溶剂的选择

在中药荧光分析中，提取溶剂的选择需要考虑溶剂对荧光成分的提取能力、环境保护和提取液的稳定性等因素，还要考虑提取溶剂中是否含有荧光杂质以及后续处理是否方便等。由于荧光测量一般在水溶液中进行，所以，提取溶剂应当与水无限混溶。与水不相溶的有机溶剂，如氯仿、苯、乙醚等不适合用作提取溶剂，而且这些有机溶剂对环境危害较大。

中药荧光成分一般都是含有羟基、羧基、烷氧基或烷基等取代基的芳香族化合物及其苷类，一般易溶于甲醇和乙醇。但是，乙醇试剂中常含有荧光杂质，不宜用做提取溶剂。质量较好的色谱纯甲醇中荧光杂质含量小，可用做提取溶剂，而且甲醇提取液与水无限混溶，不易变质，环境污染较小。

有的中药荧光成分易溶于水，但大多数荧光成分的水溶性较差，用水作为提取溶剂可能造成某些荧光成分提取不完全。有些中药材中含有蛋白质、淀粉，用水（特别是热水）作为提取溶剂，蛋白质和淀粉等非药效成分易溶解或溶胀，使提取液浑浊、难澄清。水提取液一般不稳定，易变质。所以，一般不用水作为提取溶剂，除非已知荧光成分易溶于水，提取后立即测定。

综合考虑各种因素，本书以甲醇为提取溶剂。在使用甲醇时，应首先检查是否有荧光（市售甲醇试剂常有荧光），避免使用含有荧光杂质的甲醇试剂。

1.3.1.3 提取液的制备方法

常用的制备中药样品提取液的方法包括浸渍法、渗漉法、煎煮法、回流提取法、连续提取法和超声波提取法等。对中药荧光分析而言，由于样品用量很小，且为粉末，一般采用浸渍法，不用渗漉、煎煮、回流提取或连续提取等复杂操作。将样品置于 25 mL 容量瓶中，加入甲醇至刻度，浸泡 3 h（若时间允许，可浸泡过夜；若需尽快处理，可超声处理 10～30 min）。测量荧光时，摇匀溶液，再稍静置，移取适当体积的上清液（甲醇提取液一般是澄清的，不必过滤），以水或甲醇适当稀释，控制适当的实验条件，测量荧光强度或扫描荧光图谱。

1.3.2 三维荧光图谱的绘制

1.3.2.1 荧光仪器

本书采用日立公司的 F-7000 型荧光分光光度计绘制中药对照药材的三维荧光图谱。该仪器配备 150 W 氙灯，1 cm 荧光池，最小样品量为 0.6 mL，单色器为机刻凹面衍射光栅，激发侧闪耀波长为 300 nm，发射侧闪耀波长为 400 nm。仪器可选参数有激发和发射波长范围：200～900 nm；激发和发射狭缝宽度（光谱通带）：1.0 nm、2.5 nm、5.0 nm、10.0 nm、20.0 nm；波长扫描速度：30 nm/min、60 nm/min、240 nm/min、1200 nm/min、2400 nm/min、12 000 nm/min、30 000 nm/min、60 000 nm/min；光度显示范围：$-9999～9999$；光电倍增管电压（PMT voltage）：250 V、400 V、700 V、950 V。仪器控制和数据处理单元为个人计算机，操作系统为 Windows XP。工作环境温度要求 5～35℃，湿度 45%～80%。

在使用仪器前，应注意检查和调整仪器的灵敏度，以便获得良好的三维荧光图谱。根据仪器说明书中的操作方法适当调节光源位置，并在仪器操作界面中的"Utility"工具栏选择"Sensitivity"，检查仪器的灵敏度。要求纯水在激发波长 350 nm 拉曼散射的信噪比 S/N>250，漂移（drift）<1.5%。

日立公司的 F-4600 型荧光分光光度计与 F-7000 型荧光分光光度计结构、性能和操作方法类似，只是仪器的灵敏度低一点。一般要求 F-4600 型的拉曼散射的信噪比 S/N>150，漂移（drift）<1.5%。

1.3.2.2 三维荧光图谱的测量

取样品提取液 0.50～5.00 mL 置于 10 mL 容量瓶中，以水稀释至刻度，摇匀，扫描三维荧光图谱。仪器参数一般设为：激发/发射狭缝，5.0 nm/5.0 nm；PMT 电压，700 V；扫描速度，1200 nm/min；发射光路中加入 290 nm 滤光片。扫描荧光图谱之后，在相同仪器条件下测量纯水在激发波长 350 nm 的拉曼散射强度 R，以备光谱校正之用。

扫描三维荧光图谱的过程是在不同的激发波长下多次扫描发射光谱，并将这些发射光谱按照激发波长顺序集合在一幅三维荧光图谱中的过程。在扫描前，需要根据样品的荧光性质设定激发和发射波长的扫描范围，并设定波长的步长（即测量荧光数据的波长间隔）。例如，若设定激发和发射波长的步长均为 5 nm，则仪器每增加 5 nm，扫描一次发射光谱，发射波长每增加 5 nm，记录一次荧光强度。步长越大，记录的数据越少，扫描图谱所需时间越少，但图谱的精细程度越差。反之，则记录的数据越多，耗时越多，图谱越精细。

光谱扫描数据以三维荧光图谱的形式显示在计算机屏幕上，并且以激发-发射矩阵的形式自动储存在计算机中。在光谱扫描结束后，可用仪器的数据处理软件再将图谱显示出来，也可利用 Origin 等数据处理软件再进行处理，按照实验要求绘制三维荧光图谱。

1.3.3　三维荧光图谱的校正

与红外光谱和紫外-可见光谱相比，荧光光谱有一个特点：荧光图谱中的强度标（intensity scale）是任意单位（arbitrary unit），其数值大小与光源强度、狭缝宽度、检测器灵敏度等因素有关，这些因素都可能随着仪器条件的改变而改变。因此，同一样品在不同仪器或不同仪器条件下测得的荧光强度可能有很大差异，不同实验室得到的三维荧光图谱不一定具有可比性。

为了使本书给出的中药对照药材的三维荧光图谱能够用做实际样品检验时的对照图谱，我们提出了一种基于水的拉曼散射的三维荧光图谱校正方法：以纯水在激发波长 350 nm 处的拉曼散射强度作为校正三维荧光强度的参比，将仪器绘制的三维荧光图谱按式（1.3）进行校正。

$$\frac{EEM_S}{R} = EEM_C \tag{1.3}$$

式中，EEM_S 为样品溶液的三维荧光图谱（激发-发射矩阵，矩阵元为荧光强度）；R 为纯水在相同仪器条件下的拉曼散射强度；EEM_C 为校正后的三维荧光图谱。R 是一个与仪器参数有关的数值。实验表明，当仪器参数改变时，R 的变化率与荧光强度的变化率基本同步。将三维荧光图谱按式（1.3）处理后，各波长下荧光强度的数值线性改变，整个三维荧光图谱的形状不会失真。校正之后的荧光强度和三维荧光图谱在不同仪器之间具有可比性。

例如，用 F-4600 型和 F-7000 型荧光分光光度计分别测量了硫酸奎宁溶液的三维荧光图谱，由于两台仪器的灵敏度不同，所得 EEM_S 中的荧光强度差异很大，水的拉曼散射强度 R 也各不相同，但按式（1.3）进行校正之后，两台仪器的 EEM_C 基本相同，如图 1.3 所示。

在绘制校正三维荧光图谱时，为了使图中的荧光强度等高线疏密程度适中，

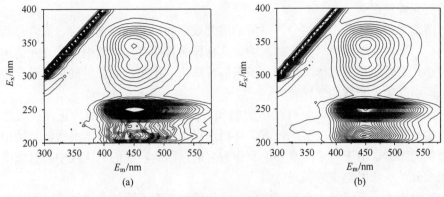

图 1.3 奎宁的校正三维荧光图谱

(a) F-4600 型；(b) F-7000 型

$c_{奎宁}$：2.5×10^{-7} mol/L；狭缝，5.0 nm/5.0 nm；

扫描速度：2400 nm/min；PMT：700 V；滤光片：290 nm；荧光等高线步长：$2R$

图形美观，可以将荧光等高线的步长（contour interval）设定为 R 的整数或分数倍，如图 1.3 所示中为 $2R$。

1.4 提高专属性的方法

专属性是指中药指纹图谱的测定方法对中药样品特征的分析鉴定能力。对于中药材的三维荧光图谱而言，就是要从三维荧光图谱中荧光峰的位置、峰强度、峰形状、各荧光峰的强度比等方面使一种药材明显区别于其他药材。

上述在中性水溶液中进行实验的方法是最简便、应用最多的方法，大部分药材可以用这一方法获得图形美观、专属性好的三维荧光图谱。但是，也有某些药材用这一方法获得的三维荧光图谱相似，或者荧光太弱甚至无荧光。对于这些药材，需要采取特殊的实验方法以提高三维荧光图谱的专属性。

由于物质的荧光性质与环境因素密切相关，因此，提高三维荧光图谱的专属性可以通过优化实验条件得以实现。对三维荧光图谱相似的药材，通过改变实验条件，使它们产生不同的三维荧光图谱；对荧光很弱甚至无荧光的药材，采用敏化荧光或衍生荧光的方法，使其产生清晰美观的三维荧光图谱。

1.4.1 溶剂效应

在溶液中，溶质与溶剂分子之间存在静电作用，而溶质分子的基态与激发态具有不同的电子分布，从而具有不同的偶极矩和极化率，导致基态和激发态两者与溶剂分子之间的作用程度不同。当溶剂改变时，荧光体的基态和激发态与溶剂分子之间的作用程度也会发生改变，致使同一种荧光体在不同的溶剂中表现出不同的荧光性质。

　　溶剂对荧光体的影响可分为一般的溶剂效应和特殊的溶剂效应。前者是指溶剂的折射率和介电常数对荧光的影响，这种影响普遍存在，所引起荧光光谱的变化较小；后者是指荧光体和溶剂分子间的特殊化学作用，如氢键的生成和配合作用，所引起荧光光谱的变化较大。

　　关于溶剂对荧光的影响有诸多实验和理论探讨[28]。到目前为止，一般还是通过实验来观察荧光体的溶剂效应，从而选择合适的溶剂。对本书所涉及的中药三维荧光图谱，由于只采用水和甲醇作为溶剂，因此，我们只比较中药材或中药荧光成分在水或甲醇中的荧光性质。

　　实验表明，不同的中药荧光成分在水和甲醇中有不同的荧光表现。有的在水中荧光强而在甲醇中荧光弱，有的则相反，在水中荧光弱而在甲醇中荧光强，还有的在水中与在甲醇中的荧光强度相近。例如，图1.4中7-甲氧基香豆素在水-甲醇溶液中的荧光强度随甲醇体积分数的增大而降低，香荆芥酚的荧光强度则随甲醇体积分数的增大而增强。

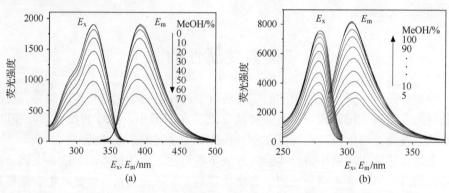

图 1.4　7-甲氧基香豆素（a）和香荆芥酚（b）在水-甲醇溶液中的荧光光谱
（a）c：0.039 μg/mL，E_x/E_m＝325 nm/392 nm；（b）c：0.535 μg/mL，E_x/E_m＝278 nm/306 nm

　　在测量三维荧光图谱时，采用不同的溶剂，可使荧光图谱发生明显变化，从而改善三维荧光图谱的专属性。例如，黄连水溶液与黄连甲醇溶液的三维荧光图谱有显著差异（见第二章图 2.169 和图 2.170）；菊花水溶液与菊花甲醇溶液的三维荧光图谱明显不同（见第六章图 6.21 和图 6.22）。

1.4.2　酸度效应

　　许多荧光物质是弱酸或弱碱，随着溶液 pH 的变化，弱酸或弱碱发生质子离解或结合作用，质子化程度不同的型体通常具有不同的荧光光谱和荧光量子产率。因此，改变溶液 pH 常可导致荧光物质的光谱特征发生明显变化。图 1.5 给出了水杨酸和伞形花内酯在不同 pH 的荧光光谱。在 pH 较低时，水杨酸荧光很弱，随 pH 升高，羧基质子电离，导致荧光增强。由于水杨酸（邻羟基苯甲酸）能够形成分子内氢键，因而其荧光比对（或间）羟基苯甲酸的荧光强。

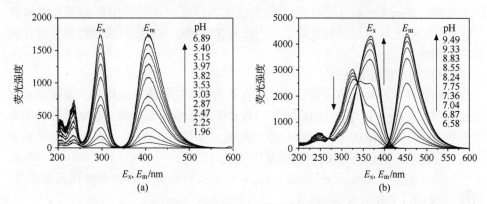

图 1.5　水杨酸（a）和伞形花内酯（b）在不同 pH 的荧光光谱

(a) c：1.0×10^{-5} mol/mL，$E_x/E_m = 297$ nm/406 nm；(b) c：0.444 μg/mL，$E_x/E_m = 367$ nm/455 nm

伞形花内酯在 pH 6.58~9.49 的光谱变化对应于 7-羟基质子的电离[38]：

伞形花内酯电离前后的两种型体都是荧光型体，发射波长相同，但激发波长不同。pH 的变化导致型体转变，在激发光谱中形成一个等荧光点。

中药荧光成分大多是有机弱酸或弱碱，分子结构中包括羟基、羧基或含有可以质子化的氮原子（如生物碱类化合物）。因此，改变溶液的 pH 常常是改变三维荧光图谱进而提高专属性的有效方法。例如，葛根中性水溶液的荧光很弱，但在 pH 12.0 时的荧光很强（见第二章图 2.35 和图 2.36）；广山楂叶水溶液与碱性溶液的三维荧光图谱明显不同（见第五章图 5.29 和图 5.30）；枳壳与枳实水溶液的三维荧光图谱基本相同，但在 pH 12.0 时的三维荧光图谱明显不同（见第七章图 7.92 至图 7.95）。

1.4.3　有序介质的作用

有序介质是指表面活性剂或环糊精这样一些能够与荧光体通过分子间作用力

形成胶束包合物或主客体包合物的有机化合物。在水溶液中，有序介质与荧光体形成包合物之后，会改变荧光分子周围的微环境，从而能够对荧光体的光谱特性产生影响，造成荧光波长的移动或荧光强度的增强，这种作用称为荧光增敏作用。此外，荧光体在形成包合物之后，还会使溶解性和稳定性得到改善，这样的作用分别称为增溶作用和增稳作用。

1.4.3.1　表面活性剂

表面活性剂是一类两亲的分子，具有亲水的头基和疏水的尾翼。根据亲水部分的性质，又分为阳离子、阴离子、两性和非离子表面活性剂。在光度分析中常用的表面活性剂有阳离子型的溴化十六烷基三甲铵（CTAB）、氯化十六烷基三甲铵（CTAC）；阴离子型的十二烷基磺酸钠（sodium dodecyl sulfonate，SDS）、十二烷基硫酸钠（sodium dodecyl sulfate，SDS）；非离子型的聚氧化乙烯(9.5)对-特辛苯酚（Triton X-100）等。

在低浓度的水溶液中，表面活性剂分子绝大部分分散为单体，也有少数为二聚体或三聚体。当表面活性剂的浓度达到临界胶束浓度时，便会动态地缔合形成聚集体，称为胶束。在水溶液中，胶束具有由烷烃链形成的疏水内核，而极性的头基朝向母体水溶液。当荧光体与表面活性剂共存时，可以发生分子间相互作用而将荧光体包裹在胶束中，形成胶束包合物。

表面活性剂与荧光体的作用是有选择性的，这种选择性与荧光体和表面活性剂所带的电荷以及两者分子间的亲和力有关。如果荧光体是带电荷的，那么具有与荧光体相反电荷的表面活性剂通常对该荧光体的结合能力较强。例如，SDS可以使小檗碱、巴马厅的荧光明显增强，如图 1.6 所示，但对祖师麻甲素的荧光无明显影响；而 CTAB 能使弱碱性溶液中的祖师麻甲素的荧光明显增强，如图 1.7 所示。SDS 在水溶液中带负电荷，小檗碱、巴马厅等异喹啉类生物碱带正电荷，两者结合能力较强；类似地，CTAB 在水溶液中带正电荷，祖师麻甲素在 pH 9.42 时带负电荷，两者的结合能力较强。

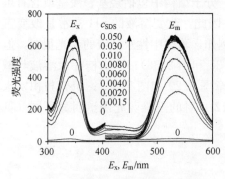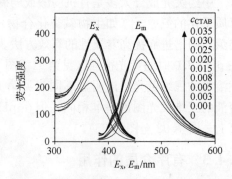

图 1.6　巴马厅-SDS 体系的荧光光谱　　　　图 1.7　祖师麻甲素-CTAB 体系的荧光光谱

c：2.0 μg/mL；$E_x/E_m=345$ nm/530 nm　　　c：1.54 μg/mL；pH：9.42；$E_x/E_m=372$ nm/462 nm

在使用表面活性剂时，应该注意所用试剂是否有荧光或者含荧光杂质。例如，Triton X-100 分子中由于含有苯-氧结构而有荧光[39]，不宜用做荧光增敏剂。

1.4.3.2 环糊精

环糊精是一种常用于荧光分析的有序介质。它们是一类环状低聚糖，最常见的有 α、β 和 γ-环糊精，分别由 6 个、7 个和 8 个葡萄糖单元组成，其中，β 环糊精（β-CD）的应用最为广泛。

环糊精类化合物的特点是分子结构中存在一个亲水的外缘和一个疏水的空腔，其疏水的空腔能与尺寸大小合适的有机物结合形成主客体包合物。某些有机荧光体，它们与环糊精的疏水空腔有更大的亲和力，如果分子尺寸合适，便能够进入环糊精的空腔，形成包合物，从而使荧光性质改变。例如，小檗碱和蛇床子素都能与 β-环糊精发生荧光增敏反应，如图 1.8 所示。

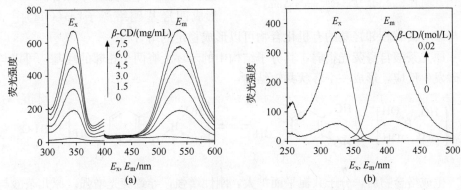

图 1.8 β-环糊精对小檗碱（a）、蛇床子素（b）的荧光增敏作用

(a) c：$2.0\,\mu g/mL$，$E_x/E_m=345\,nm/540\,nm$；(b) c：$1.00\,\mu g/mL$，$E_x/E_m=325\,nm/403\,nm$

许多中药材提取液可以与表面活性剂或 β-环糊精发生荧光增敏反应，使三维荧光图谱的专属性增强。例如，红景天水溶液中加入 CTAB 后，增加 3 个荧光峰（见第二章图 2.162 和图 2.163），白英水溶液加入 CTAB 前后的三维荧光图谱明显不同（见第八章图 8.5 和图 8.6）。

1.4.4 生成荧光络合物

1.4.4.1 二元络合物

某些具有特定结构单元的有机化合物可以与铝离子、硼砂等在适当的条件下结合形成荧光络合物，使荧光增强。

例如，丹皮酚与铝离子（$AlCl_3$）发生如下反应[40]：

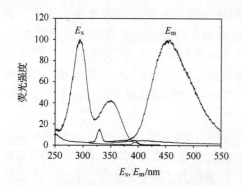

图 1.9　丹皮酚与 AlCl₃ 反应前后的荧光光谱
$c_{丹皮酚}$：0.192 μg/mL；c_{Al}：0.05 mol/L；
pH 4.46，E_x/E_m＝296 nm/455 nm

丹皮酚自身荧光很弱，但生成的丹皮酚-铝（Ⅲ）络合物具有强荧光，如图 1.9 所示。

硼砂[$Na_2B_4O_5(OH)_4 \cdot 8H_2O$，borax]是弱酸强碱盐，溶于水后发生水解而显弱碱性：

$$B_4O_5(OH)_4^{2-} + 5H_2O$$
$$=\!\!=\!\!=4H_3BO_3 + 2OH^-$$

硼酸中 B 原子采用 sp² 杂化轨道和氧原子结合成平面三角形。硼原子是缺电子原子，其空轨道可以结合 OH^-，形成四羟基硼络离子[$B(OH)_4$]⁻，它与某些具有相邻羟基的有机化合物可以形成稳定的络合物。

原儿茶酸自身荧光很弱，其分子结构中的苯环上有两个相邻的羟基，可以与硼砂发生反应，形成一个环状共轭结构：

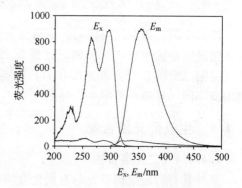

生成络合物后，分子共轭平面扩大，刚性增强，导致荧光增强。原儿茶酸与硼砂反应前后的荧光光谱如图 1.10 所示。

许多中药材提取液可以与铝离子发生荧光增敏反应，使三维荧光图谱的专属性增强，如徐长卿（见第二章图 2.206 和图 2.207）、射干（见第二章图 2.193 和图 2.194）、灯台叶（见第五章图 5.13 和图 5.14）、石榴皮（见第七章图 7.74 和图 7.75）、西青果（见第七章图 7.84 和图 7.85）等。与硼砂发生荧光增敏反应的体系有黄芩（见第二章图 2.49 和图 2.50）、玫瑰花（见第六章图 6.30 和图 6.31）等。

图 1.10　原儿茶酸与硼砂反应前后的荧光光谱
c_{PA}：1.0×10⁻⁵ mol/L；c_{borax}：0.002 mol/L；
pH 9.22，E_x/E_m＝296 nm/355 nm

1.4.4.2　三元络合物

有的中药成分可以与硼砂和表面活性剂形成三元络合物体系，比二元络合物体系的荧光更强或稳定性更好。例如，绿原酸（chlorogenic acid）与硼砂反应后荧光增强但幅度不大，若加入表面活性剂 CTAB，则荧光进一步增强，如图 1.11 所示。没食子酸（gallic acid）与硼砂反应后荧光增强，但稳定性欠佳，若同时加入 SDS，则荧光强度和稳定性均明显改善，如图 1.12 所示。

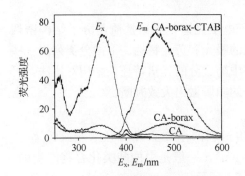
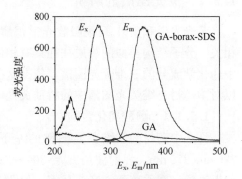

图 1.11 绿原酸-硼砂-CTAB
（CA-borax-CTAB）体系荧光光谱

c_{CA}：1.65 μg/mL；c_{borax}：0.005 mol/L；
c_{CTAB}：0.001 mol/L；$E_x/E_m = 352$ nm/464 nm

图 1.12 没食子酸-硼砂-SDS
（GA-borax-SDS）体系荧光光谱

$c_{GA} = 0.456$ μg/mL；c_{borax}：0.001 mol/L；
c_{SDS}：0.0034 mol/L；$E_x/E_m = 280$ nm/361 nm

利用生成三元络合物使中药材的三维荧光图谱专属性改善的实例有丁香叶（见第五章图 5.15 和图 5.16）、杜仲叶（见第五章图 5.17 和图 5.18）、金银花（见第六章图 6.19 和图 6.20）等。

有关中药三维荧光图谱专属性的研究是工作量很大的系统研究。中药材品种繁多，每一种中药材的三维荧光图谱的专属性都需要与其他各种中药材的三维荧光图谱进行比较才能做出评价，开发专属性更好的实验方法需要反复多次地优化实验条件。本书仅在这方面做了初步的探索，今后还需做更多的工作。

1.5 图谱解析与样品鉴别

由实验得到的中药材的三维荧光图谱中包含了荧光成分的结构和含量的信息，从一个侧面为中药材的鉴别和质量评价提供了依据。然而，要充分利用中药材的三维荧光图谱，需要对其进行正确的解析，阐明其中各荧光峰的归属（是由何种荧光成分产生的）。由于中药材是复杂的混合物，在未知其中含有哪些化学成分以及这些成分有何荧光特性的情况下，仅仅依靠三维荧光图谱是难以进行解析的。目前，解析中药材三维荧光图谱的方法主要是对比法，即将中药材三维荧光图谱中的荧光峰与中药成分标准品的荧光峰进行对比，从而判断是否属于该成分。但是，目前有关中药化学成分荧光性质的研究还很有限，可供利用的资料不多，中药材三维荧光图谱的解析任重道远。下面给出我们测量的一些中药化学成分标准品的三维荧光图谱，为解析中药材的三维荧光图谱提供一些参考，同时也为某些中药材的真伪鉴别提供一些依据。

1.5.1　荧光图谱的解析

荧光光谱和紫外-可见吸收光谱都属于电子光谱，光谱性质与分子结构密切相关。分子结构类似的物质往往具有相似的吸光和荧光特性。下面分类列出一些中药化学成分的三维荧光图谱，依据这些中药成分的光谱特征，采用对比法，可以对中药材三维荧光图谱中的特征荧光峰的归属做出大致判断。

1.5.1.1　酚酸类化合物[41]

许多中药材的三维荧光图谱的左下角呈现两个强荧光峰（激发波长 $E_x \approx$ 225 nm、275 nm，发射波长 $E_m = 300 \sim 350$ nm），一般是由酚酸类化合物产生的，如丁香酚、麝香草酚、辛弗林等，如图 1.13 所示。

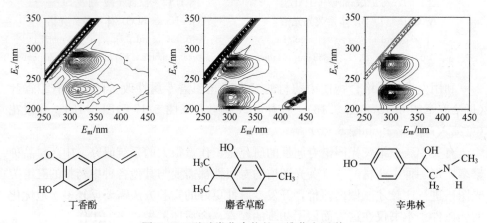

图 1.13　酚酸类化合物的三维荧光图谱

许多酚酸类或分子结构中含有取代苯结构的化合物，如天麻素、儿茶素、牛蒡苷等的三维荧光图谱与图 1.13 类似。如果酚酸类化合物的苯环上有两个相邻羟基或羟基邻位有甲氧基，则荧光减弱，但可与硼砂或铝离子结合，产生敏化荧光，如原儿茶酸、没食子酸、香草酸等。

天麻素　　　　　　　　　儿茶素

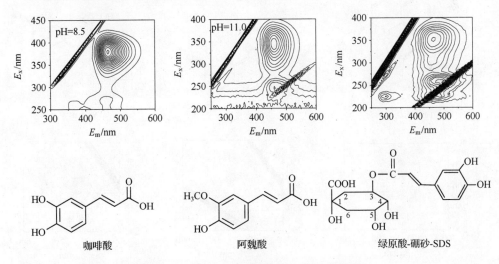

牛蒡苷

1.5.1.2 苯丙酸类化合物

苯丙酸类化合物的分子结构中含有酚羟基和丙烯酸基，也属于酚酸类化合物。由于分子结构中不饱和的丙烯酸基可能与苯环产生共轭作用，使荧光波长比一般酚酸类化合物明显红移至 460 nm 附近，见图 1.14。

图 1.14　苯丙酸类化合物的三维荧光图谱

此类化合物中的桂皮酸的苯环上没有羟基和甲氧基等给电子取代基，因而基本无荧光。咖啡酸和阿魏酸的近中性水溶液荧光都很弱，碱性条件下荧光增强，尤其是咖啡酸的荧光相当强。绿原酸自身的荧光很弱，但可以水解生成咖啡酸，或形成绿原酸-硼砂-SDS 三元络合物而使荧光增强。

1.5.1.3 香豆素类化合物[42]

香豆素类化合物具有苯并 α-吡喃酮母核，可视为顺式邻羟基桂皮酸脱水形成的内酯。香豆素母环上常有羟基、烷氧基、异戊烯基、糖基等取代基。由于其分子结构中含有苯环和内酯环，且含有不同的取代基，发射波长一般为 380~470 nm。香豆素类化合物在中药材中广泛存在，往往具有强荧光，如伞形花内酯、秦皮甲素、秦皮乙素、秦皮苷、滨蒿内酯、7-甲氧基香豆素、白花前胡甲素、东莨菪内酯、柠檬油素等，见图 1.15。

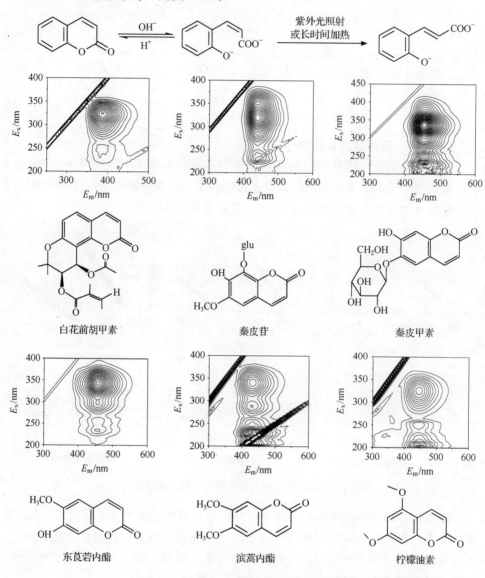

图 1.15　香豆素类化合物的三维荧光图谱

　　香豆素类化合物的荧光与 pH 密切相关。在弱酸性至弱碱性范围内，随着溶液 pH 升高，7-羟基香豆素（如伞形花内酯、秦皮甲素、秦皮苷、东莨菪内酯等）的荧光激发波长红移，发射波长不变，在荧光激发光谱中呈现等荧光点，如图 1.5（b）所示。7-烷氧基香豆素（如白花前胡甲素、滨蒿内酯、柠檬油素等）的荧光激发光谱中不呈现等荧光点。在碱性条件下，香豆素类化合物的内酯环可缓慢水解开环，生成顺式邻羟基桂皮酸盐，荧光减弱以至消失，短时间内经酸化可还原内酯结构。如果在碱性条件下长时间放置或紫外光照射，则顺式邻羟基桂皮酸盐发生异构化，转变为反式邻羟基桂皮酸盐，再经酸化也不能发生内酯化闭环反应。

　　7-羟基香豆素的 C-6 位特别是 C-8 位若有羟基，则荧光减弱，如秦皮乙素的荧光比秦皮甲素弱，秦皮素和祖师麻甲素的荧光都很弱。此类含有两个相邻羟基的香豆素可以与硼砂发生荧光增强反应。

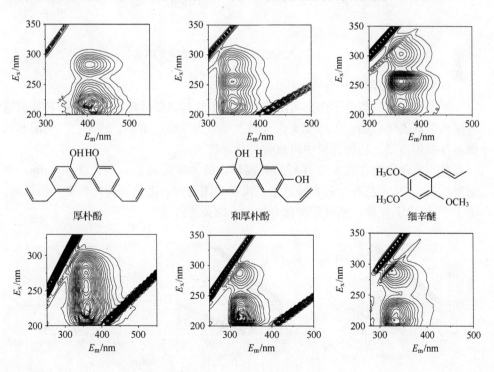

1.5.1.4　木质素类化合物[43]

　　木质素类化合物是植物界中分布广泛的一类代谢产物，由于最早是从树脂提取物中分离得到的，因而得名木质素。从分子结构看，木质素类化合物是含有两个或多个 C_6C_3 结构单元的低分子质量天然产物。由于含有苯环等共轭刚性结构且芳环上有羟基、甲氧基等取代基，许多木质素类化合物有荧光，见图 1.16。

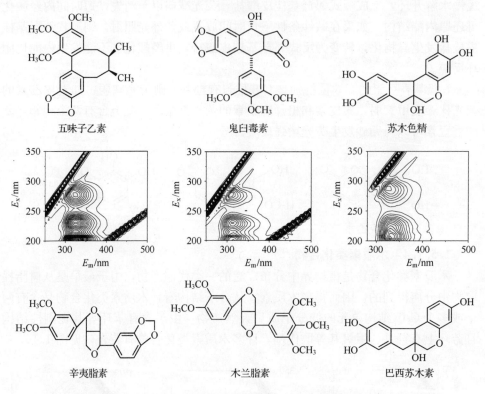

图 1.16　木质素类化合物的三维荧光图谱

1.5.1.5　蒽醌类化合物[44]

醌类化合物是指分子内具有不饱和环二酮结构（醌式结构）或容易转变成这种结构的有机化合物。天然醌类化合物主要分为苯醌、萘醌、蒽醌、二蒽醌和其他多环醌等类型。植物药材中以蒽醌类化合物居多。

蒽醌类化合物含有 3 个并列的共轭环，最大激发波长一般大于 400 nm，发射波长在 550 nm 左右，荧光峰处于三维荧光图谱的右上角，荧光强度一般较弱。图 1.17 给出了 6 种常见蒽醌类化合物的三维荧光图谱。

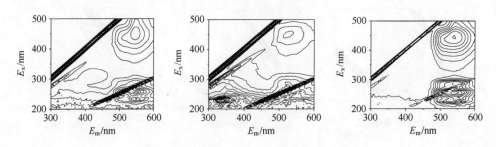

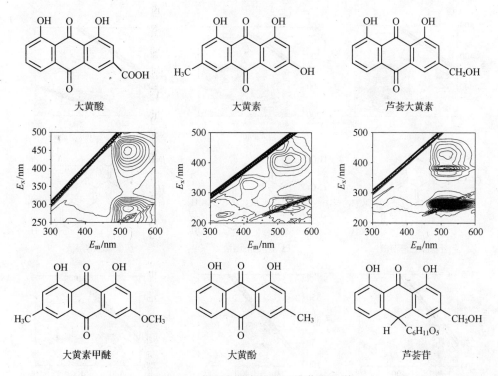

图 1.17　蒽醌类化合物的三维荧光图谱

1.5.1.6　生物碱类化合物[45]

生物碱是一类含有负氧化态氮原子的存在于生物有机体内的环状化合物。根据分子结构特征又分为不同的类别，其中含有共轭刚性结构的生物碱可以产生荧光。图 1.18 中给出了一些生物碱的三维荧光图谱。

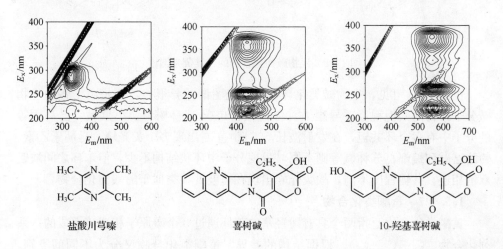

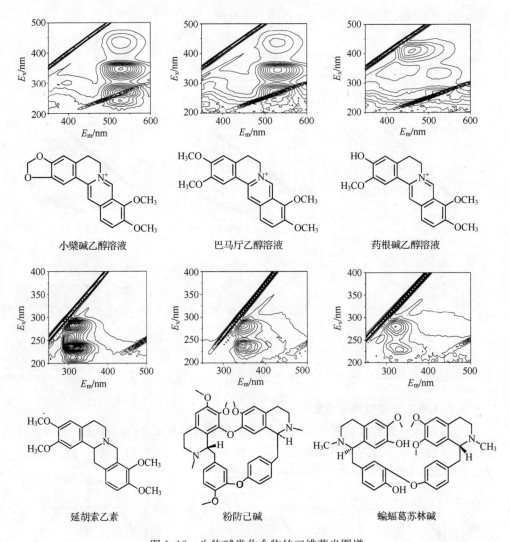

图 1.18　生物碱类化合物的三维荧光图谱

由图 1.18 可见，生物碱类化合物的荧光图谱差异很大，这是由于各种生物碱分子结构的共轭程度差异很大。喜树碱、10-羟基喜树碱、小檗碱、巴马厅等的分子中有多个环共轭，在发射波长 500 nm 左右出现多个荧光峰。延胡索乙素、粉防己碱和蝙蝠葛苏林碱等则不同，虽说分子中环状结构不少，但苯环之间缺乏双键相连，共轭程度不高，故荧光峰出现在短波处，类似于酚酸类化合物。

1.5.1.7　黄酮类化合物[46]

黄酮类化合物泛指两个具有酚羟基的苯环通过 3 个碳原子相连接而成的一系列化合物（C_6—C_3—C_6）。根据结构的差异，黄酮类化合物又分为不同的类别，其中某些黄酮类化合物具有荧光，如二氢黄酮中的山姜素、异黄酮中的大豆苷元和葛根素等。有的黄酮类化合物荧光较弱或者无荧光，但利用敏化荧光技术，可能形成荧光络合物，如槲皮素、山奈酚、黄芩苷等，见图1.19。

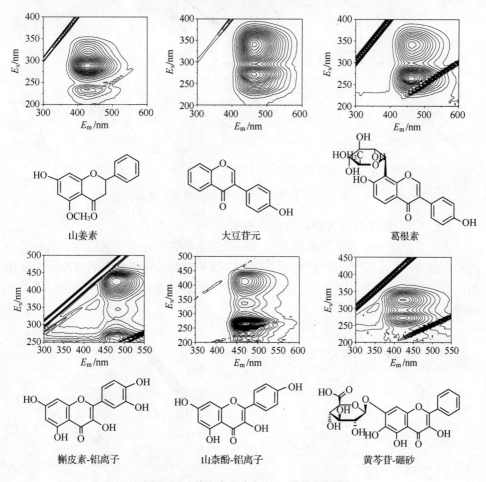

图 1.19 黄酮类化合物的三维荧光图谱

1.5.1.8 其他荧光化合物

除了上述几类荧光化合物之外，还有一些化合物具有共轭刚性结构，能够在适当的条件下产生荧光，如图 1.20 所示。

1.5.2 供试样品的鉴别

对供试样品的鉴别是将供试样品与参比物质的三维荧光图谱进行对比，进而判断两者是否具有同一性。进行对比时所用的参比物质可以有两种：一是中药荧光成分的标准品；二是中药对照药材。

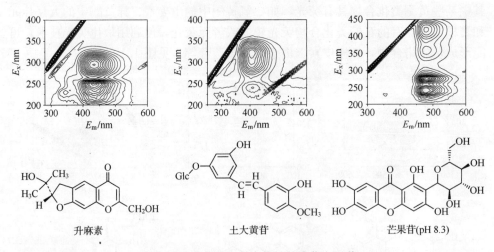

升麻素　　　　　　　　　土大黄苷　　　　　　　芒果苷(pH 8.3)

图 1.20　其他荧光化合物的三维荧光图谱

1.5.2.1　以标准品为参比的样品鉴别

这种方法适用于供试样品的指标成分或主要活性成分是荧光物质，且样品中的共存成分不影响荧光鉴别的情况。例如，徐长卿的指标成分是丹皮酚，丹皮酚和徐长卿药材提取液均无荧光，加入铝离子之后，二者显示基本相同的三维荧光图谱，如图 1.21 所示。

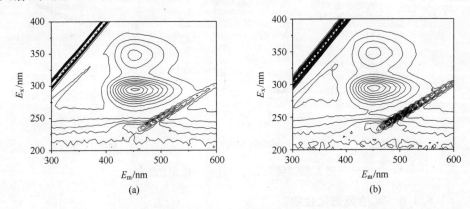

(a)　　　　　　　　　　　　　　　　　(b)

图 1.21　丹皮酚-铝离子（a）和徐长卿-铝离子（b）体系三维荧光图谱

再如，天麻的指标成分是天麻素，天麻素有荧光，依据天麻素的荧光可鉴别天麻药材。图 1.22 是天麻素和天麻药材提取液的三维荧光图谱。

其他还有一些实例，不再一一列举。

对于指标成分是荧光成分的中药材，不仅可以根据中药材及其指标成分三维荧光图谱的相似性对供试样品进行鉴别，而且可以依据荧光峰的强度和溶液浓度对供试样品的质量进行评估。

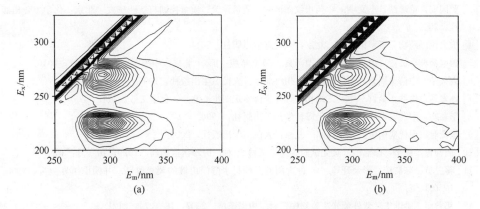

图 1.22 天麻素（a）和天麻提取液（b）的三维荧光图谱

1.5.2.2 以对照药材为参比的样品鉴别

中药材的鉴别属于定性分析，原则上不要求以指标成分为参比，只要将供试样品与对照药材在相同的实验条件下进行测试，比较二者三维荧光图谱的相似性，即可做出判断。

1. 对照图谱鉴别法

利用已有的中药对照药材的三维荧光图谱（对照图谱）及其相应的实验方法（如本书中的实验方法），在相同的实验条件下，绘制供试样品的三维荧光图谱，然后与对照图谱对比，判断供试样品的真伪。此法不必具备对照药材，省时、经济，在检验方法具有良好重现性的情况下可应用此法，但应注意避免仪器和实验条件的差异可能导致的实验误差。

2. 对照药材鉴别法

对照药材是中药鉴别中使用的一类具有法规性质的质量标准。将供试样品与对照药材在相同的实验条件下用同一台仪器进行检验，由两者图谱的一致性即可对供试样品的真伪做出判断。此法可以消除仪器和实验条件的差异可能导致的误差，是比较可靠且普遍适用的方法。

对照药材一般是用于薄层色谱鉴别的定性参比，对于其中各化学成分的含量并没有规定，而荧光成分的含量会影响三维荧光图谱的形状，不同批次、不同存放时间的同一种对照药材所得到的三维荧光图谱可能有差异。因此，在用对照药材作为参比时，如果需要，可同时采用标准品对照法，以提高鉴别的可靠性。

参 考 文 献

[1] 任德权. 中药质量控制的里程碑——中药指纹图谱. 中成药，2001，23（1）：1-2.

[2] 谢培山. 中药色谱指纹图谱. 北京：人民卫生出版社，2005.

[3] 罗国安，梁琼麟，王义明. 中药指纹图谱——质量评价、质量控制与新药研发. 北京：化学工业出版社，2009.

[4] 杭太俊. 药物分析. 第 7 版. 北京：人民卫生出版社，2011.

[5] 国家药典委员会. 中华人民共和国药典（2010 年版一部）. 北京：中国医药科技出版社，2010.

[6] 袁久荣. 中药鉴别紫外谱线组法及应用. 北京：人民卫生出版社，1999.

[7] 孙素琴，周群，秦竹. 中药二维相关红外光谱鉴定图集. 北京：化学工业出版社，2003.

[8] 李家实. 中药鉴定学. 上海：上海科学技术出版社，1996.

[9] 张贵君. 现代实用中药鉴别技术. 北京：人民卫生出版社，2000.

[10] 周仰青，徐平，徐锦池. 荧光试验鉴别中药材 80 种. 时珍国医国药，1999，10 (5)：351.

[11] 蒋三员，陈浩桉，彭余开等. 40 种常用商品药材水醇浸出液的荧光鉴别. 井冈山医专学报，2003，10 (5)：2.

[12] 邓君丽，梁洪华. 紫外荧光法鉴别中药材. 中国药房，2007，18 (27)：2121.

[13] 周建理，周蜀娟，刘炜，等. 中药点滴荧光鉴别法的研究. 安徽医药，2006，10 (12)：986.

[14] 孙文基，沙振芳，严智慧. 荧光光谱法鉴别中药材. 中国中药杂志，1991，16 (6)：326.

[15] 李峰，马梅芳，高宇远. 人参、西洋参的荧光光谱鉴别. 中药材，1996，19 (10)：499.

[16] 李峰，叶向荣，马梅芳，等. 八组名贵中药材的荧光光谱法鉴别. 山东中医学院学报，1996，20 (3)：204.

[17] 李峰，王志涛，刘云，等. 树脂类中药的荧光光谱鉴别. 山东中医药大学学报，1998，22 (1)：66.

[18] 李峰，刘洪玲，李久明，等. 叶类中药的荧光光谱鉴别研究. 山东医药工业，1998，17 (5)：1.

[19] 李峰，岳金波，李久明. 16 种矿物药的荧光光谱鉴别. 中药材，1998，21 (12)：609.

[20] 刘训红，王玉玺. 中药材光谱鉴别. 上海：第二军医大学出版社，2001.

[21] 姜大成，王永生，翁丽丽. 常用中药光谱鉴定. 北京：化学工业出版社，2006.

[22] 魏永巨，刘翠格. 中药三维荧光指纹图谱及其分析应用研究. 第八届全国发光分析和动力分析学术研讨会论文集，2005：112.

[23] Wei Y J, Shi X L, Zhang Y H, et al. 3D Fluorescence Spectra of Chinese Herbal Medicine. The 4th International Symposium of worldwide Chinese Scholars on Analytical Chemistry (ISWCSAC)，Dalian，2006：97.

[24] 张英华，史训立，刘雅兰，等. 中药常山水浸液的荧光光谱研究. 光谱学与光谱分析，2007，27 (2)：342.

[25] 史训立，魏永巨，张英华，等. 中药白芨水浸液的荧光光谱研究. 光谱学与光谱分析，2007，27 (4)：769.

[26] 何永安. 三维荧光光谱技术简介. 分析测试通报，1983，2 (4)：63.

[27] 刘志宏，蔡汝秀. 三维荧光光谱技术分析应用进展. 分析科学学报，2000，16 (6)：516.

[28] 许金钩，王尊本. 荧光分析法. 第三版. 北京：科学出版社，2006.

[29] 魏永巨，李克安，童沈阳. 蛋白质-铬天青 S 体系的弹性光散射及其初步分析应用. 化学学报，1998，56 (3)：290.

[30] 魏永巨，康志敏，戚秀菊，等. 铝试剂的共振散射光谱研究. 光谱学与光谱分析，2003，23 (1)：115.

[31] 魏永巨，戚秀菊，敦惠娟，等. 4-(2-吡啶偶氮)-间苯二酚的共振散射光谱研究. 光谱学与光谱分析，2005，25 (8)：1289.

[32] Pasternack R F, Bustamante C, Collings P J, et al. Porphyrin assemblies on DNA as studied by a res-

onance light-scattering technique. J. Am. Chem. Soc. , 1993, 115 (13): 5393.

[33] 魏永巨，康志敏，刘翠格，等. 罗丹明 B 的共振散射光谱研究. 光谱学与光谱分析，2004，24 (12)：1659.

[34] 魏永巨，刘翠格，赵晶，等. 曙红 Y 的共振光散射与共振荧光. 化学通报，2005，68 (8)：628.

[35] 李宏亮，张加玲，田若涛. 荧光分析中溶剂的拉曼散射. 中国卫生检验杂志，2009，19 (3)：478.

[36] 李丽然，刘翠格，魏永巨. 香荆芥酚的荧光光谱和吸收光谱研究. 光谱学与光谱分析，2011，31 (10)：2763.

[37] 武汉大学. 分析化学. 第五版. 下册. 北京：高等教育出版社，2007：46.

[38] 张珺，刘翠格，魏永巨. 伞形花内酯的荧光量子产率与电离常数. 化学通报，2011，74 (10)：957.

[39] 赵晶，魏永巨. 曲通 X-100 的荧光光谱与荧光量子产率. 光谱学与光谱分析，2006，26 (8)：1523.

[40] Yang F，Liu C，Wei Y J. Fluorimetric analysis of paeonol in Chinese herbal medicine Cynanchi Paniculati Radix by aluminum ion sensitized fluorescence. Acta Pharmaceutica Sinica B，2012，2：294.

[41] 张东明. 酚酸化学. 北京：化学工业出版社，2009.

[42] 孔令义. 香豆素化学. 北京：化学工业出版社，2008.

[43] 石建功，甘茂罗. 木质素化学. 北京：化学工业出版社，2010.

[44] 陆阳. 醌类化学. 北京：化学工业出版社，2009.

[45] 王锋鹏. 生物碱化学. 北京：化学工业出版社，2008.

[46] 张培成. 黄酮化学. 北京：化学工业出版社，2009.

第二章　根及根茎类中药

根（radix）及根茎（rhizoma）是植物的两种不同器官，具有不同的外形和内部构造。有些植物单纯用根入药，有些植物单纯用根茎入药，有些植物同时用根和根茎两部分入药。植物的根或根茎在形态上虽有差异，但两者又互有联系，在中药鉴定学中一般将根及根茎类中药列入一章，并分别讨论。

根及根茎类中药数目众多。为了便于比较同种器官的不同药材的三维荧光图谱，本书根据药材名称和药用部位，将根及根茎类中药分为根类中药（药材拉丁学名中有 radix）、根茎类中药（药材拉丁学名中有 rhizoma 或鳞茎 bulbus，或同时有 rhizoma 和 radix）两部分。个别药材的拉丁学名中没有或不同时有 radix 和 rhizoma，则根据实际药用部位进行归类。

2.1　根 类 中 药

根类中药包括药用为根的药材。

根通常是植物体向土壤中伸长的部分，具有向地性、向湿性和背光性。根无节和节间，不生叶和花，一般也不生芽。根的形状通常为圆柱形或长圆锥形，有的肥大为块根，呈圆锥形或纺锤形等，如天冬、麦冬、何首乌等。有的植物的主根不发达，而从茎的基部节上生出许多长短、粗细相仿的不定根，密集呈胡须状，称为须状根，如威灵仙、龙胆、白薇等。

根具有吸收、输导、固着、支持、贮藏和繁殖等作用，还具有合成蛋白质、氨基酸、生物碱、激素等物质的能力。根中的许多二次代谢产物具有药理活性，有些成分具有荧光，如苯丙酸类、香豆素类、木质素类、酚酸类、黄酮类和生物碱类等，其荧光性质可以用于根类药材的鉴别。

巴戟天 Bajitian

MORINDAE OFFICINALIS RADIX

本品为茜草科植物巴戟天 *Morinda officinalis* How 的干燥根。对照药材购自中国药品生物制品检定所，批号：1163-200001。

仪器与试剂　F-7000 型荧光分光光度计（Hitachi），配备 1 cm 石英池、150 W 氙灯、290 nm 滤光片。仪器条件：波长范围，$E_x = 200 \sim 400$ nm、$E_m = 290 \sim$

550 nm；间隔，5 nm；扫描速度，1200 nm/min；狭缝，5.0 nm/5.0 nm；PMT
电压，700 V. 甲醇（色谱纯），0.1 mol/L NaOH 溶液，纯水。

样品提取液的制备　精密称取对照药材粉末 0.0500 g，置于 25 mL 容量瓶
中，加入甲醇至刻度，摇匀，放置 3 h。样品提取液浓度记为 2.0 mg/mL。

实验方法 1　取样品上清液 2.00 mL 于 10 mL 容量瓶，以水定容，摇匀，扫
描三维荧光图谱。测量纯水在激发波长 350 nm 的拉曼散射强度 R，以 $0.5R$ 为步
长绘制三维荧光图谱，如图 2.1 所示。

实验方法 2　取样品上清液 2.00 mL 于 10 mL 容量瓶，加入 1.0 mL NaOH
溶液，以水定容，摇匀，扫描三维荧光图谱。测量纯水在激发波长 350 nm 的拉
曼散射强度 R，以 $0.5R$ 为步长绘制三维荧光图谱，如图 2.2 所示。

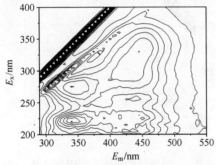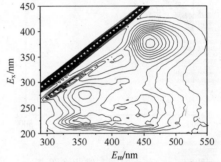

图 2.1　巴戟天水溶液三维荧光图谱　　　图 2.2　巴戟天碱性溶液三维荧光图谱
浓度：400 μg/mL，20%甲醇；步长：0.5R　　　浓度：400 μg/mL，20%甲醇；pH 12.0；步长：0.5R

巴戟天属植物的化学成分主要有蒽醌类、环烯醚萜类、糖类、木脂素类和挥
发油类等，此外还有香豆素类化合物。图 2.1 中出现三个荧光峰，激发/发射波
长分别位于 225 nm/350 nm、260 nm/360 nm 和 330 nm/450 nm。长波处的荧光峰
可能归属于微量香豆素类化合物，而出现在短波部分的荧光峰可能归属于木质素
类化合物。

白蔹 Bailian

AMPELOPSIS RADIX

本品为葡萄科植物白蔹 *Ampelopsis japonica*（Thunb.）Makino 的干燥块根
的粉末。对照药材购自中国药品生物制品检定所，批号：121498-200902。

仪器与试剂　F-7000 型荧光分光光度计（Hitachi），配备 1 cm 石英池、150 W
氙灯、290 nm 滤光片。仪器条件：波长范围，E_x＝200～350 nm、E_m＝300～
500 nm；间隔，5 nm；扫描速度，1200 nm/min；狭缝，5.0 nm/5.0 nm；PMT

电压，700 V。甲醇（色谱纯），0.1 mol/L NaOH 溶液，纯水。

样品提取液的制备 精密称取对照药材粉末 0.0250 g，置于 25 mL 容量瓶中，加入甲醇至刻度，摇动，放置 3 h。样品提取液浓度记为 1.0 mg/mL。

实验方法 1 取样品上清液 2.00 mL 于 10 mL 容量瓶，以水定容，摇匀，扫描三维荧光图谱。测量纯水在激发波长 350 nm 的拉曼散射强度 R，以 R 为步长绘制三维荧光图谱，如图 2.3 所示。

实验方法 2 取样品上清液 2.00 mL 于 10 mL 容量瓶，加入 1.0 mL NaOH 溶液，以水定容，摇匀，扫描三维荧光图谱。测量纯水在激发波长 350 nm 的拉曼散射强度 R，以 R 为步长绘制三维荧光图谱，如图 2.4 所示。

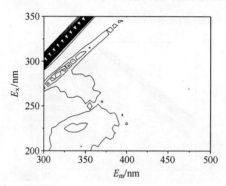

图 2.3 白蔹水溶液三维荧光图谱
浓度：200 μg/mL，20%甲醇；步长：R

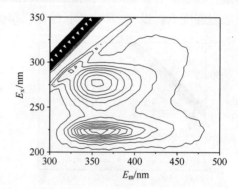

图 2.4 白蔹碱性溶液三维荧光图谱
浓度：200 μg/mL，20%甲醇；pH 12.0；步长：R

比较图 2.3 和图 2.4 可见，白蔹中性水溶液几乎没有荧光，但在碱性条件下荧光增强，说明白蔹中的荧光成分含有可电离的质子，质子的电离导致荧光增强。

白头翁 Baitouweng

PULSATILLAE RADIX

白头翁，国家药品标准物质，购自中国食品药品检定研究院，批号：121615-201001。中国药典规定白头翁为毛茛科植物白头翁 *Pulsatilla chinensis* (Bge.) Regel 的干燥根。

仪器与试剂 F-7000 型荧光分光光度计（Hitachi），配备 1 cm 石英池、150 W 氙灯、290 nm 滤光片。仪器条件：波长范围，$E_x = 200 \sim 400$ nm、$E_m = 290 \sim 500$ nm；间隔，5 nm；扫描速度，1200 nm/min；狭缝，5.0 nm/5.0 nm；PMT 电压，700 V。甲醇（色谱纯），0.1 mol/L NaOH 溶液，纯水。

样品提取液的制备 精密称取对照药材粉末 0.0250 g，置于 25 mL 容量瓶中，加入甲醇至刻度，摇匀，放置 3 h。样品提取液浓度记为 1.0 mg/mL。

实验方法 1　取样品上清液 2.00 mL 于 10 mL 容量瓶，以水定容，摇匀，扫描三维荧光图谱。测量纯水在激发波长 350 nm 的拉曼散射强度 R，以 R 为步长绘制三维荧光图谱，如图 2.5 所示。

实验方法 2　取样品上清液 2.00 mL 于 10 mL 容量瓶，加入 1.0 mL NaOH 溶液，以水定容，摇匀，扫描三维荧光图谱。测量纯水在激发波长 350 nm 的拉曼散射强度 R，以 R 为步长绘制三维荧光图谱，如图 2.6 所示。

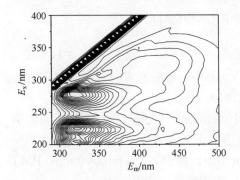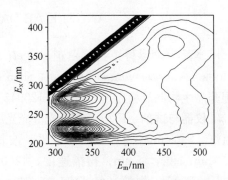

图 2.5　白头翁水溶液三维荧光图谱
浓度：200 μg/mL，20%甲醇；步长：R

图 2.6　白头翁碱性溶液三维荧光图谱
浓度：200 μg/mL，20%甲醇；pH 12.0；步长：R

白头翁含有白头翁素、白头翁灵、白头翁英等，并从中分离得木脂素及胡萝卜苷。短波处的双荧光峰与酚酸类或木质素类化合物的荧光特征相吻合。

白芍 Baishao

PAEONIAE RADIX ALBAE

本品为毛茛科植物芍药 *Paeonia lactiflora* Pall. 干燥根的粉末。对照药材购自中国药品生物制品检定所，批号：120905-200407。

仪器与试剂　F-7000 型荧光分光光度计（Hitachi），配备 1 cm 石英池、150 W 氙灯、290 nm 滤光片。仪器条件：波长范围，$E_x = 200 \sim 350$ nm、$E_m = 290 \sim 450$ nm；间隔，5 nm；扫描速度，1200 nm/min；狭缝，5.0 nm/5.0 nm；PMT 电压，700 V。甲醇（色谱纯），纯水。

样品提取液的制备　精密称取对照药材粉末 0.0500 g，置于 25 mL 容量瓶中，加入甲醇至刻度，摇动，放置 3 h。样品

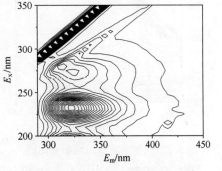

图 2.7　白芍水溶液三维荧光图谱
浓度：200 μg/mL，10%甲醇；步长：R

提取液浓度记为 2.0 mg/mL。

实验方法　取样品上清液 1.00 mL 于 10 mL 容量瓶，以水定容，摇匀，扫描三维荧光图谱。测量纯水在激发波长 350 nm 的拉曼散射强度 R，以 R 为步长绘制三维荧光图谱，如图 2.7 所示。

白芷（杭白芷）Baizhi

ANGELICAE DAHURICAE RADIX

本品为伞形科植物杭白芷 *Angelica dahurica*（Fisch. ex Hoffm.）Benth. et Hook. f. var. *formosana*（Boiss.）Shan et Yuan 干燥根的粉末。对照药材购自中国药品生物制品检定所，批号：120945-201008。

仪器与试剂　F-7000 型荧光分光光度计（Hitachi），配备 1 cm 石英池、150 W 氙灯、290 nm 滤光片。仪器条件：波长范围，$E_x = 200 \sim 400$ nm、$E_m = 290 \sim 550$ nm；间隔，5 nm；扫描速度，1200 nm/min；狭缝，5.0 nm/5.0 nm；PMT 电压，700 V。甲醇（色谱纯），0.01 mol/L 硼砂溶液，纯水。

样品提取液的制备　精密称取对照药材粉末 0.0360 g 置于 25 mL 容量瓶中，加入色谱纯甲醇至刻度，摇匀，放置 3 h。样品提取液浓度记为 1.44 mg/mL。

实验方法 1　取样品上清液 2.00 mL 置于 10 mL 容量瓶，以水定容，摇匀，扫描三维荧光图谱，测量水在激发波长 350 nm 的拉曼散射强度 R，以 $2R$ 为步长绘制三维荧光图谱，如图 2.8 所示。

实验方法 2　取样品上清液 2.00 mL 于 10 mL 容量瓶，加入 1.0 mL 硼砂溶液，以水定容，摇匀，扫描三维荧光图谱，测量水在激发波长 350 nm 的拉曼散射强度 R，以 $2R$ 为步长绘制三维荧光图谱，如图 2.9 所示。

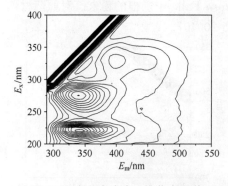

图 2.8　白芷水溶液三维荧光图谱
浓度：288 μg/mL，20%甲醇；步长：2R

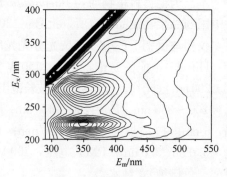

图 2.9　白芷硼砂溶液三维荧光图谱
浓度：288 μg/mL，20%甲醇，0.001 mol/L 硼砂；
步长：2R

百部（对叶百部）Baibu

STEMONAE RADIX

本品为百部科植物对叶百部 *Stemona tuberosa* Lour. 干燥块根的粉末。对照药材购自中国药品生物制品检定所，批号：121221-200402。

仪器与试剂　F-7000 型荧光分光光度计（Hitachi），配备 1 cm 石英池、150 W 氙灯、290 nm 滤光片。仪器条件：波长范围，$E_x = 200 \sim 350$ nm、$E_m = 300 \sim 500$ nm；间隔，5 nm；扫描速度，1200 nm/min；狭缝，5.0 nm/5.0 nm；PMT 电压，700 V。甲醇（色谱纯），0.1 mol/L NaOH 溶液，纯水。

样品提取液的制备　精密称取对照药材粉末 0.0250 g，置于 25 mL 容量瓶中，加入甲醇至刻度，摇动，放置 3 h。样品提取液浓度记为 1.0 mg/mL。

实验方法 1　取样品上清液 1.00 mL 于 10 mL 容量瓶，以水定容，摇匀，扫描三维荧光图谱。测量纯水在激发波长 350 nm 的拉曼散射强度 R，以 0.5R 为步长绘制三维荧光图谱，如图 2.10 所示。

实验方法 2　取样品上清液 1.00 mL 于 10 mL 容量瓶，加入 1.0 mL NaOH 溶液，以水定容，摇匀，扫描三维荧光图谱。测量纯水在激发波长 350 nm 的拉曼散射强度 R，以 0.5R 为步长绘制三维荧光图谱，如图 2.11 所示。

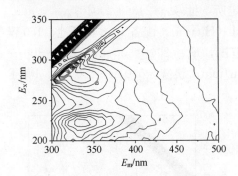

图 2.10　百部水溶液三维荧光图谱
浓度：100 μg/mL，10%甲醇；步长：0.5R

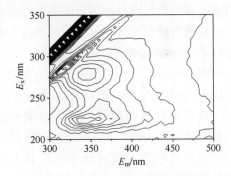

图 2.11　百部碱性溶液三维荧光图谱
浓度：100 μg/mL，10%甲醇；pH 12.0；
步长：0.5R

板蓝根 Banlangen

ISATIDIS RADIX

本品为十字花科植物菘蓝 *Isatis indigotica* Fort. 干燥根的粉末。对照药材购自中国药品生物制品检定所，批号：121177-201004。

仪器与试剂　　F-7000 型荧光分光光度计（Hitachi），配备 1 cm 石英池、150 W 氙灯、290 nm 滤光片。仪器条件：波长范围，$E_x = 200 \sim 350$ nm、$E_m = 280 \sim 550$ nm；间隔，5 nm；扫描速度，1200 nm/min；狭缝，5.0 nm/5.0 nm；PMT 电压，700 V；甲醇（色谱纯），纯水。

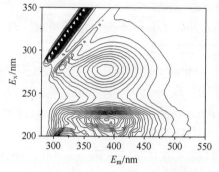

图 2.12　板蓝根水溶液三维荧光图谱
浓度：50 μg/mL，5% 甲醇溶液；步长：R

样品提取液的制备　　精密称取对照药材粉末 0.0250 g，置于 25 mL 容量瓶中，加入色谱纯甲醇至刻度，摇匀，放置 3 h。样品提取液浓度记为 1.0 mg/mL。

实验方法　　取样品上清液 0.50 mL 于 10 mL 容量瓶，以水定容，摇匀，扫描三维荧光图谱。测量纯水在激发波长 350 nm 的拉曼散射强度 R，以 R 为步长绘制三维荧光图谱，如图 2.12 所示。

草玉梅 Caoyumei

ANEMONIS RIVULARE RADIX

本品为毛茛科植物虎掌草 *Anemone rivularis*-Buch. -Ham. ex DC. 干燥根的粉末。对照药材购自中国药品生物制品检定所，批号：121368-200401。

仪器与试剂　　F-7000 型荧光分光光度计（Hitachi），配备 1 cm 石英池、150 W 氙灯、290 nm 滤光片。仪器条件：波长范围，$E_x = 200 \sim 400$ nm、$E_m = 300 \sim 550$ nm；间隔，5 nm；扫描速度，1200 nm/min；狭缝，5.0 nm/5.0 nm；PMT 电压，700 V。甲醇（色谱纯），纯水。

样品提取液的制备　　精密称取对照药材粉末 0.0500 g，置于 25 mL 容量瓶中，加入甲醇至刻度，摇匀，放置 3 h。样品提取液浓度记为 2.0 mg/mL。

实验方法　　取样品上清液 2.00 mL 于 10 mL 容量瓶，以水定容，摇匀，扫描三维荧光图谱。测量纯水在激发波长 350 nm 的拉曼散射强度 R，以 R 为步长绘制三维荧光图谱，如图 2.13 所示。

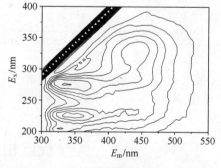

图 2.13　草玉梅水溶液三维荧光图谱
浓度：400 μg/mL，20% 甲醇；步长：R

图 2.13 中出现 4 个荧光峰，短波处的 2 个荧光峰分别位于 225 nm/335 nm、275 nm/335 nm，长波处的 2 个荧光峰分别位于 230 nm/440 nm、320 nm/440 nm。

赤芍 Chishao

PAEONIAE RADIX RUBRA

本品为毛茛科植物芍药 *Paeonia lactiflora* Pall. 干燥根的粉末。对照药材购自中国药品生物制品检定所，批号：121093-200402。

仪器与试剂 F-7000 型荧光分光光度计（Hitachi），配备 1 cm 石英池、150 W 氙灯、290 nm 滤光片。仪器条件：波长范围，$E_x = 200 \sim 350$ nm、$E_m = 290 \sim 500$ nm；间隔，5 nm；扫描速度，1200 nm/min；狭缝，5.0 nm/5.0 nm；PMT 电压，700 V。甲醇（色谱纯），0.01 mol/L AlCl$_3$ 溶液，纯水。

样品提取液的制备 精密称取对照药材粉末 0.0250 g，置于 25 mL 容量瓶中，加入甲醇至刻度，摇动，放置 3 h。样品提取液浓度记为 1.0 mg/mL。

实验方法 1 取样品上清液 1.00 mL 于 10 mL 容量瓶，以水定容，摇匀，扫描三维荧光图谱。测量纯水在激发波长 350 nm 的拉曼散射强度 R，以 R 为步长绘制三维荧光图谱，如图 2.14 所示。

实验方法 2 取样品上清液 1.00 mL 于 10 mL 容量瓶，加入 1.0 mL AlCl$_3$ 溶液，以水定容，摇匀，扫描三维荧光图谱。测量纯水在激发波长 350 nm 的拉曼散射强度 R，以 R 为步长绘制三维荧光图谱，如图 2.15 所示。

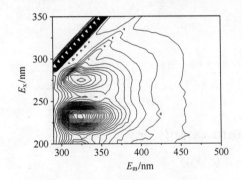
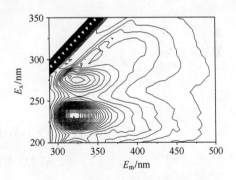

图 2.14 赤芍水溶液三维荧光图谱
浓度：100 μg/mL，10% 甲醇；步长：R

图 2.15 赤芍-AlCl$_3$ 溶液三维荧光图谱
浓度：100 μg/mL，10% 甲醇，0.001 mol/L AlCl$_3$；步长：R

赤芍（川赤芍）Chishao

PAEONIAE RADIX RUBRA

本品为毛茛科植物川赤芍 *Paeonia veitchii* Lynch 干燥根的粉末。对照药材购自中国药品生物制品检定所，批号：121092-200402。

仪器与试剂　F-7000 型荧光分光光度计（Hitachi），配备 1 cm 石英池、150 W 氙灯、290 nm 滤光片。仪器条件：波长范围，$E_x = 200 \sim 375$ nm、$E_m = 290 \sim 525$ nm；间隔，5 nm；扫描速度，1200 nm/min；狭缝，5.0 nm/5.0 nm；PMT 电压，700 V。甲醇（色谱纯），0.01 mol/L AlCl$_3$ 溶液，纯水。

样品提取液的制备　精密称取对照药材粉末 0.0250 g，置于 25 mL 容量瓶中，加入甲醇至刻度，摇动，放置 3 h。样品提取液浓度记为 1.0 mg/mL。

实验方法 1　取样品上清液 1.00 mL 于 10 mL 容量瓶，以水定容，摇匀，扫描三维荧光图谱。测量纯水在激发波长 350 nm 的拉曼散射强度 R，以 R 为步长绘制三维荧光图谱，如图 2.16 所示。

实验方法 2　取样品上清液 1.00 mL 于 10 mL 容量瓶，加入 1.0 mL AlCl$_3$ 溶液，以水定容，摇匀，扫描三维荧光图谱。测量纯水在激发波长 350 nm 的拉曼散射强度 R，以 R 为步长绘制三维荧光图谱，如图 2.17 所示。

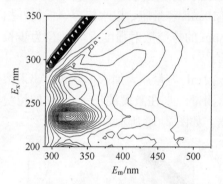

图 2.16　川赤芍水溶液三维荧光图谱
浓度：100 μg/mL，10%甲醇；步长：R

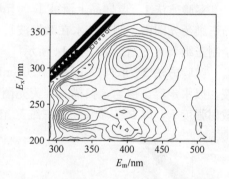

图 2.17　川赤芍-AlCl$_3$溶液三维荧光图谱
浓度：100 μg/mL，10%甲醇，0.001 mol/L
AlCl$_3$；步长：R

川木香 Chuanmuxiang

VLADIMIRIAE RADIX

本品为菊科植物川木香 *Vladimiria souliei*（Franch.）Ling 的干燥根。对照药材购自中国药品生物制品检定所，批号：1091-200001。

仪器与试剂　F-7000 型荧光分光光度计（Hitachi），配备 1 cm 石英池、150 W 氙灯、290 nm 滤光片。仪器条件：波长范围，$E_x = 200 \sim 350$ nm、$E_m = 290 \sim 500$ nm；间隔，5 nm；扫描速度，1200 nm/min；狭缝，5.0 nm/5.0 nm；PMT 电压，700 V。甲醇（色谱纯），0.1 mol/L NaOH 溶液，纯水。

样品提取液的制备　精密称取对照药材粉末 0.0250 g，置于 25 mL 容量瓶中，加入甲醇至刻度，摇动，放置 3 h。样品提取液浓度记为 1.0 mg/mL。

实验方法 1　取样品上清液 0.50 mL 于 10 mL 容量瓶，以水定容，摇匀，扫描三维荧光图谱。测量纯水在激发波长 350 nm 的拉曼散射强度 R，以 R 为步长绘制三维荧光图谱，如图 2.18 所示。

实验方法 2　取样品上清液 0.50 mL 于 10 mL 容量瓶，加入 1.0 mL NaOH 溶液，以水定容，摇匀，扫描三维荧光图谱。测量纯水在激发波长 350 nm 的拉曼散射强度 R，以 R 为步长绘制三维荧光图谱，如图 2.19 所示。

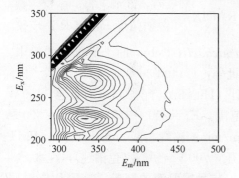

图 2.18　川木香水溶液三维荧光图谱
浓度：50 μg/mL，5%甲醇；步长：R

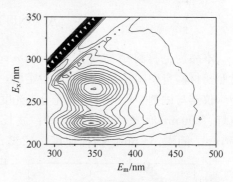

图 2.19　川木香碱性溶液三维荧光图谱
浓度：50 μg/mL，5%甲醇；pH 12.0；步长：R

图 2.18 中两个荧光峰出现在 E_x/E_m = 225 nm/340 nm 和 270 nm/340 nm。在碱性条件下，荧光峰有所增强，荧光发射波长红移到 350 nm。

川牛膝 Chuanniuxi

CYATHULAE RADIX

本品为苋科植物川牛膝 *Cyathula officinalis* Kuan 的干燥根。对照药材购自中国药品生物制品检定所，批号：1065-200002。

仪器与试剂　F-7000 型荧光分光光度计（Hitachi），配备 1 cm 石英池、150 W 氙灯、290 nm 滤光片。仪器条件：波长范围，E_x = 200～400 nm、E_m = 290～550 nm；间隔，5 nm；扫描速度，1200 nm/min；狭缝，5.0 nm/5.0 nm；PMT 电压，700 V。甲醇（色谱纯），纯水。

样品提取液的制备　精密称取对照药材粉末 0.0500 g，置于 25 mL 容量瓶中，加入甲醇至刻度，摇匀，放置 3 h。样品

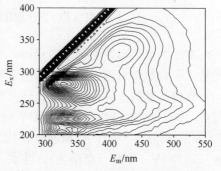

图 2.20　川牛膝水溶液三维荧光图谱
浓度：400 μg/mL，20%甲醇；步长：R

提取液浓度记为 2.0 mg/mL。

实验方法　取样品上清液 2.00 mL 于 10 mL 容量瓶，以水定容，摇匀，扫描三维荧光图谱。测量纯水在激发波长 350 nm 的拉曼散射强度 R，以 R 为步长绘制三维荧光图谱，如图 2.20 所示。

川乌 Chuanwu

ACONITI RADIX

本品为毛茛科植物乌头 *Aconitum carmichaelii* Debx. 的干燥母根的粉末。对照药材购自中国药品生物制品检定所，批号：121408-200901。

仪器与试剂　F-7000 型荧光分光光度计（Hitachi），配备 1 cm 石英池、150 W 氙灯、290 nm 滤光片。仪器条件：波长范围，$E_x = 200 \sim 375$ nm、$E_m = 300 \sim 550$ nm；间隔，5 nm；扫描速度，1200 nm/min；狭缝，5.0 nm/5.0 nm；PMT 电压，700 V。甲醇（色谱纯），纯水。

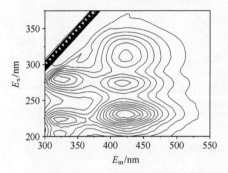

图 2.21　川乌水溶液三维荧光图谱
浓度：200 μg/mL，10%甲醇；步长：2R

样品提取液的制备　精密称取对照药材粉末 0.0500 g，置于 25 mL 容量瓶中，加入甲醇至刻度，摇匀，放置 3 h。样品提取液浓度记为 2.0 mg/mL。

实验方法　取样品上清液 1.00 mL 于 10 mL 容量瓶，以水定容，摇匀，扫描三维荧光图谱。测量纯水在激发波长 350 nm 的拉曼散射强度 R，以 $2R$ 为步长绘制三维荧光图谱，如图 2.21 所示。

大红袍（毛杭子梢）Dahongpao

CAMPYLOTROPIDIS HIRTELLAE RADIX

本品为豆科植物毛杭子梢 *Campylotropis hirtella*（Franch.）Schindl 干燥根的粉末。对照药材购自中国药品生物制品检定所，批号：121398-200401。

仪器与试剂　F-7000 型荧光分光光度计（Hitachi），配备 1 cm 石英池、150 W 氙灯、290 nm 滤光片。仪器条件：波长范围，$E_x = 200 \sim 350$ nm、$E_m = 290 \sim 450$ nm；间隔，5 nm；扫描速度，1200 nm/min；狭缝，5.0 nm/5.0 nm；PMT 电压，700 V。甲醇（色谱纯），纯水。

样品提取液的制备　精密称取对照药材粉末 0.0250 g，置于 25 mL 容量瓶中，加入甲醇至刻度，摇匀，放置 3 h。样品提取液浓度记为 1.0 mg/mL。

实验方法　取样品上清液 2.00 mL 于 10 mL 容量瓶，以水定容，摇匀，扫描三维荧光图谱。测量纯水在激发波长 350 nm 的拉曼散射强度 R，以 R 为步长绘制三维荧光图谱，如图 2.22 所示。

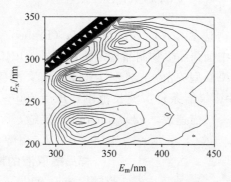

图 2.22　大红袍水溶液三维荧光图谱
浓度：200 μg/mL，20%甲醇；步长：R

当归 Danggui

ANGELICAE SINENSIS RADIX

本品为伞形科植物当归 *Angelica sinensis*（Oliv.）Diels. 干燥根的粉末。对照药材购自中国药品生物制品检定所，批号：120927-200613。

仪器与试剂　F-7000 型荧光分光光度计（Hitachi），配备 1 cm 石英池、150 W 氙灯、290 nm 滤光片。仪器条件：波长范围，$E_x = 200 \sim 400$ nm、$E_m = 290 \sim 575$ nm；间隔，5 nm；扫描速度，1200 nm/min；狭缝，5.0 nm/5.0 nm；PMT 电压，700 V。甲醇（色谱纯），纯水。

样品提取液的制备　精密称取对照药材粉末 0.0100 g，置于 25 mL 容量瓶中，加入甲醇至刻度，摇匀，放置 3 h。样品提取液浓度记为 0.40 mg/mL。

实验方法　取样品上清液 0.50 mL 于 10 mL 容量瓶，以水定容，摇匀，扫描三维荧光图谱。测量纯水在激发波长 350 nm 的拉曼散射强度 R，以 R 为步长绘制三维荧光图谱，如图 2.23 所示。

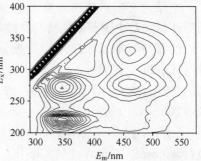

图 2.23　当归水溶液三维荧光图谱
浓度：20 μg/mL，5%甲醇；步长：R

党参 Dangshen

CODONOPSIS RADIX

本品为桔梗科植物党参 *Codonopsis pilosula*（Franch.）Nannf. 的干燥根的粉末。对照药材购自中国药品生物制品检定所，批号：121057-200805。

仪器与试剂　F-7000 型荧光分光光度计（Hitachi），配备 1 cm 石英池、150 W 氙灯、290 nm 滤光片。仪器条件：波长范围，$E_x = 200 \sim 400$ nm、$E_m = 290 \sim 550$ nm；间隔，5 nm；扫描速度，1200 nm/min；狭缝，5.0 nm/5.0 nm；PMT 电压，700 V。甲醇（色谱纯），纯水。

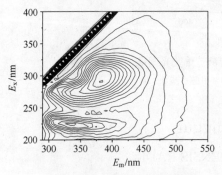

图 2.24　党参水溶液三维荧光图谱
浓度：400 μg/mL，20%甲醇；步长：1.5R

样品提取液的制备　精密称取对照药材粉末 0.0500 g，置于 25 mL 容量瓶中，加入甲醇至刻度，摇匀，放置 3 h。样品提取液浓度记为 2.0 mg/mL。

实验方法　取样品上清液 2.00 mL 于 10 mL 容量瓶，以水定容，摇匀，扫描三维荧光图谱。测量纯水在激发波长 350 nm 的拉曼散射强度 R，以 1.5R 为步长绘制三维荧光图谱，如图 2.24 所示。

地黄 Dihuang

REHMANNIAE RADIX

本品为玄参科植物地黄 *Rehmannia glutinosa* Libosch. 的干燥块根的粉末。对照药材购自中国药品生物制品检定所，批号：121180-200402。

仪器与试剂　F-7000 型荧光分光光度计（Hitachi），配备 1 cm 石英池、150 W 氙灯、290 nm 滤光片。仪器条件：波长范围，$E_x = 200 \sim 450$ nm、$E_m = 290 \sim 560$ nm；间隔，5 nm；扫描速度，1200 nm/min；狭缝，5.0 nm/5.0 nm；PMT 电压，700 V。甲醇（色谱纯），纯水。

样品提取液的制备　精密称取对照药材粉末 0.0500 g，置于 25 mL 容量瓶中，加入甲醇至刻度，摇匀，放置 3 h。样品提

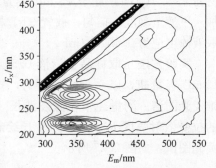

图 2.25　地黄水溶液三维荧光图谱
浓度：200 μg/mL，10%甲醇；步长：R

取液浓度记为 2.0 mg/mL。

实验方法 取样品上清液 1.00 mL 于 10 mL 容量瓶，以水定容，摇匀，扫描三维荧光图谱。测量纯水在激发波长 350 nm 的拉曼散射强度 R，以 R 为步长绘制三维荧光图谱，如图 2.25 所示。

熟地黄 Shudihuang

REHMANNIAE RADIX PRAEPARATA

本品为玄参科植物地黄 *Rehmannia glutinosa* Libosch. 的炮制加工品的粉末。对照药材购自中国药品生物制品检定所，批号：121196-200803。

仪器与试剂 F-7000 型荧光分光光度计（Hitachi），配备 1 cm 石英池、150 W 氙灯、290 nm 滤光片。仪器条件：波长范围，$E_x = 200 \sim 450$ nm、$E_m = 300 \sim 550$ nm；间隔，5 nm；扫描速度，1200 nm/min；狭缝，5.0 nm/5.0 nm；PMT 电压，700 V。甲醇（色谱纯），纯水。

样品提取液的制备 精密称取对照药材粉末 0.0500 g，置于 25 mL 容量瓶中，加入甲醇至刻度，摇匀，放置 3 h。样品提取液浓度记为 2.0 mg/mL。

实验方法 取样品上清液 2.00 mL 于 10 mL 容量瓶，以水定容，摇匀，扫描三维荧光图谱。测量纯水在激发波长 350 nm 的拉曼散射强度 R，以 R 为步长绘制三维荧光图谱，如图 2.26 所示。

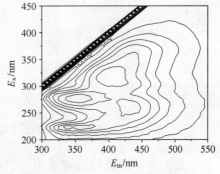

图 2.26 熟地黄水溶液三维荧光图谱
浓度：400 μg/mL，20%甲醇；步长：R

地榆 Diyu

SANGUISORBAE RADIX

本品为蔷薇科植物地榆 *Sanguisorba officinalis* L. 干燥根的粉末。对照药材购自中国药品生物制品检定所，批号：121286-200402。

仪器与试剂 F-7000 型荧光分光光度计（Hitachi），配备 1 cm 石英池、150 W 氙灯、290 nm 滤光片。仪器条件：波长范围，$E_x = 200 \sim 350$ nm、$E_m = 290 \sim 500$ nm；间隔，5 nm；扫描速度，1200 nm/min；狭缝，5.0 nm/5.0 nm；PMT 电压，700 V。甲醇（色谱纯），0.1 mol/L NaOH 溶液，纯水。

样品提取液的制备 精密称取对照药材粉末 0.0250 g，置于 25 mL 容量瓶中，加入甲醇至刻度，摇动，放置 3 h。样品提取液浓度记为 1.0 mg/mL。

实验方法 1　取样品上清液 0.50 mL 于 10 mL 容量瓶，以水定容，摇匀，扫描三维荧光图谱。测量纯水在激发波长 350 nm 的拉曼散射强度 R，以 R 为步长绘制三维荧光图谱，如图 2.27 所示。

实验方法 2　取样品上清液 0.50 mL 于 10 mL 容量瓶，加入 1.0 mL NaOH 溶液，以水定容，摇匀，扫描三维荧光图谱。测量纯水在激发波长 350 nm 的拉曼散射强度 R，以 R 为步长绘制三维荧光图谱，如图 2.28 所示。

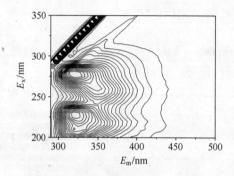

图 2.27　地榆水溶液三维荧光图谱
浓度：50 μg/mL，5%甲醇；步长：R

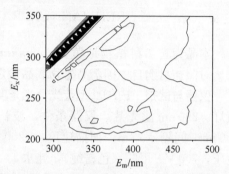

图 2.28　地榆碱性溶液三维荧光图谱
浓度：50 μg/mL，5%甲醇；pH 12.0；步长：R

独活 Duhuo

ANGELICAE PUBESCENTIS RADIX

本品为伞形科植物重齿毛当归 *Angelica pubescens* Maxim. f. *biserrata* Shan et Yuan 干燥根的粉末。对照药材购自中国药品生物制品检定所，批号：120940-200406。

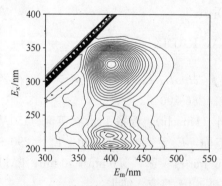

图 2.29　独活水溶液三维荧光图谱
浓度：4 μg/mL，10%甲醇；步长：$2R$

仪器与试剂　F-7000 型荧光分光光度计（Hitachi），配备 1 cm 石英池、150 W 氙灯、290 nm 滤光片。仪器条件：波长范围，E_x＝200～400 nm、E_m＝300～550 nm；间隔，5 nm；扫描速度，1200 nm/min；狭缝，5.0 nm/5.0 nm；PMT 电压，700 V。甲醇（色谱纯），纯水。

样品提取液的制备　精密称取对照药材粉末 0.0100 g，置于 25 mL 容量瓶中，加入甲醇至刻度，摇匀，放置 3 h。样品提取液浓度记为 0.40 mg/mL。取样品上清液，以甲醇稀释 10 倍，浓度为40 μg/mL。

实验方法　取稀释后的样品提取液 1.00 mL 于 10 mL 容量瓶，以水定容，摇匀，扫描三维荧光图谱。测量纯水在激发波长 350 nm 的拉曼散射强度 R，以 $2R$ 为步长绘制三维荧光图谱，如图 2.29 所示。

防风 Fangfeng

SAPOSHNIKOVIAE RADIX

本品为伞形科植物防风 *Saposhnikovia divaricata*（Turcz.）Schischk. 的干燥根。对照药材购自中国食品药品检定研究院，批号：120947-201108。

仪器与试剂　F-7000 型荧光分光光度计（Hitachi），配备 1 cm 石英池、150 W 氙灯、290 nm 滤光片。仪器条件：波长范围，$E_x = 200 \sim 400$ nm、$E_m = 290 \sim 550$ nm；间隔，5 nm；扫描速度，1200 nm/min；狭缝，5.0 nm/5.0 nm；PMT 电压，700 V。甲醇（色谱纯），纯水。

样品提取液的制备　精密称取对照药材粉末 0.0250 g，置于 25 mL 容量瓶中，加入甲醇至刻度，摇匀，放置 3 h。样品提取液浓度记为 1.0 mg/mL。

实验方法　取样品上清液 1.00 mL 于 10 mL 容量瓶，以水定容，摇匀，扫描三维荧光图谱。测量纯水在激发波长 350 nm 的拉曼散射强度 R，以 1.5R 为步长绘制三维荧光图谱，如图 2.30 所示。

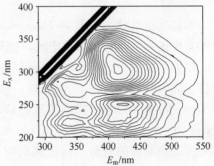

图 2.30　防风水溶液三维荧光图谱
浓度：100 μg/mL，10％甲醇；步长：1.5R

防己（粉防己）Fangji

STEPHANIAE TETRANDRAE RADIX

本品为防己科植物粉防己 *Stephania tetrandra* S. Moore 的干燥根的粉末。对照药材购自中国药品生物制品检定所，批号：121279-200301。

仪器与试剂　F-7000 型荧光分光光度计（Hitachi），配备 1 cm 石英池、150 W 氙灯、290 nm 滤光片。仪器条件：波长范围，$E_x = 200 \sim 400$ nm、$E_m = 290 \sim 525$ nm；间隔，5 nm；扫描速度，1200 nm/min；狭缝，5.0 nm/5.0 nm；PMT 电压，700 V。甲醇（色谱纯），纯水。

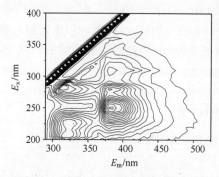

图 2.31　防己水溶液三维荧光图谱
浓度：100 μg/mL，10%甲醇；步长：R

样品提取液的制备　精密称取对照药材粉末 0.0250 g，置于 25 mL 容量瓶中，加入甲醇至刻度，摇匀，放置 3 h。样品提取液浓度记为 1.0 mg/mL。

实验方法　取样品上清液 1.00 mL 于 10 mL 容量瓶，以水定容，摇匀，扫描三维荧光图谱。测量纯水在激发波长 350 nm 的拉曼散射强度 R，以 R 为步长绘制三维荧光图谱，如图 2.31 所示。

粉葛 Fenge

PUERARIAE THOMSONII RADIX

本品为豆科植物甘葛藤 *Pueraria thomsonii* Benth. 干燥根的粉末。对照药材购自中国药品生物制品检定所，批号：121175-200302。

仪器与试剂　F-7000 型荧光分光光度计（Hitachi），配备 1 cm 石英池、150 W 氙灯、290 nm 滤光片。仪器条件：波长范围，$E_x = 200 \sim 400$ nm、$E_m = 300 \sim 575$ nm；间隔，5 nm；扫描速度，1200 nm/min；狭缝，5.0 nm/5.0 nm；PMT 电压，700 V。甲醇（色谱纯），pH 8.42 磷酸-NaOH 缓冲溶液，纯水。

样品提取液的制备　精密称取对照药材粉末 0.0500 g，置于 25 mL 容量瓶中，加入甲醇至刻度，摇动，放置 3 h。样品提取液浓度记为 2.0 mg/mL。

实验方法 1　取样品上清液 2.00 mL 于 10 mL 容量瓶，以水定容，摇匀，扫描三维荧光图谱。测量纯水在激发波长 350 nm 的拉曼散射强度 R，以 2R 为步长绘制三维荧光图谱，如图 2.35 所示。

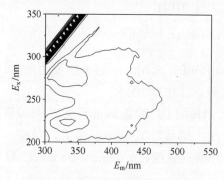

图 2.35　粉葛水溶液三维荧光图谱
浓度：400 μg/mL，20%甲醇；步长：2R

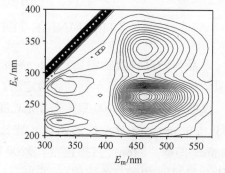

图 2.36　粉葛弱碱性溶液三维荧光图谱
浓度：400 μg/mL，20%甲醇；pH 8.42；步长：2R

实验方法 2　取样品上清液 2.00 mL 于 10 mL 容量瓶，加入 1.0 mL 磷酸-NaOH 缓冲溶液，以水定容，摇匀，扫描三维荧光图谱。测量纯水在激发波长 350 nm 的拉曼散射强度 R，以 $2R$ 为步长绘制三维荧光图谱，如图 2.36 所示。

粉葛的主要化学成分为异黄酮类化合物，如葛根素、大豆苷、大豆苷元等。在弱碱性条件下，葛根素和大豆苷元的质子发生离解，发射波长 467 nm 附近出现强荧光峰。

甘遂 Gansui

KANSUI RADIX

本品为大戟科植物甘遂 *Euphorbia kansui* T. N. Liou ex T. P. Wang 的干燥块根的粉末。对照药材购自中国药品生物制品检定所，批号：121042-200603。

仪器与试剂　F-7000 型荧光分光光度计（Hitachi），配备 1 cm 石英池、150 W 氙灯、290 nm 滤光片。仪器条件：波长范围，$E_x = 200 \sim 400$ nm、$E_m = 300 \sim 550$ nm；间隔，5 nm；扫描速度，1200 nm/min；狭缝，5.0 nm/5.0 nm；PMT 电压，700 V。甲醇（色谱纯），纯水。

样品提取液的制备　精密称取对照药材粉末 0.0500 g，置于 25 mL 容量瓶中，加入甲醇至刻度，摇匀，放置 3 h。样品提取液浓度记为 2.0 mg/mL。

实验方法　取样品上清液 2.00 mL 于 10 mL 容量瓶，以水定容，摇匀，扫描三维荧光图谱。测量纯水在激发波长 350 nm 的拉曼散射强度 R，以 0.5R 为步长绘制三维荧光图谱，如图 2.32 所示。

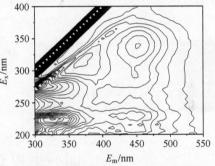

图 2.32　甘遂水溶液三维荧光图谱
浓度：400 μg/mL，20%甲醇；步长：0.5R

岗梅 Gangmei

ILICIS ASPRELLAE RADIX

本品为冬青科植物岗梅 *Ilex asprella* （Hook. et Arn.） Champ. ex Benth. 的干燥根的粉末。对照药材购自中国药品生物制品检定所，批号：121152-200502。

仪器与试剂　F-7000 型荧光分光光度计（Hitachi），配备 1 cm 石英池、150 W 氙灯、290 nm 滤光片。仪器条件：波长范围，$E_x = 200 \sim 350$ nm、$E_m = 290 \sim$

500 nm；间隔，5 nm；扫描速度，1200 nm/min；狭缝，5.0 nm/5.0 nm；PMT 电压，700 V。甲醇（色谱纯），0.1 mol/L NaOH 溶液，纯水。

样品提取液的制备　精密称取对照药材粉末 0.0250 g，置于 25 mL 容量瓶中，加入甲醇至刻度，摇动，放置 3 h。样品提取液浓度记为 1.0 mg/mL。

实验方法 1　取样品上清液 1.00 mL 于 10 mL 容量瓶，以水定容，摇匀，扫描三维荧光图谱。测量纯水在激发波长 350 nm 的拉曼散射强度 R，以 0.5R 为步长绘制三维荧光图谱，如图 2.33 所示。

实验方法 2　取样品上清液 1.00 mL 于 10 mL 容量瓶，加入 1.0 mL NaOH 溶液，以水定容，摇匀，扫描三维荧光图谱。测量纯水在激发波长 350 nm 的拉曼散射强度 R，以 0.5R 为步长绘制三维荧光图谱，如图 2.34 所示。

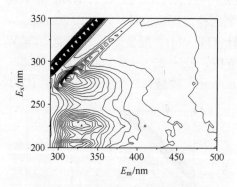
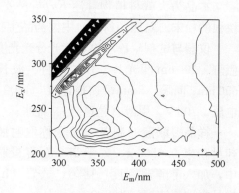

图 2.33　岗梅水溶液三维荧光图谱
浓度：100 μg/mL，10%甲醇；步长：0.5R

图 2.34　岗梅碱性溶液三维荧光图谱
浓度：100 μg/mL，10%甲醇；pH 12.0；
步长：0.5R

固公果根 Gugongguogen

ROSAE GIGANTEAE RADIX

本品为蔷薇科植物固公果 *Rosa odorata* Sweet var. *gigantea*（Coll. et Hemsl）Rehd. et Wils. 干燥根的粉末。对照药材购自中国药品生物制品检定所，批号：121350-200401。

仪器与试剂　F-7000 型荧光分光光度计（Hitachi），配备 1 cm 石英池、150 W 氙灯、290 nm 滤光片。仪器条件：波长范围，E_x=200～350 nm、E_m=290～450 nm；间隔，5 nm；扫描速度，1200 nm/min；狭缝，5.0 nm/5.0 nm；PMT 电压，700 V。甲醇（色谱纯），0.1 mol/L NaOH 溶液，纯水。

样品提取液的制备　精密称取对照药材粉末 0.0250 g，置于 25 mL 容量瓶中，加入甲醇至刻度，摇动，放置 3 h。样品提取液浓度记为 1.0 mg/mL。

实验方法 1　取样品上清液 1.00 mL 于 10 mL 容量瓶，以水定容，摇匀，扫描三维荧光图谱。测量纯水在激发波长 350 nm 的拉曼散射强度 R，以 R 为步长绘制三维荧光图谱，如图 2.37 所示。

实验方法 2　取样品上清液 1.00 mL 于 10 mL 容量瓶，加入 1.0 mL NaOH 溶液，以水定容，摇匀，扫描三维荧光图谱。测量纯水在激发波长 350 nm 的拉曼散射强度 R，以 R 为步长绘制三维荧光图谱，如图 2.38 所示。

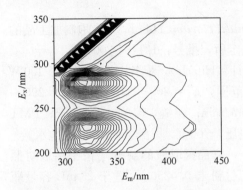

图 2.37　固公果根水溶液三维荧光图谱
浓度：100 μg/mL，10%甲醇；步长：R

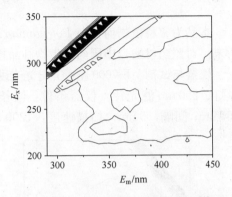

图 2.38　固公果根碱性溶液三维荧光图谱
浓度：100 μg/mL，10%甲醇；pH 12.0；步长：R

何首乌 Heshouwu

POLYGONI MULTIFLORI RADIX

本品为蓼科植物何首乌 *Polygonum multiflorum* Thunb. 的干燥块根的粉末。对照药材购自中国药品生物制品检定所，批号：120934-200507。

仪器与试剂　F-7000 型荧光分光光度计（Hitachi），配备 1 cm 石英池、150 W 氙灯、290 nm 滤光片。仪器条件：波长范围，E_x＝200～375 nm、E_m＝290～550 nm；间隔，5 nm；扫描速度，1200 nm/min；狭缝，5.0 nm/5.0 nm；PMT 电压，700 V。甲醇（色谱纯），纯水。

样品提取液的制备　精密称取对照药材粉末 0.0250 g，置于 25 mL 容量瓶中，加入甲醇至刻度，摇匀，放置 3 h。样品提取液浓度记为 1.0 mg/mL。

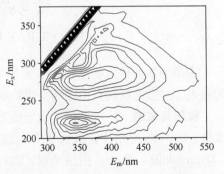

图 2.39　何首乌水溶液三维荧光图谱
浓度：200 μg/mL，20%甲醇；步长：R

　　实验方法　取样品上清液 2.00 mL 于 10 mL 容量瓶，以水定容，摇匀，扫描三维荧光图谱。测量纯水在激发波长 350 nm 的拉曼散射强度 R，以 R 为步长绘制三维荧光图谱，如图 2.39 所示。

制何首乌 Zhiheshouwu

POLYGONI MULTIFLORI RADIX PREPARATA

　　本品为蓼科植物何首乌 *Polygonum multiflorum* Thunb. 干燥炮制加工品的粉末。对照药材购自中国药品生物制品检定所，批号：121454-200401。

　　仪器与试剂　F-7000 型荧光分光光度计（Hitachi），配备 1 cm 石英池、150 W 氙灯、290 nm 滤光片。仪器条件：波长范围，$E_x = 200 \sim 375$ nm、$E_m = 290 \sim 550$ nm；间隔，5 nm；扫描速度，1200 nm/min；狭缝，5.0 nm/5.0 nm；PMT 电压，700 V。甲醇（色谱纯），纯水。

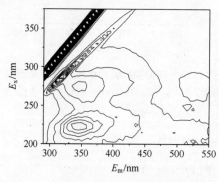

图 2.40　制何首乌水溶液三维荧光图谱
浓度：100 μg/mL，10%甲醇；步长：0.5R

　　样品提取液的制备　精密称取对照药材粉末 0.0250 g，置于 25 mL 容量瓶中，加入甲醇至刻度，摇匀，放置 3 h。样品提取液浓度记为 1.0 mg/mL。

　　实验方法　取样品上清液 1.00 mL 于 10 mL 容量瓶，以水定容，摇匀，扫描三维荧光图谱。测量纯水在激发波长 350 nm 的拉曼散射强度 R，以 0.5R 为步长绘制三维荧光图谱，如图 2.40 所示。

黑老虎 Heilaohu

KADSURAE COCCINE RADIX

　　本品为木兰科植物厚叶五味子 *Kadsura coccinea* (Lem.) A. C. Smith 干燥根的粉末。对照药材购自中国药品生物制品检定所，批号：121438-200401。

　　仪器与试剂　F-7000 型荧光分光光度计（Hitachi），配备 1 cm 石英池、150 W 氙灯、290 nm 滤光片。仪器条件：波长范围，$E_x = 200 \sim 350$ nm、$E_m = 290 \sim 500$ nm；间隔，5 nm；扫描速度，1200 nm/min；狭缝，5.0 nm/5.0 nm；PMT 电压，700 V。甲醇（色谱纯），0.1 mol/L NaOH 溶液，纯水。

　　样品提取液的制备　精密称取对照药材粉末 0.0250 g，置于 25 mL 容量瓶中，加入甲醇至刻度，摇动，放置 3 h。样品提取液浓度记为 1.0 mg/mL。

实验方法 1　取样品上清液 1.00 mL 于 10 mL 容量瓶，以水定容，摇匀，扫描三维荧光图谱。测量纯水在激发波长 350 nm 的拉曼散射强度 R，以 R 为步长绘制三维荧光图谱，如图 2.41 所示。

实验方法 2　取样品上清液 1.00 mL 于 10 mL 容量瓶，加入 1.0 mL NaOH溶液，以水定容，摇匀，扫描三维荧光图谱。测量纯水在激发波长 350 nm 的拉曼散射强度 R，以 R 为步长绘制三维荧光图谱，如图 2.42 所示。

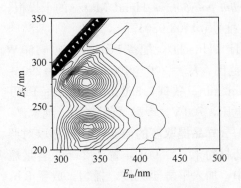

图 2.41　黑老虎水溶液三维荧光图谱

浓度：100 μg/mL，10%甲醇；步长：R

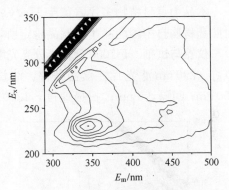

图 2.42　黑老虎碱性溶液三维荧光图谱

浓度：100 μg/mL，10%甲醇；pH 12.0；步长：R

红大戟 Hongdaji

KNOXIAE RADIX

本品为茜草科植物红大戟 *Knoxia valerianoides* Thorel et Pitard 的干燥块根。对照药材购自中国药品生物制品检定所，批号：1102-200202。

仪器与试剂　F-7000 型荧光分光光度计（Hitachi），配备 1 cm 石英池、150 W氙灯、290 nm 滤光片。仪器条件：波长范围，$E_x=200\sim400$ nm、$E_m=300\sim550$ nm；间隔，5 nm；扫描速度，1200 nm/min；狭缝，5.0 nm/5.0 nm；PMT 电压，700 V。甲醇（色谱纯），纯水。

样品提取液的制备　精密称取对照药材粉末 0.0500 g，置于 25 mL 容量瓶中，加入甲醇至刻度，摇匀，放置 3 h。样品提取液浓度记为 2.0 mg/mL。

实验方法　取样品上清液 1.00 mL 于10 mL 容量瓶，以水定容，摇匀，扫描三

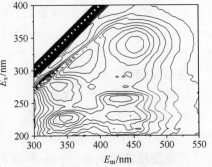

图 2.43　红大戟水溶液三维荧光图谱

浓度：200 μg/mL，10%甲醇；步长：0.5R

维荧光图谱。测量纯水在激发波长 350 nm 的拉曼散射强度 R，以 0.5R 为步长绘制三维荧光图谱，如图 2.43 所示。

红芪 Hongqi

HEDYSARI RADIX

本品为豆科植物多序岩黄芪 *Hedysarum polybotrys* Hand. Mazz. 的干燥根。对照药材购自中国药品生物制品检定所，批号：1103-0301。

仪器与试剂　F-7000 型荧光分光光度计（Hitachi），配备 1 cm 石英池、150 W 氙灯、290 nm 滤光片。仪器条件：波长范围，$E_x = 200 \sim 400$ nm、$E_m = 290 \sim 550$ nm；间隔，5 nm；扫描速度，1200 nm/min；狭缝，5.0 nm/5.0 nm；PMT 电压，700 V。甲醇（色谱纯），纯水。

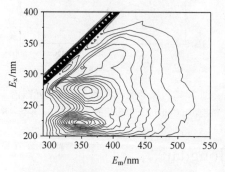

图 2.44　红芪水溶液三维荧光图谱
浓度：400 μg/mL，20%甲醇；步长：R

样品提取液的制备　精密称取对照药材粉末 0.0500 g，置于 25 mL 容量瓶中，加入甲醇至刻度，摇匀，放置 3 h。样品提取液浓度记为 2.0 mg/mL。

实验方法　取样品上清液 2.00 mL 于 10 mL 容量瓶，以水定容，摇匀，扫描三维荧光图谱。测量纯水在激发波长 350 nm 的拉曼散射强度 R，以 R 为步长绘制三维荧光图谱，如图 2.44 所示。

黄芪 Huangqi

ASTRAGALI RADIX

本品为豆科植物蒙古黄芪 *Astragalus membranaceus*（Fisch.）Bge. var. *mongholicus*（Bge.）Hsiao 干燥根的粉末。对照药材购自中国药品生物制品检定所，批号：120974-200407。

仪器与试剂　F-7000 型荧光分光光度计（Hitachi），配备 1 cm 石英池、150 W 氙灯、290 nm 滤光片。仪器条件：波长范围，$E_x = 200 \sim 400$ nm、$E_m = 290 \sim 550$ nm；间隔，5 nm；扫描速度，1200 nm/min；狭缝，5.0 nm/5.0 nm；PMT 电压，700 V。甲醇（色谱纯），0.1 mol/L NaOH 溶液，纯水。

样品提取液的制备　精密称取对照药材粉末 0.0500 g，置于 25 mL 容量瓶中，加入甲醇至刻度，摇动，放置 3 h。样品提取液浓度记为 2.0 mg/mL。

实验方法 1　取样品上清液 2.00 mL 于 10 mL 容量瓶，以水定容，摇匀，扫描三维荧光图谱。测量纯水在激发波长 350 nm 的拉曼散射强度 R，以 R 为步长绘制三维荧光图谱，如图 2.45 所示。

实验方法 2　取样品上清液 2.00 mL 于 10 mL 容量瓶，加入 1.0 mL NaOH 溶液，以水定容，摇匀，扫描三维荧光图谱。测量纯水在激发波长 350 nm 的拉曼散射强度 R，以 R 为步长绘制三维荧光图谱，如图 2.46 所示。

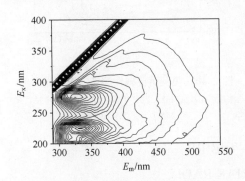
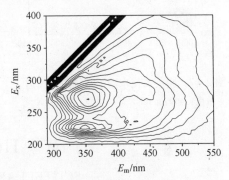

图 2.45　黄芪水溶液三维荧光图谱　　　　图 2.46　黄芪碱性溶液三维荧光图谱
浓度：400 μg/mL，20% 甲醇；步长：R　　浓度：400 μg/mL，20% 甲醇；pH 12.0；步长：R

黄芪（膜荚黄芪）Huangqi

ASTRAGALI RADIX

本品为豆科植物膜荚黄芪 *Astragalus membranaceus*（Fisch.）Bge. 的干燥根的粉末。对照药材购自中国药品生物制品检定所，批号：121462-200702。

仪器与试剂　F-7000 型荧光分光光度计（Hitachi），配备 1 cm 石英池、150 W 氙灯、290 nm 滤光片。仪器条件：波长范围，E_x = 200～400 nm、E_m = 290～550 nm；间隔，5 nm；扫描速度，1200 nm/min；狭缝，5.0 nm/5.0 nm；PMT 电压，700 V。甲醇（色谱纯），0.1 mol/L NaOH 溶液，纯水。

样品提取液的制备　精密称取对照药材粉末 0.0500 g，置于 25 mL 容量瓶中，加入甲醇至刻度，摇动，放置 3 h。样品提取液浓度记为 2.0 mg/mL。

实验方法 1　取样品上清液 2.00 mL 于 10 mL 容量瓶，以水定容，摇匀，扫描三维荧光图谱。测量纯水在激发波长 350 nm 的拉曼散射强度 R，以 R 为步长绘制三维荧光图谱，如图 2.47 所示。

实验方法 2　取样品上清液 2.00 mL 于 10 mL 容量瓶，加入 1.0 mL NaOH 溶液，以水定容，摇匀，扫描三维荧光图谱。测量纯水在激发波长 350 nm 的拉曼散射强度 R，以 R 为步长绘制三维荧光图谱，如图 2.48 所示。

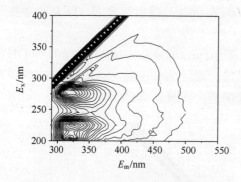

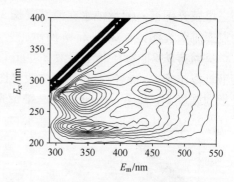

图 2.47　膜荚黄芪水溶液三维荧光图谱　　　　　图 2.48　膜荚黄芪碱性溶液三维荧光图谱
浓度：400 μg/mL，20％甲醇；步长：R　　　　浓度：400 μg/mL，20％甲醇；pH 12.0；步长：R

黄芩 Huangqin

SCUTELLARIAE RADIX

本品为唇形科植物黄芩 *Scutellaria baicalensis* Georgi 干燥根的粉末。对照药材购自中国药品生物制品检定所，批号：120955-200406。

仪器与试剂　F-7000 型荧光分光光度计（Hitachi），配备 1 cm 石英池、150 W 氙灯、310 nm 滤光片。仪器条件：波长范围，$E_x = 200 \sim 450$ nm、$E_m = 325 \sim 600$ nm；间隔，5 nm；扫描速度，1200 nm/min；狭缝，5.0 nm/5.0 nm；PMT 电压，700 V。甲醇（色谱纯），0.01 mol/L 硼砂溶液，纯水。

样品提取液的制备　精密称取对照药材粉末 0.0500 g，置于 25 mL 容量瓶中，加入甲醇至刻度，摇动，放置 3 h。样品提取液浓度记为 2.0 mg/mL。

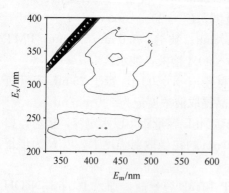

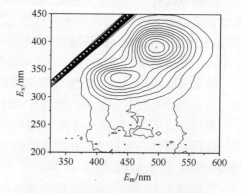

图 2.49　黄芩水溶液三维荧光图谱　　　　　图 2.50　黄芩-硼砂溶液三维荧光图谱
浓度：400 μg/mL，20％甲醇；步长：0.5R　　浓度：400 μg/mL，20％甲醇，0.001 mol/L 硼砂；
　　　　　　　　　　　　　　　　　　　　　步长：0.5R

实验方法 1　取样品上清液 2.00 mL 于 10 mL 容量瓶，以水定容，摇匀，扫描三维荧光图谱。测量纯水在激发波长 350 nm 的拉曼散射强度 R，以 $0.5R$ 为步长绘制三维荧光图谱，如图 2.49 所示。

实验方法 2　取样品上清液 2.00 mL 于 10 mL 容量瓶，加入 1.0 mL 硼砂溶液，以水定容，摇匀，扫描三维荧光图谱。测量纯水在激发波长 350 nm 的拉曼散射强度 R，以 $0.5R$ 为步长绘制三维荧光图谱，如图 2.50 所示。

金果榄（青牛胆）Jinguolan

TINOSPORAE RADIX

本品为防己科植物青牛胆 *Tinospora sagittata*（Oliv.）Gagnep. 干燥块根的粉末。对照药材购自中国药品生物制品检定所，批号：121474-200401。

仪器与试剂　F-7000 型荧光分光光度计（Hitachi），配备 1 cm 石英池、150 W氙灯、290 nm 滤光片。仪器条件：波长范围，$E_x = 200 \sim 440$ nm、$E_m = 290 \sim 550$ nm；间隔，5 nm；扫描速度，1200 nm/min；狭缝，5.0 nm/5.0 nm；PMT电压，700 V。甲醇（色谱纯），纯水。

样品提取液的制备　精密称取对照药材粉末 0.0500 g，置于 25 mL 容量瓶中，加入甲醇至刻度，摇匀，放置 3 h。样品提取液浓度记为 2.0 mg/mL。

实验方法　取样品上清液 2.00 mL 于 10 mL 容量瓶，以水定容，摇匀，扫描三维荧光图谱。测量纯水在激发波长 350 nm 的拉曼散射强度 R，以 R 为步长绘制三维荧光图谱，如图 2.51 所示。

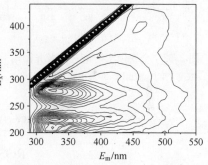

图 2.51　金果榄水溶液三维荧光图谱
浓度：400 μg/mL，20％甲醇；步长：R

金铁锁 Jintiesuo

PSAMMOSILENES RADIX

本品为石竹科植物金铁锁 *Psammosilene tunicoides* W. C. Wu et C. Y. Wu 干燥根的粉末。对照药材购自中国药品生物制品检定所，批号：121327-200402。

仪器与试剂　F-7000 型荧光分光光度计（Hitachi），配备 1 cm 石英池、150 W氙灯、290 nm 滤光片。仪器条件：波长范围，$E_x = 200 \sim 350$ nm、$E_m = 290 \sim 500$ nm；间隔，5 nm；扫描速度，1200 nm/min；狭缝，5.0 nm/5.0 nm；PMT

电压，700 V。甲醇（色谱纯），0.1 mol/L NaOH 溶液，纯水。

样品提取液的制备　精密称取对照药材粉末 0.0500 g，置于 25 mL 容量瓶中，加入甲醇至刻度，摇动，放置 3 h。样品提取液浓度记为 2.0 mg/mL。

实验方法 1　取样品上清液 2.00 mL 于 10 mL 容量瓶，以水定容，摇匀，扫描三维荧光图谱。测量纯水在激发波长 350 nm 的拉曼散射强度 R，以 $2R$ 为步长绘制三维荧光图谱，如图 2.52 所示。

实验方法 2　取样品上清液 2.00 mL 于 10 mL 容量瓶，加入 1.0 mL NaOH 溶液，以水定容，摇匀，扫描三维荧光图谱。测量纯水在激发波长 350 nm 的拉曼散射强度 R，以 $2R$ 为步长绘制三维荧光图谱，如图 2.53 所示。

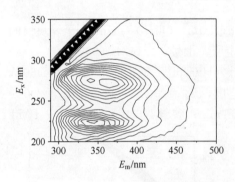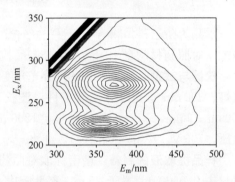

图 2.52　金铁锁水溶液三维荧光图谱　　　　图 2.53　金铁锁碱性溶液三维荧光图谱
浓度：400 μg/mL，20%甲醇；步长：2R　　　浓度：400 μg/mL，20%甲醇；pH 12.0；步长：2R

金樱根 Jinyinggen

ROSAE RADIX

本品为蔷薇科植物金樱子 *Rosa laevigata* Michx. 干燥根的粉末。对照药材购自中国药品生物制品检定所，批号：121115-201005。

仪器与试剂　F-7000 型荧光分光光度计（Hitachi），配备 1 cm 石英池、150 W 氙灯、290 nm 滤光片。仪器条件：波长范围，$E_x = 200 \sim 350$ nm、$E_m = 290 \sim 500$ nm；间隔，5 nm；扫描速度，1200 nm/min；狭缝，5.0 nm/5.0 nm；PMT 电压，700 V。甲醇（色谱纯），0.1 mol/L NaOH 溶液，纯水。

样品提取液的制备　精密称取对照药材粉末 0.0200 g，置于 25 mL 容量瓶中，加入甲醇至刻度，摇匀，放置 3 h。样品提取液浓度记为 0.80 mg/mL。

实验方法 1　取样品上清液 0.50 mL 于 10 mL 容量瓶，以水定容，摇匀，扫描三维荧光图谱。测量纯水在激发波长 350 nm 的拉曼散射强度 R，以 R 为步长绘制三维荧光图谱，如图 2.54 所示。

实验方法 2　取样品上清液 0.50 mL 于 10 mL 容量瓶，加入 1.0 mL NaOH 溶液，以水定容，摇匀，扫描三维荧光图谱。测量纯水在激发波长 350 nm 的拉曼散射强度 R，以 R 为步长绘制三维荧光图谱，如图 2.55 所示。

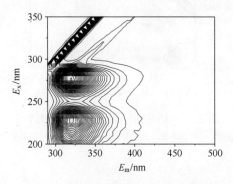

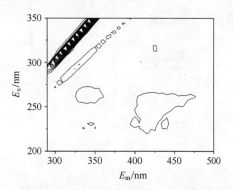

图 2.54　金樱根水溶液三维荧光图谱　　　　图 2.55　金樱根碱性溶液三维荧光图谱
浓度：40 μg/mL，5%甲醇；步长：R　　　　浓度：40 μg/mL，5%甲醇；pH 12.0；步长：R

金樱根中含有鞣质等化合物，发射波长位于 325 nm 附近的荧光峰属于此类化合物。在碱性条件下，发射波长 325 nm 附近荧光峰消失。

桔梗 Jiegeng

PLATYCODONIS RADIX

本品为桔梗科植物桔梗 *Platycodon grandiflorum*（Jacq.）A. DC. 干燥根的粉末。对照药材购自中国药品生物制品检定所，批号：121028-200507。

仪器与试剂　F-7000 型荧光分光光度计（Hitachi），配备 1 cm 石英池、150 W 氙灯、290 nm 滤光片。仪器条件：波长范围，E_x = 200～400 nm、E_m = 290～550 nm；间隔，5 nm；扫描速度，1200 nm/min；狭缝，5.0 nm/5.0 nm；PMT 电压，700 V。甲醇（色谱纯），0.1 mol/L NaOH 溶液，纯水。

样品提取液的制备　精密称取对照药材粉末 0.0200 g，置于 25 mL 容量瓶中，加入甲醇至刻度，摇动，放置 3 h。样品提取液浓度记为 0.80 mg/mL。

实验方法 1　取样品上清液 2.00 mL 于 10 mL 容量瓶，以水定容，摇匀，扫描三维荧光图谱。测量纯水在激发波长 350 nm 的拉曼散射强度 R，以 2R 为步长绘制三维荧光图谱，如图 2.56 所示。

实验方法 2　取样品上清液 2.00 mL 于 10 mL 容量瓶，加入 1.0 mL NaOH 溶液，以水定容，摇匀，扫描三维荧光图谱。测量纯水在激发波长 350 nm 的拉曼散射强度 R，以 2R 为步长绘制三维荧光图谱，如图 2.57 所示。

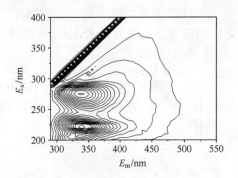

图 2.56　桔梗水溶液三维荧光图谱
浓度：160 μg/mL，20%甲醇；步长：2R

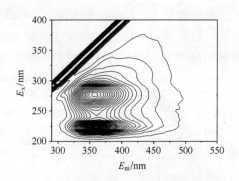

图 2.57　桔梗碱性溶液三维荧光图谱
浓度：160 μg/mL，20%甲醇；pH 12.0；步长：2R

苦参 Kushen

SOPHORAE FLAVESCENTIS RADIX

本品为豆科植物苦参 *Sophora flavescens* Ait. 的干燥根的粉末。对照药材购自中国药品生物制品检定所，批号：121019-200304。

仪器与试剂　F-7000 型荧光分光光度计（Hitachi），配备 1 cm 石英池、150 W 氙灯、290 nm 滤光片。仪器条件：波长范围，$E_x = 200 \sim 360$ nm、$E_m = 290 \sim 550$ nm；间隔，5 nm；扫描速度，1200 nm/min；狭缝，5.0 nm/5.0 nm；PMT 电压，700 V。甲醇（色谱纯），纯水。

样品提取液的制备　精密称取对照药材粉末 0.0200 g，置于 25 mL 容量瓶中，加入甲醇至刻度，摇匀，放置 3 h。样品提取液浓度记为 0.80 mg/mL。

实验方法　取样品上清液 0.50 mL 于 10 mL 容量瓶，以水定容，摇匀，扫描三维荧光图谱。测量纯水在激发波长 350 nm 的拉曼散射强度 R，以 R 为步长绘制三维荧光图谱，如图 2.58 所示。

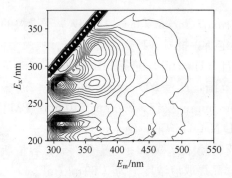

图 2.58　苦参水溶液三维荧光图谱
浓度：40 μg/mL，5%甲醇；步长：R

狼毒（狼毒大戟）Langdu

EUPHORBIAE EBRACTEOLATAE RADIX

本品为大戟科植物狼毒大戟 *Euphorbia fischeriana* Steud. 干燥根的粉末。

对照药材购自中国药品生物制品检定所，批号：121331-200402。

仪器与试剂　F-7000 型荧光分光光度计（Hitachi），配备 1 cm 石英池、150 W
氙灯、290 nm 滤光片。仪器条件：波长范围，$E_x = 200 \sim 425$ nm、$E_m = 300 \sim$
550 nm；间隔，5 nm；扫描速度，1200 nm/min；狭缝，5.0 nm/5.0 nm；PMT
电压，700 V。甲醇（色谱纯），纯水。

样品提取液的制备　精密称取对照
药材粉末 0.0500 g，置于 25 mL 容量瓶
中，加入甲醇至刻度，摇匀，放置 3 h。
样品提取液浓度记为 2.0 mg/mL。

实验方法　取样品上清液 2.00 mL
于 10 mL 容量瓶，以水定容，摇匀，扫
描三维荧光图谱。测量纯水在激发波长
350 nm 的拉曼散射强度 R，以 $2R$ 为步
长绘制三维荧光图谱，如图 2.59 所示。

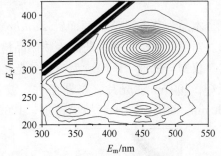

图 2.59　狼毒大戟水溶液三维荧光图谱
浓度：400 μg/mL，20%甲醇；步长：$2R$

狼毒（月腺大戟）Langdu

EUPHORBIAE EBRACTEOLATAE RADIX

本品为大戟科植物月腺大戟 *Euphorbia ebracteolata* Hayata 干燥根的粉末。
对照药材购自中国药品生物制品检定所，批号：129611-200303。

仪器与试剂　F-7000 型荧光分光光度计（Hitachi），配备 1 cm 石英池、150 W
氙灯、290 nm 滤光片。仪器条件：波长范围，$E_x = 200 \sim 400$ nm、$E_m = 300 \sim$
550 nm；间隔，5 nm；扫描速度，1200 nm/min；狭缝，5.0 nm/5.0 nm；PMT
电压，700 V。甲醇（色谱纯），纯水。

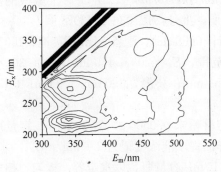

图 2.60　月腺大戟水溶液三维荧光图谱
浓度：400 μg/mL，20%甲醇；步长：R

样品提取液的制备　精密称取对照
药材粉末 0.0500 g，置于 25 mL 容量瓶
中，加入甲醇至刻度，摇匀，放置 3 h。
样品提取液浓度记为 2.0 mg/mL。

实验方法　取样品上清液 2.00 mL
于 10 mL 容量瓶，以水定容，摇匀，扫
描三维荧光图谱。测量纯水在激发波长
350 nm 的拉曼散射强度 R，以 R 为步长
绘制三维荧光图谱，如图 2.60 所示。

比较狼毒大戟与月腺大戟的荧光图

谱，可见两者有明显区别。

两面针 Liangmianzhen

ZANTHOXYLI RADIX

本品为芸香科植物两面针 *Zanthoxylum nitidum*（Roxb.）DC. 干燥根的粉末。对照药材购自中国药品生物制品检定所，批号：121014-200302。

仪器与试剂　F-7000 型荧光分光光度计（Hitachi），配备 1 cm 石英池、150 W 氙灯、290 nm 滤光片。仪器条件：波长范围，$E_x = 200 \sim 375$ nm、$E_m = 300 \sim 550$ nm；间隔，5 nm；扫描速度，1200 nm/min；狭缝，5.0 nm/5.0 nm；PMT 电压，700 V。甲醇（色谱纯），纯水。

样品提取液的制备　精密称取对照药材粉末 0.0250 g，置于 25 mL 容量瓶中，加入甲醇至刻度，摇匀，放置 3 h。样品提取液浓度记为 1.0 mg/mL。

实验方法　取样品上清液 0.50 mL 于 10 mL 容量瓶，以水定容，摇匀，扫描三维荧光图谱。测量纯水在激发波长 350 nm 的拉曼散射强度 R，以 $2R$ 为步长绘制三维荧光图谱，如图 2.61 所示。

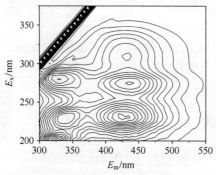

图 2.61　两面针水溶液三维荧光图谱
浓度：50 μg/mL，5%甲醇；步长：2R

漏芦（祁州漏芦）Loulu

RHAPONTICI RADIX

本品为菊科植物祁州漏芦 *Rhaponticum uniflorum*（L.）DC. 干燥根的粉末。对照药材购自中国药品生物制品检定所，批号：121036-200302。

仪器与试剂　F-7000 型荧光分光光度计（Hitachi），配备 1 cm 石英池、150 W 氙灯、290 nm 滤光片。仪器条件：波长范围，$E_x = 200 \sim 450$ nm、$E_m = 300 \sim 575$ nm；间隔，5 nm；扫描速度，1200 nm/min；狭缝，5.0 nm/5.0 nm；PMT 电压，700 V。甲醇（色谱纯），纯水。

样品提取液的制备　精密称取对照药材粉末 0.0500 g，置于 25 mL 容量瓶中，加入甲醇至刻度，摇匀，放置 3 h。样品提取液浓度记为 2.0 mg/mL。

实验方法　取样品上清液 2.00 mL 于 10 mL 容量瓶，以水定容，摇匀，扫描三维荧光图谱。测量纯水在激发波长 350 nm 的拉曼散射强度 R，以 R 为步长绘制三维荧光图谱，如图 2.62 所示。

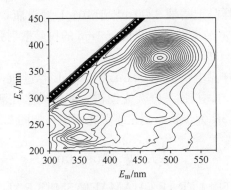

图 2.62　漏芦水溶液三维荧光图谱

浓度：400 μg/mL，20％甲醇；步长：R

麦冬 Maidong

OPHIOPOGONIS RADIX

本品为百合科植物麦冬 *Ophiopogon japonicus*（L. f.）Ker-Gawl. 干燥块根的粉末。对照药材购自中国药品生物制品检定所，批号：121013-200405。

仪器与试剂　F-7000 型荧光分光光度计（Hitachi），配备 1 cm 石英池、150 W 氙灯、290 nm 滤光片。仪器条件：波长范围，E_x = 200～415 nm、E_m = 300～500 nm；间隔，5 nm；扫描速度，1200 nm/min；狭缝，5.0 nm/5.0 nm；PMT 电压，700 V。甲醇（色谱纯），0.1 mol/L NaOH 溶液，纯水。

样品提取液的制备　精密称取对照药材粉末 0.0500 g，置于 25 mL 容量瓶中，加入甲醇至刻度，摇动，放置 3 h。样品提取液浓度记为 2.0 mg/mL。

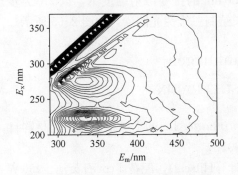

图 2.63　麦冬水溶液三维荧光图谱

浓度：400 μg/mL，20％甲醇；步长：0.5R

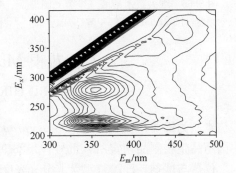

图 2.64　麦冬碱性溶液三维荧光图谱

浓度：400 μg/mL，20％甲醇；pH 12.0；

步长：0.5R

实验方法 1　取样品上清液 2.00 mL 于 10 mL 容量瓶，以水定容，摇匀，扫描三维荧光图谱。测量纯水在激发波长 350 nm 的拉曼散射强度 R，以 $0.5R$ 为步长绘制三维荧光图谱，如图 2.63 所示。

实验方法 2　取样品上清液 2.00 mL 于 10 mL 容量瓶，加入 1.0 mL NaOH 溶液，以水定容，摇匀，扫描三维荧光图谱。测量纯水在激发波长 350 nm 的拉曼散射强度 R，以 $0.5R$ 为步长绘制三维荧光图谱，如图 2.64 所示。

绵大戟 Miandaji

STELLERAE CHAMAEJASMES RADIX

本品为瑞香科植物绵大戟 *Stellera chamaejasme* L. 干燥根的粉末。对照药材购自中国药品生物制品检定所，批号：121450-200401。

仪器与试剂　F-7000 型荧光分光光度计（Hitachi），配备 1 cm 石英池、150 W 氙灯、290 nm 滤光片。仪器条件：波长范围，$E_x = 200 \sim 375$ nm、$E_m = 290 \sim 550$ nm；间隔，5 nm；扫描速度，1200 nm/min；狭缝，5.0 nm/5.0 nm；PMT 电压，700 V。甲醇（色谱纯），纯水。

样品提取液的制备　精密称取对照药材粉末 0.0250 g，置于 25 mL 容量瓶中，加入甲醇至刻度，摇匀，放置 3 h。样品提取液浓度记为 1.0 mg/mL。

实验方法　取样品上清液 1.00 mL 于 10 mL 容量瓶，以水定容，摇匀，扫描三维荧光图谱。测量纯水在激发波长 350 nm 的拉曼散射强度 R，以 $2R$ 为步长绘制三维荧光图谱，如图 2.65 所示。

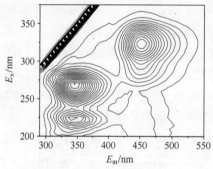

图 2.65　绵大戟水溶液三维荧光图谱
浓度：100 μg/mL，10%甲醇；步长：2R

棉花根 Mianhuagen

GOSSYPII HIRSUTI RADIX

本品为锦葵科植物陆地棉 *Gossypium hirsutum* L. 的干燥根。对照药材购自中国药品生物制品检定所，批号：1083-9901。

仪器与试剂　F-7000 型荧光分光光度计（Hitachi），配备 1 cm 石英池、150 W 氙灯、290 nm 滤光片。仪器条件：波长范围，$E_x = 200 \sim 450$ nm、$E_m = 290 \sim 550$ nm；间隔，5 nm；扫描速度，1200 nm/min；狭缝，5.0 nm/5.0 nm；PMT 电压，700 V。甲醇（色谱纯），0.1 mol/L NaOH 溶液，纯水。

样品提取液的制备 精密称取对照药材粉末 0.0500 g，置于 25 mL 容量瓶中，加入甲醇至刻度，摇动，放置 3 h。样品提取液浓度记为 2.0 mg/mL。

实验方法 1 取样品上清液 2.00 mL 于 10 mL 容量瓶，以水定容，摇匀，扫描三维荧光图谱。测量纯水在激发波长 350 nm 的拉曼散射强度 R，以 R 为步长绘制三维荧光图谱，如图 2.66 所示。

实验方法 2 取样品上清液 2.00 mL 于 10 mL 容量瓶，加入 1.0 mL NaOH 溶液，以水定容，摇匀，扫描三维荧光图谱。测量纯水在激发波长 350 nm 的拉曼散射强度 R，以 R 为步长绘制三维荧光图谱，如图 2.67 所示。

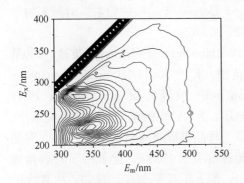

图 2.66 棉花根水溶液三维荧光图谱

浓度：400 μg/mL，20%甲醇；步长：R

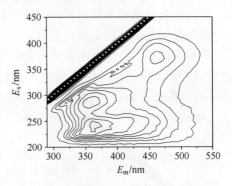

图 2.67 棉花根碱性溶液三维荧光图谱

浓度：400 μg/mL，20%甲醇；pH 12.0；步长：R

明党参 Mingdangshen

CHANGII RADIX

本品为伞形科植物明党参 *Changium smyrnioides* Wolff 的干燥根。对照药材购自中国药品生物制品检定所，批号：1112-200001。

仪器与试剂 F-7000 型荧光分光光度计（Hitachi），配备 1 cm 石英池、150 W 氙灯、290 nm 滤光片。仪器条件：波长范围，$E_x = 200 \sim 350$ nm、$E_m = 300 \sim 450$ nm；间隔，5 nm；扫描速度，1200 nm/min；狭缝，5.0 nm/5.0 nm；PMT 电压，700 V。甲醇（色谱纯），纯水。

样品提取液的制备 精密称取对照药材粉末 0.0500 g，置于 25 mL 容量瓶

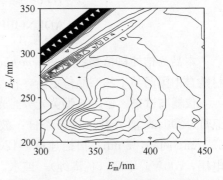

图 2.68 明党参水溶液三维荧光图谱

浓度：400 μg/mL，20%甲醇；步长：0.5 R

中，加入甲醇至刻度，摇匀，放置 3 h。样品提取液浓度记为 2.0 mg/mL。

实验方法 取样品上清液 2.00 mL 于 10 mL 容量瓶，以水定容，摇匀，扫描三维荧光图谱。测量纯水在激发波长 350 nm 的拉曼散射强度 R，以 0.5 R 为步长绘制三维荧光图谱，如图 2.68 所示。

木香 Muxiang

AUCKLANDIAE RADIX

本品为菊科植物木香 *Aucklandia lappa* Decne. 干燥根的粉末。对照药材购自中国药品生物制品检定所，批号：120921-200405。

仪器与试剂 F-7000 型荧光分光光度计（Hitachi），配备 1 cm 石英池、150 W 氙灯、290 nm 滤光片。仪器条件：波长范围，$E_x = 200 \sim 450$ nm、$E_m = 290 \sim 550$ nm；间隔，5 nm；扫描速度，1200 nm/min；狭缝，5.0 nm/5.0 nm；PMT 电压，700 V。甲醇（色谱纯），纯水。

样品提取液的制备 精密称取对照药材粉末 0.0500 g，置于 25 mL 容量瓶中，加入甲醇至刻度，摇匀，放置 3 h。样品提取液浓度记为 2.0 mg/mL。

实验方法 取样品上清液 2.00 mL 于 10 mL 容量瓶，以水定容，摇匀，扫描三维荧光图谱。测量纯水在激发波长 350 nm 的拉曼散射强度 R，以 R 为步长绘制三维荧光图谱，如图 2.69 所示。

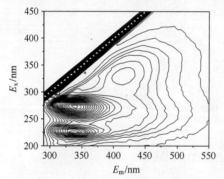

图 2.69　木香水溶液三维荧光图谱
浓度：400 μg/mL，20%甲醇；步长：R

南沙参 Nanshashen

ADENOPHORAE RADIX

本品为桔梗科植物沙参 *Adenophora stricta* Miq. 的干燥根的粉末。对照药材购自中国药品生物制品检定所，批号：121499-200602。

仪器与试剂 F-7000 型荧光分光光度计（Hitachi），配备 1 cm 石英池、150 W 氙灯、290 nm 滤光片。仪器条件：波长范围，$E_x = 200 \sim 400$ nm、$E_m = 290 \sim 525$ nm；间隔，5 nm；扫描速度，1200 nm/min；狭缝，5.0 nm/5.0 nm；PMT 电压，700 V。甲醇（色谱纯），纯水。

样品提取液的制备 精密称取对照药材粉末 0.0500 g，置于 25 mL 容量瓶中，加入甲醇至刻度，摇匀，放置 3 h。样品提取液浓度记为 2.0 mg/mL。

实验方法　取样品上清液 2.00 mL 于 10 mL 容量瓶，以水定容，摇匀，扫描三维荧光图谱。测量纯水在激发波长 350 nm 的拉曼散射强度 R，以 $2R$ 为步长绘制三维荧光图谱，如图 2.70 所示。

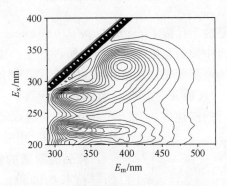

图 2.70　南沙参水溶液三维荧光图谱

浓度：400 μg/mL，20% 甲醇；步长：$2R$

牛膝 Niuxi

ACHYRANTHIS BIDENTATAE RADIX

本品为苋科植物牛膝 *Achyranthes bidentata* Bl. 的干燥根。对照药材购自中国药品生物制品检定所，批号：1066-200203。

仪器与试剂　F-7000 型荧光分光光度计（Hitachi），配备 1 cm 石英池、150 W 氙灯、290 nm 滤光片。仪器条件：波长范围，$E_x = 200 \sim 400$ nm、$E_m = 290 \sim 500$ nm；间隔，5 nm；扫描速度，1200 nm/min；狭缝，5.0 nm/5.0 nm；PMT 电压，700 V。甲醇（色谱纯），纯水。

样品提取液的制备　精密称取对照药材粉末 0.0500 g，置于 25 mL 容量瓶中，加入甲醇至刻度，摇匀，放置 3 h。样品提取液浓度记为 2.0 mg/mL。

实验方法　取样品上清液 2.00 mL 于 10 mL 容量瓶，以水定容，摇匀，扫描三维荧光图谱。测量纯水在激发波长 350 nm 的拉曼散射强度 R，以 $0.5 R$ 为步长绘制三维荧光图谱，如图 2.71 所示。

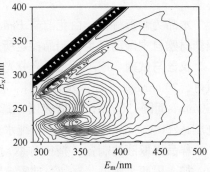

图 2.71　牛膝水溶液三维荧光图谱

浓度：400 μg/mL，20% 甲醇；步长：$0.5 R$

千斤拔 Qianjinba

FLEMINGIAE RADIX

本品为豆科植物蔓性千斤拔 *Flemingia philippinensis* Merr. et Rolfe 干燥根的粉末。对照药材购自中国药品生物制品检定所，批号：121502-200501。

仪器与试剂　F-7000 型荧光分光光度计（Hitachi），配备 1 cm 石英池、150 W 氙灯、290 nm 滤光片。仪器条件：波长范围，$E_x = 200 \sim 350$ nm、$E_m = 300 \sim 500$ nm；间隔，5 nm；扫描速度，1200 nm/min；狭缝，5.0 nm/5.0 nm；PMT 电压，700 V。甲醇（色谱纯），纯水。

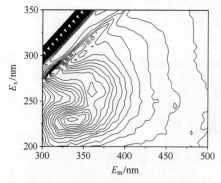

图 2.72　千斤拔水溶液三维荧光图谱
浓度：100 μg/mL，10%甲醇；步长：0.5R

样品提取液的制备　精密称取对照药材粉末 0.0250 g，置于 25 mL 容量瓶中，加入甲醇至刻度，摇匀，放置 3 h。样品提取液浓度记为 1.0 mg/mL。

实验方法　取样品上清液 1.00 mL 于 10 mL 容量瓶，以水定容，摇匀，扫描三维荧光图谱。测量纯水在激发波长 350 nm 的拉曼散射强度 R，以 0.5R 为步长绘制三维荧光图谱，如图 2.72 所示。

前胡 Qianhu

PEUCEDANI RADIX

本品为伞形科植物白花前胡 *Peucedanum praeruptorum* Dunn 的干燥根。对照药材购自中国药品生物制品检定所，批号：0951-200003。

仪器与试剂　F-7000 型荧光分光光度计（Hitachi），配备 1 cm 石英池、150 W 氙灯、290 nm 滤光片。仪器条件：波长范围，$E_x = 200 \sim 400$ nm、$E_m = 290 \sim 550$ nm；间隔，5 nm；扫描速度，1200 nm/min；狭缝，5.0 nm/5.0 nm；PMT 电压，700 V。甲醇（色谱纯），纯水。

样品提取液的制备　精密称取对照药材粉末 0.0100 g，置于 25 mL 容量瓶中，加入甲醇至刻度，摇匀，放置 3 h。样品提取液浓度记为 0.40 mg/mL。

实验方法　取样品上清液 0.50 mL 于 10 mL 容量瓶，以水定容，摇匀，扫描三维荧光图谱。测量纯水在激发波长 350 nm 的拉曼散射强度 R，以 2R 为步长绘制三维荧光图谱，如图 2.73 所示。

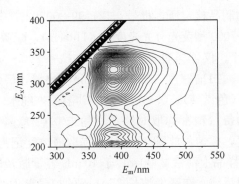

图 2.73　前胡水溶液三维荧光图谱
浓度：$20\,\mu g/mL$，5%甲醇；步长：$2R$

茜草 Qiancao

RUBIAE RADIX

本品为茜草科植物茜草 *Rubia cordifolia* L. 的干燥根和根茎。对照药材购自中国药品生物制品检定所，批号：1049-0301。

仪器与试剂　F-7000 型荧光分光光度计（Hitachi），配备 1 cm 石英池、150 W 氙灯、290 nm 滤光片。仪器条件：波长范围，$E_x = 200\sim400\,nm$、$E_m = 290\sim550\,nm$；间隔，5 nm；扫描速度，1200 nm/min；狭缝，5.0 nm/5.0 nm；PMT 电压，700 V。甲醇（色谱纯），纯水。

样品提取液的制备　精密称取对照药材粉末 0.0250 g，置于 25 mL 容量瓶中，加入甲醇至刻度，摇匀，放置 3 h。样品提取液浓度记为 1.0 mg/mL。

实验方法　取样品上清液 0.50 mL 于 10 mL 容量瓶，以水定容，摇匀，扫描三维荧光图谱。测量纯水在激发波长 350 nm 的拉曼散射强度 R，以 $2R$ 为步长绘制三维荧光图谱，如图 2.74 所示。

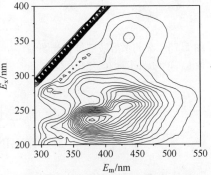

图 2.74　茜草水溶液三维荧光图谱
浓度：$50\,\mu g/mL$，5%甲醇；步长：$2R$

秦艽（小秦艽）Qinjiao

GENTIANAE MACROPHYLLAE RADIX

本品为龙胆科植物小秦艽 *Gentiana dahurica* Fisch. 干燥根的粉末。对照药材购自中国药品生物制品检定所，批号：121199-200702。

仪器与试剂　F-7000 型荧光分光光度计（Hitachi），配备 1 cm 石英池、150 W 氙灯、290 nm 滤光片。仪器条件：波长范围，$E_x = 200 \sim 420$ nm、$E_m = 290 \sim 520$ nm；间隔，5 nm；扫描速度，1200 nm/min；狭缝，5.0 nm/5.0 nm；PMT 电压，700 V。甲醇（色谱纯），0.1 mol/L HCl 溶液，纯水。

样品提取液的制备　精密称取对照药材粉末 0.0500 g，置于 25 mL 容量瓶中，加入甲醇至刻度，摇匀，放置 3 h。样品提取液浓度记为 2.0 mg/mL。

实验方法 1　取样品上清液 2.00 mL 于 10 mL 容量瓶，以水定容，摇匀，扫描三维荧光图谱。测量纯水在激发波长 350 nm 的拉曼散射强度 R，以 R 为步长绘制三维荧光图谱，如图 2.75 所示。

实验方法 2　取样品上清液 2.00 mL 于 10 mL 容量瓶，加入 1.0 mL HCl 溶液，以水定容，摇匀，扫描三维荧光图谱。测量纯水在激发波长 350 nm 的拉曼散射强度 R，以 R 为步长绘制三维荧光图谱，如图 2.76 所示。

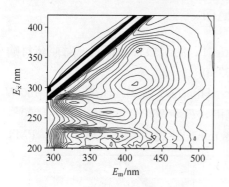 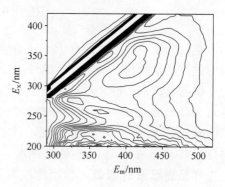

图 2.75　秦艽水溶液三维荧光图谱　　　　　图 2.76　秦艽酸性溶液三维荧光图谱
浓度：400 μg/mL，20%甲醇；步长：R　　　浓度：400 μg/mL，20%甲醇；pH 2.0；步长：R

三七 Sanqi

NOTOGINSENG RADIX

本品为五加科植物三七 *Panax notoginseng*（Burk.）F. H. Chen 的干燥根的粉末。对照药材购自中国药品生物制品检定所，批号：120941-200405。

仪器与试剂　F-7000 型荧光分光光度计（Hitachi），配备 1 cm 石英池、150 W 氙灯、290 nm 滤光片。仪器条件：波长范围，$E_x = 200 \sim 375$ nm、$E_m = 300 \sim 500$ nm；间隔，5 nm；扫描速度，1200 nm/min；狭缝，5.0 nm/5.0 nm；PMT 电压，700 V。甲醇（色谱纯），0.1 mol/L NaOH 溶液，纯水。

样品提取液的制备　精密称取对照药材粉末 0.0500 g，置于 25 mL 容量瓶

中，加入甲醇至刻度，摇动，放置 3 h。样品提取液浓度记为 2.0 mg/mL。

实验方法 1　取样品上清液 2.00 mL 于 10 mL 容量瓶，以水定容，摇匀，扫描三维荧光图谱。测量纯水在激发波长 350 nm 的拉曼散射强度 R，以 R 为步长绘制三维荧光图谱，如图 2.77 所示。

实验方法 2　取样品上清液 2.00 mL 于 10 mL 容量瓶，加入 1.0 mL NaOH 溶液，以水定容，摇匀，扫描三维荧光图谱。测量纯水在激发波长 350 nm 的拉曼散射强度 R，以 R 为步长绘制三维荧光图谱，如图 2.78 所示。

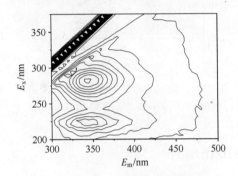 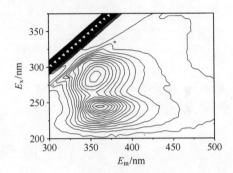

图 2.77　三七水溶液三维荧光图谱　　　　图 2.78　三七碱性溶液三维荧光图谱
浓度：400 μg/mL，20%甲醇；步长：R　　　浓度：400 μg/mL，20%甲醇；pH 12.0；步长：R

山麦冬 Shanmaidong

LIRIOPES RADIX

本品为百合科植物湖北麦冬 *Liriope spicata*（Thunb.）Lour. var. *prolifera* Y. T. Ma 的干燥块根。对照药材购自中国药品生物制品检定所，批号：1136-200001。

仪器与试剂　F-7000 型荧光分光光度计（Hitachi），配备 1 cm 石英池、150 W 氙灯、290 nm 滤光片。仪器条件：波长范围，$E_x = 200 \sim 400$ nm、$E_m = 300 \sim 550$ nm；间隔，5 nm；扫描速度，1200 nm/min；狭缝，5.0 nm/5.0 nm；PMT 电压，700 V。甲醇（色谱纯），0.1 mol/L NaOH 溶液，纯水。

样品提取液的制备　精密称取对照药材粉末 0.0500 g，置于 25 mL 容量瓶中，加入甲醇至刻度，摇动，放置 3 h。样品提取液浓度记为 2.0 mg/mL。

实验方法 1　取样品上清液 1.00 mL 于 10 mL 容量瓶，以水定容，摇匀，扫描三维荧光图谱。测量纯水在激发波长 350 nm 的拉曼散射强度 R，以 0.5R 为步长绘制三维荧光图谱，如图 2.79 所示。

实验方法 2　取样品上清液 1.00 mL 于 10 mL 容量瓶，加入 1.0 mL NaOH

溶液，以水定容，摇匀，扫描三维荧光图谱。测量纯水在激发波长 350 nm 的拉曼散射强度 R，以 $0.5R$ 为步长绘制三维荧光图谱，如图 2.80 所示。

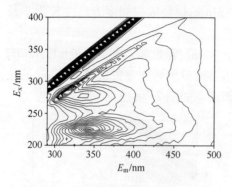

图 2.79　山麦冬水溶液三维荧光图谱
浓度：200 μg/mL，10％甲醇；步长：0.5R

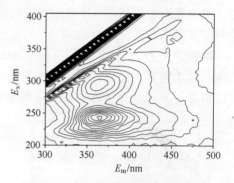

图 2.80　山麦冬碱性溶液三维荧光图谱
浓度：200 μg/mL，10％甲醇；pH 12.0；
步长：0.5R

山芝麻 Shanzhima

HELICTERIS RADIX

本品为梧桐科植物山芝麻 *Helicteres angustifolia* L. 干燥根的粉末。对照药材购自中国药品生物制品检定所，批号：121088-200702。

仪器与试剂　F-7000 型荧光分光光度计（Hitachi），配备 1 cm 石英池、150 W 氙灯、290 nm 滤光片。仪器条件：波长范围，E_x ＝ 200 ～ 400 nm、E_m ＝ 290 ～ 500 nm；间隔，5 nm；扫描速度，1200 nm/min；狭缝，5.0 nm/5.0 nm；PMT 电压，700 V。甲醇（色谱纯），纯水。

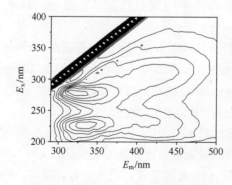

图 2.81　山芝麻水溶液三维荧光图谱
浓度：400 μg/mL，20％甲醇；步长：R

样品提取液的制备　精密称取对照药材粉末 0.0500 g，置于 25 mL 容量瓶中，加入甲醇至刻度，摇匀，放置 3 h。样品提取液浓度记为 2.0 mg/mL。

实验方法　取样品上清液 2.00 mL 于 10 mL 容量瓶，以水定容，摇匀，扫描三维荧光图谱。测量纯水在激发波长 350 nm 的拉曼散射强度 R，以 R 为步长绘制三维荧光图谱，如图 2.81 所示。

由图 2.81 可见，在实验条件下，山芝麻中无强荧光物质。

楤木 Songmu

ARALIAE RADIX ET CORTEX

本品为五加科植物楤木 *Aralia chinensis* L. 干燥根和根皮的粉末。对照药材购自中国药品生物制品检定所，批号：121381-200401。

仪器与试剂　F-7000 型荧光分光光度计（Hitachi），配备 1 cm 石英池、150 W 氙灯、290 nm 滤光片。仪器条件：波长范围，$E_x = 200 \sim 350$ nm、$E_m = 290 \sim 500$ nm；间隔，5 nm；扫描速度，1200 nm/min；狭缝，5.0 nm/5.0 nm；PMT 电压，700 V。甲醇（色谱纯），0.1 mol/L NaOH 溶液，纯水。

样品提取液的制备　精密称取对照药材粉末 0.0250 g，置于 25 mL 容量瓶中，加入甲醇至刻度，摇动，放置 3 h。样品提取液浓度记为 1.0 mg/mL。

实验方法 1　取样品上清液 1.00 mL 于 10 mL 容量瓶，以水定容，摇匀，扫描三维荧光图谱。测量纯水在激发波长 350 nm 的拉曼散射强度 R，以 R 为步长绘制三维荧光图谱，如图 2.82 所示。

实验方法 2　取样品上清液 1.00 mL 于 10 mL 容量瓶，加入 1.0 mL NaOH 溶液，以水定容，摇匀，扫描三维荧光图谱。测量纯水在激发波长 350 nm 的拉曼散射强度 R，以 R 为步长绘制三维荧光图谱，如图 2.83 所示。

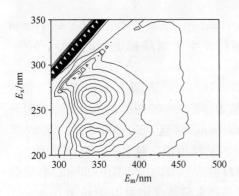 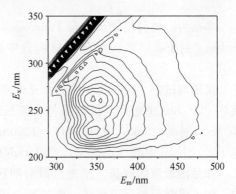

图 2.82　楤木水溶液三维荧光图谱　　　　图 2.83　楤木碱性溶液三维荧光图谱
浓度：100 μg/mL，10% 甲醇；步长：R　　　浓度：100 μg/mL，10% 甲醇；pH 12.0；步长：R

水防风（宽萼岩风）Shuifangfeng

LIBONOTIDIS RADIX

本品为伞形科植物宽萼岩风 *Libanotis laticalycina* Shan et Sheh. 干燥根的

粉末。对照药材购自中国药品生物制品检定所，批号：121349-200401。

仪器与试剂　F-7000 型荧光分光光度计（Hitachi），配备 1 cm 石英池、150 W 氙灯、290 nm 滤光片。仪器条件：波长范围，$E_x = 200 \sim 400$ nm、$E_m = 300 \sim 550$ nm；间隔，5 nm；扫描速度，1200 nm/min；狭缝，5.0 nm/5.0 nm；PMT 电压，700 V。甲醇（色谱纯），纯水。

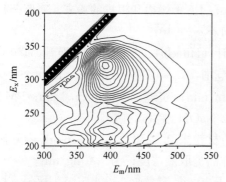

图 2.84　水防风水溶液三维荧光图谱
浓度：50 μg/mL，5%甲醇；步长：1.5R

样品提取液的制备　精密称取对照药材粉末 0.0250 g，置于 25 mL 容量瓶中，加入甲醇至刻度，摇匀，放置 3 h。样品提取液浓度记为 1.0 mg/mL。

实验方法　取样品上清液 0.50 mL 于 10 mL 容量瓶，以水定容，摇匀，扫描三维荧光图谱。测量纯水在激发波长 350 nm 的拉曼散射强度 R，以 1.5R 为步长绘制三维荧光图谱，如图 2.84 所示。

太子参 Taizisen

PSEUDOSTELLARIAE RADIX

本品为石竹科植物孩儿参 *Pseudostellaria heterophylla*（Miq.）Pax ex Pax et Hoffm. 的干燥块根。对照药材购自中国药品生物制品检定所，批号：1004-0301。

仪器与试剂　F-7000 型荧光分光光度计（Hitachi），配备 1 cm 石英池、150 W 氙灯、290 nm 滤光片。仪器条件：波长范围，$E_x = 200 \sim 375$ nm、$E_m = 300 \sim 500$ nm；间隔，5 nm；扫描速度，1200 nm/min；狭缝，5.0 nm/5.0 nm；PMT 电压，700 V。甲醇（色谱纯），0.1 mol/L NaOH 溶液，纯水。

样品提取液的制备　精密称取对照药材粉末 0.0250 g，置于 25 mL 容量瓶中，加入甲醇至刻度，摇动，放置 3 h。样品提取液浓度记为 1.0 mg/mL。

实验方法 1　取样品上清液 2.00 mL 于 10 mL 容量瓶，以水定容，摇匀，扫描三维荧光图谱。测量纯水在激发波长 350 nm 的拉曼散射强度 R，以 0.5R 为步长绘制三维荧光图谱，如图 2.85 所示。

实验方法 2　取样品上清液 2.00 mL 于 10 mL 容量瓶，加入 1.0 mL NaOH 溶液，以水定容，摇匀，扫描三维荧光图谱。测量纯水在激发波长 350 nm 的拉曼散射强度 R，以 0.5R 为步长绘制三维荧光图谱，如图 2.86 所示。

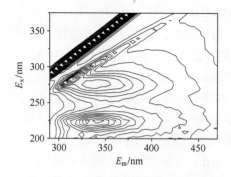

图 2.85　太子参水溶液三维荧光图谱
浓度：200 μg/mL，20％甲醇；步长：0.5R

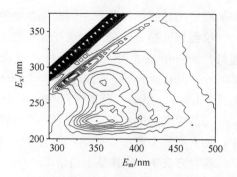

图 2.86　太子参碱性溶液三维荧光图谱
浓度：200 μg/mL，20％甲醇；pH 12.0；
步长：0.5R

桃金娘根 Taojinnianggen

RHODOMYRTI RADIX

本品为桃金娘科植物桃金娘 *Rhodomyrtus tomentosa*（Ait.）Hassk. 的干燥根的粉末。对照药材购自中国药品生物制品检定所，批号：121318-200402。

仪器与试剂　F-7000 型荧光分光光度计（Hitachi），配备 1 cm 石英池、150 W 氙灯、290 nm 滤光片。仪器条件：波长范围，E_x = 200～400 nm、E_m = 300～550 nm；间隔，5 nm；扫描速度，1200 nm/min；狭缝，5.0 nm/5.0 nm；PMT 电压，700 V。甲醇（色谱纯），纯水。

样品提取液的制备　精密称取对照药材粉末 0.0500 g，置于 25 mL 容量瓶中，加入甲醇至刻度，摇匀，放置 3 h。样品提取液浓度记为 2.0 mg/mL。

实验方法　取样品上清液 2.00 mL 于 10 mL 容量瓶，以水定容，摇匀，扫描三维荧光图谱。测量纯水在激发波长 350 nm 的拉曼散射强度 R，以 2R 为步长绘制三维荧光图谱，如图 2.87 所示。

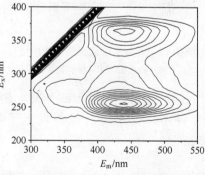

图 2.87　桃金娘根水溶液三维荧光图谱
浓度：400 μg/mL，20％甲醇；步长：2R

天冬 Tiandong

ASPARAGI RADIX

本品为百合科植物天冬 *Asparagus cochinchinensis*（Lour.）Merr. 的干燥块

根的粉末。对照药材购自中国药品生物制品检定所，批号：121139-200603。

仪器与试剂　F-7000 型荧光分光光度计（Hitachi），配备 1 cm 石英池、150 W 氙灯、290 nm 滤光片。仪器条件：波长范围，$E_x = 200 \sim 350$ nm、$E_m = 300 \sim 450$ nm；间隔，5 nm；扫描速度，1200 nm/min；狭缝，5.0 nm/5.0 nm；PMT 电压，700 V。甲醇（色谱纯），0.1 mol/L NaOH 溶液，纯水。

样品提取液的制备　精密称取对照药材粉末 0.0500 g，置于 25 mL 容量瓶中，加入甲醇至刻度，摇动，放置 3 h。样品提取液浓度记为 2.0 mg/mL。

实验方法 1　取样品上清液 2.00 mL 于 10 mL 容量瓶，以水定容，摇匀，扫描三维荧光图谱。测量纯水在激发波长 350 nm 的拉曼散射强度 R，以 R 为步长绘制三维荧光图谱，如图 2.88 所示。

实验方法 2　取样品上清液 2.00 mL 于 10 mL 容量瓶，加入 1.0 mL NaOH 溶液，以水定容，摇匀，扫描三维荧光图谱。测量纯水在激发波长 350 nm 的拉曼散射强度 R，以 R 为步长绘制三维荧光图谱，如图 2.89 所示。

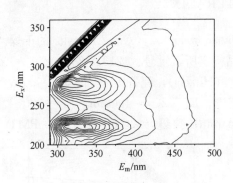 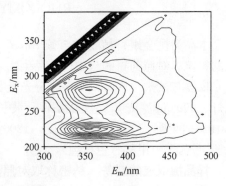

图 2.88　天冬水溶液三维荧光图谱　　　图 2.89　天冬碱性溶液三维荧光图谱
浓度：400 μg/mL，20%甲醇；步长：R　　浓度：400 μg/mL，20%甲醇；pH 12.0；步长：R

比较图 2.88 和图 2.89 可见，两图的光谱图形相似，荧光强度接近，但在碱性条件下，荧光峰的位置发生了明显红移，由发射波长 320 nm 红移到了 355 nm。

天花粉 Tianhuafen

TRICHOSANTHIS RADIX

本品为葫芦科植物栝楼 *Trichosanthes kirilowii* Maxim. 干燥根的粉末。对照药材购自中国药品生物制品检定所，批号：121361-200401。

仪器与试剂　F-7000 型荧光分光光度计（Hitachi），配备 1 cm 石英池、150 W 氙灯、290 nm 滤光片。仪器条件：波长范围，$E_x = 200 \sim 400$ nm、$E_m = 290 \sim$

500 nm；间隔，5 nm；扫描速度，1200 nm/min；狭缝，5.0 nm/5.0 nm；PMT 电压，700 V。甲醇（色谱纯），0.1 mol/L NaOH 溶液，纯水。

样品提取液的制备　精密称取对照药材粉末 0.0500 g，置于 25 mL 容量瓶中，加入甲醇至刻度，摇动，放置 3 h。样品提取液浓度记为 2.0 mg/mL。

实验方法 1　取样品上清液 2.00 mL 于 10 mL 容量瓶，以水定容，摇匀，扫描三维荧光图谱。测量纯水在激发波长 350 nm 的拉曼散射强度 R，以 R 为步长绘制三维荧光图谱，如图 2.90 所示。

实验方法 2　取样品上清液 2.00 mL 于 10 mL 容量瓶，加入 1.0 mL NaOH 溶液，以水定容，摇匀，扫描三维荧光图谱。测量纯水在激发波长 350 nm 的拉曼散射强度 R，以 R 为步长绘制三维荧光图谱，如图 2.91 所示。

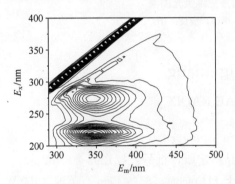

图 2.90　天花粉水溶液三维荧光图谱
浓度：400 μg/mL，20%甲醇；步长：R

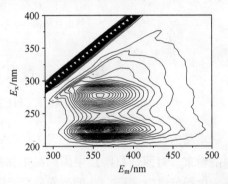

图 2.91　天花粉碱性溶液三维荧光图谱
浓度：400 μg/mL，20%甲醇；pH 12.0；步长：R

铁筷子 Tiekuaizi

CHIMONANTHUS RADIX

本品为腊梅科植物腊梅 *Chimonanthus praecox*（L.）Link. 干燥细根的粉末。对照药材购自中国药品生物制品检定所，批号：121313-200503。

仪器与试剂　F-7000 型荧光分光光度计（Hitachi），配备 1 cm 石英池、150 W 氙灯、290 nm 滤光片。仪器条件：波长范围，$E_x = 200 \sim 425$ nm、$E_m = 290 \sim 575$ nm；间隔，5 nm；扫描速度，1200 nm/min；狭缝，5.0 nm/5.0 nm；PMT 电压，700 V。甲醇（色谱纯），纯水。

样品提取液的制备　精密称取对照药材粉末 0.0150 g，置于 25 mL 容量瓶中，加入甲醇至刻度，摇匀，放置 3 h。样品提取液浓度记为 0.60 mg/mL。

实验方法　取样品上清液 0.50 mL 于 10 mL 容量瓶，以水定容，摇匀，扫描三维荧光图谱。测量纯水在激发波长 350 nm 的拉曼散射强度 R，以 4R 为步长绘制三维荧光图谱，如图 2.92 所示。

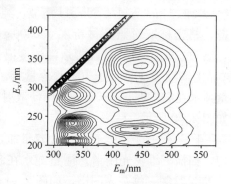

图 2.92　铁筷子水溶液三维荧光图谱

浓度：30 μg/mL，5% 甲醇；步长：4R

透骨香 Touguxiang

GAULTHERIAE RADIX

本品为杜鹃花科植物滇白珠 *Gaultheria yunnanensis*（Franch.）Reld. 干燥根的粉末。对照药材购自中国药品生物制品检定所，批号：121292-200402。

仪器与试剂　F-7000 型荧光分光光度计（Hitachi），配备 1 cm 石英池、150 W 氙灯、290 nm 滤光片。仪器条件：波长范围，$E_x = 200 \sim 350$ nm、$E_m = 290 \sim 500$ nm；间隔，5 nm；扫描速度，1200 nm/min；狭缝，5.0 nm/5.0 nm；PMT 电压，700 V。甲醇（色谱纯），0.1 mol/L NaOH 溶液，纯水。

样品提取液的制备　精密称取对照药材粉末 0.0250 g，置于 25 mL 容量瓶中，加入甲醇至刻度，摇动，放置 3 h。样品提取液浓度记为 1.0 mg/mL。

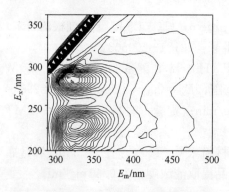

图 2.93　透骨香水溶液三维荧光图谱

浓度：50 μg/mL，5% 甲醇；步长：R

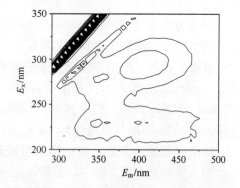

图 2.94　透骨香碱性溶液三维荧光图谱

浓度：50 μg/mL，5% 甲醇；pH 12.0；步长：R

实验方法 1　取样品上清液 0.50 mL 于 10 mL 容量瓶，以水定容，摇匀，扫描三维荧光图谱。测量纯水在激发波长 350 nm 的拉曼散射强度 R，以 R 为步长绘制三维荧光图谱，如图 2.93 所示。

实验方法 2　取样品上清液 0.50 mL 于 10 mL 容量瓶，加入 1.0 mL NaOH 溶液，以水定容，摇匀，扫描三维荧光图谱。测量纯水在激发波长 350 nm 的拉曼散射强度 R，以 R 为步长绘制三维荧光图谱，如图 2.94 所示。

土木香 Tumuxiang

INULAE RADIX

本品为菊科植物土木香 *Inula helenium* L. 的干燥根。对照药材购自中国药品生物制品检定所，批号：1090-200001。

仪器与试剂　F-7000 型荧光分光光度计（Hitachi），配备 1 cm 石英池、150 W 氙灯、290 nm 滤光片。仪器条件：波长范围，$E_x = 200 \sim 400$ nm、$E_m = 290 \sim 550$ nm；间隔，5 nm；扫描速度，1200 nm/min；狭缝，5.0 nm/5.0 nm；PMT 电压，700 V。甲醇（色谱纯），0.1 mol/L NaOH 溶液，纯水。

样品提取液的制备　精密称取对照药材粉末 0.0250 g，置于 25 mL 容量瓶中，加入甲醇至刻度，摇动，放置 3 h。样品提取液浓度记为 1.0 mg/mL。

实验方法 1　取样品上清液 1.00 mL 于 10 mL 容量瓶，以水定容，摇匀，扫描三维荧光图谱。测量纯水在激发波长 350 nm 的拉曼散射强度 R，以 R 为步长绘制三维荧光图谱，如图 2.95 所示。

实验方法 2　取样品上清液 1.00 mL 于 10 mL 容量瓶，加入 1.0 mL NaOH 溶液，以水定容，摇匀，扫描三维荧光图谱。测量纯水在激发波长 350 nm 的拉曼散射强度 R，以 R 为步长绘制三维荧光图谱，如图 2.96 所示。

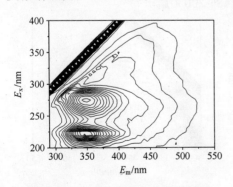

图 2.95　土木香水溶液三维荧光图谱
浓度：100 μg/mL，10%甲醇；步长：R

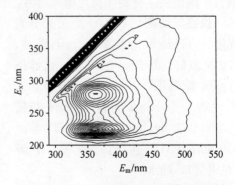

图 2.96　土木香碱性溶液三维荧光图谱
浓度：100 μg/mL，10%甲醇；pH 12.0；步长：R

乌药 Wuyao

LINDERAE RADIX

本品为樟科植物乌药 *Lindera aggregata*（Sims）Kosterm. 的干燥块根的粉末。对照药材购自中国药品生物制品检定所，批号：121096-200402。

仪器与试剂　F-7000 型荧光分光光度计（Hitachi），配备 1 cm 石英池、150 W 氙灯、290 nm 滤光片。仪器条件：波长范围，$E_x = 200 \sim 350$ nm、$E_m = 290 \sim 525$ nm；间隔，5 nm；扫描速度，1200 nm/min；狭缝，5.0 nm/5.0 nm；PMT 电压，700 V。甲醇（色谱纯），纯水。

样品提取液的制备　精密称取对照药材粉末 0.0100 g，置于 25 mL 容量瓶中，加入甲醇至刻度，摇匀，放置 3 h。样品提取液浓度记为 0.4 mg/mL。

实验方法　取样品上清液 0.50 mL 于 10 mL 容量瓶，以水定容，摇匀，扫描三维荧光图谱。测量纯水在激发波长 350 nm 的拉曼散射强度 R，以 $3R$ 为步长绘制三维荧光图谱，如图 2.97 所示。

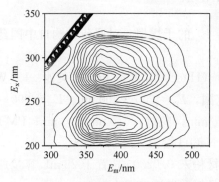

图 2.97　乌药水溶液三维荧光图谱
浓度：20 μg/mL，5% 甲醇；步长：$3R$

五指毛桃 Wuzhimaotao

FICI SIMPLICISSIMAE RADIX

本品为桑植物五指毛桃 *Ficus simplicissima* Lour. 干燥根的粉末。对照药材购自中国药品生物制品检定所，批号：121486-200501。

仪器与试剂　F-7000 型荧光分光光度计（Hitachi），配备 1 cm 石英池、150 W 氙灯、290 nm 滤光片。仪器条件：波长范围，$E_x = 200 \sim 400$ nm、$E_m = 290 \sim 550$ nm；间隔，5 nm；扫描速度，1200 nm/min；狭缝，5.0 nm/5.0 nm；PMT 电压，700 V。甲醇（色谱纯），纯水。

样品提取液的制备　精密称取对照药材粉末 0.0500 g，置于 25 mL 容

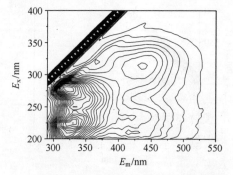

图 2.98　五指毛桃水溶液三维荧光图谱
浓度：400 μg/mL，20% 甲醇；步长：R

量瓶中，加入甲醇至刻度，摇匀，放置 3 h。样品提取液浓度记为 2.0 mg/mL。

　　实验方法　取样品上清液 2.00 mL 于 10 mL 容量瓶，以水定容，摇匀，扫描三维荧光图谱。测量纯水在激发波长 350 nm 的拉曼散射强度 R，以 R 为步长绘制三维荧光图谱，如图 2.98 所示。

喜马拉雅紫茉莉 Ximalayazimoli

MIRABILIS HIMALAICAE RADIX

　　本品为紫茉莉科植物喜马拉雅紫茉莉 *Mirabilis himalaica*（Edgew.）Heim. 干燥根的粉末。对照药材购自中国药品生物制品检定所，批号：121395-200401。

　　仪器与试剂　F-7000 型荧光分光光度计（Hitachi），配备 1 cm 石英池、150 W 氙灯、290 nm 滤光片。仪器条件：波长范围，$E_x = 200 \sim 350$ nm、$E_m = 290 \sim 500$ nm；间隔，5 nm；扫描速度，1200 nm/min；狭缝，5.0 nm/5.0 nm；PMT 电压，700 V。甲醇（色谱纯），纯水。

　　样品提取液的制备　精密称取对照药材粉末 0.0250 g，置于 25 mL 容量瓶中，加入甲醇至刻度，摇匀，放置 3 h。样品提取液浓度记为 1.0 mg/mL。

　　实验方法　取样品上清液 1.00 mL 于 10 mL 容量瓶，以水定容，摇匀，扫描三维荧光图谱。测量纯水在激发波长 350 nm 的拉曼散射强度 R，以 R 为步长绘制三维荧光图谱，如图 2.99 所示。

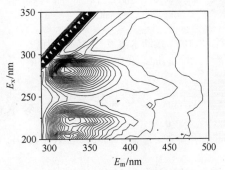

图 2.99　喜马拉雅紫茉莉水溶液三维荧光图谱
浓度：100 μg/mL，10％甲醇；步长：R

续断 Xuduan

DIPSACI RADIX

　　本品为川续断科植物川续断 *Dipsacus asperoides* C. Y. Cheng et T. M. Ai 干燥根的粉末。对照药材购自中国药品生物制品检定所，批号：121033-200306。

　　仪器与试剂　F-7000 型荧光分光光度计（Hitachi），配备 1 cm 石英池、150 W 氙灯、290 nm 滤光片。仪器条件：波长范围，$E_x = 200 \sim 400$ nm、$E_m = 290 \sim 550$ nm；间隔，5 nm；扫描速度，1200 nm/min；狭缝，5.0 nm/5.0 nm；PMT 电压，700 V。甲醇（色谱纯），0.1 mol/L NaOH 溶液，纯水。

　　样品提取液的制备　精密称取对照药材粉末 0.0250 g，置于 25 mL 容量瓶

中，加入甲醇至刻度，摇动，放置 3 h。样品提取液浓度记为 1.0 mg/mL。

实验方法 1　取样品上清液 1.00 mL 于 10 mL 容量瓶，以水定容，摇匀，扫描三维荧光图谱。测量纯水在激发波长 350 nm 的拉曼散射强度 R，以 0.5R 为步长绘制三维荧光图谱，如图 2.100 所示。

实验方法 2　取样品上清液 1.00 mL 于 10 mL 容量瓶，加入 1.0 mL NaOH 溶液，以水定容，摇匀，扫描三维荧光图谱。测量纯水在激发波长 350 nm 的拉曼散射强度 R，以 0.5R 为步长绘制三维荧光图谱，如图 2.101 所示。

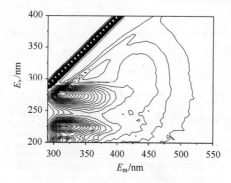 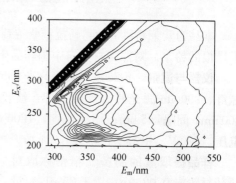

图 2.100　续断水溶液三维荧光图谱
浓度：100 μg/mL，10%甲醇；步长：0.5R

图 2.101　续断碱性溶液三维荧光图谱
浓度：100 μg/mL，10%甲醇；pH 12.0；
步长：0.5R

玄参 Xuanshen

SCROPHULARIAE RADIX

本品为玄参科植物玄参 *Scrophularia ningpoensis* Hemsl. 干燥根的粉末。对照药材购自中国药品生物制品检定所，批号：121008-200505。

仪器与试剂　F-7000 型荧光分光光度计（Hitachi），配备 1 cm 石英池、150 W 氙灯、290 nm 滤光片。仪器条件：波长范围，$E_x = 200 \sim 400$ nm、$E_m = 290 \sim 550$ nm；间隔，5 nm；扫描速度，1200 nm/min；狭缝，5.0 nm/5.0 nm；PMT 电压，700 V。甲醇（色谱纯），纯水。

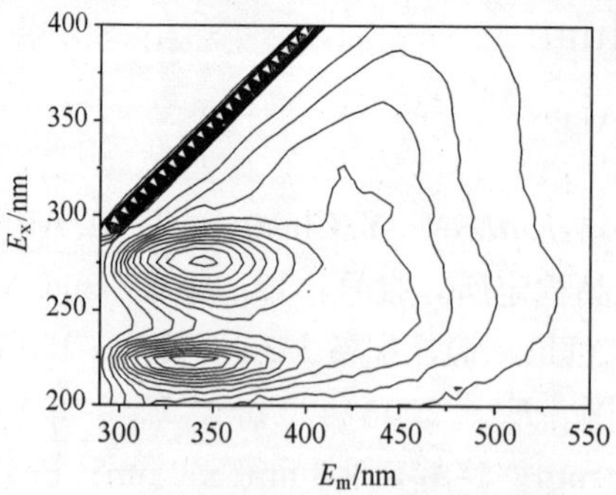

样品提取液的制备　精密称取对照药材粉末 0.0500 g，置于 25 mL 容量瓶中，加入甲醇至刻度，摇匀，放置 3 h。样品提取液浓度记为 2.0 mg/mL。

实验方法　取样品上清液 2.00 mL 于

图 2.102　玄参水溶液三维荧光图谱
浓度：400 μg/mL，20%甲醇；步长：2R

10 mL 容量瓶，以水定容，摇匀，扫描三维荧光图谱。测量纯水在激发波长 350 nm 的拉曼散射强度 R，以 $2R$ 为步长绘制三维荧光图谱，如图 2.102 所示。

野牡丹 Yemudan

MELASTOMATIS CANDIDI RADIX

本品为野牡丹科植物野牡丹 *Melastoma candidum* D. Don 干燥根的粉末。对照药材购自中国药品生物制品检定所，批号：121426-200601。

仪器与试剂　F-7000 型荧光分光光度计（Hitachi），配备 1 cm 石英池、150 W 氙灯、290 nm 滤光片。仪器条件：波长范围，$E_x = 200 \sim 400$ nm、$E_m = 300 \sim 550$ nm；间隔，5 nm；扫描速度，1200 nm/min；狭缝，5.0 nm/5.0 nm；PMT 电压，700 V。甲醇（色谱纯），纯水。

样品提取液的制备　精密称取对照药材粉末 0.0500 g，置于 25 mL 容量瓶中，加入甲醇至刻度，摇匀，放置 3 h。样品提取液浓度记为 2.0 mg/mL。

实验方法　取样品上清液 2.00 mL 于 10 mL 容量瓶，以水定容，摇匀，扫描三维荧光图谱。测量纯水在激发波长 350 nm 的拉曼散射强度 R，以 0.5R 为步长绘制三维荧光图谱，如图 2.103 所示。

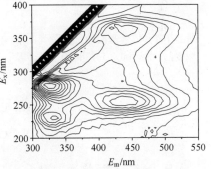

图 2.103　野牡丹水溶液三维荧光图谱
浓度：400 μg/mL，20% 甲醇；步长：0.5R

郁金 Yujin

CURCUMAE RADIX

本品为姜科植物温郁金 *Curcuma wenyujin* Y. H. Chen et C. Ling 的干燥块根的粉末。对照药材购自中国药品生物制品检定所，批号：949-9903。

仪器与试剂　F-7000 型荧光分光光度计（Hitachi），配备 1 cm 石英池、150 W 氙灯、290 nm 滤光片。仪器条件：波长范围，$E_x = 200 \sim 350$ nm、$E_m = 300 \sim 500$ nm；间隔，5 nm；扫描速度，1200 nm/min；狭缝，5.0 nm/5.0 nm；PMT 电压，700 V。甲醇（色谱纯），0.1 mol/L NaOH 溶液，纯水。

样品提取液的制备　精密称取对照药材粉末 0.0250 g，置于 25 mL 容量瓶中，加入甲醇至刻度，摇动，放置 3 h。样品提取液浓度记为 1.0 mg/mL。

实验方法 1　取样品上清液 1.00 mL 于 10 mL 容量瓶，以水定容，摇匀，扫描三维荧光图谱。测量纯水在激发波长 350 nm 的拉曼散射强度 R，以 R 为步长

绘制三维荧光图谱，如图 2.104 所示。

实验方法 2　取样品上清液 1.00 mL 于 10 mL 容量瓶，加入 1.0 mL NaOH 溶液，以水定容，摇匀，扫描三维荧光图谱。测量纯水在激发波长 350 nm 的拉曼散射强度 R，以 R 为步长绘制三维荧光图谱，如图 2.105 所示。

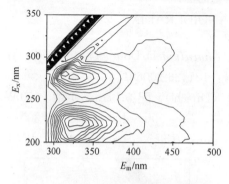

图 2.104　郁金水溶液三维荧光图谱
浓度：100 μg/mL，10%甲醇；步长：R

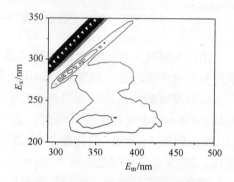

图 2.105　郁金碱性溶液三维荧光图谱
浓度：100 μg/mL，10%甲醇；pH 12.0；步长：R

远志 Yuanzhi

POLYGALAE RADIX

本品为远志科植物远志 *Polygala tenuifolia* Willd 干燥根的粉末。对照药材购自中国药品生物制品检定所，批号：120989-200304。

仪器与试剂　F-7000 型荧光分光光度计（Hitachi），配备 1 cm 石英池、150 W 氙灯、290 nm 滤光片。仪器条件：波长范围，$E_x = 200 \sim 400$ nm、$E_m = 290 \sim 550$ nm；间隔，5 nm；扫描速度，1200 nm/min；狭缝，5.0 nm/5.0 nm；PMT 电压，700 V。甲醇（色谱纯），纯水。

样品提取液的制备　精密称取对照药材粉末 0.0250 g，置于 25 mL 容量瓶中，加入甲醇至刻度，摇匀，放置 3 h。样品提取液浓度记为 1.0 mg/mL。

实验方法　取样品上清液 1.00 mL 于 10 mL 容量瓶，以水定容，摇匀，扫描三维荧光图谱。测量纯水在激发波长 350 nm 的拉曼散射强度 R，以 R 为步长绘制三维荧光图谱，如图 2.106 所示。

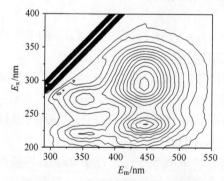

图 2.106　远志水溶液三维荧光图谱
浓度：100 μg/mL，10%甲醇；步长：R

朱砂根 Zhushagen

ARDISIAE CRENATAE RADIX

本品为紫金牛科植物朱砂根 *Ardisia crenata* Sims 干燥根的粉末。对照药材购自中国药品生物制品检定所，批号：121470-200401。

仪器与试剂　F-7000 型荧光分光光度计（Hitachi），配备 1 cm 石英池、150 W 氙灯、290 nm 滤光片。仪器条件：波长范围，$E_x = 200 \sim 400$ nm、$E_m = 290 \sim 550$ nm；间隔，5 nm；扫描速度，1200 nm/min；狭缝，5.0 nm/5.0 nm；PMT 电压，700 V。甲醇（色谱纯），纯水。

样品提取液的制备　精密称取对照药材粉末 0.0500 g，置于 25 mL 容量瓶中，加入甲醇至刻度，摇匀，放置 3 h。样品提取液浓度记为 2.0 mg/mL。

实验方法　取样品上清液 2.00 mL 于 10 mL 容量瓶，以水定容，摇匀，扫描三维荧光图谱。测量纯水在激发波长 350 nm 的拉曼散射强度 R，以 $0.5R$ 为步长绘制三维荧光图谱，如图 2.107 所示。

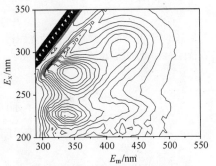

图 2.107　朱砂根水溶液三维荧光图谱
浓度：400 μg/mL，20%甲醇；步长：$0.5R$

竹叶柴胡 Zhuyechaihu

BUPLEURI MARGINATI HERBA

本品为伞形科植物膜缘柴胡 *Bupleurum marginatum* Wall ex DC. 干燥根的粉末。对照药材购自中国药品生物制品检定所，批号：121343-200401。

仪器与试剂　F-7000 型荧光分光光度计（Hitachi），配备 1 cm 石英池、150 W 氙灯、290 nm 滤光片。仪器条件：波长范围，$E_x = 200 \sim 400$ nm、$E_m = 290 \sim 550$ nm；间隔，5 nm；扫描速度，1200 nm/min；狭缝，5.0 nm/5.0 nm；PMT 电压，700 V。甲醇（色谱纯），0.1 mol/L NaOH 溶液，纯水。

样品提取液的制备　精密称取对照药材粉末 0.0500 g，置于 25 mL 容量瓶中，加入甲醇至刻度，摇动，放置 3 h。样品提取液浓度记为 2.0 mg/mL。

实验方法 1　取样品上清液 1.00 mL 于 10 mL 容量瓶，以水定容，摇匀，扫描三维荧光图谱。测量纯水在激发波长 350 nm 的拉曼散射强度 R，以 R 为步长绘制三维荧光图谱，如图 2.108 所示。

实验方法 2　取样品上清液 1.00 mL 于 10 mL 容量瓶，加入 1.0 mL NaOH

溶液，以水定容，摇匀，扫描三维荧光图谱。测量纯水在激发波长 350 nm 的拉曼散射强度 R，以 R 为步长绘制三维荧光图谱，如图 2.109 所示。

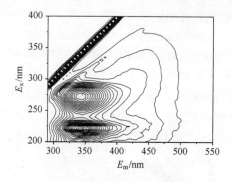

图 2.108　竹叶柴胡水溶液三维荧光图谱
浓度：200 μg/mL，10％甲醇；步长：R

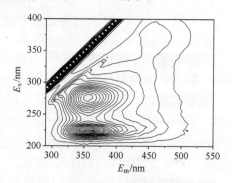

图 2.109　竹叶柴胡碱性溶液三维荧光图谱
浓度：200 μg/mL，10％甲醇；pH 12.0；步长：R

紫草（新疆紫草）Zicao

ARNEBIAE RADIX

本品为紫草科植物新疆紫草 *Arnebia euchroma*（Royle）Johnst. 干燥根的粉末。对照药材购自中国药品生物制品检定所，批号：121430-200401。

仪器与试剂　F-7000 型荧光分光光度计（Hitachi），配备 1 cm 石英池、150 W 氙灯、290 nm 滤光片。仪器条件：波长范围，E_x = 200～400 nm、E_m = 290～500 nm；间隔，5 nm；扫描速度，1200 nm/min；狭缝，5.0 nm/5.0 nm；PMT 电压，700 V。甲醇（色谱纯），纯水。

样品提取液的制备　精密称取对照药材粉末 0.0500 g，置于 25 mL 容量瓶中，加入甲醇至刻度，摇匀，放置 3 h。样品提取液浓度记为 2.0 mg/mL。

实验方法　取样品上清液 2.00 mL 于 10 mL 容量瓶，以水定容，摇匀，扫描三维荧光图谱。测量纯水在激发波长 350 nm 的拉曼散射强度 R，以 R 为步长绘制三维荧光图谱，如图 2.110 所示。

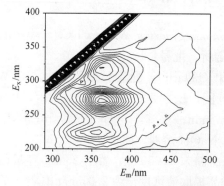

图 2.110　紫草水溶液三维荧光图谱
浓度：400 μg/mL，20％甲醇；步长：R

紫花前胡 Zihuaqianhu

PEUCEDANI DECURSIVI RADIX

本品为伞形科植物紫花前胡 *Peucedanum decursivum*（Miq.）Maxim. 干燥根的粉末。对照药材购自中国药品生物制品检定所，批号：121406-200401。

仪器与试剂　F-7000 型荧光分光光度计（Hitachi），配备 1 cm 石英池、150 W 氙灯、290 nm 滤光片。仪器条件：波长范围，$E_x = 200 \sim 400$ nm、$E_m = 300 \sim 550$ nm；间隔，5 nm；扫描速度，1200 nm/min；狭缝，5.0 nm/5.0 nm；PMT 电压，700 V。甲醇（色谱纯），纯水。

样品提取液的制备　精密称取对照药材粉末 0.0100 g，置于 25 mL 容量瓶中，加入甲醇至刻度，摇匀，放置 3 h。样品提取液浓度记为 0.40 mg/mL，将此提取液以甲醇稀释 10 倍，浓度为 40 μg/mL。

实验方法　取稀释后的样品溶液 1.00 mL 于 10 mL 容量瓶，以水定容，摇匀，扫描三维荧光图谱。测量纯水在激发波长 350 nm 的拉曼散射强度 R，以 3R 为步长绘制三维荧光图谱，如图 2.111 所示。

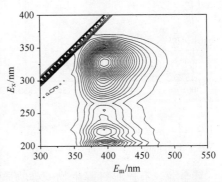

图 2.111　紫花前胡水溶液三维荧光图谱
浓度：4.0 μg/mL，10％甲醇；步长：3R

紫花前胡中含有紫花前胡苷等香豆素类强荧光物质，图 2.111 中的荧光峰归属于此类物质。与白花前胡相比，紫花前胡的荧光非常强，两者易于区别。

紫金龙 Zijinlong

DACTYLICAPNI RADIX

本品为罂粟科植物紫金龙 *Dactylicapnos scandens*（D. Don）Hutch. 的干燥根。对照药材购自中国药品生物制品检定所，批号：1194-200101。

仪器与试剂　F-7000 型荧光分光光度计（Hitachi），配备 1 cm 石英池、150 W 氙灯、290 nm 滤光片。仪器条件：波长范围，$E_x = 200 \sim 375$ nm、$E_m = 300 \sim 550$ nm；间隔，5 nm；扫描速度，1200 nm/min；狭缝，5.0 nm/5.0 nm；PMT 电压，700 V。甲醇（色谱纯），0.10 mol/L NaOH 溶液，纯水。

样品提取液的制备　精密称取对照药材粉末 0.0100 g，置于 25 mL 容量瓶中，加入甲醇至刻度，摇匀，放置 3 h。样品提取液浓度记为 0.40 mg/mL。移取

中药三维荧光检验法

上清液 5 mL 置于 25 mL 容量瓶中，用甲醇定容。浓度为 0.080 mg/mL。

实验方法 1　取样品溶液 1.00 mL 于 10 mL 容量瓶，以水定容，摇匀，扫描三维荧光图谱。测量纯水在激发波长 350 nm 的拉曼散射强度 R，以 $2R$ 为步长绘制三维荧光图谱，如图 2.112 所示。

实验方法 2　取样品溶液 1.00 mL 于 10 mL 容量瓶，加入 1.0 mL NaOH 溶液，以水定容，摇匀，扫描三维荧光图谱。测量纯水在激发波长 350 nm 的拉曼散射强度 R，以 $2R$ 为步长绘制三维荧光图谱，如图 2.113 所示。

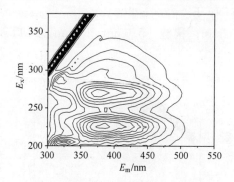 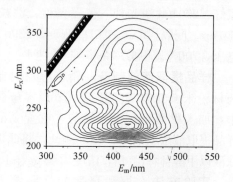

图 2.112　紫金龙水溶液三维荧光图谱　　　图 2.113　紫金龙碱性溶液三维荧光图谱
浓度：8.0 μg/mL，10%甲醇；步长：2R　　浓度：8.0 μg/mL，10%甲醇；pH 12.0；步长：2R

紫金龙含有巴马汀等生物碱类物质，荧光很强，在碱性条件下荧光图谱发生变化。

2.2　根茎类中药

根茎类中药是指地下茎或带有根部的地下茎药材，鳞茎则带有肉质鳞叶。

根茎是一类变态茎，为地下茎的总称。根茎与根一样处于地下，但仍具有茎的特征，与地上茎一样有节和节间以及退化的鳞叶及顶芽、侧芽等，可以与根相区分。根茎包括根状茎、块茎、球茎及鳞茎等，药材中以根状茎多见。

芭蕉根 Bajiaogen

MUSAE RHIZOMA

本品为芭蕉科植物芭蕉 *Musa basjoo* Sied. et Zucc . 干燥根茎的粉末。对照药材购自中国药品生物制品检定所，批号：121264-200502。

仪器与试剂　F-7000 型荧光分光光度计（Hitachi），配备 1 cm 石英池、150 W 氙灯、290 nm 滤光片。仪器条件：波长范围，$E_x = 200 \sim 350$ nm、$E_m = 290 \sim$

450 nm；间隔，5 nm；扫描速度，1200 nm/min；狭缝，5.0 nm/5.0 nm；PMT
电压，700 V。甲醇（色谱纯），0.1 mol/L NaOH 溶液，纯水。

样品提取液的制备　精密称取对照药材粉末 0.0300 g，置于 25 mL 容量瓶
中，加入甲醇至刻度，摇动，放置 3 h。样品提取液浓度记为 1.2 mg/mL。

实验方法 1　取样品上清液 1.00 mL 于 10 mL 容量瓶，以水定容，摇匀，扫
描三维荧光图谱。测量纯水在激发波长 350 nm 的拉曼散射强度 R，以 R 为步长
绘制三维荧光图谱，如图 2.114 所示。

实验方法 2　取样品上清液 1.00 mL 于 10 mL 容量瓶，加入 1.0 mL NaOH
溶液，以水定容，摇匀，扫描三维荧光图谱。测量纯水在激发波长 350 nm 的拉
曼散射强度 R，以 R 为步长绘制三维荧光图谱，如图 2.115 所示。

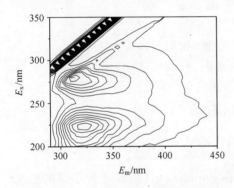
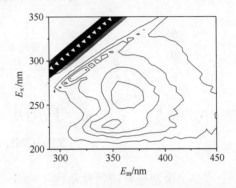

图 2.114　芭蕉根水溶液三维荧光图谱　　　　　图 2.115　芭蕉根碱性溶液三维荧光图谱
浓度：120 μg/mL，10%甲醇；步长：R　　　　浓度：120 μg/mL，10%甲醇；pH 12.0；步长：R

图 2.114 中，芭蕉根水溶液在发射波长 320 nm 附近出现两个荧光峰，在碱
性条件下，这两个荧光峰消失，在发射波长 360 nm 附近出现较弱的荧光峰。

菝葜 Baqia

SMILACIS CHINAE RHIZOMA

本品为百合科植物菝葜 *Smilax china* L. 干燥根茎的粉末。对照药材购自中
国药品生物制品检定所，批号：121466-200501。

仪器与试剂　F-7000 型荧光分光光度计（Hitachi），配备 1 cm 石英池、150 W
氙灯、290 nm 滤光片。仪器条件：波长范围，$E_x = 200 \sim 400$ nm、$E_m = 290 \sim$
550 nm；间隔，5 nm；扫描速度，1200 nm/min；狭缝，5.0 nm/5.0 nm；PMT
电压，700 V。甲醇（色谱纯），纯水。

样品提取液的制备　精密称取对照药材粉末 0.0250 g，置于 25 mL 容量瓶
中，加入甲醇至刻度，摇匀，放置 3 h。样品提取液浓度记为 1.0 mg/mL。

　　实验方法　取样品上清液 2.00 mL 于 10 mL 容量瓶，以水定容，摇匀，扫描三维荧光图谱。测量纯水在激发波长 350 nm 的拉曼散射强度 R，以 R 为步长绘制三维荧光图谱，如图 2.116 所示。

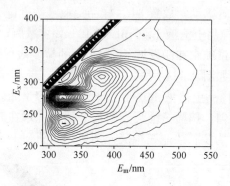

图 2.116　菝葜水溶液三维荧光图谱
浓度：200 μg/mL，20%甲醇；步长：R

白附子 Baifuzi

TYPHONII RHIZOMA

　　本品为天南星科植物独角莲 *Typhonium giganteum* Engl. 干燥块茎的粉末。对照药材购自中国药品生物制品检定所，批号：121156-200602。

　　仪器与试剂　F-7000 型荧光分光光度计（Hitachi），配备 1 cm 石英池、150 W 氙灯、290 nm 滤光片。仪器条件：波长范围，$E_x = 200 \sim 350$ nm、$E_m = 300 \sim 450$ nm；间隔，5 nm；扫描速度，1200 nm/min；狭缝，5.0 nm/5.0 nm；PMT 电压，700 V。甲醇（色谱纯），0.1 mol/L NaOH 溶液，纯水。

　　样品提取液的制备　精密称取对照药材粉末 0.0250 g，置于 25 mL 容量瓶中，加入甲醇至刻度，摇匀，放置 3 h。样品提取液浓度记为 1.0 mg/mL。

　　实验方法 1　取样品上清液 1.00 mL 于 10 mL 容量瓶，以水定容，摇匀，扫描三维荧光图谱。测量纯水在激发波长 350 nm 的拉曼散射强度 R，以 R 为步长绘制三维荧光图谱，如图 2.117 所示。

　　实验方法 2　取样品上清液 1.00 mL 于 10 mL 容量瓶，加入 1.0 mL NaOH 溶液，以水定容，摇匀，扫描三维荧光图谱。测量纯水在激发波长 350 nm 的拉曼散射强度 R，以 R 为步长绘制三维荧光图谱，如图 2.118 所示。

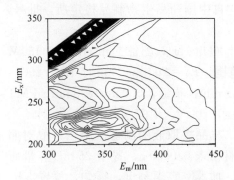

图 2.117 白附子水溶液三维荧光图谱
浓度：100 μg/mL，10% 甲醇；步长：R

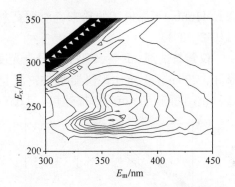

图 2.118 白附子碱性溶液三维荧光图谱
浓度：100 μg/mL，10% 甲醇；pH 12.0；步长：R

白及 Baiji

BLETILLAE RHIZOMA

本品为兰科植物白及 *Bletilla sfriata* (Thunb.) Reiehb. f. 干燥块茎的粉末。对照药材购自中国药品生物制品检定所，批号：121262-200603。

仪器与试剂 F-7000 型荧光分光光度计（Hitachi），配备 1 cm 石英池、150 W 氙灯、290 nm 滤光片。仪器条件：波长范围，$E_x = 200 \sim 350$ nm、$E_m = 290 \sim 500$ nm；间隔，5 nm；扫描速度，1200 nm/min；狭缝，5.0 nm/5.0 nm；PMT 电压，700 V。甲醇（色谱纯），纯水。

样品提取液的制备 精密称取对照药材粉末 0.0250 g，置于 25 mL 容量瓶中，加入甲醇至刻度，摇匀，放置 3 h。样品提取液浓度记为 1.0 mg/mL。

实验方法 取样品上清液 1.00 mL 于 10 mL 容量瓶，以水定容，摇匀，扫描三维荧光图谱。测量纯水在激发波长 350 nm 的拉曼散射强度 R，以 R 为步长绘制三维荧光图谱，如图 2.119 所示。

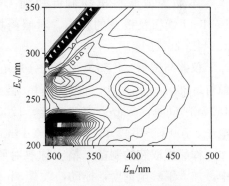

图 2.119 白及水溶液三维荧光图谱
浓度：100 μg/mL，10% 甲醇；步长：R

白茅根 Baimaogen

IMPERATAE RHIZOMA

本品为禾本科植物白茅 *Imperata cylindrica* Beauv. Var. major（Nees）

C. E. Hubb. 干燥根茎的粉末。对照药材购自中国药品生物制品检定所，批号：1145-200001。

仪器与试剂　F-7000 型荧光分光光度计（Hitachi），配备 1 cm 石英池、150 W 氙灯、290 nm 滤光片。仪器条件：波长范围，$E_x = 200 \sim 400$ nm、$E_m = 290 \sim 550$ nm；间隔，5 nm；扫描速度，1200 nm/min；狭缝，5.0 nm/5.0 nm；PMT 电压，700 V。甲醇（色谱纯），纯水。

样品提取液的制备　精密称取对照药材粉末 0.0500 g，置于 25 mL 容量瓶中，加入甲醇至刻度，摇匀，放置 3 h。样品提取液浓度记为 2.0 mg/mL。

实验方法　取样品上清液 1.00 mL 于 10 mL 容量瓶，以水定容，摇匀，扫描三维荧光图谱。测量纯水在激发波长 350 nm 的拉曼散射强度 R，以 R 为步长绘制三维荧光图谱，如图 2.120 所示。

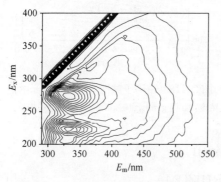

图 2.120　白茅根水溶液三维荧光图谱
浓度：200 μg/mL，10%甲醇；步长：R

白前（柳叶白前）Baiqian

CYNANCHI STAUNTONII RHIZOMA ET RADIX

本品为萝藦科植物柳叶白前 *Cynanchum stauntonii*（Decne.）Schltr. ex Lévl. 干燥根及根茎的粉末。对照药材购自中国药品生物制品检定所，批号：121442- 200501。

仪器与试剂　F-7000 型荧光分光光度计（Hitachi），配备 1 cm 石英池、150 W 氙灯、290 nm 滤光片。仪器条件：波长范围，$E_x = 200 \sim 350$ nm、$E_m = 300 \sim 450$ nm；间隔，5 nm；扫描速度，1200 nm/min；狭缝，5.0 nm/5.0 nm；PMT 电压，700 V。甲醇（色谱纯），0.1 mol/L NaOH 溶液，纯水。

样品提取液的制备　精密称取对照药材粉末 0.0500 g，置于 25 mL 容量瓶中，加入甲醇至刻度，摇动，放置 3 h。样品提取液浓度记为 2.0 mg/mL。

实验方法 1　取样品上清液 2.00 mL 于 10 mL 容量瓶，以水定容，摇匀，扫描三维荧光图谱。测量纯水在激发波长 350 nm 的拉曼散射强度 R，以 R 为步长绘制三维荧光图谱，如图 2.121 所示。

实验方法 2　取样品上清液 2.00 mL 于 10 mL 容量瓶，加入 1.0 mL NaOH 溶液，以水定容，摇匀，扫描三维荧光图谱。测量纯水在激发波长 350 nm 的拉曼散射强度 R，以 R 为步长绘制三维荧光图谱，如图 2.122 所示。

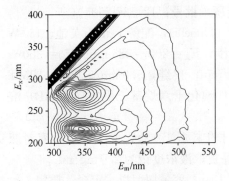

图 2.121 白前水溶液三维荧光图谱

浓度：400 μg/mL，20%甲醇；步长：R

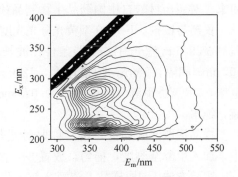

图 2.122 白前碱性溶液三维荧光图谱

浓度：400 μg/mL，20%甲醇；pH 12.0；步长：R

白术 Baizhu

ATRACTYLODIS MACROCEPHALAE RHIZOMA

本品为菊科植物白术 *Atractylodes macrocephala* Koidz. 干燥根茎的粉末。对照药材购自中国药品生物制品检定所，批号：120925-200407。

仪器与试剂 F-7000 型荧光分光光度计（Hitachi），配备 1 cm 石英池、150 W 氙灯、290 nm 滤光片。仪器条件：波长范围，$E_x = 200 \sim 400$ nm、$E_m = 290 \sim 550$ nm；间隔，5 nm；扫描速度，1200 nm/min；狭缝，5.0 nm/5.0 nm；PMT 电压，700 V。甲醇（色谱纯），纯水。

样品提取液的制备 精密称取对照药材粉末 0.0500 g，置于 25 mL 容量瓶中，加入甲醇至刻度，摇匀，放置 3 h。样品提取液浓度记为 2.0 mg/mL。

实验方法 取样品上清液 2.00 mL 于 10 mL 容量瓶，以水定容，摇匀，扫描三维荧光图谱。测量纯水在激发波长 350 nm 的拉曼散射强度 R，以 R 为步长绘制三维荧光图谱，如图 2.123 所示。

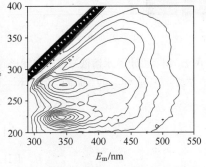

图 2.123 白术水溶液三维荧光图谱

浓度：400 μg/mL，20%甲醇；步长：R

白土苓（短柱肖菝葜）Baituling

HETEROSMIL ACIS RHIZOMA

本品为百合科植物短柱肖菝葜 *Heterosmilax yunnanensis* Gagneb. 干块茎的

粉末。对照药材购自中国药品生物制品检定所，批号：121537-200501。

仪器与试剂　F-7000 型荧光分光光度计（Hitachi），配备 1 cm 石英池、150 W 氙灯、290 nm 滤光片。仪器条件：波长范围，$E_x = 200 \sim 385$ nm、$E_m = 300 \sim 500$ nm；间隔，5 nm；扫描速度，1200 nm/min；狭缝，5.0 nm/5.0 nm；PMT 电压，700 V。甲醇（色谱纯），0.025 mol/L 溴化十六烷基三甲铵（CTAB）溶液，纯水。

样品提取液的制备　精密称取对照药材粉末 0.0500 g，置于 25 mL 容量瓶中，加入甲醇至刻度，摇匀，放置 3 h。样品提取液浓度记为 2.0 mg/mL。

实验方法 1　取样品上清液 2.00 mL 于 10 mL 容量瓶，以水定容，摇匀，扫描三维荧光图谱。测量纯水在激发波长 350 nm 的拉曼散射强度 R，以 R 为步长绘制三维荧光图谱，如图 2.124 所示。

实验方法 2　取样品上清液 2.00 mL 于 10 mL 容量瓶，加入 1.0 mL CTAB 溶液，以水定容，摇匀，扫描三维荧光图谱。测量纯水在激发波长 350 nm 的拉曼散射强度 R，以 R 为步长绘制三维荧光图谱，如图 2.125 所示。

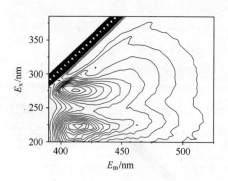

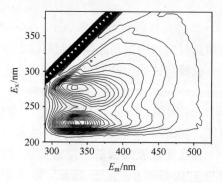

图 2.124　白土苓水溶液三维荧光图谱
浓度：400 μg/mL，20%甲醇，步长：R

图 2.125　白土苓-CTAB 溶液三维荧光图谱
浓度：400 μg/mL，20%甲醇，0.0025 mol/L CTAB；步长：R

百合 Baihe

LILII BULBUS

本品为百合科植物卷丹 *Lilium lancifolium* Thunb. 干燥肉质鳞叶的粉末。对照药材购自中国药品生物制品检定所，批号：121100-200402。

仪器与试剂　F-7000 型荧光分光光度计（Hitachi），配备 1 cm 石英池、150 W 氙灯、290 nm 滤光片。仪器条件：波长范围，$E_x = 200 \sim 350$ nm、$E_m = 290 \sim 450$ nm；间隔，5 nm；扫描速度，1200 nm/min；狭缝，5.0 nm/5.0 nm；PMT 电压，700 V。甲醇（色谱纯），0.1 mol/L NaOH 溶液，纯水。

　　样品提取液的制备　精密称取对照药材粉末 0.0500 g，置于 25 mL 容量瓶中，加入甲醇至刻度，摇动，放置 3 h。样品提取液浓度记为 2.0 mg/mL。

　　实验方法 1　取样品上清液 2.00 mL 于 10 mL 容量瓶，以水定容，摇匀，扫描三维荧光图谱。测量纯水在激发波长 350 nm 的拉曼散射强度 R，以 0.5R 为步长绘制三维荧光图谱，如图 2.126 所示。

　　实验方法 2　取样品上清液 2.00 mL 于 10 mL 容量瓶，加入 1.0 mL NaOH溶液，以水定容，摇匀，扫描三维荧光图谱。测量纯水在激发波长 350 nm 的拉曼散射强度 R，以 0.5R 为步长绘制三维荧光图谱，如图 2.127 所示。

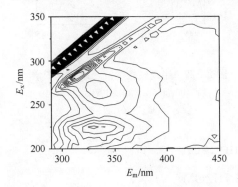
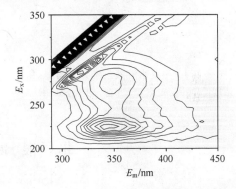

图 2.126　百合水溶液三维荧光图谱　　　图 2.127　百合碱性溶液三维荧光图谱
浓度：400 μg/mL，20%甲醇；步长：0.5R　　浓度：400 μg/mL，20%甲醇；pH 12.0；
　　　　　　　　　　　　　　　　　　　　　　　　步长：0.5R

半夏 Banxia

PINELLIAE RHIZOMA

　　本品为天南星科植物半夏 *Pinellia ternata*（Thunb.）Breit. 干燥块茎的粉末。对照药材购自中国药品生物制品检定所，批号：121272-200401。

　　仪器与试剂　F-7000 型荧光分光光度计（Hitachi），配备 1 cm 石英池、150 W氙灯、290 nm 滤光片。仪器条件：波长范围，$E_x = 200 \sim 350$ nm、$E_m = 300 \sim 450$ nm；间隔，5 nm；扫描速度，1200 nm/min；狭缝，5.0 nm/5.0 nm；PMT电压，700 V。甲醇（色谱纯），0.1 mol/L NaOH 溶液，纯水。

　　样品提取液的制备　精密称取对照药材粉末 0.0500 g，置于 25 mL 容量瓶中，加入甲醇至刻度，摇动，放置 3 h。样品提取液浓度记为 2.0 mg/mL。

　　实验方法 1　取样品上清液 2.00 mL 于 10 mL 容量瓶，以水定容，摇匀，扫描三维荧光图谱。测量纯水在激发波长 350 nm 的拉曼散射强度 R，以 0.5R 为步长绘制三维荧光图谱，如图 2.128 所示。

　　实验方法 2　取样品上清液 2.00 mL 于 10 mL 容量瓶，加入 1.0 mL NaOH

溶液，以水定容，摇匀，扫描三维荧光图谱。测量纯水在激发波长 350 nm 的拉曼散射强度 R，以 0.5 R 为步长绘制三维荧光图谱，如图 2.129 所示。

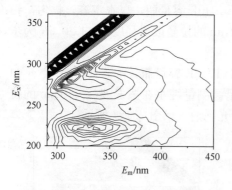

图 2.128　半夏水溶液三维荧光图谱
浓度：400 μg/mL，20%甲醇；步长：0.5R

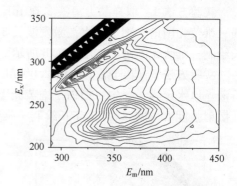

图 2.129　半夏碱性溶液三维荧光图谱
浓度：400 μg/mL，20%甲醇；pH 12.0；
步长：0.5R

北豆根 Beidougen

MENISPERMI RHIZOMA

本品为防己科植物蝙蝠葛 *Menispermum dauricum* DC. 的干燥根茎。对照药材购自中国药品生物制品检定所，批号：977-200202。

仪器与试剂　F-7000 型荧光分光光度计（Hitachi），配备 1 cm 石英池、150 W 氙灯、290 nm 滤光片。仪器条件：波长范围，$E_x = 200 \sim 375$ nm、$E_m = 290 \sim 575$ nm；间隔，5 nm；扫描速度，1200 nm/min；狭缝，5.0 nm/5.0 nm；PMT 电压，700 V。甲醇（色谱纯），纯水。

样品提取液的制备　精密称取对照药材粉末 0.0100 g，置于 25 mL 容量瓶中，加入甲醇至刻度，摇匀，放置 3 h。样品提取液浓度记为 0.40 mg/mL。

实验方法　取样品上清液 0.50 mL 于 10 mL 容量瓶，以水定容，摇匀，扫描三维荧光图谱。测量纯水在激发波长 350 nm 的拉曼散射强度 R，以 1.5R 为步长绘制三维荧光图谱，如图 2.130 所示。

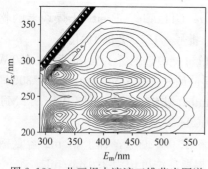

图 2.130　北豆根水溶液三维荧光图谱
浓度：20 μg/mL，5%甲醇；步长：1.5R

苍术 Cangzhu

ATRACTYLODIS RHIZOMA

本品为菊科植物苍术 *Atractylodes lancea*（Thunb.）DC. 干燥根茎的粉末。对照药材购自中国药品生物制品检定所，批号：120932-200405。

仪器与试剂　F-7000 型荧光分光光度计（Hitachi），配备 1 cm 石英池、150 W 氙灯、290 nm 滤光片。仪器条件：波长范围，$E_x = 200 \sim 400$ nm、$E_m = 290 \sim 550$ nm；间隔，5 nm；扫描速度，1200 nm/min；狭缝，5.0 nm/5.0 nm；PMT 电压，700 V。甲醇（色谱纯），纯水。

样品提取液的制备　精密称取对照药材粉末 0.0500 g，置于 25 mL 容量瓶中，加入甲醇至刻度，摇匀，放置 3 h。样品提取液浓度记为 2.0 mg/mL。

实验方法　取样品上清液 2.00 mL 于 10 mL 容量瓶，以水定容，摇匀，扫描三维荧光图谱。测量纯水在激发波长 350 nm 的拉曼散射强度 R，以 R 为步长绘制三维荧光图谱，如图 2.131 所示。

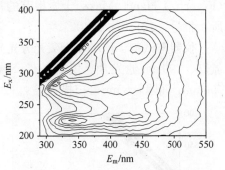

图 2.131　苍术水溶液三维荧光图谱
浓度：400 μg/mL，20%甲醇；步长：R

苍术（北苍术）Cangzhu

ATRACTYLODIS RHIZOMA

本品为菊科植物北苍术 *Atractylodes chinensis*（DC.）Koidz. 干燥根茎的粉末。对照药材购自中国药品生物制品检定所，批号：120983-200503。

仪器与试剂　F-7000 型荧光分光光度计（Hitachi），配备 1 cm 石英池、150 W 氙灯、290 nm 滤光片。仪器条件：波长范围，$E_x = 200 \sim 400$ nm、$E_m = 290 \sim 550$ nm；间隔，5 nm；扫描速度，1200 nm/min；狭缝，5.0 nm/5.0 nm；PMT 电压，700 V。甲醇（色谱纯），纯水。

样品提取液的制备　精密称取对照药材粉末 0.0500 g，置于 25 mL 容量瓶中，加入甲醇至刻度，摇匀，放置 3 h。样品提

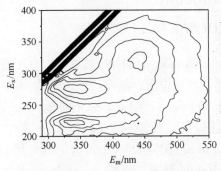

图 2.132　北苍术水溶液三维荧光图谱
浓度：400 μg/mL，20%甲醇；步长：R

取液浓度记为 2.0 mg/mL。

　　实验方法　取样品上清液 2.00 mL 于 10 mL 容量瓶，以水定容，摇匀，扫描三维荧光图谱。测量纯水在激发波长 350 nm 的拉曼散射强度 R，以 R 为步长绘制三维荧光图谱，如图 2.132 所示。

重楼 Chonglou

PARIDIS RHIZOMA

　　本品为百合科植物云南重楼 *Paris polyphylla* Smith var. *yunnanensis* (Franch.) Hand.-Mazz. 干燥根茎的粉末。对照药材购自中国药品生物制品检定所，批号：121157-200402。

　　仪器与试剂　F-7000 型荧光分光光度计（Hitachi），配备 1 cm 石英池、150 W 氙灯、290 nm 滤光片。仪器条件：波长范围，$E_x = 200 \sim 400$ nm、$E_m = 290 \sim 550$ nm；间隔，5 nm；扫描速度，1200 nm/min；狭缝，5.0 nm/5.0 nm；PMT 电压，700 V。甲醇（色谱纯）、纯水。

　　样品提取液的制备　精密称取对照药材粉末 0.0500 g，置于 25 mL 容量瓶中，加入甲醇至刻度，摇匀，放置 3 h。样品提取液浓度记为 2.0 mg/mL。

　　实验方法　取样品上清液 2.00 mL 于 10 mL 容量瓶，以水定容，摇匀，扫描三维荧光图谱。测量纯水在激发波长 350 nm 的拉曼散射强度 R，以 R 为步长绘制三维荧光图谱，如图 2.133 所示。

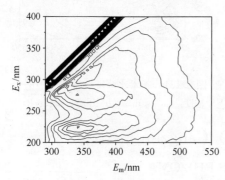

图 2.133　重楼水溶液三维荧光图谱
浓度：400 μg/mL，20% 甲醇；步长：R

川贝母 Chuanbeimu

FRITILLARIAE CIRRHOSAE BULBUS

　　本品为百合科植物暗紫贝母 *Fritillaria unibracteata* Hsiao et K. C. Hsia. 的干燥鳞茎粉末。对照药材购自中国药品生物制品检定所，批号：121000-200405。

　　仪器与试剂　F-7000 型荧光分光光度计（Hitachi），配备 1 cm 石英池、150 W 氙灯、290 nm 滤光片。仪器条件：波长范围，$E_x = 200 \sim 350$ nm、$E_m = 290 \sim 450$ nm；间隔，5 nm；扫描速度，1200 nm/min；狭缝，5.0 nm/5.0 nm；PMT 电压，700 V。甲醇（色谱纯）、0.1 mol/L NaOH 溶液，纯水。

　　样品提取液的制备　精密称取对照药材粉末 0.0500 g，置于 25 mL 容量瓶

中，加入甲醇至刻度，摇动，放置 3 h。样品提取液浓度记为 2.0 mg/mL。

实验方法 1　取样品上清液 2.00 mL 于 10 mL 容量瓶，以水定容，摇匀，扫描三维荧光图谱。测量纯水在激发波长 350 nm 的拉曼散射强度 R，以 0.5R 为步长绘制三维荧光图谱，如图 2.134 所示。

实验方法 2　取样品上清液 2.00 mL 于 10 mL 容量瓶，后加入 1.0 mL NaOH 溶液，以水定容，摇匀，扫描三维荧光图谱。测量纯水在激发波长 350 nm 的拉曼散射强度 R，以 0.5R 为步长绘制三维荧光图谱，如图 2.135 所示。

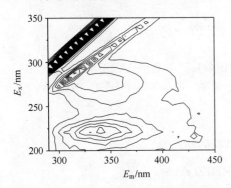
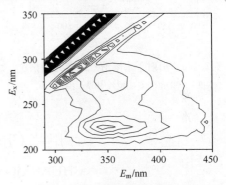

图 2.134　川贝母水溶液三维荧光图谱
浓度：400 μg/mL，20%甲醇；步长：0.5R

图 2.135　川贝母碱性溶液三维荧光图谱
浓度：400 μg/mL，20%甲醇；pH 12.0；
步长：0.5R

川射干 Chuanshegan

IRIDIS TECTORI RHIZOMA

本品为鸢尾科植物鸢尾 *Iris tectorum* Maxim. 干燥根茎的粉末。对照药材购自中国药品生物制品检定所，批号：121548-200501。

仪器与试剂　F-7000 型荧光分光光度计（Hitachi），配备 1 cm 石英池、150 W 氙灯、290 nm 滤光片。仪器条件：波长范围，$E_x = 200 \sim 475$ nm、$E_m = 300 \sim 575$ nm；间隔，5 nm；扫描速度，1200 nm/min；狭缝，5.0 nm/5.0 nm；PMT 电压，700 V。甲醇（色谱纯），0.01 mol/L AlCl$_3$ 溶液，纯水。

样品提取液的制备　精密称取对照药材粉末 0.0500 g，置于 25 mL 容量瓶中，加入甲醇至刻度，摇动，放置 3 h。样品提取液浓度记为 2.0 mg/mL。

实验方法 1　取样品上清液 2.00 mL 于 10 mL 容量瓶，以水定容，摇匀，扫描三维荧光图谱。测量纯水在激发波长 350 nm 的拉曼散射强度 R，以 R 为步长绘制三维荧光图谱，如图 2.136 所示。

实验方法 2　取样品上清液 2.00 mL 于 10 mL 容量瓶，加入 1.0 mL AlCl$_3$ 溶液，以水定容，摇匀，扫描三维荧光图谱。测量纯水在激发波长 350 nm 的拉曼

散射强度 R，以 R 为步长绘制三维荧光图谱，如图 2.137 所示。

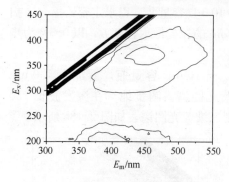

图 2.136　川射干水溶液三维荧光图谱

浓度：400 μg/mL，20% 甲醇；步长：R

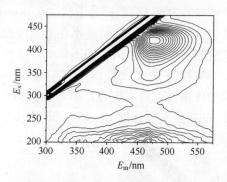

图 2.137　川射干-AlCl₃溶液三维荧光图谱

浓度：400 μg/mL，20% 甲醇，0.001 mol/L

AlCl₃，步长：R

川芎 Chuanxiong

CHUANXIONG RHIZOMA

本品为伞形科植物川芎 *Ligusticum chuanxiong* Hort. 干燥根茎的粉末。对照药材购自中国药品生物制品检定所，批号：120918-200809。

仪器与试剂　F-7000 型荧光分光光度计（Hitachi），配备 1 cm 石英池、150 W 氙灯、290 nm 滤光片。仪器条件：波长范围，$E_x = 200 \sim 400$ nm、$E_m = 290 \sim 600$ nm；间隔，5 nm；扫描速度，1200 nm/min；狭缝，5.0 nm/5.0 nm；PMT 电压，700 V。甲醇（色谱纯），纯水。

样品提取液的制备　精密称取对照药材粉末 0.0250 g，置于 25 mL 容量瓶中，加入甲醇至刻度，摇匀，放置 3 h。样品提取液浓度记为 1.0 mg/mL。

实验方法　取样品上清液 1.00 mL 于 10 mL 容量瓶，以水定容，摇匀，扫描三维荧光图谱。测量纯水在激发波长 350 nm 的拉曼散射强度 R，以 R 为步长绘制三维荧光图谱，如图 2.138 所示。

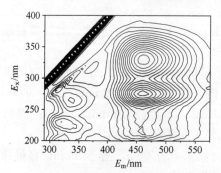

图 2.138　川芎水溶液三维荧光图谱

浓度：100 μg/mL，10% 甲醇；步长：R

穿山龙 Chuanshanlong

DIOSCOREAE NIPPONICAE RHIZOMA

本品为薯蓣科植物穿龙薯蓣 *Dioscorea nipponica* Makino. 干燥根茎的粉末。对照药材购自中国药品生物制品检定所，批号：121378-200401。

仪器与试剂　F-7000 型荧光分光光度计（Hitachi），配备 1 cm 石英池、150 W 氙灯、290 nm 滤光片。仪器条件：波长范围，$E_x = 200 \sim 400$ nm、$E_m = 290 \sim 500$ nm；间隔，5 nm；扫描速度，1200 nm/min；狭缝，5.0 nm/5.0 nm；PMT 电压，700 V。甲醇（色谱纯），纯水。

样品提取液的制备　精密称取对照药材粉末 0.0100 g，置于 25 mL 容量瓶中，加入甲醇至刻度，摇匀，放置 3 h。样品提取液浓度记为 0.40mg/mL。

实验方法　取样品上清液 1.00 mL 于 10 mL 容量瓶，以水定容，摇匀，扫描三维荧光图谱。测量纯水在激发波长 350 nm 的拉曼散射强度 R，以 R 为步长绘制三维荧光图谱，如图 2.139 所示。

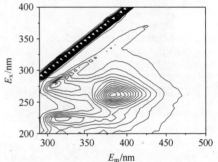

图 2.139　穿山龙水溶液三维荧光图谱
浓度：40 μg/mL，10% 甲醇，步长：R

刺五加 Ciwujia

ACANTHOPANACIS SENTICOSI RADIX ET CAULIS

本品为五加科植物刺五加 *Acanthopanax senticosus*（Rupr. et Maxim.）Harms 的干燥根及根茎或茎的粉末。对照药材购自中国药品生物制品检定所，批号：120991-200405。

仪器与试剂　F-7000 型荧光分光光度计（Hitachi），配备 1 cm 石英池、150 W 氙灯、290 nm 滤光片。仪器条件：波长范围，$E_x = 200 \sim 425$ nm、$E_m = 300 \sim 550$ nm；间隔，5 nm；扫描速度，1200 nm/min；狭缝，5.0 nm/5.0 nm；PMT 电压，700 V。甲醇（色谱纯），0.1 mol/L NaOH 溶液，纯水。

样品提取液的制备　精密称取对照药材粉末 0.0500 g，置于 25 mL 容量瓶中，加入甲醇至刻度，摇动，放置 3 h。样品提取液浓度记为 2.0 mg/mL。

实验方法 1　取样品上清液 2.00 mL 于 10 mL 容量瓶，以水定容，摇匀，扫描三维荧光图谱。测量纯水在激发波长 350 nm 的拉曼散射强度 R，以 R 为步长

绘制三维荧光图谱，如图 2.140 所示。

实验方法 2　取样品上清液 2.00 mL 于 10 mL 容量瓶，加入 1.0 mL NaOH 溶液，以水定容，摇匀，扫描三维荧光图谱。测量纯水在激发波长 350 nm 的拉曼散射强度 R，以 R 为步长绘制三维荧光图谱，如图 2.141 所示。

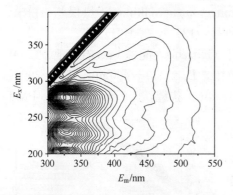

图 2.140　刺五加水溶液三维荧光图谱

浓度：400 μg/mL，20％甲醇；步长：R

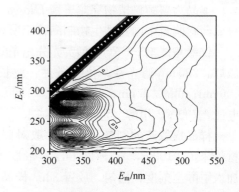

图 2.141　刺五加碱性溶液三维荧光图谱

浓度：400 μg/mL，20％甲醇；pH 12.0；步长：R

大黄（药用大黄）Dahuang

RHEI RADIX ET RHIZOMA

本品为蓼科植物药用大黄 *Rheum offcinale* Baill. 干燥根及根茎的粉末。对照药材购自中国药品生物制品检定所，批号：120984-200301。

仪器与试剂　F-7000 型荧光分光光度计（Hitachi），配备 1 cm 石英池、150 W 氙灯、290 nm 滤光片。仪器条件：波长范围，$E_x = 200 \sim 430$ nm、$E_m = 290 \sim 600$ nm；间隔，5 nm；扫描速度，1200 nm/min；狭缝，5.0 nm/5.0 nm；PMT 电压，700 V。甲醇（色谱纯），纯水。

样品提取液的制备　精密称取对照药材粉末 0.0250 g，置于 25 mL 容量瓶中，加入甲醇至刻度，摇匀，放置 3 h。样品提取液浓度记为 1.0 mg/mL。

实验方法　取样品上清液 1.00 mL 于 10 mL 容量瓶，以水定容，摇匀，扫描三维荧光图谱。测量纯水在激发波长 350 nm 的拉曼散射强度 R，以 R 为步长绘制三维荧光图谱，如图 2.142 所示。

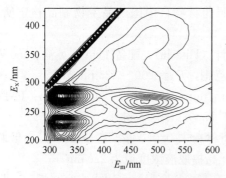

图 2.142　药用大黄水溶液三维荧光图谱

浓度：100 μg/mL，10％甲醇；步长：R

大黄（掌叶大黄）Dahuang

RHEI RADIX ET RHIZOMA

本品为蓼科植物掌叶大黄 *Rheum palmatum* L. 的干燥根及根茎。对照药材购自中国药品生物制品检定所，批号：1249-0301。

仪器与试剂　F-7000 型荧光分光光度计（Hitachi），配备 1 cm 石英池、150 W 氙灯、290 nm 滤光片。仪器条件：波长范围，$E_x = 200 \sim 450$ nm、$E_m = 300 \sim 600$ nm；间隔，5 nm；扫描速度，1200 nm/min；狭缝，5.0 nm/5.0 nm；PMT 电压，700 V。甲醇（色谱纯），纯水。

样品提取液的制备　精密称取对照药材粉末 0.0250 g，置于 25 mL 容量瓶中，加入甲醇至刻度，摇匀，放置 3 h。样品提取液浓度记为 1.0 mg/mL。

实验方法　取样品上清液 1.00 mL 于 10 mL 容量瓶，以水定容，摇匀，扫描三维荧光图谱。测量纯水在激发波长 350 nm 的拉曼散射强度 R，以 R 为步长绘制三维荧光图谱，如图 2.143 所示。

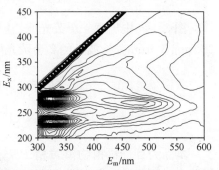

图 2.143　掌叶大黄水溶液三维荧光图谱
浓度：100 μg/mL，10%甲醇；步长：R

丹参 Danshen

SALVIAE MILTIORRHIZAE RADIX ET RHIZOMA

本品为唇形科植物丹参 *Salvia miltiorrhiza* Bge. 的干燥根及根茎的粉末。对照药材购自中国药品生物制品检定所，批号：120923-200408。

仪器与试剂　F-7000 型荧光分光光度计（Hitachi），配备 1 cm 石英池、150 W 氙灯、290 nm 滤光片。仪器条件：波长范围，$E_x = 200 \sim 400$ nm、$E_m = 290 \sim 550$ nm；间隔，5 nm；扫描速度，1200 nm/min；狭缝，5.0 nm/5.0 nm；PMT 电压，700 V。甲醇（色谱纯），纯水。

样品提取液的制备　精密称取对照药材粉末 0.0250 g，置于 25 mL 容量瓶中，加入甲醇至刻度，摇匀，放置 3 h。样品提取液浓度记为 1.0 mg/mL。

实验方法　取样品上清液 2.00 mL 于 10 mL 容量瓶，以水定容，摇匀，扫描三维荧光图谱。测量纯水在激发波长 350 nm 的拉曼散射强度 R，以 R 为步长绘制三维荧光图谱，如图 2.144 所示。

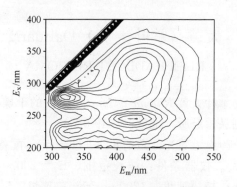

图 2.144　丹参水溶液三维荧光图谱

浓度：200 μg/mL，20％甲醇；步长：R

图 2.144 中出现 4 个荧光峰，短波处的 2 个荧光峰分别位于 225 nm/330 nm、280 nm/320 nm，长波处的 2 个荧光峰分别位于 245 nm/435 nm、320 nm/435 nm。

滇黄精 Dianhuangjing

POLYGONATI KINGIANI RHIZOMA

本品为百合科植物滇黄精 *Polygonatum kingianum* Coll. et Hemsl. 的干燥根茎。对照药材购自中国药品生物制品检定所，批号：0998-200002。

仪器与试剂　F-7000 型荧光分光光度计（Hitachi），配备 1 cm 石英池、150 W 氙灯、290 nm 滤光片。仪器条件：波长范围，$E_x = 200 \sim 400$ nm、$E_m = 290 \sim 450$ nm；间隔，5 nm；扫描速度，1200 nm/min；狭缝，5.0 nm/5.0 nm；PMT 电压，700 V。甲醇（色谱纯），纯水。

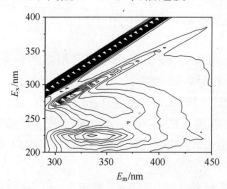

图 2.145　滇黄精水溶液三维荧光图谱

浓度：400 μg/mL，20％甲醇；步长：0.5R

样品提取液的制备　精密称取对照药材粉末 0.0500 g，置于 25 mL 容量瓶中，加入甲醇至刻度，摇匀，放置 3 h。样品提取液浓度记为 2.0 mg/mL。

实验方法　取样品上清液 2.00 mL 于 10 mL 容量瓶，以水定容，摇匀，扫描三维荧光图谱。测量纯水在激发波长 350 nm 的拉曼散射强度 R，以 0.5 R 为步长绘制三维荧光图谱，如图 2.145 所示。

东风橘 Dongfengju

ATALANTEAE BUXIFOLIA

本品为芸香科植物酒饼簕 *Atalantia buxifolia*（Poir.）Oliv. 干燥根及茎的粉末。对照药材购自中国药品生物制品检定所，批号：121377-200401。

仪器与试剂　F-7000 型荧光分光光度计（Hitachi），配备 1 cm 石英池、150 W 氙灯、290 nm 滤光片。仪器条件：波长范围，$E_x = 200 \sim 375$ nm、$E_m = 290 \sim 575$ nm；间隔，5 nm；扫描速度，1200 nm/min；狭缝，5.0 nm/5.0 nm；PMT 电压，700 V。甲醇（色谱纯），纯水。

样品提取液的制备　精密称取对照药材粉末 0.0250 g，置于 25 mL 容量瓶中，加入甲醇至刻度，摇匀，放置 3 h。样品提取液浓度记为 1.0 mg/mL。

实验方法　取样品上清液 1.00 mL 于 10 mL 容量瓶，以水定容，摇匀，扫描三维荧光图谱。测量纯水在激发波长 350 nm 的拉曼散射强度 R，以 1.5R 为步长绘制三维荧光图谱，如图 2.146 所示。

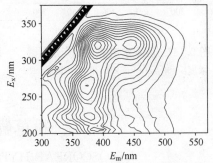

图 2.146　东风橘水溶液三维荧光图谱
浓度：100 μg/mL，10％甲醇；步长：1.5R

莪术（温郁金）Ezhu

CURCUMAE RHIZOMA

本品为姜科植物温郁金 *Curcuma wenyujin* Y. H. Chen et C. Ling 的干燥根茎的粉末。对照药材购自中国药品生物制品检定所，批号：121304-200902。

仪器与试剂　F-7000 型荧光分光光度计（Hitachi），配备 1 cm 石英池、150 W 氙灯、290 nm 滤光片。仪器条件：波长范围，$E_x = 200 \sim 400$ nm、$E_m = 300 \sim 500$ nm；间隔，5 nm；扫描速度，1200 nm/min；狭缝，5.0 nm/5.0 nm；PMT 电压，700 V。甲醇（色谱纯），0.025 mol/L 溴化十六烷基三甲铵（CTAB）溶液，纯水。

样品提取液的制备　精密称取对照药材粉末 0.0500 g，置于 25 mL 容量瓶中，加入甲醇至刻度，摇匀，放置 3 h。样品提取液浓度记为 2.0 mg/mL。

实验方法 1　取样品上清液 2.00 mL 于 10 mL 容量瓶，以水定容，摇匀，扫描三维荧光图谱。测量纯水在激发波长 350 nm 的拉曼散射强度 R，以 R 为步长绘制三维荧光图谱，如图 2.147 所示。

实验方法 2　取样品上清液 2.00 mL 于 10 mL 容量瓶，加入 1 mL CTAB 溶液，以水定容，摇匀，扫描三维荧光图谱。测量纯水在激发波长 350 nm 的拉曼散射强度 R，以 R 为步长绘制三维荧光图谱，如图 2.148 所示。

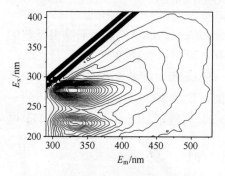

图 2.147　莪术水溶液三维荧光图谱
浓度：400 μg/mL，20%甲醇；步长：R

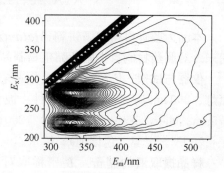

图 2.148　莪术-CTAB溶液三维荧光图谱
浓度：400 μg/mL，20%甲醇，0.0025 mol/L
CTAB，步长：R

粉萆薢 Fenbixie

DIOSCOREAE HYPOGLAUCAE RHIZOMA

本品为薯蓣科植物粉背薯蓣 *Dioscorea hypoglauca* Palibin. 干燥根茎的粉末。对照药材购自中国药品生物制品检定所，批号：1159-200001。

仪器与试剂　F-7000 型荧光分光光度计（Hitachi），配备 1 cm 石英池、150 W 氙灯、290 nm 滤光片。仪器条件：波长范围，$E_x = 200 \sim 400$ nm、$E_m = 290 \sim 550$ nm；间隔，5 nm；扫描速度，1200 nm/min 狭缝，5.0 nm/5.0 nm；PMT 电压，700 V。甲醇（色谱纯），纯水。

样品提取液的制备　精密称取对照药材粉末 0.0500 g，置于 25 mL 容量瓶中，加入甲醇至刻度，摇匀，放置 3 h。样品提取液浓度记为 2.0 mg/mL。

实验方法　取样品上清液 2.00 mL 于 10 mL 容量瓶，以水定容，摇匀，扫描三维荧光图谱。测量纯水在激发波长 350 nm 的拉曼散射强度 R，以 R 为步长绘制三维荧光图谱，如图 2.149 所示。

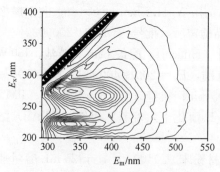

图 2.149　粉萆薢水溶液三维荧光图谱
浓度：400 μg/mL，20%甲醇；步长：R

干姜 Ganjiang

ZINGIBERIS RHIZOMA

本品为姜科植物姜 *Zingiber offcinale* Rose. 干燥根茎的粉末。对照药材购自中国药品生物制品检定所，批号：120942-200505。

仪器与试剂　F-7000 型荧光分光光度计（Hitachi），配备 1 cm 石英池、150 W 氙灯、290 nm 滤光片。仪器条件：波长范围，$E_x = 200 \sim 400$ nm、$E_m = 290 \sim 550$ nm；间隔，5 nm；扫描速度，1200 nm/min；狭缝，5.0 nm/5.0 nm；PMT 电压，700 V。甲醇（色谱纯），纯水。

样品提取液的制备　精密称取对照药材粉末 0.0500 g，置于 25 mL 容量瓶中，加入甲醇至刻度，摇匀，放置 3 h。样品提取液浓度记为 2.0 mg/mL。

实验方法　取样品上清液 1.00 mL 于 10 mL 容量瓶，以水定容，摇匀，扫描三维荧光图谱。测量纯水在激发波长 350 nm 的拉曼散射强度 R，以 R 为步长绘制三维荧光图谱，如图 2.150 所示。

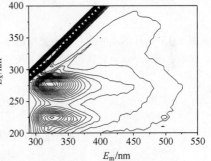

图 2.150　干姜水溶液三维荧光图谱
浓度：200 μg/mL，10% 甲醇；步长：R

甘草 Gancao

GLYCYRRHIZAE RADIX ET RHIZOMA

本品为豆科植物甘草 *Glycyrrhiza uralensis* Fisch. 的干燥根和根茎。对照药材购自中国食品药品检定研究院，批号：120904-201016。

仪器与试剂　F-7000 型荧光分光光度计（Hitachi），配备 1 cm 石英池、150 W 氙灯、290 nm 滤光片。仪器条件：波长范围，$E_x = 200 \sim 400$ nm、$E_m = 290 \sim 500$ nm；间隔，5 nm；扫描速度，1200 nm/min；狭缝，5.0 nm/5.0 nm；PMT 电压，700 V。甲醇（色谱纯），0.1 mol/L NaOH 溶液，纯水。

样品提取液的制备　精密称取对照药材粉末 0.0250 g，置于 25 mL 容量瓶中，加入甲醇至刻度，摇匀，放置 3 h。样品提取液浓度记为 1.0 mg/mL。

实验方法 1　取样品上清液 1.00 mL 于 10 mL 容量瓶，以水定容，摇匀，扫描三维荧光图谱。测量纯水在激发波长 350 nm 的拉曼散射强度 R，以 R 为步长绘制三维荧光图谱，如图 2.151 所示。

实验方法 2　取样品上清液 1.00 mL 于 10 mL 容量瓶，加入 1.0 mL NaOH

溶液，以水定容，摇匀，扫描三维荧光图谱。测量纯水在激发波长 350 nm 的拉曼散射强度 R，以 R 为步长绘制三维荧光图谱，如图 2.152 所示。

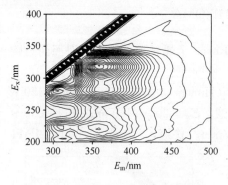

图 2.151　甘草水溶液三维荧光图谱
浓度：100 μg/mL，10%甲醇；步长：R

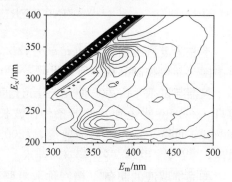

图 2.152　甘草碱性溶液三维荧光图谱
浓度：100 μg/mL，10%甲醇；pH 12.0；步长：R

甘松 Gangsong

NARDOSTACHYOS RADIX ET RHIZOMA

本品为败酱科植物甘松 *Nardostachys jatamansi* Dc. 干燥根及根茎的粉末。对照药材购自中国药品生物制品检定所，批号：121402-200401。

仪器与试剂　F-7000 型荧光分光光度计（Hitachi），配备 1 cm 石英池、150 W 氙灯、290 nm 滤光片。仪器条件：波长范围，$E_x = 200 \sim 375$ nm、$E_m = 300 \sim 450$ nm；间隔，5 nm；扫描速度，1200 nm/min；狭缝，5.0 nm/5.0 nm；PMT 电压，700 V。甲醇（色谱纯），纯水。

样品提取液的制备　精密称取对照药材粉末 0.0250 g，置于 25 mL 容量瓶中，加入甲醇至刻度，摇匀，放置 3 h。样品提取液浓度记为 1.0 mg/mL。

实验方法　取样品上清液 1.00 mL 于 10 mL 容量瓶，以水定容，摇匀，扫描三维荧光图谱。测量纯水在激发波长 350 nm 的拉曼散射强度 R，以 R 为步长绘制三维荧光图谱，如图 2.153 所示。

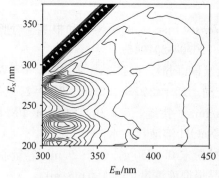

图 2.153　甘松水溶液三维荧光图谱
浓度：100 μg/mL，10%甲醇；步长：R

藁本 Gaoben

LIGUSTICI RHIZOMA ET RADIX

本品为伞形科植物藁本 *Ligusticum sinense* Oliv. 的干燥根及根茎的粉末。对照药材购自中国药品生物制品检定所，批号：121128-200501。

仪器与试剂　F-7000 型荧光分光光度计（Hitachi），配备 1 cm 石英池、150 W 氙灯、290 nm 滤光片。仪器条件：波长范围，E_x＝200～370 nm、E_m＝290～550 nm；间隔，5 nm；扫描速度，1200 nm/min；狭缝，5.0 nm/5.0 nm；PMT 电压，700 V。甲醇（色谱纯），纯水。

样品提取液的制备　精密称取对照药材粉末 0.0250 g，置于 25 mL 容量瓶中，加入甲醇至刻度，摇匀，放置 3 h。样品提取液浓度记为 1.0 mg/mL。

实验方法　取样品上清液 1.00 mL 于 10 mL 容量瓶，以水定容，摇匀，扫描三维荧光图谱。测量纯水在激发波长 350 nm 的拉曼散射强度 R，以 R 为步长绘制三维荧光图谱，如图 2.154 所示。

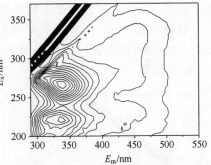

图 2.154　藁本水溶液三维荧光图谱
浓度：100 μg/mL，10%甲醇；步长：R

藁本（辽藁本）Gaoben

LIGUSTICI RHIZOMA ET RADIX

本品为伞形科植物辽藁本 *Ligusticum jeholense* Nakai et Kitag. 干燥根及根茎的粉末。对照药材购自中国药品生物制品检定所，批号：121129-200401。

仪器与试剂　F-7000 型荧光分光光度计（Hitachi），配备 1 cm 石英池、150 W 氙灯、290 nm 滤光片。仪器条件：波长范围，E_x＝200～400 nm、E_m＝300～580 nm；间隔，5 nm；扫描速度，1200 nm/min；狭缝，5.0 nm/5.0 nm；PMT 电压，700 V。甲醇（色谱纯），纯水。

样品提取液的制备　精密称取对照药材粉末 0.0100 g，置于 25 mL 容量瓶中，加入甲醇至刻度，摇匀，放置 3 h。样品提

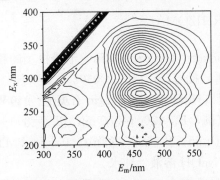

图 2.155　辽藁本水溶液三维荧光图谱
浓度：20 μg/mL，5%甲醇；步长：R

取液浓度记为 0.40 mg/mL。

实验方法　取样品上清液 0.50 mL 于 10 mL 容量瓶，以水定容，摇匀，扫描三维荧光图谱。测量纯水在激发波长 350 nm 的拉曼散射强度 R，以 R 为步长绘制三维荧光图谱，如图 2.155 所示。

狗脊 Gouji

CIBOTII RHIZOMA

本品为蚌壳蕨科植物金毛狗脊 *Cibotium barometz* (L.) J. Sm. 干燥根茎的粉末。对照药材购自中国药品生物制品检定所，批号：1071-9901。

仪器与试剂　F-7000 型荧光分光光度计（Hitachi），配备 1 cm 石英池、150 W 氙灯、290 nm 滤光片。仪器条件：波长范围，$E_x = 200 \sim 400$ nm、$E_m = 290 \sim 500$ nm；间隔，5 nm；扫描速度，1200 nm/min；狭缝，5.0 nm/5.0 nm；PMT 电压，700 V。甲醇（色谱纯），纯水。

样品提取液的制备　精密称取对照药材粉末 0.0500 g，置于 25 mL 容量瓶中，加入甲醇至刻度，摇匀，放置 3 h。样品提取液浓度记为 2.0 mg/mL。

实验方法　取样品上清液 2.00 mL 于 10 mL 容量瓶，以水定容，摇匀，扫描三维荧光图谱。测量纯水在激发波长 350 nm 的拉曼散射强度 R，以 R 为步长绘制三维荧光图谱，如图 2.156 所示。

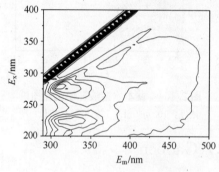

图 2.156　狗脊水溶液三维荧光图谱
浓度：400 μg/mL，20% 甲醇；步长：R

骨碎补 Gusuibu

DRYNARIAE RHIZOMA

本品为水龙骨科植物槲蕨 *Drynaria fortunei* (Kunze) J. Sm. 干燥根茎的粉末。对照药材购自中国药品生物制品检定所，批号：121169-200302。

仪器与试剂　F-7000 型荧光分光光度计（Hitachi），配备 1 cm 石英池、150 W 氙灯、290 nm 滤光片。仪器条件：波长范围，$E_x = 200 \sim 350$ nm、$E_m = 300 \sim 450$ nm；间隔，5 nm；扫描速度，1200 nm/min；狭缝，5.0 nm/5.0 nm；PMT 电压，700 V。甲醇（色谱纯），0.1 mol/L NaOH 溶液，纯水。

样品提取液的制备　精密称取对照药材粉末 0.0250 g，置于 25 mL 容量瓶中，加入甲醇至刻度，摇动，放置 3 h。样品提取液浓度记为 1.0 mg/mL。

实验方法 1　取样品上清液 2.00 mL 于 10 mL 容量瓶，以水定容，摇匀，扫描三维荧光图谱。测量纯水在激发波长 350 nm 的拉曼散射强度 R，以 R 为步长绘制三维荧光图谱，如图 2.157 所示。

实验方法 2　取样品上清液 2.00 mL 于 10 mL 容量瓶，加入 1.0 mL NaOH 溶液，以水定容，摇匀，扫描三维荧光图谱。测量纯水在激发波长 350 nm 的拉曼散射强度 R，以 $0.5R$ 为步长绘制三维荧光图谱，如图 2.158 所示。

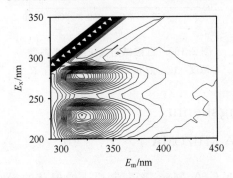
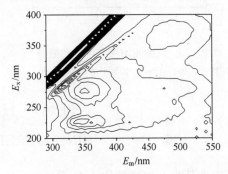

图 2.157　骨碎补水溶液三维荧光图谱
浓度：200 μg/mL，20％甲醇，步长：R

图 2.158　骨碎补碱性溶液三维荧光图谱
浓度：200 μg/mL，20％甲醇，pH 12.0；
步长：$0.5R$

红参 Hongshen

GINSENG RADIX ET RHIZOMA RUBRA

本品为五加科植物人参 *Panax ginseng* C. A. Mey. 的栽培品经蒸制后的干燥根和根茎。对照药材购自中国药品生物制品检定所，批号：121045-200604。

仪器与试剂　F-7000 型荧光分光光度计（Hitachi），配备 1 cm 石英池、150 W 氙灯、290 nm 滤光片。仪器条件：波长范围，$E_x = 200 \sim 375$ nm，$E_m = 290 \sim 550$ nm；间隔，5 nm；扫描速度，1200 nm/min；狭缝，5.0 nm/5.0 nm；PMT 电压，700 V。甲醇（色谱纯），0.1 mol/L NaOH 溶液，纯水。

样品提取液的制备　精密称取对照药材粉末 0.0250 g，置于 25 mL 容量瓶中，加入色谱纯甲醇至刻度，摇匀，放置 3h。样品提取液浓度记为 1.0 mg/mL。

实验方法 1　取样品上清液 1.00 mL 于 10 mL 容量瓶，以水定容，摇匀，扫描三维荧光图谱，同时测量水在激发波长 350 nm 的拉曼散射强度 R，以 R 为步长绘制三维荧光图谱，如图 2.159 所示。

实验方法 2　取样品上清液 1.0 mL 于 10 mL 容量瓶，加入 1.00 mL NaOH 溶液，以水定容，摇匀，扫描三维荧光图谱，同时测量水在激发波长 350 nm 的拉曼散射强度 R，以 R 为步长绘制三维荧光图谱，如图 2.160 所示。

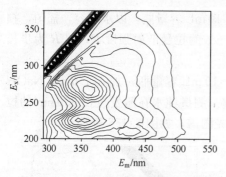

图 2.159　红参水溶液三维荧光图谱
浓度：100 μg/mL，10%甲醇；步长：R

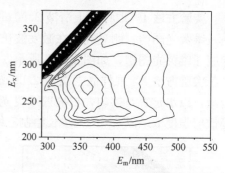

图 2.160　红参碱溶液三维荧光图谱
浓度：100 μg/mL，10%甲醇；步长：R

红参芦 Hongshenlu

GINSENG RUBBA RHIZOMA

本品为五加科植物人参 *Panax ginseng* C. A. Mey. 经蒸制后干燥根茎的粉末。对照药材购自中国药品生物制品检定所，批号：121520-200501。

仪器与试剂　F-7000 型荧光分光光度计（Hitachi），配备 1 cm 石英池、150 W 氙灯、290 nm 滤光片。仪器条件：波长范围，$E_x = 200 \sim 400$ nm、$E_m = 300 \sim 550$ nm；间隔，5 nm；扫描速度，1200 nm/min；狭缝，5.0 nm/5.0 nm；PMT 电压，700 V。甲醇（色谱纯），纯水。

样品提取液的制备　精密称取对照药材粉末 0.0500 g，置于 25 mL 容量瓶中，加入甲醇至刻度，摇匀，放置 3 h。样品提取液浓度记为 2.0 mg/mL。

实验方法　取样品上清液 2.00 mL 于 10 mL 容量瓶，以水定容，摇匀，扫描三维荧光图谱。测量纯水在激发波长 350 nm 的拉曼散射强度 R，以 2R 为步长绘制三维荧光图谱，如图 2.161 所示。

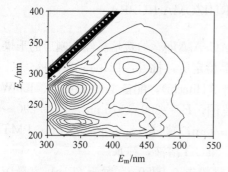

图 2.161　红参芦水溶液三维荧光图谱
浓度：400 μg/mL，20%甲醇；步长：2R

红参芦是由人参经蒸制而成，其三维荧光图谱与人参的基本一致。

红景天 Hongjingtian

RHODIOLAE CRENULATAE RADIX ET RHIZOMA

本品为景天科植物大花红景天 *Rhodiola crenulata*（Hook. f. et Thoms.）

H. Ohba 的干燥根和根茎。对照药材购自中国药品生物制品检定所，批号：121412-200902。

仪器与试剂　F-7000 型荧光分光光度计（Hitachi），配备 1 cm 石英池、150 W 氙灯、290 nm 滤光片。仪器条件：波长范围，$E_x = 200 \sim 375$ nm、$E_m = 290 \sim 500$ nm；间隔，5 nm；扫描速度，1200 nm/min；狭缝，5.0 nm/5.0 nm；PMT 电压，700 V。甲醇（色谱纯），0.025 mol/L 溴化十六烷基三甲铵（CTAB）溶液，纯水。

样品提取液的制备　精密称取对照药材粉末 0.0250 g，置于 25 mL 容量瓶中，加入色谱纯甲醇至刻度，摇匀，放置 3 h。样品提取液浓度记为 1.0 mg/mL。

实验方法 1　取样品上清液 0.30 mL 于 10 mL 容量瓶，以水定容，摇匀，扫描三维荧光图谱，同时测量纯水在激发波长 350 nm 的拉曼散射强度 R，以 $1.5R$ 为步长绘制三维荧光图谱，如图 2.162 所示。

实验方法 2　取样品上清液 0.30 mL 于 10 mL 容量瓶，加入 1.0 mL CTAB 溶液，以水定容，摇匀，扫描三维荧光图谱，同时测量纯水在激发波长 350 nm 的拉曼散射强度 R，以 $1.5R$ 为步长绘制三维荧光图谱，如图 2.163 所示。

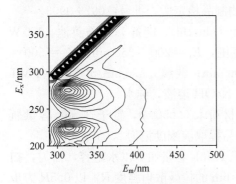 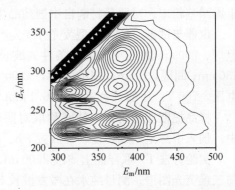

图 2.162　红景天水溶液三维荧光图谱　　　图 2.163　红景天-CTAB 溶液三维荧光图谱
浓度：30 μg/mL，3％甲醇；步长：1.5R　　　浓度：30 μg/mL，3％甲醇，0.0025 mol/L
　　　　　　　　　　　　　　　　　　　　　CTAB；步长：1.5R

胡黄连 Huhuanglian

PICRORHIZAE RHIZOMA

本品为玄参科植物胡黄连 *Picrorhiza scrophulariiflora*. Pennell. 干燥根茎的粉末。对照药材购自中国药品生物制品检定所，批号：121073-200602。

仪器与试剂　F-7000 型荧光分光光度计（Hitachi），配备 1 cm 石英池、150 W 氙灯、290 nm 滤光片。仪器条件：波长范围，$E_x = 200 \sim 380$ nm、$E_m = 290 \sim 550$ nm；间隔，5 nm；扫描速度，1200 nm/min；狭缝，5.0 nm/5.0 nm；PMT

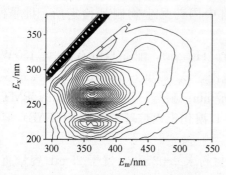

图 2.164　胡黄连水溶液三维荧光图谱
浓度：50 μg/mL，5%甲醇；步长：R

电压，700 V。甲醇（色谱纯），纯水。

样品提取液的制备　精密称取对照药材粉末 0.0250 g，置于 25 mL 容量瓶中，加入甲醇至刻度，摇匀，放置 3 h。样品提取液浓度记为 1.0 mg/mL。

实验方法　取样品上清液 0.50 mL 于 10 mL 容量瓶，以水定容，摇匀，扫描三维荧光图谱。测量纯水在激发波长 350 nm 的拉曼散射强度 R，以 R 为步长绘制三维荧光图谱，如图 2.164 所示。

湖北贝母 Hubeibeimu

FRITILLARIAE HUPEHENSIS BULBUS

本品为百合科植物湖北贝母 *Fritillaria hupehensis* Hsiao et K. C. Hsia. 的干燥鳞茎粉末。对照药材购自中国药品生物制品检定所，批号：0926-9903。

仪器与试剂　F-7000 型荧光分光光度计（Hitachi），配备 1 cm 石英池、150 W 氙灯、290 nm 滤光片。仪器条件：波长范围，$E_x = 200 \sim 350$ nm、$E_m = 300 \sim 450$ nm；间隔，5 nm；扫描速度，1200 nm/min；狭缝，5.0 nm/5.0 nm；PMT 电压，700 V。甲醇（色谱纯），0.1 mol/L NaOH 溶液，纯水。

样品提取液的制备　精密称取对照药材粉末 0.0500 g，置于 25 mL 容量瓶中，加入甲醇至刻度，摇动，放置 3 h。样品提取液浓度记为 2.0 mg/mL。

实验方法 1　取样品上清液 2.00 mL 于 10 mL 容量瓶，以水定容，摇匀，扫描三维荧光图谱。测量纯水在激发波长 350 nm 的拉曼散射强度 R，以 0.5R 为步长绘制三维荧光图谱，如图 2.165 所示。

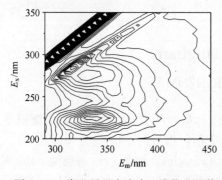

图 2.165　湖北贝母水溶液三维荧光图谱
浓度：400 μg/mL，20%甲醇；步长：0.5R

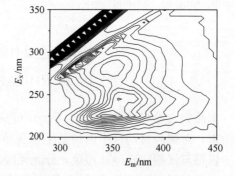

图 2.166　湖北贝母碱性溶液三维荧光图谱
浓度：400 μg/mL，20%甲醇；pH 12.0；步长：0.5R

实验方法 2 取样品上清液 2.00 mL 于 10 mL 容量瓶，加入 1.0 mL NaOH 溶液，以水定容，摇匀，扫描三维荧光图谱。测量纯水在激发波长 350 nm 的拉曼散射强度 R，以 0.5R 为步长绘制三维荧光图谱，如图 2.166 所示。

虎杖 Huzhang

POLYGONI CUSPIDATI RHIZOMA ET RADIX

本品为蓼科植物虎杖 *Polygonum cuspidatum* Sieb. et Zucc. 的干燥根茎及根的粉末。对照药材购自中国药品生物制品检定所，批号：120980-200804。

仪器与试剂 F-7000 型荧光分光光度计（Hitachi），配备 1 cm 石英池、150 W 氙灯、290 nm 滤光片。仪器条件：波长范围，$E_x = 200 \sim 375$ nm、$E_m = 290 \sim 550$ nm；间隔，5 nm；扫描速度，1200 nm/min；狭缝，5.0 nm/5.0 nm；PMT 电压，700 V。甲醇（色谱纯），纯水。

样品提取液的制备 精密称取对照药材粉末 0.0250 g，置于 25 mL 容量瓶中，加入甲醇至刻度，摇匀，放置 3 h。样品提取液浓度记为 1.0 mg/mL。

实验方法 取样品上清液 2.00 mL 于 10 mL 容量瓶，以水定容，摇匀，扫描三维荧光图谱。测量纯水在激发波长 350 nm 的拉曼散射强度 R，以 R 为步长绘制三维荧光图谱，如图 2.167 所示。

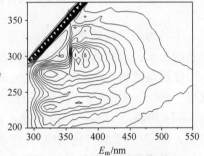

图 2.167 虎杖水溶液三维荧光图谱
浓度：200 μg/mL，20% 甲醇；步长：R

黄精 Huangjing

POLYGONATI RHIZOMA

本品为百合科植物黄精 *Polygonatum sibiricum* Red. 干燥根茎的粉末。对照药材购自中国药品生物制品检定所，批号：121341-200402。

仪器与试剂 F-7000 型荧光分光光度计（Hitachi），配备 1 cm 石英池、150 W 氙灯、290 nm 滤光片。仪器条件：波长范围，$E_x = 200 \sim 400$ nm、$E_m = 290 \sim 500$ nm；间隔，5 nm；扫描速度，1200 nm/min；狭缝，5.0 nm/5.0 nm；PMT 电压，700 V。甲醇（色谱纯），纯水。

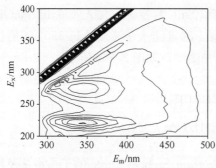

图 2.168　黄精水溶液三维荧光图谱

浓度：400 μg/mL，20％甲醇；步长：R

样品提取液的制备　精密称取对照药材粉末 0.0500 g，置于 25 mL 容量瓶中，加入甲醇至刻度，摇匀，放置 3 h。样品提取液浓度记为 2.0 mg/mL。

实验方法　取样品上清液 2.00 mL 于 10 mL 容量瓶，以水定容，摇匀，扫描三维荧光图谱。测量纯水在激发波长 350 nm 的拉曼散射强度 R，以 R 为步长绘制三维荧光图谱，如图 2.168 所示。

黄连 Huanglian

COPTIDIS RHIZOMA

本品为毛茛科植物三角叶黄连 *Coptis deltoidea* C. Y. Cheng et Hsiao. 干燥根茎的粉末。对照药材购自中国药品生物制品检定所，批号：120913-200407。

仪器与试剂　F-7000 型荧光分光光度计（Hitachi），配备 1 cm 石英池、150 W 氙灯、290 nm 滤光片。仪器条件：波长范围，$E_x ＝ 200 \sim 400$ nm、$E_m ＝ 290 \sim 600$ nm；间隔，5 nm；扫描速度，1200 nm/min；狭缝，5.0 nm/5.0 nm；PMT 电压，700 V。甲醇（色谱纯），纯水。

样品提取液的制备　精密称取对照药材粉末 0.0100 g，置于 25 mL 容量瓶中，加入甲醇至刻度，摇匀，放置 3 h。样品提取液浓度记为 0.40 mg/mL。

实验方法 1　取样品上清液 0.50 mL 于 10 mL 容量瓶，以水定容，摇匀，扫描三维荧光图谱。测量纯水在激发波长 350 nm 的拉曼散射强度 R，以 R 为步长绘制三维荧光图谱，如图 2.169 所示。

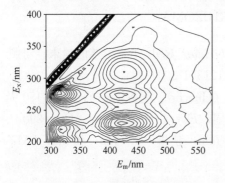

图 2.169　黄连水溶液三维荧光图谱

浓度：20 μg/mL，5％甲醇；步长：R

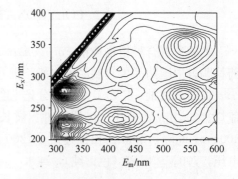

图 2.170　黄连甲醇溶液三维荧光图谱

浓度：20 μg/mL，100％甲醇；步长：R

实验方法 2　取样品上清液 0.5 mL 于 10 mL 容量瓶，以甲醇定容，摇匀，扫描三维荧光图谱，测量纯水在激发波长 350 nm 的拉曼散射强度 R，以 R 为步长绘制三维荧光图谱，如图 2.170 所示。

坚龙胆 Jianlongdan

GENTIANAE RADIX

本品为龙胆科植物坚龙胆 *Gentiana rigescens* Franch. 干燥根及根茎的粉末。对照药材购自中国药品生物制品检定所，批号：120988-200403。

仪器与试剂　F-7000 型荧光分光光度计（Hitachi），配备 1 cm 石英池、150 W 氙灯、290 nm 滤光片。仪器条件：波长范围，$E_x = 200 \sim 450$ nm、$E_m = 300 \sim 560$ nm；间隔，5 nm；扫描速度，1200 nm/min；狭缝，5.0 nm/5.0 nm；PMT 电压，700 V。甲醇（色谱纯），纯水。

样品提取液的制备　精密称取对照药材粉末 0.0500 g，置于 25 mL 容量瓶中，加入甲醇至刻度，摇匀，放置 3 h。样品提取液浓度记为 2.0 mg/mL。

实验方法　取样品上清液 2.00 mL 于 10 mL 容量瓶，以水定容，摇匀，扫描三维荧光图谱。测量纯水在激发波长 350 nm 的拉曼散射强度 R，以 R 为步长绘制三维荧光图谱，如图 2.171 所示。

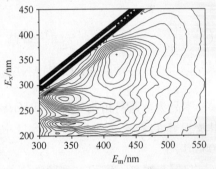

图 2.171　坚龙胆水溶液三维荧光图谱
浓度：400 μg/mL，20% 甲醇；步长：R

姜黄 Jianghuang

CURCUMAE LONGAE RHIZOMA

本品为姜科植物姜黄 *Curcuma longa* L. 干燥根茎的粉末。对照药材购自中国药品生物制品检定所，批号：1188-200101。

仪器与试剂　F-7000 型荧光分光光度计（Hitachi），配备 1 cm 石英池、150 W 氙灯、290 nm 滤光片。仪器条件：波长范围，$E_x = 200 \sim 350$ nm、$E_m = 290 \sim 500$ nm；间隔，5 nm；扫描速度，1200 nm/min；狭缝，5.0 nm/5.0 nm；PMT 电压，700 V。甲醇（色谱纯），纯水。

样品提取液的制备　精密称取对照药材粉末 0.0500 g，置于 25 mL 容量瓶中，加入甲醇至刻度，摇匀，放置 3 h。样品提取液浓度记为 2.0 mg/mL。

实验方法　取样品上清液 2.00 mL 于 10 mL 容量瓶，以水定容，摇匀，扫描三维荧光图谱。测量纯水在激发波长 350 nm 的拉曼散射强度 R，以 R 为步长绘制三维荧光图谱，如图 2.172 所示。

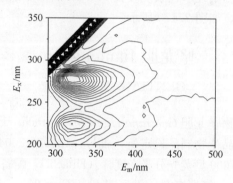

图 2.172　姜黄水溶液三维荧光图谱

浓度：400 μg/mL，20%甲醇；步长：R

宽叶缬草 Kuanyexiecao

VALERIANAE LATIFOLIA RADIX

本品为败酱科植物宽叶缬草 *Valeriana officinalis* L. var. latifolia Miq. 干燥根及根茎的粉末。对照药材购自中国药品生物制品检定所，批号：121307-200301。

仪器与试剂　F-7000 型荧光分光光度计（Hitachi），配备 1 cm 石英池、150 W 氙灯、290 nm 滤光片。仪器条件：波长范围，$E_x = 200 \sim 350$ nm、$E_m = 300 \sim 500$ nm；间隔，5 nm；扫描速度，1200 nm/min；狭缝，5.0 nm/5.0 nm；PMT 电压，700 V。甲醇（色谱纯），0.1 mol/L NaOH 溶液，纯水。

样品提取液的制备　精密称取对照药材粉末 0.0250 g，置于 25 mL 容量瓶中，加入甲醇至刻度，摇动，放置 3 h。样品提取液浓度记为 1.0 mg/mL。

实验方法 1　取样品上清液 1.00 mL 于 10 mL 容量瓶，以水定容，摇匀，扫描三维荧光图谱。测量纯水在激发波长 350 nm 的拉曼散射强度 R，以 R 为步长绘制三维荧光图谱，如图 2.173 所示。

实验方法 2　取样品上清液 1.00 mL 于 10 mL 容量瓶，加入 1.0 mL NaOH 溶液，以水定容，摇匀，扫描三维荧光图谱。测量纯水在激发波长 350 nm 的拉曼散射强度 R，以 R 为步长绘制三维荧光图谱，如图 2.174 所示。

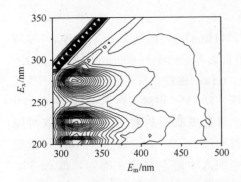

图 2.173　宽叶缬草水溶液三维荧光图谱
浓度：100 μg/mL，10%甲醇；步长：R

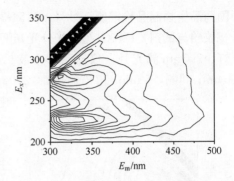

图 2.174　宽叶缬草碱性溶液三维荧光图谱
浓度：100 μg/mL，10%甲醇；pH 12.0；步长：R

龙胆 Longdan

GENTIANAE RADIX ET RHIZOMA

本品为龙胆科植物龙胆 *Gentiana scabra* Bge. 的干燥根及根茎的粉末。对照药材购自中国药品生物制品检定所，批号：121530-200501。

仪器与试剂　F-7000 型荧光分光光度计（Hitachi），配备 1 cm 石英池、150 W 氙灯、290 nm 滤光片。仪器条件：波长范围，$E_x = 200 \sim 400$ nm、$E_m = 300 \sim 535$ nm；间隔，5 nm；扫描速度，1200 nm/min；狭缝，5.0 nm/5.0 nm；PMT 电压，700 V。甲醇（色谱纯），纯水。

样品提取液的制备　精密称取对照药材粉末 0.0500 g，置于 25 mL 容量瓶中，加入甲醇至刻度，摇匀，放置 3 h。样品提取液浓度记为 2.0 mg/mL。

实验方法　取样品上清液 2.00 mL 于 10 mL 容量瓶，以水定容，摇匀，扫描三维荧光图谱。测量纯水在激发波长 350 nm 的拉曼散射强度 R，以 R 为步长绘制三维荧光图谱，如图 2.175 所示。

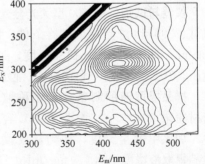

图 2.175　龙胆水溶液三维荧光图谱
浓度：400 μg/mL，20%甲醇；步长：R

芦竹根 Luzhugen

ARUNDINIS RHIZOMA

本品为禾本科植物芦竹 *Arundo donax* L. 干燥根茎的粉末。对照药材购自中国药品生物制品检定所，批号：1154-200001。

仪器与试剂 F-7000 型荧光分光光度计（Hitachi），配备 1 cm 石英池、150 W 氙灯、290 nm 滤光片。仪器条件：波长范围，$E_x = 200 \sim 400$ nm、$E_m = 290 \sim 550$ nm；间隔，5 nm；扫描速度，1200 nm/min；狭缝，5.0 nm/5.0 nm；PMT 电压，700 V。甲醇（色谱纯），纯水。

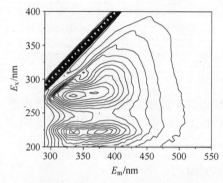

图 2.176 芦竹根水溶液三维荧光图谱
浓度：200 μg/mL，10%甲醇；步长：R

样品提取液的制备 精密称取对照药材粉末 0.0500 g，置于 25 mL 容量瓶中，加入甲醇至刻度，摇匀，放置 3 h。样品提取液浓度记为 2.0 mg/mL。

实验方法 取样品上清液 1.00 mL 于 10 mL 容量瓶，以水定容，摇匀，扫描三维荧光图谱。测量纯水在激发波长 350 nm 的拉曼散射强度 R，以 R 为步长绘制三维荧光图谱，如图 2.176 所示。

绵萆薢 Mianbixie

DIOSCOREAE SPONGIOSAE RHIZOMA

本品为薯蓣科植物绵萆薢 *Dioscorea septem* Loba Thunb. 干燥根茎的粉末。对照药材购自中国药品生物制品检定所，批号：121545-200501。

仪器与试剂 F-7000 型荧光分光光度计（Hitachi），配备 1 cm 石英池、150 W 氙灯、290 nm 滤光片。仪器条件：波长范围，$E_x = 200 \sim 400$ nm、$E_m = 290 \sim 550$ nm；间隔，5 nm；扫描速度，1200 nm/min；狭缝，5.0 nm/5.0 nm；PMT 电压，700 V。甲醇（色谱纯），纯水。

样品提取液的制备 精密称取对照药材粉末 0.0250 g，置于 25 mL 容量瓶中，加入甲醇至刻度，摇匀，放置 3 h。样品提取液浓度记为 1.0 mg/mL。

实验方法 取样品上清液 1.00 mL 于 10 mL 容量瓶，以水定容，摇匀，扫描三维荧光图谱。测量纯水在激发波长 350 nm 的拉曼散射强度 R，以 R 为步长绘制三维荧光图谱，如图 2.177 所示。

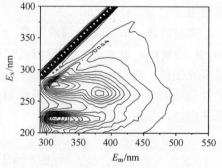

图 2.177 绵萆薢水溶液三维荧光图谱
浓度：100 μg/mL，10%甲醇；步长：R

绵马贯众 Mianmaguanzhong

DRYOPTERIS CRASSIRHIZOMATIS RHIZOMA

本品为鳞毛蕨科植物粗茎鳞毛蕨 *Dryopteris crassirhizoma* Nakai. 干燥根茎及叶柄残基的粉末。对照药材购自中国药品生物制品检定所，批号：121034-200302。

仪器与试剂 F-7000 型荧光分光光度计（Hitachi），配备 1 cm 石英池、150 W 氙灯、290 nm 滤光片。仪器条件：波长范围，$E_x = 200 \sim 350$ nm、$E_m = 290 \sim 450$ nm；间隔，5 nm；扫描速度，1200 nm/min；狭缝，5.0 nm/5.0 nm；PMT 电压，700 V。甲醇（色谱纯），纯水。

样品提取液的制备 精密称取对照药材粉末 0.0250 g，置于 25 mL 容量瓶中，加入甲醇至刻度，摇匀，放置 3 h。样品提取液浓度记为 1.0 mg/mL。

实验方法 取样品上清液 1.00 mL 于 10 mL 容量瓶，以水定容，摇匀，扫描三维荧光图谱。测量纯水在激发波长 350 nm 的拉曼散射强度 R，以 R 为步长绘制三维荧光图谱，如图 2.178 所示。

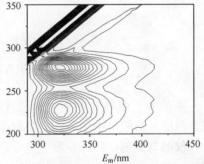

图 2.178 绵马贯众水溶液三维荧光图谱
浓度：100 μg/mL，10% 甲醇；步长：R

南板蓝根 Nanbanlangen

BAPHICACANTHIS RHIZOMA ET RADIX

本品为爵床科植物马蓝 *Baphicacanthus cusia*（Nees）Bremek. 的干燥根茎及根的粉末。对照药材购自中国药品生物制品检定所，批号：120971-200404。

仪器与试剂 F-7000 型荧光分光光度计（Hitachi），配备 1 cm 石英池、150 W 氙灯、290 nm 滤光片。仪器条件：波长范围，$E_x = 200 \sim 375$ nm、$E_m = 290 \sim 500$ nm；间隔，5 nm；扫描速度，1200 nm/min；狭缝，5.0 nm/5.0 nm；PMT 电压，700 V。甲醇（色谱纯），纯水。

样品提取液的制备 精密称取对照药材粉末 0.0500 g，置于 25 mL 容量瓶中，加入甲醇至刻度，摇匀，放置 3 h。样品提取液浓度记为 2.0 mg/mL。

实验方法 取样品上清液 2.00 mL 于 10 mL 容量瓶，以水定容，摇匀，扫描三维荧光图谱。测量纯水在激发波长 350 nm 的拉曼散射强度 R，以 R 为步长绘制三维荧光图谱，如图 2.179 所示。

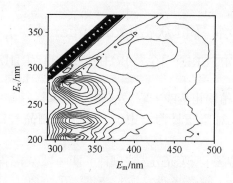

图 2.179　南板蓝根水溶液三维荧光图谱
浓度：400 μg/mL，20%甲醇；步长：R

披麻草 Pimacao

VERATRI RHIZOMA

本品为百合科植物狭叶藜芦 *Veratrum stenophyllum* Diels. 干燥根茎的粉末。对照药材购自中国药品生物制品检定所，批号：121413-200501。

仪器与试剂　F-7000 型荧光分光光度计（Hitachi），配备 1 cm 石英池、150 W 氙灯、290 nm 滤光片。仪器条件：波长范围，$E_x = 200 \sim 400$ nm、$E_m = 290 \sim 550$ nm；间隔，5 nm；扫描速度，1200 nm/min；狭缝，5.0 nm/5.0 nm；PMT 电压，700 V。甲醇（色谱纯），纯水。

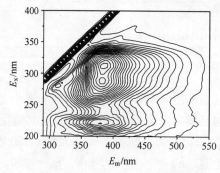

图 2.180　披麻草水溶液三维荧光图谱
浓度：200 μg/mL，10%甲醇；步长：R

样品提取液的制备　精密称取对照药材粉末 0.0500 g，置于 25 mL 容量瓶中，加入甲醇至刻度，摇匀，放置 3 h。样品提取液浓度记为 2.0 mg/mL。

实验方法　取样品上清液 1.00 mL 于 10 mL 容量瓶，以水定容，摇匀，扫描三维荧光图谱。测量纯水在激发波长 350 nm 的拉曼散射强度 R，以 R 为步长绘制三维荧光图谱，如图 2.180 所示。

片姜黄 Pianjianghuang

WENYUJIN RHIZOMA CONCISUM

本品为姜科植物温郁金 *Curcuma wenyujin* Y. H. Chen et C. Ling. 干燥根茎

的粉末。对照药材购自中国药品生物制品检定所，批号：121006-200903。

仪器与试剂　F-7000 型荧光分光光度计（Hitachi），配备 1 cm 石英池、150 W 氙灯、290 nm 滤光片。仪器条件：波长范围，$E_x = 200 \sim 350$ nm、$E_m = 300 \sim 450$ nm；间隔，5 nm；扫描速度，1200 nm/min；狭缝，5.0 nm/5.0 nm；PMT 电压，700 V。甲醇（色谱纯），0.1 mol/L NaOH 溶液，纯水。

样品提取液的制备　精密称取对照药材粉末 0.0500 g，置于 25 mL 容量瓶中，加入甲醇至刻度，摇动，放置 3 h。样品提取液浓度记为 2.0 mg/mL。

实验方法 1　取样品上清液 1.00 mL 于 10 mL 容量瓶，以水定容，摇匀，扫描三维荧光图谱。测量纯水在激发波长 350 nm 的拉曼散射强度 R，以 R 为步长绘制三维荧光图谱，如图 2.181 所示。

实验方法 2　取样品上清液 1.00 mL 于 10 mL 容量瓶，加入 1.0 mL NaOH 溶液，以水定容，摇匀，扫描三维荧光图谱。测量纯水在激发波长 350 nm 的拉曼散射强度 R，以 R 为步长绘制三维荧光图谱，如图 2.182 所示。

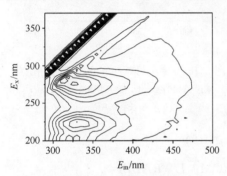 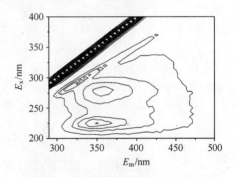

图 2.181　片姜黄水溶液三维荧光图谱　　　　图 2.182　片姜黄碱性溶液三维荧光图谱
浓度：200 μg/mL，10%甲醇；步长：R　　　　浓度：200 μg/mL，10%甲醇；pH 12.0；步长：R

平贝母 Pingbeimu

FRITILLARIAE USSURIENSIS BULBUS

本品为百合科植物平贝母 *Fritillaria ussuriensis* Maxim. 的干燥鳞茎粉末。对照药材购自中国药品生物制品检定所，批号：924-200005。

仪器与试剂　F-7000 型荧光分光光度计（Hitachi），配备 1 cm 石英池、150 W 氙灯、290 nm 滤光片。仪器条件：波长范围，$E_x = 200 \sim 350$ nm、$E_m = 300 \sim 450$ nm；间隔，5 nm；扫描速度，1200 nm/min；狭缝，5.0 nm/5.0 nm；PMT 电压，700 V。甲醇（色谱纯），0.1 mol/L NaOH 溶液，纯水。

样品提取液的制备　精密称取对照药材粉末 0.0500 g，置于 25 mL 容量瓶

中，加入甲醇至刻度，摇动，放置 3 h。样品提取液浓度记为 2.0 mg/mL。

实验方法 1 取样品上清液 2.00 mL 于 10 mL 容量瓶，以水定容，摇匀，扫描三维荧光图谱。测量纯水在激发波长 350 nm 的拉曼散射强度 R，以 0.5 R 为步长绘制三维荧光图谱，如图 2.183 所示。

实验方法 2 取样品上清液 2.00 mL 于 10 mL 容量瓶，加入 1.0 mL NaOH 溶液，以水定容，摇匀，扫描三维荧光图谱。测量纯水在激发波长 350 nm 的拉曼散射强度 R，以 0.5R 为步长绘制三维荧光图谱，如图 2.184 所示。

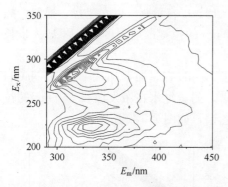

图 2.183 平贝母水溶液三维荧光图谱
浓度：400 μg/mL，20% 甲醇；步长：0.5R

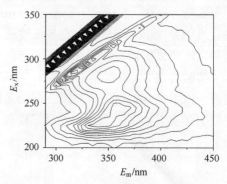

图 2.184 平贝母碱性溶液三维荧光图谱
浓度：400 μg/mL，20% 甲醇；pH 12.0；
步长：0.5R

羌活 Qianghuo

NOTOPTERYGII RHIZOMA ET RADIX

本品为伞形科植物羌活 *Notopterygium incisum* Ting ex H. T. Chang. 干燥根茎及根的粉末。对照药材购自中国药品生物制品检定所，批号：120935-200405。

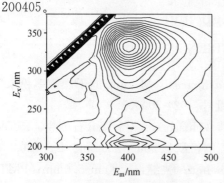

图 2.185 羌活水溶液三维荧光图谱
浓度：20 μg/mL，5% 甲醇；步长：2R

仪器与试剂 F-7000 型荧光分光光度计（Hitachi），配备 1 cm 石英池、150 W 氙灯、290 nm 滤光片。仪器条件：波长范围，$E_x = 200 \sim 375$ nm、$E_m = 300 \sim 500$ nm；间隔，5 nm；扫描速度，1200 nm/min；狭缝，5.0 nm/5.0 nm；PMT 电压，700 V。甲醇（色谱纯），纯水。

样品提取液的制备 精密称取对照药材粉末 0.0100 g，置于 25 mL 容量瓶中，加入甲醇至刻度，摇匀，放置 3 h。样品提取液浓度记为 0.40 mg/mL。

实验方法　取样品上清液 0.50 mL 于 10 mL 容量瓶，以水定容，摇匀，扫描三维荧光图谱。测量纯水在激发波长 350 nm 的拉曼散射强度 R，以 $2R$ 为步长绘制三维荧光图谱，如图 2.185 所示。

羌活（宽叶羌活）Qianghuo

NOTOPTERYGII RHIZOMA ET RADIX

本品为伞形科植物宽叶羌活 *Notopterygium franchetii* H. de Boiss. 的干燥根茎及根的粉末。对照药材购自中国药品生物制品检定所，批号：121405-200401。

仪器与试剂　F-7000 型荧光分光光度计（Hitachi），配备 1 cm 石英池、150 W 氙灯、290 nm 滤光片。仪器条件：波长范围，$E_x = 200 \sim 375$ nm、$E_m = 300 \sim 500$ nm；间隔，5 nm；扫描速度，1200 nm/min；狭缝，5.0 nm/5.0 nm；PMT 电压，700 V。甲醇（色谱纯），纯水。

样品提取液的制备　精密称取对照药材粉末 0.0100 g，置于 25 mL 容量瓶中，加入甲醇至刻度，摇匀，放置 3 h。取 0.50 mL 上清液置于 10 mL 容量瓶中，加入甲醇至刻度。样品提取液浓度记为 0.020 mg/mL。

实验方法　取样品提取液 0.50 mL 于 10 mL 容量瓶，以水定容，摇匀，扫描三维荧光图谱。测量纯水在激发波长 350 nm 的拉曼散射强度 R，以 R 为步长绘制三维荧光图谱，如图 2.186 所示。

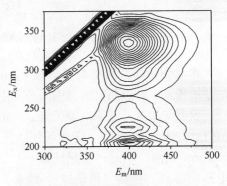

图 2.186　宽叶羌活水溶液三维荧光图谱
浓度：1.0 μg/mL，5%甲醇；步长：R

人参 Renshen

GINSENG RADIX ET RHIZOMA

本品为五加科植物人参 *Panax ginseng* C. A. Mey. 干燥根及根茎的粉末。对照药材购自中国药品生物制品检定所，批号：120917-200609。

仪器与试剂　F-7000 型荧光分光光度计（Hitachi），配备 1 cm 石英池、150 W 氙灯、290 nm 滤光片。仪器条件：波长范围，$E_x = 200 \sim 400$ nm、$E_m = 290 \sim 500$ nm；间隔，5 nm；扫描速度，1200 nm/min；狭缝，5.0 nm/5.0 nm；PMT 电压，700 V。甲醇（色谱纯），纯水。

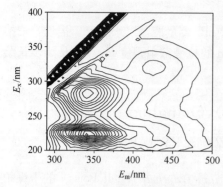

图 2.187　人参水溶液三维荧光图谱
浓度：240 μg/mL，20％甲醇；步长：R

样品提取液的制备　精密称取对照药材粉末 0.0300 g，置于 25 mL 容量瓶中，加入甲醇至刻度，摇匀，放置 3 h。样品提取液浓度记为 1.2 mg/mL。

实验方法　取样品上清液 2.00 mL 于 10 mL 容量瓶，以水定容，摇匀，扫描三维荧光图谱。测量纯水在激发波长 350 nm 的拉曼散射强度 R，以 R 为步长绘制三维荧光图谱，如图 2.187 所示。

人参皂苷是人参的主要化学活性物质，其次还有多糖类、挥发成分、有机酸及其脂、蛋白质、甾醇及其苷、多肽类、含氮化合物、木质素、黄酮类和维生素等成分。

三棱 Sanleng

SPARGANII RHIZOMA

本品为黑三棱科植物黑三棱 *Sparganiuum stoloniferum* Buch.-Ham. 干燥块茎的粉末。对照药材购自中国药品生物制品检定所，批号：121521-200501。

仪器与试剂　F-7000 型荧光分光光度计（Hitachi），配备 1 cm 石英池、150 W 氙灯、290 nm 滤光片。仪器条件：波长范围，$E_x = 200 \sim 400$ nm、$E_m = 290 \sim 550$ nm；间隔，5 nm；扫描速度，1200 nm/min；狭缝，5.0 nm/5.0 nm；PMT 电压，700 V。甲醇（色谱纯），纯水。

样品提取液的制备　精密称取对照药材粉末 0.0500 g，置于 25 mL 容量瓶中，加入甲醇至刻度，摇匀，放置 3 h。样品提取液浓度记为 2.0 mg/mL。

实验方法　取样品上清液 2.00 mL 于 10 mL 容量瓶，以水定容，摇匀，扫描三维荧光图谱。测量纯水在激发波长 350 nm 的拉曼散射强度 R，以 R 为步长绘制三维荧光图谱，如图 2.188 所示。

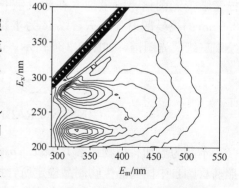

图 2.188　三棱水溶液三维荧光图谱
浓度：400 μg/mL，20％甲醇；步长：R

山豆根 Shandougen

SOPHORAE TONKINENSIS RADIX ET RHIZOMA

本品为豆科植物越南槐 *Sophora tonkinensis* Gagnep. 的干燥根及根茎的粉末。对照药材购自中国药品生物制品检定所，批号：120976-200503。

仪器与试剂 F-7000 型荧光分光光度计（Hitachi），配备 1 cm 石英池、150 W 氙灯、290 nm 滤光片。仪器条件：波长范围，$E_x = 200 \sim 375$ nm、$E_m = 290 \sim 500$ nm；间隔，5 nm；扫描速度，1200 nm/min；狭缝，5.0 nm/5.0 nm；PMT 电压，700 V。甲醇（色谱纯），纯水。

样品提取液的制备 称取对照药材 0.0100 g，置于 25 mL 容量瓶中，加入甲醇至刻度，摇匀，放置 3 h。样品提取液浓度记为 0.40 mg/mL。取上清液 2.50 mL 至 25 mL 容量瓶，用水稀释至刻度，摇匀，浓度为 0.040 mg/mL。

实验方法 取样品溶液 2.00 mL 于 10 mL 容量瓶，以水定容，摇匀，扫描三维荧光图谱。测量纯水在激发波长 350 nm 的拉曼散射强度 R，以 R 为步长绘制三维荧光图谱，如图 2.189 所示。

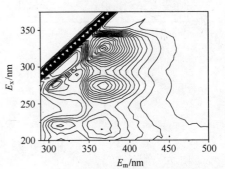

图 2.189 山豆根水溶液三维荧光图谱
浓度：8.0 μg/mL，2%甲醇；步长：R

山奈 Shannai

KAEMPFERIAE RHIZOMA

本品为姜科植物山奈 *Kaempferia galangal* L. 干燥根茎的粉末。对照药材购自中国药品生物制品检定所，批号：121504-200401。

仪器与试剂 F-7000 型荧光分光光度计（Hitachi），配备 1 cm 石英池、150 W 氙灯、290 nm 滤光片。仪器条件：波长范围，$E_x = 200 \sim 350$ nm、$E_m = 300 \sim 450$ nm；间隔，5 nm；扫描速度，1200 nm/min；狭缝，5.0 nm/5.0 nm；PMT 电压，700 V。甲醇（色谱纯），0.01 mol/L $AlCl_3$溶液，纯水。

样品提取液的制备 精密称取对照药材粉末 0.0500 g，置于 25 mL 容量瓶中，加入甲醇至刻度，摇动，放置 3 h。样品提取液浓度记为 2.0 mg/mL。

实验方法 1 取样品上清液 2.00 mL 于 10 mL 容量瓶，以水定容，摇匀，扫描三维荧光图谱。测量纯水在激发波长 350 nm 的拉曼散射强度 R，以 R 为步长

绘制三维荧光图谱，如图 2.190 所示。

实验方法 2　取样品上清液 2.00 mL 于 10 mL 容量瓶，加入 1.0 mL AlCl₃溶液，以水定容，摇匀，扫描三维荧光图谱。测量纯水在激发波长 350 nm 的拉曼散射强度 R，以 R 为步长绘制三维荧光图谱，如图 2.191 所示。

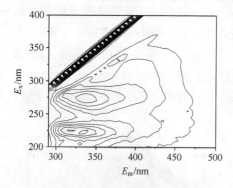

图 2.190　山柰水溶液三维荧光图谱
浓度：400 μg/mL，20%甲醇；步长：R

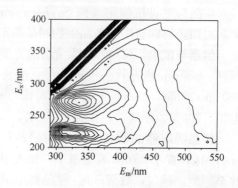

图 2.191　山柰-AlCl₃溶液三维荧光图谱
浓度：400 μg/mL，20%甲醇，0.001 mol/L
AlCl₃；步长：R

珊瑚姜 Shanhujiang

ZINGIBERIS CORALLINI RHIZOMA

本品为姜科植物珊瑚姜 *Zingiber corallinum* Hance. 干燥根茎的粉末。对照药材购自中国药品生物制品检定所，批号：121337-200401。

仪器与试剂　F-7000 型荧光分光光度计（Hitachi），配备 1 cm 石英池、150 W 氙灯、290 nm 滤光片。仪器条件：波长范围，E_x－200～400 nm、E_m＝290～550 nm；间隔，5 nm；扫描速度，1200 nm/min；狭缝，5.0 nm/5.0 nm；PMT 电压，700 V。甲醇（色谱纯），纯水。

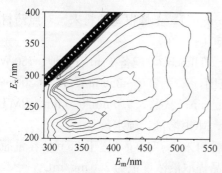

图 2.192　珊瑚姜水溶液三维荧光图谱
浓度：400 μg/mL，20%甲醇；步长：R

样品提取液的制备　精密称取对照药材粉末 0.0500 g，置于 25 mL 容量瓶中，加入甲醇至刻度，摇匀，放置 3 h。样品提取液浓度记为 2.0 mg/mL。

实验方法　取样品上清液 2.00 mL 于 10 mL 容量瓶，以水定容，摇匀，扫描三维荧光图谱。测量纯水在激发波长 350 nm 的拉曼散射强度 R，以 R 为步长绘制三维荧光图谱，如图 2.192 所示。

射干 Shegan

BELAMCANDAE RHIZOMA

本品为鸢尾科植物射干 *Belamcanda chinensis* （L）DC. 干燥根茎的粉末。对照药材购自中国药品生物制品检定所，批号：0994-200203。

仪器与试剂　F-7000 型荧光分光光度计（Hitachi），配备 1 cm 石英池、150 W 氙灯、290 nm 滤光片。仪器条件：波长范围，$E_x = 200 \sim 450$ nm、$E_m = 300 \sim 575$ nm；间隔，5 nm；扫描速度，1200 nm/min；狭缝，5.0 nm/5.0 nm；PMT 电压，700 V。甲醇（色谱纯），0.01 mol/L AlCl$_3$ 溶液，纯水。

样品提取液的制备　精密称取对照药材粉末 0.0500 g，置于 25 mL 容量瓶中，加入甲醇至刻度，摇动，放置 3 h。样品提取液浓度记为 2.0 mg/mL。

实验方法 1　取样品上清液 2.00 mL 于 10 mL 容量瓶，以水定容，摇匀，扫描三维荧光图谱。测量纯水在激发波长 350 nm 的拉曼散射强度 *R*，以 3*R* 为步长绘制三维荧光图谱，如图 2.193 所示。

实验方法 2　取样品上清液 2.00 mL 于 10 mL 容量瓶，加入 1.0 mL AlCl$_3$ 溶液，以水定容，摇匀，扫描三维荧光图谱。测量纯水在激发波长 350 nm 的拉曼散射强度 *R*，以 3*R* 为步长绘制三维荧光图谱，如图 2.194 所示。

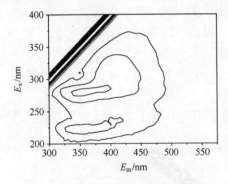

图 2.193　射干水溶液三维荧光图谱
浓度：400 μg/mL，20%甲醇；步长：3*R*

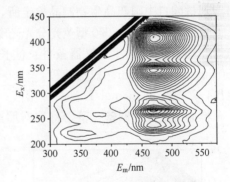

图 2.194　射干-AlCl$_3$ 溶液三维荧光图谱
浓度：400 μg/mL，20%甲醇，0.001 mol/L AlCl$_3$；步长：3*R*

升麻 Shengma

CIMICIFUGAE RHIZOMA

本品为毛茛科植物兴安升麻 *Cimicifuga dahurica* （Turcz.）Maxim. 干燥根茎的粉末。对照药材购自中国药品生物制品检定所，批号：1182-200101。

仪器与试剂　F-7000 型荧光分光光度计（Hitachi），配备 1 cm 石英池、150 W 氙灯、290 nm 滤光片。仪器条件：波长范围，$E_x = 200 \sim 400$ nm、$E_m = 290 \sim 550$ nm；间隔，5 nm；扫描速度，1200 nm/min；狭缝，5.0 nm/5.0 nm；PMT 电压，700 V。甲醇（色谱纯），纯水。

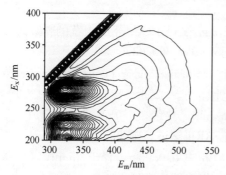

图 2.195　升麻水溶液三维荧光图谱
浓度：160 μg/mL，10%甲醇；步长：R

样品提取液的制备　精密称取对照药材粉末 0.0350 g，置于 25 mL 容量瓶中，加入甲醇至刻度，摇匀，放置 3 h。样品提取液浓度记为 1.6 mg/mL。

实验方法　取样品上清液 1.00 mL 于 10 mL 容量瓶，以水定容，摇匀，扫描三维荧光图谱。测量纯水在激发波长 350 nm 的拉曼散射强度 R，以 R 为步长绘制三维荧光图谱，如图 2.195 所示。

石菖蒲 Shichangpu

ACORI TATARINOWII RHIZOMA

本品为天南星科植物石菖蒲 *Acorus tatarinowii* Schott. 干燥根茎的粉末。对照药材购自中国药品生物制品检定所，批号：121098-200402。

仪器与试剂　F-7000 型荧光分光光度计（Hitachi），配备 1 cm 石英池、150 W 氙灯、290 nm 滤光片。仪器条件：波长范围，$E_x = 200 \sim 350$ nm、$E_m = 300 \sim 450$ nm；间隔，5 nm；扫描速度，1200 nm/min；狭缝，5.0 nm/5.0 nm；PMT 电压，700 V；0.10 mol/L NaOH 溶液；甲醇（色谱纯），纯水。

样品提取液的制备　精密称取对照药材 0.0100 g 置于 25 mL 容量瓶，用甲

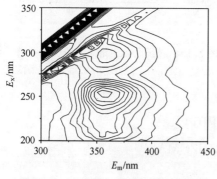

图 2.196　石菖蒲水溶液三维荧光图谱
浓度：2.0 μg/mL，0.5%甲醇；步长：R

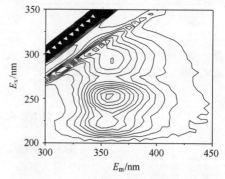

图 2.197　石菖蒲碱性溶液三维荧光图谱
浓度：2.0 μg/mL，0.5%甲醇；pH：12.0 步长：R

醇稀释至刻度，摇匀，放置 3 h。样品提取液浓度记为 0.40 mg/mL。取上清液 2.50 mL 至 25 mL 容量瓶，用水稀释至刻度，摇匀，浓度为 0.040 mg/mL。

实验方法 1　取样品溶液 0.50 mL 于 10 mL 容量瓶，以水定容，摇匀，扫描三维荧光图谱，同时测量纯水在激发波长 350 nm 的拉曼散射强度 R，以 R 为步长绘制三维荧光图谱，如图 2.196 所示。

实验方法 2　取样品溶液 0.50 mL 于 10 mL 容量瓶，加入 1.0 mL NaOH 溶液，以水定容，摇匀，扫描三维荧光图谱，同时测量纯水在激发波长 350 nm 的拉曼散射强度 R，以 R 为步长绘制三维荧光图谱，如图 2.197 所示。

唐古特大黄 Tanggutedahuang

RHEI RADIX ET RHIZOMA

本品为蓼科植物唐古特大黄 *Rheum tanguticum* Maxim. ex Balf. 干燥根及根茎的粉末。对照药材购自中国药品生物制品检定所，批号：120902-200408。

仪器与试剂　F-7000 型荧光分光光度计（Hitachi），配备 1 cm 石英池、150 W 氙灯、290 nm 滤光片。仪器条件：波长范围，$E_x = 200 \sim 400$ nm、$E_m = 300 \sim 600$ nm；间隔，5 nm；扫描速度，1200 nm/min；狭缝，5.0 nm/5.0 nm；PMT 电压，700 V。甲醇（色谱纯）、纯水。

样品提取液的制备　精密称取对照药材粉末 0.0200 g，置于 25 mL 容量瓶中，加入甲醇至刻度，摇匀，放置 3 h。样品提取液浓度记为 0.80 mg/mL。

实验方法　取样品上清液 0.50 mL 于 10 mL 容量瓶，以水定容，摇匀，扫描三维荧光图谱。测量纯水在激发波长 350 nm 的拉曼散射强度 R，以 $2R$ 为步长绘制三维荧光图谱，如图 2.198 所示。

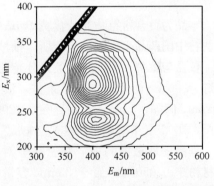

图 2.198　唐古特大黄水溶液三维荧光图谱
浓度：40 μg/mL，5% 甲醇；步长：2R

天麻 Tianma

GASTRODIAE RHIZOMA

本品为兰科植物天麻 *Gastrodia elata* Bl. 干燥块茎的粉末。对照药材购自中国药品生物制品检定所，批号：0944-200006。

仪器与试剂　F-7000 型荧光分光光度计（Hitachi），配备 1 cm 石英池、150 W

氙灯、290 nm 滤光片。仪器条件：波长范围，$E_x = 200 \sim 350$ nm、$E_m = 290 \sim 425$ nm；间隔，5 nm；扫描速度，1200 nm/min；狭缝，5.0 nm/5.0 nm；PMT 电压，700 V。甲醇（色谱纯），纯水。

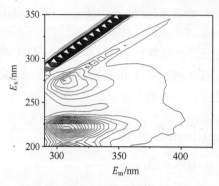

图 2.199　天麻水溶液三维荧光图谱
浓度：90 μg/mL，15%甲醇；步长：R

样品提取液的制备　精密称取对照药材粉末 0.0150 g，置于 25 mL 容量瓶中，加入甲醇至刻度，摇匀，放置 3 h。样品提取液浓度记为 0.60 mg/mL。

实验方法　取样品上清液 1.50 mL 于 10 mL 容量瓶，以水定容，摇匀，扫描三维荧光图谱。测量纯水在激发波长 350 nm 的拉曼散射强度 R，以 R 为步长绘制三维荧光图谱，如图 2.199 所示。

图 2.199 中出现的两个荧光峰归属于天麻素。

土茯苓 Tufuling

SMILACIS GLABRAE RHIZOMA

本品为百合科植物光叶菝葜 *Smilax glabra* Roxb. 干燥根茎的粉末。对照药材购自中国药品生物制品检定所，批号：121439-200401。

仪器与试剂　F-7000 型荧光分光光度计（Hitachi），配备 1 cm 石英池、150 W 氙灯、290 nm 滤光片。仪器条件：波长范围，$E_x = 200 \sim 380$ nm、$E_m = 290 \sim 500$ nm；间隔，5 nm；扫描速度，1200 nm/min；狭缝，5.0 nm/5.0 nm；PMT 电压，700 V。甲醇（色谱纯），纯水。

样品提取液的制备　精密称取对照药材粉末 0.0500 g，置于 25 mL 容量瓶中，加入甲醇至刻度，摇匀，放置 3 h。样品提取液浓度记为 2.0 mg/mL。

实验方法　取样品上清液 2.00 mL 于 10 mL 容量瓶，以水定容，摇匀，扫描三维荧光图谱。测量纯水在激发波长 350 nm 的拉曼散射强度 R，以 R 为步长绘制三维荧光图谱，如图 2.200 所示。

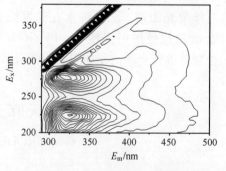

图 2.200　土茯苓水溶液三维荧光图谱
浓度：400 μg/mL，20%甲醇；步长：R

威灵仙 Weilingxian

CLEMATIDIS RADIX ET RHIZOMA

本品为毛茛科植物威灵仙 *Clematis chinensis* Osbeck 的干燥根及根茎。对照药材购自中国药品生物制品检定所，批号：1189-200101。

仪器与试剂　F-7000 型荧光分光光度计（Hitachi），配备 1 cm 石英池、150 W 氙灯、290 nm 滤光片。仪器条件：波长范围，$E_x = 200 \sim 375$ nm、$E_m = 290 \sim 550$ nm；间隔，5 nm；扫描速度，1200 nm/min；狭缝，5.0 nm/5.0 nm；PMT 电压，700 V。甲醇（色谱纯），纯水。

样品提取液的制备　精密称取对照药材粉末 0.0250 g，置于 25 mL 容量瓶中，加入甲醇至刻度，摇匀，放置 3 h。样品提取液浓度记为 1.0 mg/mL。

实验方法　取样品上清液 1.00 mL 于 10 mL 容量瓶，以水定容，摇匀，扫描三维荧光图谱。测量纯水在激发波长 350 nm 的拉曼散射强度 R，以 R 为步长绘制三维荧光图谱，如图 2.201 所示。

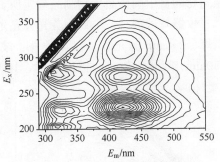

图 2.201　威灵仙水溶液三维荧光图谱
浓度：100 μg/mL，10％甲醇；步长：R

夏天无 Xiatianwu

CORYDALIS DECUMBENTIS RHIZOMA

本品为罂粟科植物伏生紫堇 *Corydalis decumbens*（Thunb.）Pers. 干燥块茎的粉末。对照药材购自中国药品生物制品检定所，批号：1192-200101。

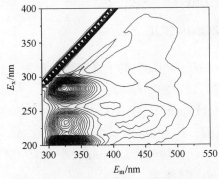

图 2.202　夏天无水溶液三维荧光图谱
浓度：20 μg/mL，5％甲醇；步长：R

仪器与试剂　F-7000 型荧光分光光度计（Hitachi），配备 1 cm 石英池、150 W 氙灯、290 nm 滤光片。仪器条件：波长范围，$E_x = 200 \sim 400$ nm、$E_m = 290 \sim 550$ nm；间隔，5 nm；扫描速度，1200 nm/min；狭缝，5.0 nm/5.0 nm；PMT 电压，700 V。甲醇（色谱纯），纯水。

样品提取液的制备　精密称取对照药材粉末 0.0100 g，置于 25 mL 容量瓶中，加入甲醇至刻度，摇匀，放置 3 h。

样品提取液浓度记为 0.40 mg/mL。

实验方法 取样品上清液 0.50 mL 于 10 mL 容量瓶，以水定容，摇匀，扫描三维荧光图谱。测量纯水在激发波长 350 nm 的拉曼散射强度 R，以 R 为步长绘制三维荧光图谱，如图 2.202 所示。

仙茅 Xianmao

CURCULIGINIS RHIZOMA

本品为石蒜科植物仙茅 *Curculigo orchioides* Gaertn. 干燥根茎的粉末。对照药材购自中国药品生物制品检定所，批号：121505-200501。

仪器与试剂 F-7000 型荧光分光光度计（Hitachi），配备 1 cm 石英池、150 W 氙灯、290 nm 滤光片。仪器条件：波长范围，$E_x = 200 \sim 400$ nm、$E_m = 290 \sim 550$ nm；间隔，5 nm；扫描速度，1200 nm/min；狭缝，5.0 nm/5.0 nm；PMT 电压，700 V。甲醇（色谱纯），纯水。

样品提取液的制备 精密称取对照药材粉末 0.0500 g，置于 25 mL 容量瓶中，加入甲醇至刻度，摇匀，放置 3 h。样品提取液浓度记为 2.0 mg/mL。

实验方法 取样品上清液 1.00 mL 于 10 mL 容量瓶，以水定容，摇匀，扫描三维荧光图谱。测量纯水在激发波长 350 nm 的拉曼散射强度 R，以 R 为步长绘制三维荧光图谱，如图 2.203 所示。

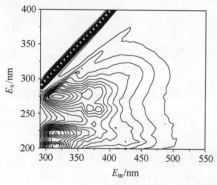

图 2.203 仙茅水溶液三维荧光图谱
浓度：200 μg/mL，10% 甲醇；步长：R

薤白 Xiebai

ALLII MACROSTEMONIS BULBUS

本品为百合科植物小根蒜 *Allium macrostemon* Bge. 的干燥鳞茎的粉末。对照药材购自中国药品生物制品检定所，批号：121130-200402。

仪器与试剂 F-7000 型荧光分光光度计（Hitachi），配备 1 cm 石英池、150 W 氙灯、290 nm 滤光片。仪器条件：波长范围，$E_x = 200 \sim 350$ nm、$E_m = 300 \sim 450$ nm；间隔，5 nm；扫描速度，1200 nm/min；狭缝，5.0 nm/5.0 nm；PMT 电压，700 V。甲醇（色谱纯），0.1 mol/L NaOH 溶液，纯水。

样品提取液的制备 精密称取对照药材粉末 0.0500 g，置于 25 mL 容量瓶

中，加入甲醇至刻度，摇动，放置 3 h。样品提取液浓度记为 2.0 mg/mL。

实验方法 1　取样品上清液 2.00 mL 于 10 mL 容量瓶，以水定容，摇匀，扫描三维荧光图谱。测量纯水在激发波长 350 nm 的拉曼散射强度 R，以 0.5R 为步长绘制三维荧光图谱，如图 2.204 所示。

实验方法 2　取样品上清液 2.00 mL 于 10 mL 容量瓶，加入 1.0 mL NaOH 溶液，以水定容，摇匀，扫描三维荧光图谱。测量纯水在激发波长 350 nm 的拉曼散射强度 R，以 0.5R 为步长绘制三维荧光图谱，如图 2.205 所示。

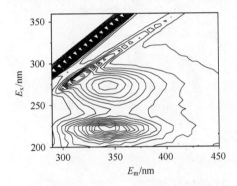
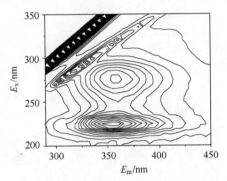

图 2.204　薤白水溶液三维荧光图谱　　　　　图 2.205　薤白碱性溶液三维荧光图谱
　浓度：400 μg/mL，20%甲醇；步长：0.5R　　　浓度：400 μg/mL，20%甲醇；pH 12.0；
　　　　　　　　　　　　　　　　　　　　　　　　　步长：0.5R

徐长卿 Xuchangqing

CYNANCHI PANICULATI RADIX ET RHIZOMA

本品为萝摩科植物徐长卿 *Cynanchum paniculatum*（Bge.）Kitag. 的干燥根及根茎的粉末。对照药材购自中国药品生物制品检定所，批号：121514-200501。

仪器与试剂　F-7000 型荧光分光光度计（Hitachi），配备 1 cm 石英池、150 W 氙灯、290 nm 滤光片。仪器条件：波长范围，E_x = 200~400 nm、E_m = 300~575 nm；间隔，5 nm；扫描速度，1200 nm/min；狭缝，5.0 nm/5.0 nm；PMT 电压，700 V。甲醇（色谱纯），0.01 mol/L AlCl$_3$ 溶液，纯水。

样品提取液的制备　精密称取对照药材粉末 0.0500 g，置于 25 mL 容量瓶中，加入甲醇至刻度，摇匀，放置 3 h。样品提取液浓度记为 2.0 mg/mL。

实验方法 1　取样品上清液 2.00 mL 于 10 mL 容量瓶，以水定容，摇匀，扫描三维荧光图谱。测量纯水在激发波长 350 nm 的拉曼散射强度 R，以 3R 为步长绘制三维荧光图谱，如图 2.206 所示。

实验方法 2　取样品上清液 2.00 mL 于 10 mL 容量瓶，加入 1.0 mL AlCl$_3$ 溶

液，以水定容，摇匀，扫描三维荧光图谱。测量纯水在激发波长 350 nm 的拉曼散射强度 R，以 $3R$ 为步长绘制三维荧光图谱，如图 2.207 所示。

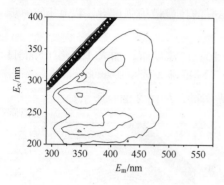

图 2.206　徐长卿水溶液三维荧光图谱
浓度：400 μg/mL，20%甲醇；步长：$3R$

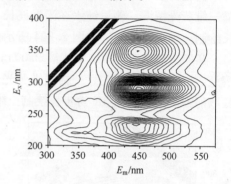

图 2.207　徐长卿- AlCl₃ 溶液三维荧光图谱
浓度：400 μg/mL，20%甲醇，0.001 mol/L
AlCl₃，步长：$3R$

延胡索 Yanhusuo

CORYDALIS RHIZOMA

本品为罂粟科植物延胡索 *Corydalis yanhusuo* W. T. Wang. 干燥块茎的粉末。对照药材购自中国药品生物制品检定所，批号：120928-200403。

仪器与试剂　F-7000 型荧光分光光度计（Hitachi），配备 1 cm 石英池、150 W 氙灯、290 nm 滤光片。仪器条件：波长范围，$E_x = 200 \sim 350$ nm、$E_m = 290 \sim 500$ nm；间隔，5 nm；扫描速度，1200 nm/min；狭缝，5.0 nm/5.0 nm；PMT 电压，700 V。甲醇（色谱纯），纯水。

样品提取液的制备　精密称取对照药材粉末 0.0250 g，置于 25 mL 容量瓶中，加入甲醇至刻度，摇匀，放置 3 h。样品提取液浓度记为 1.0 mg/mL。

实验方法　取样品上清液 1.00 mL 于 10 mL 容量瓶，以水定容，摇匀，扫描三维荧光图谱。测量纯水在激发波长 350 nm 的拉曼散射强度 R，以 R 为步长绘制三维荧光图谱，如图 2.208 所示。

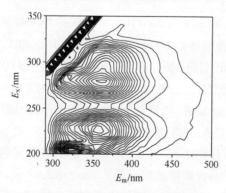

图 2.208　延胡索水溶液三维荧光图谱
浓度：100 μg/mL，10%甲醇；步长：R

伊贝母 Yibeimu

FRITILARIAE PALLIDIFLORAE BULBUS

本品为百合科植物新疆贝母 *Fritillaria walujewii* Regel. 的干燥地上部分的粉末。对照药材购自中国药品生物制品检定所，批号：120929-200504。

仪器与试剂　F-7000 型荧光分光光度计（Hitachi），配备 1 cm 石英池、150 W 氙灯、290 nm 滤光片。仪器条件：波长范围，$E_x = 200 \sim 350$ nm、$E_m = 290 \sim 450$ nm；间隔，5 nm；扫描速度，1200 nm/min；狭缝，5.0 nm/5.0 nm；PMT 电压，700 V。甲醇（色谱纯），0.1 mol/L NaOH 溶液，纯水。

样品提取液的制备　精密称取对照药材粉末 0.0500 g，置于 25 mL 容量瓶中，加入甲醇至刻度，摇动，放置 3 h。样品提取液浓度记为 2.0 mg/mL。

实验方法 1　取样品上清液 2.00 mL 于 10 mL 容量瓶，以水定容，摇匀，扫描三维荧光图谱。测量纯水在激发波长 350 nm 的拉曼散射强度 R，以 0.5R 为步长绘制三维荧光图谱，如图 2.209 所示。

实验方法 2　取样品上清液 2.00 mL 于 10 mL 容量瓶，加入 1.0 mL NaOH 溶液，以水定容，摇匀，扫描三维荧光图谱。测量纯水在激发波长 350 nm 的拉曼散射强度 R，以 0.5R 为步长绘制三维荧光图谱，如图 2.210 所示。

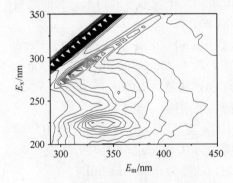

图 2.209　伊贝母水溶液三维荧光图谱
浓度：400 μg/mL，20% 甲醇；步长：0.5R

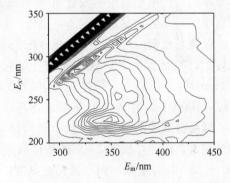

图 2.210　伊贝母碱性溶液三维荧光图谱
浓度：400 μg/mL，20% 甲醇；pH 12.0；
步长：0.5R

玉竹 Yuzhu

POLYGONATI ODORATI RHIZOMA

本品为百合科植物玉竹 *Polygonatum odoratum*（Mill.）Druce. 干燥根茎的粉末。对照药材购自中国药品生物制品检定所，批号：121467-200401。

仪器与试剂　F-7000 型荧光分光光度计（Hitachi），配备 1 cm 石英池、150 W 氙灯、290 nm 滤光片。仪器条件：波长范围，$E_x = 200 \sim 400$ nm、$E_m = 290 \sim 550$ nm；间隔，5 nm；扫描速度，1200 nm/min；狭缝，5.0 nm/5.0 nm；PMT 电压，700 V。甲醇（色谱纯）、纯水。

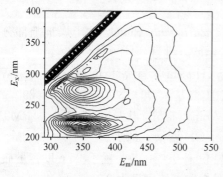

图 2.211　玉竹水溶液三维荧光图谱
浓度：$400\,\mu g/mL$，20% 甲醇；步长：R

样品提取液的制备　精密称取对照药材粉末 0.0500 g，置于 25 mL 容量瓶中，加入甲醇至刻度，摇匀，放置 3 h。样品提取液浓度记为 2.0 mg/mL。

实验方法　取样品上清液 2.00 mL 于 10 mL 容量瓶，以水定容，摇匀，扫描三维荧光图谱。测量纯水在激发波长 350 nm 的拉曼散射强度 R，以 R 为步长绘制三维荧光图谱，如图 2.211 所示。

藏菖蒲 Zangchangpu

ACORI CALAMI RHIZOMA

本品为天南星科植物藏菖蒲 *Acorus calamus* L. 干燥根茎的粉末。对照药材购自中国药品生物制品检定所，批号：121084-201003。

仪器与试剂　F-7000 型荧光分光光度计（Hitachi），配备 1 cm 石英池、150 W 氙灯、290 nm 滤光片。仪器条件：波长范围，$E_x = 200 \sim 350$ nm、$E_m = 300 \sim 450$ nm；间隔，5 nm；扫描速度，1200 nm/min；狭缝，5.0 nm/5.0 nm；PMT 电压，700 V；0.10 mol/L NaOH 溶液；甲醇（色谱纯）、纯水。

样品提取液的制备　称取对照药材 0.0100 g 置于 25 mL 容量瓶，用甲醇稀释至刻度，摇匀，放置 3 h。样品提取液浓度记为 0.40 mg/mL。取上清液 2.50 mL 至 25 mL 容量瓶，用水稀释至刻度，摇匀，浓度为 0.040 mg/mL。

实验方法 1　取样品溶液 0.50 mL 置于 10 mL 容量瓶，以水定容，摇匀，扫描三维荧光图谱，同时测量水在激发波长 350 nm 的拉曼散射强度 R，以 R 为步长绘制三维荧光图谱，如图 2.212 所示。

实验方法 2　取样品溶液 0.50 mL 于 10 mL 容量瓶，加入 1.0 mL NaOH 溶液，以水定容，摇匀，扫描三维荧光图谱，同时测量水在激发波长 350 nm 的拉曼散射强度 R，以 R 为步长绘制三维荧光图谱，如图 2.213 所示。

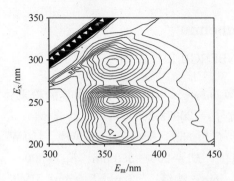

图 2.212　藏菖蒲水溶液三维荧光图谱
浓度：2.0 μg/mL，0.5％甲醇；步长：R

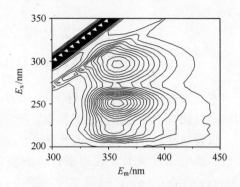

图 2.213　藏菖蒲碱性溶液三维荧光图谱
浓度：2.0 μg/mL，0.5％甲醇；pH 12.0 步长，R

藏菖蒲中发荧光的物质主要为细辛脑。

泽泻 Zexie

ALISMATIS RHIZOMA

本品为泽泻科植物泽泻 Alisma orientale（Sam.）Juzep. 干燥块茎的粉末。对照药材购自中国药品生物制品检定所，批号：121081-200302。

仪器与试剂　F-7000 型荧光分光光度计（Hitachi），配备 1 cm 石英池、150 W 氙灯、290 nm 滤光片。仪器条件：波长范围，$E_x = 200 \sim 400$ nm、$E_m = 290 \sim 550$ nm；间隔，5 nm；扫描速度，1200 nm/min；狭缝，5.0 nm/5.0 nm；PMT 电压，700 V。甲醇（色谱纯），纯水。

样品提取液的制备　精密称取对照药材粉末 0.0500 g，置于 25 mL 容量瓶中，加入甲醇至刻度，摇匀，放置 3 h。样品提取液浓度记为 2.0 mg/mL。

实验方法　取样品上清液 2.00 mL 于 10 mL 容量瓶，以水定容，摇匀，扫描三维荧光图谱。测量纯水在激发波长 350 nm 的拉曼散射强度 R，以 R 为步长绘制三维荧光图谱，如图 2.214 所示。

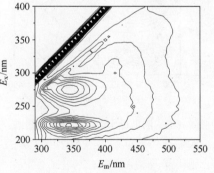

图 2.214　泽泻水溶液三维荧光图谱
浓度：400 μg/mL，20％甲醇；步长：R

浙贝母 Zhebeimu

FRITILLARIAE THUNBERGII BULBUS

本品为百合科植物浙贝母 *Fritillaria thunbergii* Miq. 的干燥鳞茎的粉末。对照药材购自中国药品生物制品检定所，批号：120972-200404。

仪器与试剂　F-7000 型荧光分光光度计（Hitachi），配备 1 cm 石英池、150 W 氙灯、290 nm 滤光片。仪器条件：波长范围，$E_x = 200 \sim 350$ nm、$E_m = 300 \sim 450$ nm；间隔，5 nm；扫描速度，1200 nm/min；狭缝，5.0 nm/5.0 nm；PMT 电压，700 V。甲醇（色谱纯），0.1 mol/L NaOH 溶液，纯水。

样品提取液的制备　精密称取对照药材粉末 0.0500 g，置于 25 mL 容量瓶中，加入甲醇至刻度，摇动，放置 3 h。样品提取液浓度记为 2.0 mg/mL。

实验方法 1　取样品上清液 2.00 mL 于 10 mL 容量瓶，以水定容，摇匀，扫描三维荧光图谱。测量纯水在激发波长 350 nm 的拉曼散射强度 R，以 R 为步长绘制三维荧光图谱，如图 2.215 所示。

实验方法 2　取样品上清液 2.00 mL 于 10 mL 容量瓶，加入 1.0 mL NaOH 溶液，以水定容，摇匀，扫描三维荧光图谱。测量纯水在激发波长 350 nm 的拉曼散射强度 R，以 R 为步长绘制三维荧光图谱，如图 2.216 所示。

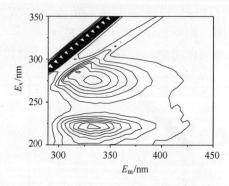 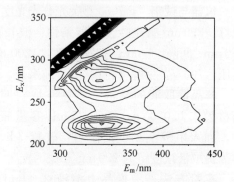

图 2.215　浙贝母水溶液三维荧光图谱　　　图 2.216　浙贝母碱性溶液三维荧光图谱
浓度：400 μg/mL，20%甲醇；步长：R　　　浓度：400 μg/mL，20%甲醇；pH 12.0；步长：R

知母 Zhimu

ANEMARRHENAE RHIZOMA

本品为百合科植物知母 *Anemarrhena asphodeloides* Bge. 的干燥根茎。对照药材购自中国药品生物制品检定所，批号：1070-200002。

仪器与试剂　F-7000 型荧光分光光度计（Hitachi），配备 1 cm 石英池、150 W 氙灯、290 nm 滤光片。仪器条件：波长范围，$E_x = 200 \sim 450$ nm、$E_m = 300 \sim 600$ nm；间隔，5 nm；扫描速度，1200 nm/min；狭缝，5.0 nm/5.0 nm；PMT 电压，700 V。甲醇（色谱纯），0.1 mol/L NaOH 溶液，纯水。

样品提取液的制备　精密称取对照药材粉末 0.0500 g，置于 25 mL 容量瓶中，加入甲醇至刻度，摇动，放置 3 h。样品提取液浓度记为 2.0 mg/mL。

实验方法 1　取样品上清液 1.00 mL 于 10 mL 容量瓶，以水定容，摇匀，扫描三维荧光图谱。测量纯水在激发波长 350 nm 的拉曼散射强度 R，以 $5R$ 为步长绘制三维荧光图谱，如图 2.217 所示。

实验方法 2　取样品上清液 1.00 mL 于 10 mL 容量瓶，加入 1.0 mL NaOH 溶液，以水定容，摇匀，扫描三维荧光图谱。测量纯水在激发波长 350 nm 的拉曼散射强度 R，以 $5R$ 为步长绘制三维荧光图谱，如图 2.218 所示。

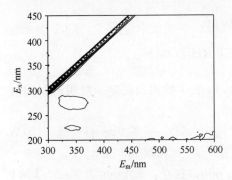

图 2.217　知母水溶液三维荧光图谱
浓度：200 μg/mL，10% 甲醇；步长：5R

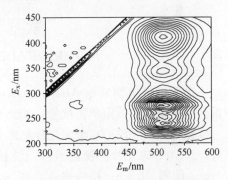

图 2.218　知母碱性溶液三维荧光图谱
浓度：200 μg/mL，10% 甲醇；pH 12.0；
步长：5R

知母中的化学成分以甾体皂苷、双苯吡酮类为主，还含有木脂素类、黄酮类、多糖类、有机酸类等成分。其中，芒果苷在碱性溶液中发生质子离解，530 nm 附近出现荧光峰，是芒果苷的特征荧光反应。

紫色姜 Zisejiang

ZINGIBERIS PURPUREI RHZOMA

本品为姜科植物紫色姜 *Zingiber purpureum* Rosc. 干燥根茎的粉末。对照药材购自中国药品生物制品检定所，批号：121306-200301。

仪器与试剂　F-7000 型荧光分光光度计（Hitachi），配备 1 cm 石英池、150 W 氙灯、290 nm 滤光片。仪器条件：波长范围，$E_x = 200 \sim 350$ nm、$E_m = 290 \sim$

450 nm；间隔，5 nm；扫描速度，1200 nm/min；狭缝，5.0 nm/5.0 nm；PMT 电压，700 V。甲醇（色谱纯），纯水。

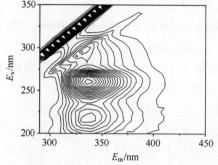

图 2.219　紫色姜水溶液三维荧光图谱
浓度：2.0 μg/mL，10%甲醇；步长：R

样品提取液的制备　精密称取对照药材粉末 0.0100 g，置于 25 mL 容量瓶中，加入甲醇至刻度，摇匀，放置 3 h。取 0.50 mL 到 10 mL 容量瓶中，样品提取液浓度记为 0.020 mg/mL。

实验方法　取样品溶液 1.00 mL 于 10 mL 容量瓶，以水定容，摇匀，扫描三维荧光图谱。测量纯水在激发波长 350 nm 的拉曼散射强度 R，以 R 为步长绘制三维荧光图谱，如图 2.219 所示。

紫菀 Ziwan

ASTERIS RADIX ET RHIZOMA

本品为菊科植物紫菀 *Aster tataricus* L. f. 的干燥根及根茎。对照药材购自中国药品生物制品检定所，批号：0956-9903。

仪器与试剂　F-7000 型荧光分光光度计（Hitachi），配备 1 cm 石英池、150 W 氙灯、290 nm 滤光片。仪器条件：波长范围，$E_x = 200 \sim 430$ nm、$E_m = 300 \sim 570$ nm；间隔，5 nm；扫描速度，1200 nm/min；狭缝，5.0 nm/5.0 nm；PMT 电压，700 V。甲醇（色谱纯），纯水。

样品提取液的制备　精密称取对照药材粉末 0.0250 g，置于 25 mL 容量瓶中，加入甲醇至刻度，摇匀，放置 3 h。样品提取液浓度记为 1.0 mg/mL。

实验方法　取样品上清液 1.00 mL 于 10 mL 容量瓶，以水定容，摇匀，扫描三维荧光图谱。测量纯水在激发波长 350 nm 的拉曼散射强度 R，以 R 为步长绘制三维荧光图谱，如图 2.220 所示。

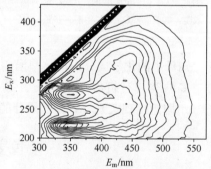

图 2.220　紫菀水溶液三维荧光图谱
浓度：100 μg/mL，10%甲醇；步长：R

第三章　茎木类中药

茎木类中药包括药用木本植物的茎藤或其木材部分，以及少数草本植物的茎藤，可分为茎类中药和木类中药。

茎类中药的药用部位包括茎藤（caulis）、茎枝（ramulus）、茎刺（spina）或仅用茎的髓部（medulla）。药用草本植物的茎则列入全草类中药。

木类中药主要采用木本植物茎的形成层以内的木材（lignum）。木材可分为边材和心材。边材形成较晚，含水分较多，颜色较浅；心材形成较早，蓄积了较多的挥发油和树脂类物质，颜色较深，质地较致密。木类中药大多采用心材。

川木通 Chuanmutong

CLEMATIDIS ARMANDII CAULIS

本品为毛茛科植物绣球藤 *Clematis montana* Buch.-Ham. 的干燥藤茎。对照药材购自中国药品生物制品检定所，批号：121409-200401。

仪器与试剂　F-7000 型荧光分光光度计（Hitachi），配备 1 cm 石英池、150 W 氙灯、290 nm 滤光片。仪器条件：波长范围，$E_x = 200 \sim 350$ nm、$E_m = 290 \sim 500$ nm；间隔，5 nm；扫描速度，1200 nm/min；狭缝，5.0 nm/5.0 nm；PMT 电压，700 V。甲醇（色谱纯），0.1 mol/L NaOH 溶液，纯水。

样品提取液的制备　精密称取对照药材粉末 0.0250 g，置于 25 mL 容量瓶中，加入甲醇至刻度，摇动，放置 3 h。样品提取液浓度记为 1.0 mg/mL。

实验方法 1　取样品上清液 1.00 mL 于 10 mL 容量瓶，以水定容，摇匀，扫描三维荧光图谱。测量纯水在激发波长 350 nm 的拉曼散射强度 R，以 R 为步长绘制三维荧光图谱，如图 3.1 所示。

实验方法 2　取样品上清液 1.00 mL 于 10 mL 容量瓶，加入 1.0 mL NaOH 溶液，以水定容，摇匀，扫描三维荧光图谱。测量纯水在激发波长 350 nm 的拉曼散射强度 R，以 R 为步长绘制三维荧光图谱，如图 3.2 所示。

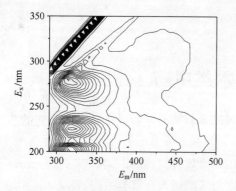

图 3.1　川木通水溶液三维荧光图谱

浓度：100 μg/mL，10%甲醇；步长：R

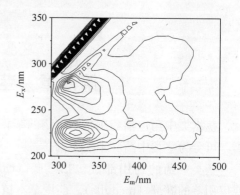

图 3.2　川木通碱性溶液三维荧光图谱

浓度：100 μg/mL，10%甲醇；pH 12.0；步长：R

大血藤 Daxueteng

SARGENTODOXAE CAULIS

本品为木通科植物大血藤 *Sargentodoxa cuneata*（Oliv.）Rehd. et Wils. 干燥藤茎的粉末。对照药材购自中国药品生物制品检定所，批号：121353-200401。

仪器与试剂　F-7000 型荧光分光光度计（Hitachi），配备 1 cm 石英池、150 W 氙灯、290 nm 滤光片。仪器条件：波长范围，$E_x = 200 \sim 350$ nm、$E_m = 290 \sim 450$ nm；间隔，5 nm；扫描速度，1200 nm/min；狭缝，5.0 nm/5.0 nm；PMT 电压，700 V。甲醇（色谱纯），0.1 mol/L NaOH 溶液，纯水。

样品提取液的制备　精密称取对照药材粉末 0.0100 g，置于 25 mL 容量瓶中，加入甲醇至刻度，摇动，放置 3 h。样品提取液浓度记为 0.40 mg/mL。

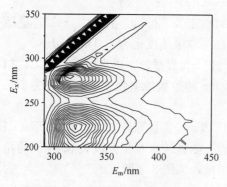

图 3.3　大血藤水溶液三维荧光图谱

浓度：20 μg/mL，5%甲醇；步长：R

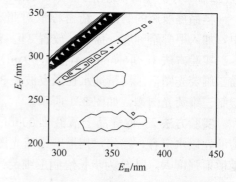

图 3.4　大血藤碱性溶液三维荧光图谱

浓度：20 μg/mL，5%甲醇；pH 12.0；步长：R

实验方法 1　取样品上清液 0.50 mL 于 10 mL 容量瓶，以水定容，摇匀，扫描三维荧光图谱。测量纯水在激发波长 350 nm 的拉曼散射强度 R，以 R 为步长绘制三维荧光图谱，如图 3.3 所示。

实验方法 2　取样品上清液 0.50 mL 于 10 mL 容量瓶，加入 1.0 mL NaOH 溶液，以水定容，摇匀，扫描三维荧光图谱。测量纯水在激发波长 350 nm 的拉曼散射强度 R，以 R 为步长绘制三维荧光图谱，如图 3.4 所示。

滇鸡血藤 Dianjixueteng

KADSURAE CAULIS

本品为木兰科植物内南五味子 *Kadsura interior* A . C. Smith 的干燥藤茎。对照药材购自中国食品药品检定研究院，批号：121618-201001。

仪器与试剂　F-7000 型荧光分光光度计（Hitachi），配备 1 cm 石英池、150 W 氙灯、290 nm 滤光片。仪器条件：波长范围，$E_x = 200 \sim 350$ nm、$E_m = 290 \sim 550$ nm；间隔，5 nm；扫描速度，1200 nm/min；狭缝，5.0 nm/5.0 nm；PMT 电压，700 V。甲醇（色谱纯），0.10 mol/L NaOH，纯水。

样品提取液的制备　精密称取对照药材粉末 0.0250 g，置于 25 mL 容量瓶中，加入甲醇至刻度，摇匀，放置 3 h。样品提取液浓度记为 1.0 mg/mL。

实验方法 1　取样品上清液 0.50 mL 于 10 mL 容量瓶，以水定容，摇匀，扫描三维荧光图谱。测量纯水在激发波长 350 nm 的拉曼散射强度 R，以 R 为步长绘制三维荧光图谱，如图 3.5 所示。

实验方法 2　取样品上清液 0.50 mL 于 10 mL 容量瓶，加入 1.0 mL NaOH 溶液，以水定容，摇匀，扫描三维荧光图谱。测量纯水在激发波长 350 nm 的拉曼散射强度 R，以 R 为步长绘制三维荧光图谱，如图 3.6 所示。

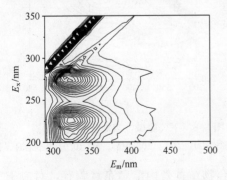

图 3.5　滇鸡血藤水溶液三维荧光图谱
浓度：50 μg/mL，5％甲醇；步长：R

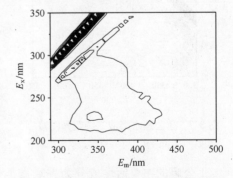

图 3.6　滇鸡血藤碱性溶液三维荧光图谱
浓度：50 μg/mL，5％甲醇；pH 12.0；步长：R

滇鸡血藤中含有木质素类化合物，如南五味子酯甲、滇南五味子酯、内南五味子素等，发射波长位于 325 nm 附近的荧光峰归属于此类化合物。在样品提取液中加入 NaOH 之后，荧光减弱。

丁公藤 Dinggongteng

ERYCIBES CAULIS

本品为旋花科植物光叶丁公藤 *Erycibe schmidtii* Craib 的干燥藤茎的粉末。对照药材购自中国药品生物制品检定所，批号：901-200203。

仪器与试剂　F-7000 型荧光分光光度计（Hitachi），配备 1 cm 石英池、150 W 氙灯、290 nm 滤光片。仪器条件：波长范围，$E_x = 200 \sim 425$ nm、$E_m = 300 \sim 550$ nm；间隔，5 nm；扫描速度，1200 nm/min；狭缝，5.0 nm/5.0 nm；PMT 电压，700 V。甲醇（色谱纯），0.001 mol/L NaOH 溶液，纯水。

样品提取液的制备　精密称取对照药材粉末 0.0250 g，置于 25 mL 容量瓶中，加入甲醇至刻度，摇动，放置 3 h。样品提取液浓度记为 1.0 mg/mL。

实验方法 1　取样品上清液 1.00 mL 于 10 mL 容量瓶，以水定容，摇匀，扫描三维荧光图谱。测量纯水在激发波长 350 nm 的拉曼散射强度 R，以 R 为步长绘制三维荧光图谱，如图 3.7 所示。

实验方法 2　取样品上清液 1.00 mL 于 10 mL 容量瓶，加入 1.0 mL NaOH 溶液，以水定容，摇匀，扫描三维荧光图谱。测量纯水在激发波长 350 nm 的拉曼散射强度 R，以 R 为步长绘制三维荧光图谱，如图 3.8 所示。

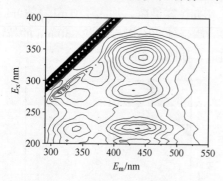 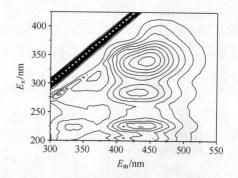

图 3.7　丁公藤水溶液三维荧光图谱　　　　图 3.8　丁公藤碱性溶液三维荧光图谱
浓度：100 μg/mL，10%甲醇；步长：R　　　浓度：100 μg/mL，10%甲醇；pH 10.0；步长：R

丁公藤的主要活性成分为香豆素类化合物东莨菪内酯和东莨菪苷，对应于 450 nm 附近的荧光峰。在 pH 10.0 的弱碱性条件下，三维荧光图谱略有变化。

功劳木 Gonglaomu

MAHONIAE CAULIS

本品为小檗科植物阔叶十大功劳 *Mahonia bealei*（Fort.）Carr. 干燥茎的粉末。对照药材购自中国药品生物制品检定所，批号：121461-200401。

仪器与试剂　F-7000 型荧光分光光度计（Hitachi），配备 1 cm 石英池、150 W 氙灯、290 nm 滤光片。仪器条件：波长范围，$E_x = 200 \sim 400$ nm、$E_m = 290 \sim 550$ nm；间隔，5 nm；扫描速度，1200 nm/min；狭缝，5.0 nm/5.0 nm；PMT 电压，700 V。甲醇（色谱纯），纯水。

样品提取液的制备　精密称取对照药材粉末 0.0250 g，置于 25 mL 容量瓶中，加入甲醇至刻度，摇动，放置 3 h。样品提取液浓度记为 1.0 mg/mL。

实验方法 1　取样品上清液 1.00 mL 于 10 mL 容量瓶，以水定容，摇匀，扫描三维荧光图谱。测量纯水在激发波长 350 nm 的拉曼散射强度 R，以 R 为步长绘制三维荧光图谱，如图 3.9 所示。

实验方法 2　取样品上清液 1.00 mL 于 10 mL 容量瓶，甲醇定容，摇匀，扫描三维荧光图谱。测量纯水在激发波长 350 nm 的拉曼散射强度 R，以 R 为步长绘制三维荧光图谱，如图 3.10 所示。

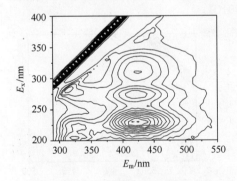 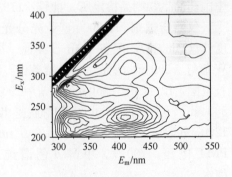

图 3.9　功劳木水溶液三维荧光图谱　　　　图 3.10　功劳木甲醇溶液三维荧光图谱
浓度：100 μg/mL，10%甲醇；步长：R　　　浓度：100 μg/mL，100%甲醇；步长：R

钩藤 Gouteng

UNCARIAE RAMULUS CUM UNCIS

本品为茜草科植物钩藤 *Uncaria rhynchophylla*（Miq.）Jacks. 干燥带钩茎枝的粉末。对照药材购自中国药品生物制品检定所，批号：121190-200402。

仪器与试剂　F-7000 型荧光分光光度计（Hitachi），配备 1 cm 石英池、150 W 氙灯、290 nm 滤光片。仪器条件：波长范围，$E_x = 200 \sim 400$ nm、$E_m = 290 \sim 500$ nm；间隔，5 nm；扫描速度，1200 nm/min；狭缝，5.0 nm/5.0 nm；PMT 电压，700 V。甲醇（色谱纯），纯水。

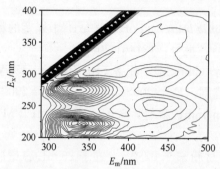

图 3.11　钩藤水溶液三维荧光图谱
浓度：100 μg/mL，10% 甲醇；步长：R

样品提取液的制备　精密称取对照药材粉末 0.0250 g，置于 25 mL 容量瓶中，加入甲醇至刻度，摇匀，放置 3 h。样品提取液浓度记为 1.0 mg/mL。

实验方法　取样品上清液 1.00 mL 于 10 mL 容量瓶，以水定容，摇匀，扫描三维荧光图谱。测量纯水在激发波长 350 nm 的拉曼散射强度 R，以 R 为步长绘制三维荧光图谱，如图 3.11 所示。

桂枝 Guizhi

CINNAMOMI RAMULUS

本品为樟科植物肉桂 *Cinnamomum cassia* Presl 的干燥嫩枝。对照药材购自中国药品生物制品检定所，批号：1191-200101。

仪器与试剂　F-7000 型荧光分光光度计（Hitachi），配备 1 cm 石英池、150 W 氙灯、290 nm 滤光片。仪器条件：波长范围，$E_x = 200 \sim 350$ nm、$E_m = 290 \sim 500$ nm；间隔，5 nm；扫描速度，1200 nm/min；狭缝，5.0 nm/5.0 nm；PMT 电压，700 V。甲醇（色谱纯），纯水。

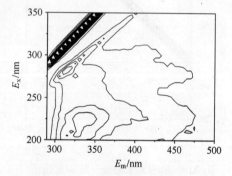

图 3.12　桂枝水溶液三维荧光图谱
浓度：50 μg/mL，5% 甲醇；步长：0.5R

样品提取液的制备　精密称取对照药材粉末 0.0250 g，置于 25 mL 容量瓶中，加入甲醇至刻度，摇匀，放置 3 h。样品提取液浓度记为 1.0 mg/mL。

实验方法　取样品上清液 0.50 mL 于 10 mL 容量瓶，以水定容，摇匀，扫描三维荧光图谱。测量纯水在激发波长 350 nm 的拉曼散射强度 R，以 0.5R 为步长绘制三维荧光图谱，如图 3.12 所示。

鸡血藤 Jixueteng

SPATHOLOBI CAULIS

本品为豆科植物密花豆 *Spatholobus suberectus* Dunn 干燥藤茎的粉末。对照药材购自中国药品生物制品检定所，批号：121173-200902。

仪器与试剂 F-7000 型荧光分光光度计（Hitachi），配备 1 cm 石英池、150 W 氙灯、290 nm 滤光片。仪器条件：波长范围，$E_x = 200 \sim 400$ nm、$E_m = 290 \sim 550$ nm；间隔，5 nm；扫描速度，1200 nm/min；狭缝，5.0 nm/5.0 nm；PMT 电压，700 V。甲醇（色谱纯），0.01 mol/L 硼砂溶液，纯水。

样品提取液的制备 精密称取对照药材粉末 0.0250 g，置于 25 mL 容量瓶中，加入甲醇至刻度，摇动，放置 3 h。样品提取液浓度记为 1.0 mg/mL。

实验方法 1 取样品上清液 1.00 mL 于 10 mL 容量瓶，以水定容，摇匀，扫描三维荧光图谱。测量纯水在激发波长 350 nm 的拉曼散射强度 R，以 0.5R 为步长绘制三维荧光图谱，如图 3.13 所示。

实验方法 2 取样品上清液 1.00 mL 于 10 mL 容量瓶，加入 1.0 mL 硼砂溶液，以水定容，摇匀，扫描三维荧光图谱。测量纯水在激发波长 350 nm 的拉曼散射强度 R，以 0.5R 为步长绘制三维荧光图谱，如图 3.14 所示。

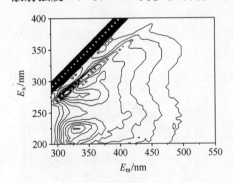

图 3.13 鸡血藤水溶液三维荧光图谱
浓度：100 µg/mL，10%甲醇；步长：0.5R

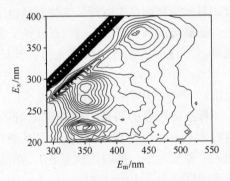

图 3.14 鸡血藤硼砂溶液三维荧光图谱
浓度：100 µg/mL，10%甲醇；0.001 mol/L 硼砂；
步长：0.5R

降香 Jiangxiang

DALBERGIAE ODORIFERAE LIGNUM

本品为豆科植物降香檀 *Dalbergia odorifera* T. Chen 干燥树干和根的心材粉末。对照药材购自中国药品生物制品检定所，批号：120952-200506。

仪器与试剂　F-7000 型荧光分光光度计（Hitachi），配备 1 cm 石英池、150 W 氙灯、290 nm 滤光片。仪器条件：波长范围，$E_x = 200 \sim 400$ nm、$E_m = 290 \sim 500$ nm；间隔，5 nm；扫描速度，1200 nm/min；狭缝，5.0 nm/5.0 nm；PMT 电压，700 V。甲醇（色谱纯），纯水。

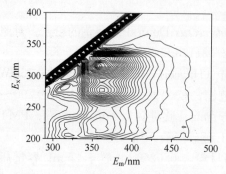

图 3.15　降香水溶液三维荧光图谱
浓度：20 μg/mL，5% 甲醇；步长：R

样品提取液的制备　精密称取对照药材粉末 0.0100 g，置于 25 mL 容量瓶中，加入甲醇至刻度，摇匀，放置 3 h。样品提取液浓度记为 0.40 mg/mL。

实验方法　取样品上清液 0.50 mL 于 10 mL 容量瓶，以水定容，摇匀，扫描三维荧光图谱。测量纯水在激发波长 350 nm 的拉曼散射强度 R，以 R 为步长绘制三维荧光图谱，如图 3.15。

苦木 Kumu

PICRASMAE RAMULUS ET FOLIUM

本品为苦木科植物苦木 *Picrasma quassioides*（D. Don）Benn. 的干燥枝及叶。对照药材购自中国药品生物制品检定所，批号：1017-9902。

仪器与试剂　F-7000 型荧光分光光度计（Hitachi），配备 1 cm 石英池、150 W 氙灯、290 nm 滤光片。仪器条件：波长范围，$E_x = 200 \sim 400$ nm、$E_m = 325 \sim 550$ nm；间隔，5 nm；扫描速度，1200 nm/min；狭缝，5.0 nm/5.0 nm；PMT 电压，700 V。甲醇（色谱纯），纯水。

样品提取液的制备　精密称取对照药材粉末 0.0100 g，置于 25 mL 容量瓶中，加入甲醇至刻度，摇匀，放置 3 h。样品提取液浓度记为 0.40 mg/mL。

实验方法　取样品上清液 0.50 mL 于 10 mL 容量瓶，以水定容，摇匀，扫描三维荧光图谱。测量纯水在激发波长 350 nm 的拉曼散射强度 R，以 R 为步长绘制三维荧光图谱，如图 3.16 所示。

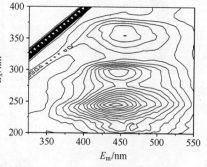

图 3.16　苦木水溶液三维荧光图谱
浓度：20 μg/mL，5% 甲醇；步长：R

宽筋藤 Kuanjinteng

TINOSPORAE SINENSIS CAULIS

本品为防己科植物宽筋藤 *Tinospora cordifolia* (Wulld) Miers. 干燥茎。对照药材购自中国药品生物制品检定所，批号：121391-200401。

仪器与试剂　F-7000 型荧光分光光度计（Hitachi），配备 1 cm 石英池、150 W 氙灯、290 nm 滤光片。仪器条件：波长范围，$E_x = 200 \sim 375$ nm、$E_m = 290 \sim 500$ nm；间隔，5 nm；扫描速度，1200 nm/min；狭缝，5.0 nm/5.0 nm；PMT 电压，700 V。甲醇（色谱纯），纯水。

样品提取液的制备　精密称取对照药材粉末 0.0250 g，置于 25 mL 容量瓶中，加入甲醇至刻度，摇匀，放置 3 h。样品提取液浓度记为 1.0 mg/mL。

实验方法　取样品上清液 1.00 mL 于 10 mL 容量瓶，以水定容，摇匀，扫描三维荧光图谱。测量纯水在激发波长 350 nm 的拉曼散射强度 R，以 R 为步长绘制三维荧光图谱，如图 3.17 所示。

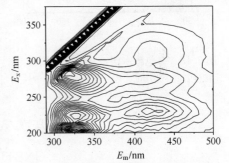

图 3.17　宽筋藤水溶液三维荧光图谱
浓度：100 μg/mL，10% 甲醇；步长：R

绿包藤 Lübaoteng

TINOSPORAE CRISPAE

本品为防己科植物绿包藤 *Tinospora crispa* (L.) Miers 干燥茎的粉末。对照药材购自中国药品生物制品检定所，批号：121371-200401。

仪器与试剂　F-7000 型荧光分光光度计（Hitachi），配备 1 cm 石英池、150 W 氙灯、290 nm 滤光片。仪器条件：波长范围，$E_x = 200 \sim 400$ nm、$E_m = 290 \sim 500$ nm；间隔，5 nm；扫描速度，1200 nm/min；狭缝，5.0 nm/5.0 nm；PMT 电压，700 V。甲醇（色谱纯），0.1 mol/L NaOH 溶液，纯水。

样品提取液的制备　精密称取对照药材粉末 0.0250 g，置于 25 mL 容量瓶中，加入甲醇至刻度，摇动，放置 3 h。样品提取液浓度记为 1.0 mg/mL。

实验方法 1　取样品上清液 1.00 mL 于 10 mL 容量瓶，以水定容，摇匀，扫描三维荧光图谱。测量纯水在激发波长 350 nm 的拉曼散射强度 R，以 R 为步长绘制三维荧光图谱，如图 3.18 所示。

实验方法 2　取样品上清液 1.00 mL 于 10 mL 容量瓶，加入 1.0 mL NaOH 溶液，以水定容，摇匀，扫描三维荧光图谱。测量纯水在激发波长 350 nm 的拉曼散射强度 R，以 R 为步长绘制三维荧光图谱，如图 3.19 所示。

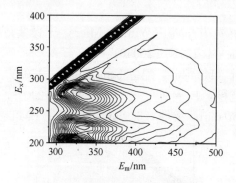
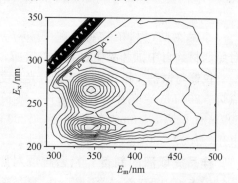

图 3.18　绿包藤水溶液三维荧光图谱　　　　图 3.19　绿包藤碱性溶液三维荧光图谱
浓度：100 μg/mL，10%甲醇；步长：R　　　浓度：100 μg/mL，10%甲醇；pH 12.0；步长：R

买麻藤 Maimateng

GNETI CAULIS

本品为买麻藤科植物买麻藤 *Gnetum montanum* Markgr. 的干燥藤茎的粉末。对照药材购自中国药品生物制品检定所，批号：121260-200502。

仪器与试剂　F-7000 型荧光分光光度计（Hitachi），配备 1 cm 石英池、150 W 氙灯、290 nm 滤光片。仪器条件：波长范围，$E_x = 200 \sim 350$ nm、$E_m = 290 \sim 500$ nm；间隔，5 nm；扫描速度，1200 nm/min；狭缝，5.0 nm/5.0 nm；PMT 电压，700 V。甲醇（色谱纯），0.01 mol/L $AlCl_3$ 溶液，纯水。

样品提取液的制备　精密称取对照药材粉末 0.0100 g，置于 25 mL 容量瓶中，加入甲醇至刻度，摇动，放置 3 h。样品提取液浓度记为 0.40 mg/mL。

实验方法 1　取样品上清液 0.50 mL 于 10 mL 容量瓶，以水定容，摇匀，扫描三维荧光图谱。测量纯水在激发波长 350 nm 的拉曼散射强度 R，以 R 为步长绘制三维荧光图谱，如图 3.20 所示。

实验方法 2　取样品上清液 0.50 mL 于 10 mL 容量瓶，加入 1.0 mL $AlCl_3$ 溶液，以水定容，摇匀，扫描三维荧光图谱。测量纯水在激发波长 350 nm 的拉曼散射强度 R，以 R 为步长绘制三维荧光图谱，如图 3.21 所示。

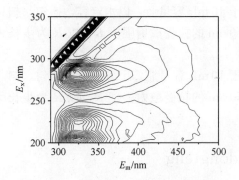

图 3.20 买麻藤水溶液三维荧光图谱
浓度：20 μg/mL，5%甲醇；步长：R

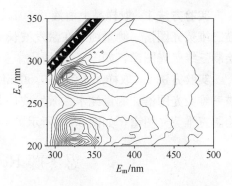

图 3.21 买麻藤-AlCl₃溶液三维荧光图谱
浓度：20 μg/mL，5%甲醇；0.001 mol/L AlCl₃；
步长：R

青风藤 Qingfengteng

SINOMENII CAULIS

本品为防己科植物青藤 *Sinomenium acutum*（Thunb.）Rehd. et Wils. 的干燥藤茎。对照药材购自中国药品生物制品检定所，批号：1251-0301。

仪器与试剂 F-7000 型荧光分光光度计（Hitachi），配备 1 cm 石英池、150 W 氙灯、290 nm 滤光片。仪器条件：波长范围，$E_x = 200 \sim 400$ nm、$E_m = 290 \sim 550$ nm；间隔，5 nm；扫描速度，1200 nm/min；狭缝，5.0 nm/5.0 nm；PMT 电压，700 V。甲醇（色谱纯），纯水。

样品提取液的制备 精密称取对照药材粉末 0.0100 g，置于 25 mL 容量瓶中，加入甲醇至刻度，摇动，放置 3 h。样品提取液浓度记为 0.40 mg/mL。

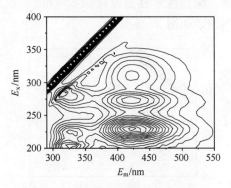

图 3.22 青风藤水溶液三维荧光图谱
浓度：20 μg/mL，5%甲醇；步长：R

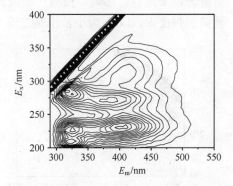

图 3.23 青风藤甲醇溶液三维荧光图谱
浓度：20 μg/mL，100%甲醇；步长：R

实验方法 1　取样品上清液 0.50 mL 于 10 mL 容量瓶，以水定容，摇匀，扫描三维荧光图谱。测量纯水在激发波长 350 nm 的拉曼散射强度 R，以 R 为步长绘制三维荧光图谱，如图 3.22 所示。

实验方法 2　取样品上清液 0.50 mL 于 10 mL 容量瓶，甲醇定容，摇匀，扫描三维荧光图谱。测量纯水在激发波长 350 nm 的拉曼散射强度 R，以 R 为步长绘制三维荧光图谱，如图 3.23 所示。

忍冬藤 Rendongteng

LONICERAE JAPONICAE CAULIS

本品为忍冬科植物忍冬 *Lonicera japonica* Thunb. 的干燥茎枝。对照药材购自中国药品生物制品检定所，批号：1069-9901。

仪器与试剂　F-7000 型荧光分光光度计（Hitachi），配备 1 cm 石英池、150 W 氙灯、290 nm 滤光片。仪器条件：波长范围，$E_x = 200 \sim 350$ nm、$E_m = 290 \sim 450$ nm；间隔，5 nm；扫描速度，1200 nm/min；狭缝，5.0 nm/5.0 nm；PMT 电压，700 V。甲醇（色谱纯），0.1 mol/L NaOH 溶液，纯水。

样品提取液的制备　精密称取对照药材粉末 0.0250 g，置于 25 mL 容量瓶中，加入甲醇至刻度，摇动，放置 3 h。样品提取液浓度记为 1.0 mg/mL。

实验方法 1　取样品上清液 1.00 mL 于 10 mL 容量瓶，以水定容，摇匀，扫描三维荧光图谱。测量纯水在激发波长 350 nm 的拉曼散射强度 R，以 R 为步长绘制三维荧光图谱，如图 3.24 所示。

实验方法 2　取样品上清液 1.00 mL 于 10 mL 容量瓶，加入 1.0 mL NaOH 溶液，以水定容，摇匀，扫描三维荧光图谱。测量纯水在激发波长 350 nm 的拉曼散射强度 R，以 R 为步长绘制三维荧光图谱，如图 3.25 所示。

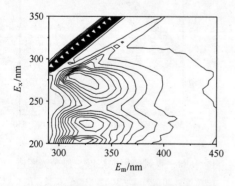

图 3.24　忍冬藤水溶液三维荧光图谱
浓度：100 μg/mL，10%甲醇；步长：R

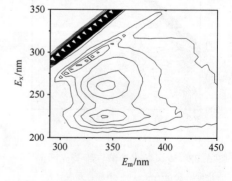

图 3.25　忍冬藤碱性溶液三维荧光图谱
浓度：100 μg/mL，10%甲醇；pH 12.0；步长：R

桑枝 Sangzhi

MORI RAMULUS

本品为桑科植物桑 *Morus alba* L. 的干燥嫩枝。对照药材购自中国药品生物制品检定所，批号：121427-200501。

仪器与试剂　F-7000 型荧光分光光度计（Hitachi），配备 1 cm 石英池、150 W 氙灯、290 nm 滤光片。仪器条件：波长范围，$E_x = 200 \sim 400$ nm、$E_m = 290 \sim 500$ nm；间隔，5 nm；扫描速度，1200 nm/min；狭缝，5.0 nm/5.0 nm；PMT 电压，700 V。甲醇（色谱纯），纯水。

样品提取液的制备　精密称取对照药材粉末 0.0100 g，置于 25 mL 容量瓶中，加入甲醇至刻度，摇匀，放置 3 h。样品提取液浓度记为 0.40 mg/mL。

实验方法　取样品上清液 0.50 mL 于 10 mL 容量瓶，以水定容，摇匀，扫描三维荧光图谱。测量纯水在激发波长 350 nm 的拉曼散射强度 R，以 R 为步长绘制三维荧光图谱，如图 3.26 所示。

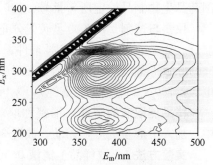

图 3.26　桑枝水溶液三维荧光图谱
浓度：20 μg/mL，5%甲醇，步长：R

首乌藤 Shouwuteng

POLYGONI MULTIFLORI CAULIS

本品为蓼科植物何首乌 *Polygonum multiflorum* Thunb. 的干燥藤茎。对照药材购自中国药品生物制品检定所，批号：939-200203。

仪器与试剂　F-7000 型荧光分光光度计（Hitachi），配备 1 cm 石英池、150 W 氙灯、290 nm 滤光片。仪器条件：波长范围，$E_x = 200 \sim 400$ nm、$E_m = 290 \sim 550$ nm；间隔，5 nm；扫描速度，1200 nm/min；狭缝，5.0 nm/5.0 nm；PMT 电压，700 V。甲醇（色谱纯），纯水。

样品提取液的制备　精密称取对照药材粉末 0.0250 g，置于 25 mL 容量瓶中，加入甲醇至刻度，摇匀，放置 3 h。样品提

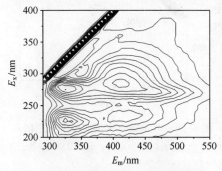

图 3.27　首乌藤水溶液三维荧光图谱
浓度：100 μg/mL，10%甲醇；步长：R

取液浓度记为 1.0 mg/mL。

实验方法　取样品上清液 1.00 mL 于 10 mL 容量瓶，以水定容，摇匀，扫描三维荧光图谱。测量纯水在激发波长 350 nm 的拉曼散射强度 R，以 R 为步长绘制三维荧光图谱，如图 3.27 所示。

苏木 Sumu

SAPPAN LIGNUM

本品为豆科植物苏木 *Caesalpinia sappan* L. 的干燥心材。对照药材购自中国药品生物制品检定所，批号：1067-9901。

仪器与试剂　F-7000 型荧光分光光度计（Hitachi），配备 1 cm 石英池、150 W 氙灯、290 nm 滤光片。仪器条件：波长范围，$E_x = 200 \sim 400$ nm、$E_m = 290 \sim 550$ nm；间隔，5 nm；扫描速度，1200 nm/min；狭缝，5.0 nm/5.0 nm；PMT 电压，700 V。甲醇（色谱纯），0.1 mol/L NaOH 溶液，纯水。

样品提取液的制备　精密称取对照药材粉末 0.0100 g，置于 25 mL 容量瓶中，加入甲醇至刻度，摇动，放置 3 h。样品提取液浓度记为 0.40 mg/mL。

实验方法 1　取样品上清液 0.50 mL 于 10 mL 容量瓶，以水定容，摇匀，扫描三维荧光图谱。测量纯水在激发波长 350 nm 的拉曼散射强度 R，以 R 为步长绘制三维荧光图谱，如图 3.28 所示。

实验方法 2　取样品上清液 0.50 mL 于 10 mL 容量瓶，加入 1.0 mL NaOH 溶液，以水定容，摇匀，扫描三维荧光图谱。测量纯水在激发波长 350 nm 的拉曼散射强度 R，以 R 为步长绘制三维荧光图谱，如图 3.29 所示。

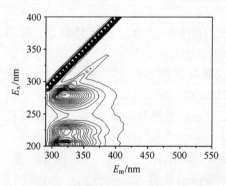

图 3.28　苏木水溶液三维荧光图谱
浓度：20 μg/mL，5% 甲醇；步长：R

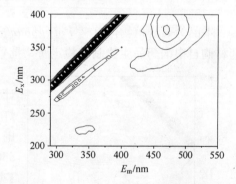

图 3.29　苏木碱性溶液三维荧光图谱
浓度：20 μg/mL，5% 甲醇；pH 12.0；步长：R

通关藤 Tongguanteng

MARSDENIAE TENACISSIMAE CAULIS

本品为萝藦科科植物通关藤 *Marsdenia tenacissima*（Roxb.）Wight et Arn. 干燥藤茎的粉末。对照药材购自中国药品生物制品检定所，批号：121522-200501。

仪器与试剂　F-7000 型荧光分光光度计（Hitachi），配备 1 cm 石英池、150 W 氙灯、290 nm 滤光片。仪器条件：波长范围，$E_x = 200 \sim 400$ nm、$E_m = 290 \sim 550$ nm；间隔，5 nm；扫描速度，1200 nm/min；狭缝，5.0 nm/5.0 nm；PMT 电压，700 V。甲醇（色谱纯），0.1 mol/L NaOH 溶液，纯水。

样品提取液的制备　精密称取对照药材粉末 0.0250 g，置于 25 mL 容量瓶中，加入甲醇至刻度，摇动，放置 3 h。样品提取液浓度记为 1.0 mg/mL。

实验方法 1　取样品上清液 1.00 mL 于 10 mL 容量瓶，以水定容，摇匀，扫描三维荧光图谱。测量纯水在激发波长 350 nm 的拉曼散射强度 R，以 R 为步长绘制三维荧光图谱，如图 3.30 所示。

实验方法 2　取样品上清液 1.00 mL 于 10 mL 容量瓶，加入 1.0 mL NaOH 溶液，以水定容，摇匀，扫描三维荧光图谱。测量纯水在激发波长 350 nm 的拉曼散射强度 R，以 R 为步长绘制三维荧光图谱，如图 3.31 所示。

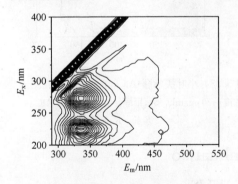
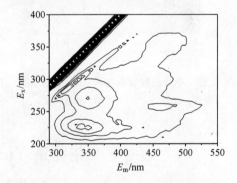

图 3.30　通关藤水溶液三维荧光图谱
浓度：100 μg/mL，10% 甲醇；步长：R

图 3.31　通关藤碱性溶液三维荧光图谱
浓度：100 μg/mL，10% 甲醇；pH 12.0；步长：R

小叶买麻藤 Xiaoyemaimateng

GNETI CAULIS

本品为买麻藤科植物小叶买麻藤 *Gnetum montanum*（Warb.）C. Y. Chen

ex Chum 干燥藤茎的粉末。对照药材购自中国药品生物制品检定所，批号：121403-200401。

仪器与试剂　F-7000 型荧光分光光度计（Hitachi），配备 1 cm 石英池、150 W 氙灯、290 nm 滤光片。仪器条件：波长范围，$E_x = 200 \sim 350$ nm、$E_m = 290 \sim 500$ nm；间隔，5 nm；扫描速度，1200 nm/min；狭缝，5.0 nm/5.0 nm；PMT 电压，700 V。甲醇（色谱纯），0.01 mol/L AlCl$_3$ 溶液，纯水。

样品提取液的制备　精密称取对照药材粉末 0.0100 g，置于 25 mL 容量瓶中，加入甲醇至刻度，摇动，放置 3 h。样品提取液浓度记为 0.40 mg/mL。

实验方法 1　取样品上清液 0.50 mL 于 10 mL 容量瓶，以水定容，摇匀，扫描三维荧光图谱。测量纯水在激发波长 350 nm 的拉曼散射强度 R，以 R 为步长绘制三维荧光图谱，如图 3.32 所示。

实验方法 2　取样品上清液 0.50 mL 于 10 mL 容量瓶，加入 1.0 mL AlCl$_3$ 溶液，以水定容，摇匀，扫描三维荧光图谱。测量纯水在激发波长 350 nm 的拉曼散射强度 R，以 R 为步长绘制三维荧光图谱，如图 3.33 所示。

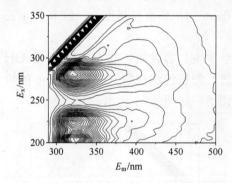 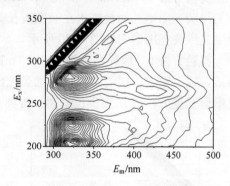

图 3.32　小叶买麻藤水溶液三维荧光图谱　　　图 3.33　小叶买麻藤-AlCl$_3$溶液三维荧光图谱
浓度：20 μg/mL，5%甲醇；步长：R　　　　浓度：20 μg/mL，5%甲醇，0.001 mol/L AlCl$_3$；
步长：R

芫花条 Yuanhuatiao

GENKWA CAULIS

本品为瑞香科植物芫花 *Daphne genkwa* Sieb. et Zucc. 的干燥枝条。对照药材购自中国药品生物制品检定所，批号：1085-9901。

仪器与试剂　F-7000 型荧光分光光度计（Hitachi），配备 1 cm 石英池、150 W 氙灯、290 nm 滤光片。仪器条件：波长范围，$E_x = 200 \sim 400$ nm、$E_m = 290 \sim 550$ nm；间隔，5 nm；扫描速度，1200 nm/min；狭缝，5.0 nm/5.0 nm；PMT 电压，700 V。甲醇（色谱纯），纯水。

样品提取液的制备 精密称取对照药材粉末 0.0250 g，置于 25 mL 容量瓶中，加入甲醇至刻度，摇匀，放置 3 h。样品提取液浓度记为 1.0 mg/mL。

实验方法 取样品上清液 0.50 mL 于 10 mL容量瓶，以水定容，摇匀，扫描三维荧光图谱。测量纯水在激发波长 350 nm 的拉曼散射强度 R，以 R 为步长绘制三维荧光图谱，如图 3.34 所示。

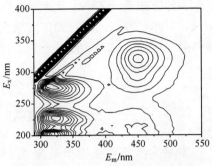

图 3.34 芫花条水溶液三维荧光图谱
浓度：50 μg/mL，5%甲醇；步长：R

野木瓜 Yemugua

STAUNTONIAE CAULIS ET FOLIUM

本品为木通科植物野木瓜 *Stauntonia chinensis* DC. 干燥茎及叶的粉末。对照药材购自中国药品生物制品检定所，批号：121224-200602。

仪器与试剂 F-7000 型荧光分光光度计（Hitachi），配备 1 cm 石英池、150 W 氙灯、290 nm 滤光片。仪器条件：波长范围，E_x = 200～400 nm、E_m = 300～500 nm；间隔，5 nm；扫描速度，1200 nm/min；狭缝，5.0 nm/5.0 nm；PMT 电压，700 V。甲醇（色谱纯），0.1 mol/L NaOH 溶液，纯水。

样品提取液的制备 精密称取对照药材粉末 0.0500 g，置于 25 mL 容量瓶中，加入甲醇至刻度，摇动，放置 3 h。样品提取液浓度记为 2.0 mg/mL。

实验方法 1 取样品上清液 1.00 mL 于 10 mL 容量瓶，以水定容，摇匀，扫描三维荧光图谱。测量纯水在激发波长 350 nm 的拉曼散射强度 R，以 R 为步长绘制三维荧光图谱，如图 3.35 所示。

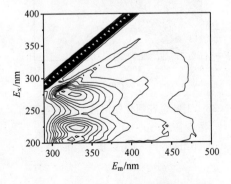

图 3.35 野木瓜水溶液三维荧光图谱
浓度：200 μg/mL，10%甲醇；步长：R

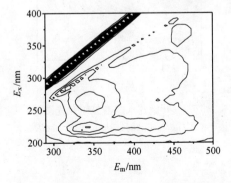

图 3.36 野木瓜碱性溶液三维荧光图谱
浓度：200 μg/mL，10%甲醇；pH 12.0；步长：R

实验方法 2　取样品上清液 1.00 mL 于 10 mL 容量瓶，加入 1.0 mL NaOH 溶液，以水定容，摇匀，扫描三维荧光图谱。测量纯水在激发波长 350 nm 的拉曼散射强度 R，以 R 为步长绘制三维荧光图谱，如图 3.36 所示。

玉叶金花 Yuyejinhua

MUSSAENDAE RAMULUS ET RADIX

本品为茜草科植物玉叶金花 *Mussaenda pubescens* Ait. f. 干燥茎和根的粉末。对照药材购自中国药品生物制品检定所，批号：121404-200401。

仪器与试剂　F-7000 型荧光分光光度计（Hitachi），配备 1 cm 石英池、150 W 氙灯、290 nm 滤光片。仪器条件：波长范围，$E_x = 200 \sim 400$ nm、$E_m = 300 \sim 550$ nm；间隔，5 nm；扫描速度，1200 nm/min；狭缝，5.0 nm/5.0 nm；PMT 电压，700 V。甲醇（色谱纯），0.01 mol/L AlCl$_3$ 溶液，纯水。

样品提取液的制备　精密称取对照药材粉末 0.0500 g，置于 25 mL 容量瓶中，加入甲醇至刻度，摇匀，放置 3 h。样品提取液浓度记为 2.0 mg/mL。

实验方法 1　取样品上清液 1.00 mL 于 10 mL 容量瓶，以水定容，摇匀，扫描三维荧光图谱。测量纯水在激发波长 350 nm 的拉曼散射强度 R，以 0.5R 为步长绘制三维荧光图谱，如图 3.37 所示。

实验方法 2　取样品上清液 1.00 mL 于 10 mL 容量瓶，加入 1.0 mL AlCl$_3$ 溶液，以水定容，摇匀，扫描三维荧光图谱。测量纯水在激发波长 350 nm 的拉曼散射强度 R，以 0.5R 为步长绘制三维荧光图谱，如图 3.38 所示。

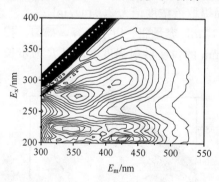

图 3.37　玉叶金花水溶液三维荧光图谱
浓度：200 μg/mL，10%甲醇，步长：0.5R

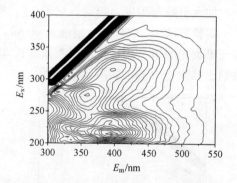

图 3.38　玉叶金花氯化铝溶液三维荧光图谱
浓度：200 μg/mL，10%甲醇，
0.001 mol/L AlCl$_3$；步长：0.5R

柘木 Zhemu

CUDRANIAE LIGNUM ET RADIX

本品为桑科植物柘木 *Cudrania tricuspidata*（Carr.）Bur 干燥根及茎枝的粉末。对照药材购自中国药品生物制品检定所，批号：121237-200603。

仪器与试剂　F-7000 型荧光分光光度计（Hitachi），配备 1 cm 石英池、150 W 氙灯、290 nm 滤光片。仪器条件：波长范围，$E_x = 200 \sim 400$ nm、$E_m = 290 \sim 550$ nm；间隔，5 nm；扫描速度，1200 nm/min；狭缝，5.0 nm/5.0 nm；PMT 电压，700 V。甲醇（色谱纯），纯水。

样品提取液的制备　精密称取对照药材粉末 0.0500 g，置于 25 mL 容量瓶中，加入甲醇至刻度，摇匀，放置 3 h。样品提取液浓度记为 2.0 mg/mL。

实验方法　取样品上清液 1.00 mL 于 10 mL 容量瓶，以水定容，摇匀，扫描三维荧光图谱。测量纯水在激发波长 350 nm 的拉曼散射强度 R，以 0.5R 为步长绘制三维荧光图谱，如图 3.39 所示。

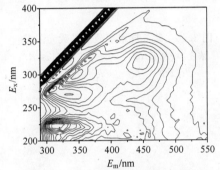

图 3.39　柘木水溶液三维荧光图谱
浓度：200 μg/mL，10％甲醇；步长：0.5R

紫苏梗 Zisugeng

PERILLAE CAULIS

本品为唇形科植物紫苏 *Perilla frutescens*（L.）Britt. 的干燥茎。对照药材购自中国药品生物制品检定所，批号：1172-200001。

仪器与试剂　F-7000 型荧光分光光度计（Hitachi），配备 1 cm 石英池、150 W 氙灯、290 nm 滤光片。仪器条件：波长范围，$E_x = 200 \sim 350$ nm、$E_m = 290 \sim 500$ nm；间隔，5 nm；扫描速度，1200 nm/min；狭缝，5.0 nm/5.0 nm；PMT 电压，700 V。甲醇（色谱纯），0.1 mol/L NaOH 溶液，纯水。

样品提取液的制备　精密称取对照药材粉末 0.0500 g，置于 25 mL 容量瓶中，加入甲醇至刻度，摇动，放置 3 h。样品提取液浓度记为 2.0 mg/mL。

实验方法 1　取样品上清液 1.00 mL 于 10 mL 容量瓶，以水定容，摇匀，扫描三维荧光图谱。测量纯水在激发波长 350 nm 的拉曼散射强度 R，以 R 为步长绘制三维荧光图谱，如图 3.40 所示。

实验方法 2　取样品上清液 1.00 mL 于 10 mL 容量瓶，甲醇定容，摇匀，扫描三维荧光图谱。测量纯水在激发波长 350 nm 的拉曼散射强度 R，以 R 为步长绘制三维荧光图谱，如图 3.41 所示。

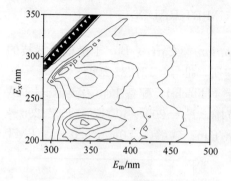 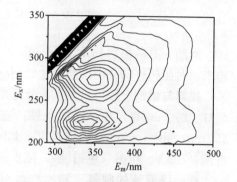

图 3.40　紫苏梗水溶液三维荧光图谱　　　　图 3.41　紫苏梗甲醇溶液三维荧光图谱
　　浓度：200 μg/mL，10%甲醇；步长：R　　　　　浓度：200 μg/mL，100%甲醇；步长：R

第四章　皮类中药

皮（cortex）类中药通常是指来源于裸子植物或被子植物的茎干、枝和根的形成层以外部分的药材。它的含义不同于植物学中所指的皮层。皮类中药由外向内包括周皮和皮层、初生和次生韧皮部等部分。其中大多数为木本植物茎干的皮，少数为根皮或枝皮。

白鲜皮 Baixianpi

DICTAMNI CORTEX

本品为芸香科植物白鲜 *Dictamnus dasycarpus* Turcz. 的干燥根皮。对照药材购自中国药品生物制品检定所，批号：978-200202。

仪器与试剂　F-7000 型荧光分光光度计（Hitachi），配备 1 cm 石英池、150 W 氙灯、290 nm 滤光片。仪器条件：波长范围，$E_x = 200 \sim 400$ nm、$E_m = 300 \sim 500$ nm；间隔，5 nm；扫描速度，1200 nm/min；狭缝，5.0 nm/5.0 nm；PMT 电压，700 V。甲醇（色谱纯），纯水。

样品提取液的制备　精密称取对照药材粉末 0.0250 g，置于 25 mL 容量瓶中，加入甲醇至刻度，摇匀，放置 3 h。样品提取液浓度记为 1.0 mg/mL。

实验方法　取样品上清液 0.50 mL 于 10 mL 容量瓶，以水定容，摇匀，扫描三维荧光图谱。测量纯水在激发波长 350 nm 的拉曼散射强度 R，以 R 为步长绘制三维荧光图谱，如图 4.1 所示。

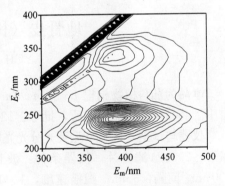

图 4.1　白鲜皮水溶液三维荧光图谱
浓度：50 μg/mL，5%甲醇；步长：R

白鲜皮主要含生物碱、内酯、倍半萜及其苷、甾体、挥发油等成分，其中白鲜碱和梣酮为其主要有效成分。图 4.1 中的两个荧光峰的激发波长分别为 240 nm 和 340 nm，发射波长均为 390 nm，与易混品牡丹皮的荧光峰有明显差异。

椿皮 Chunpi

AILANTHI CORTEX

本品为苦木科植物臭椿 *Ailanthus altissima*（Mill.）Swingle 的干燥根皮或干皮。对照药材购自中国药品生物制品检定所，批号：121481-200802。

仪器与试剂　F-7000 型荧光分光光度计（Hitachi），配备 1 cm 石英池、150 W 氙灯、290 nm 滤光片。仪器条件：波长范围，$E_x = 200 \sim 450$ nm、$E_m = 290 \sim 550$ nm；间隔，5 nm；扫描速度，1200 nm/min；狭缝，5.0 nm/5.0 nm；PMT 电压，700 V。甲醇（色谱纯），纯水。

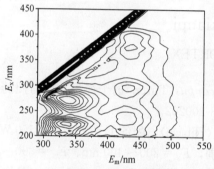

图 4.2　椿皮水溶液三维荧光图谱
浓度：200 μg/mL，10%甲醇；步长：R

样品提取液的制备　精密称取对照药材粉末 0.0500 g，置于 25 mL 容量瓶中，加入甲醇至刻度，摇匀，放置 3 h。样品提取液浓度记为 2.0 mg/mL。

实验方法　取样品上清液 1.00 mL 于 10 mL 容量瓶，以水定容，摇匀，扫描三维荧光图谱。测量纯水在激发波长 350 nm 的拉曼散射强度 R，以 R 为步长绘制三维荧光图谱，如图 4.2 所示。

地骨皮（枸杞）Digupi

LYCII CORTEX

本品为茄科植物枸杞 *Lycium chinense* Mill . 干燥根皮的粉末。对照药材购自中国药品生物制品检定所，批号：121087-200603。

仪器与试剂　F-7000 型荧光分光光度计（Hitachi），配备 1 cm 石英池、150 W 氙灯、290 nm 滤光片。仪器条件：波长范围，$E_x = 200 \sim 350$ nm、$E_m = 290 \sim 500$ nm；间隔，5 nm；扫描速度，1200 nm/min；狭缝，5.0 nm/5.0 nm；PMT 电压，700 V。甲醇（色谱纯），0.01 mol/L 硼砂溶液，纯水。

样品提取液的制备　精密称取对照药材粉末 0.0250 g，置于 25 mL 容量瓶中，加入甲醇至刻度，摇匀，放置 3 h。样品提取液浓度记为 1.0 mg/mL。

实验方法 1　取样品上清液 1.50 mL 于 10 mL 容量瓶，以水定容，摇匀，扫描三维荧光图谱。测量纯水在激发波长 350 nm 的拉曼散射强度 R，以 R 为步长绘制三维荧光图谱，如图 4.3 所示。

实验方法 2　取样品上清液 1.50 mL 于 10 mL 容量瓶，加入 1.0 mL 硼砂溶液，以水定容，摇匀，扫描三维荧光图谱。测量纯水在激发波长 350 nm 的拉曼散射强度 R，以 R 为步长绘制三维荧光图谱，如图 4.4 所示。

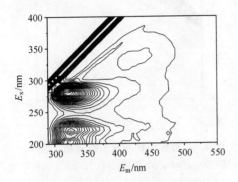 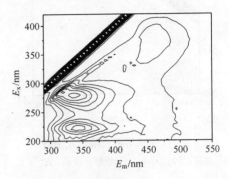

图 4.3　地骨皮水溶液三维荧光图谱
浓度：150 μg/mL，10% 甲醇；步长：R

图 4.4　地骨皮-硼砂溶液三维荧光图谱
浓度：150 μg/mL，10% 甲醇，0.01 mol/L 硼砂；
步长：R

地骨皮中含有取代苯类化合物，如香草酸、地骨皮苷甲等，发射波长位于 330 nm 附近的荧光峰归属于此类化合物。在样品提取液中加入硼砂之后，330 nm 附近的荧光峰减弱，发射波长 450 nm 附近出现荧光峰。

杜仲 Duzhong

EUCOMMIAE CORTEX

本品为杜仲科植物杜仲 *Eucommia ulmoides* Oliv. 的干燥树皮的粉末。对照药材购自中国药品生物制品检定所，批号：121202-200502。

仪器与试剂　F-7000 型荧光分光光度计（Hitachi），配备 1 cm 石英池、150 W 氙灯、290 nm 滤光片。仪器条件：波长范围，$E_x = 200 \sim 350$ nm、$E_m = 290 \sim 450$ nm；间隔，5 nm；扫描速度，1200 nm/min；狭缝，5.0 nm/5.0 nm；PMT 电压，700 V。甲醇（色谱纯），0.1 mol/L NaOH 溶液，纯水。

样品提取液的制备　精密称取对照药材粉末 0.0250 g，置于 25 mL 容量瓶中，加入甲醇至刻度，摇动，放置 3 h。样品提取液浓度记为 1.0 mg/mL。

实验方法 1　取样品上清液 0.50 mL 于 10 mL 容量瓶，以水定容，摇匀，扫描三维荧光图谱。测量纯水在激发波长 350 nm 的拉曼散射强度 R，以 R 为步长绘制三维荧光图谱，如图 4.5 所示。

实验方法 2　取样品上清液 0.50 mL 于 10 mL 容量瓶，加入 1.0 mL NaOH 溶液，以水定容，摇匀，扫描三维荧光图谱。测量纯水在激发波长 350 nm 的拉曼散射强度 R，以 R 为步长绘制三维荧光图谱，如图 4.6 所示。

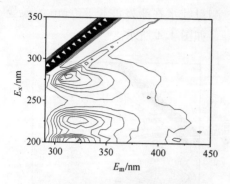

图 4.5　杜仲水溶液三维荧光图谱
浓度：50 μg/mL，5%甲醇；步长：R

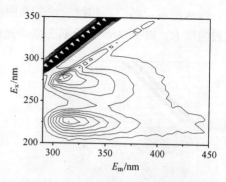

图 4.6　杜仲碱性溶液三维荧光图谱
浓度：50 μg/mL，5%甲醇；pH 12.0；步长：R

杜仲水溶液和碱性溶液的三维荧光图谱差别不大，而红杜仲水溶液荧光强，在碱性条件下荧光减弱至基本消失，两者差别明显。

膏桐 Gaotong

JATROPHAE CORTEX

本品为大戟科植物膏桐 *Jatropha curcas* L. 的干燥根皮或茎皮的粉末。对照药材购自中国药品生物制品检定所，批号：121352-200401。

仪器与试剂　F-7000 型荧光分光光度计（Hitachi），配备 1 cm 石英池、150 W 氙灯、290 nm 滤光片。仪器条件：波长范围，$E_x = 200 \sim 400$ nm、$E_m = 290 \sim 500$ nm；间隔，5 nm；扫描速度，1200 nm/min；狭缝，5.0 nm/5.0 nm；PMT 电压，700 V。甲醇（色谱纯），纯水。

样品提取液的制备　精密称取对照药材粉末 0.2500 g，置于 25 mL 容量瓶中，加入甲醇至刻度，摇匀，放置 3 h。样品提取液浓度记为 1.0 mg/mL。

实验方法　取样品上清液 1.00 mL 于 10 mL 容量瓶，以水定容，摇匀，扫描三维荧光图谱。测量纯水在激发波长 350 nm 的拉曼散射强度 R，以 R 为步长绘制三维荧光图谱，如图 4.7 所示。

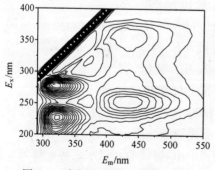

图 4.7　膏桐水溶液三维荧光图谱
浓度：100 μg/mL，10%甲醇；步长：R

关黄柏 Guanhuangbo

PHELLODENDRI AMURENSIS CORTEX

本品为芸香科植物黄檗 *Phellodendron amurense* Rupr. 的干燥树皮。对照药材购自中国药品生物制品检定所，批号：120937-201007。

仪器与试剂 F-7000 型荧光分光光度计（Hitachi），配备 1 cm 石英池、150 W 氙灯、290 nm 滤光片。仪器条件：波长范围，$E_x = 200 \sim 375$ nm、$E_m = 290 \sim 550$ nm；间隔，5 nm；扫描速度，1200 nm/min；狭缝，5.0 nm/5.0 nm；PMT 电压，700 V。甲醇（色谱纯），纯水。

样品提取液的制备 精密称取对照药材粉末 0.0250 g，置于 25 mL 容量瓶中，加入甲醇至刻度，摇匀，放置 3 h。样品提取液浓度记为 1.0 mg/mL。

实验方法 1 取样品上清液 0.20 mL 于 10 mL 容量瓶，以水定容，摇匀，扫描三维荧光图谱，同时测量纯水在激发波长 350 nm 的拉曼散射强度 R，以 $2R$ 为步长绘制三维荧光图谱，如图 4.8 所示。

实验方法 2 取样品上清液 0.20 mL 于 10 mL 容量瓶，以甲醇定容，摇匀，扫描三维荧光图谱，同时测量纯水在激发波长 350 nm 的拉曼散射强度 R，以 $2R$ 为步长绘制三维荧光图谱，如图 4.9 所示。

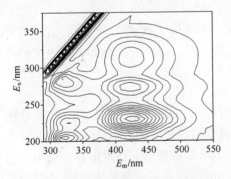

图 4.8 关黄柏水溶液三维荧光图谱
浓度：20 μg/mL，2%甲醇；步长：2R

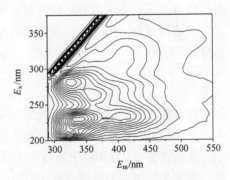

图 4.9 关黄柏甲醇溶液三维荧光图谱
浓度：20 μg/mL，100%甲醇；步长：2R

桂皮 Guipi

CINNAMOMI CASSIAE CORTEX

本品为樟科植物肉桂 *Cinnamomum cassia* Presl. 的干燥树皮。对照药材购自中国药品生物制品检定所，批号：1050-9802。

仪器与试剂　F-7000 型荧光分光光度计（Hitachi），配备 1 cm 石英池、150 W 氙灯、290 nm 滤光片。仪器条件：波长范围，$E_x = 200 \sim 400$ nm、$E_m = 290 \sim 550$ nm；间隔，5 nm；扫描速度，1200 nm/min；狭缝，5.0 nm/5.0 nm；PMT 电压，700 V。甲醇（色谱纯），纯水。

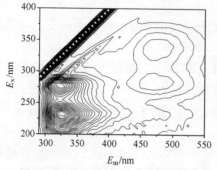

图 4.10　桂皮水溶液三维荧光图谱
浓度：100 μg/mL，20%甲醇；步长：0.5R

样品提取液的制备　精密称取对照药材粉末 0.0250 g，置于 25 mL 容量瓶中，加入甲醇至刻度，摇匀，放置 3 h。样品提取液浓度记为 1.0 mg/mL。

实验方法　取样品上清液 1.00 mL 于 10 mL 容量瓶，以水定容，摇匀，扫描三维荧光图谱。测量纯水在激发波长 350 nm 的拉曼散射强度 R，以 0.5R 为步长绘制三维荧光图谱，如图 4.10 所示。

合欢皮 Hehuanpi

ALBIZIAE CORTEX

本品为豆科植物合欢 *Albizia julibrissin* Durazz. 的干燥树皮的粉末。对照药材购自中国药品生物制品检定所，批号：121549-200501。

仪器与试剂　F-7000 型荧光分光光度计（Hitachi），配备 1 cm 石英池、150 W 氙灯、290 nm 滤光片。仪器条件：波长范围，$E_x = 200 \sim 350$ nm、$E_m = 290 \sim 500$ nm；间隔，5 nm；扫描速度，1200 nm/min；狭缝，5.0 nm/5.0 nm；PMT 电压，700 V。甲醇（色谱纯），0.1 mol/L NaOH 溶液，纯水。

样品提取液的制备　精密称取对照药材粉末 0.0250 g，置于 25 mL 容量瓶中，加入甲醇至刻度，摇动，放置 3 h。样品提取液浓度记为 1.0 mg/mL。

实验方法 1　取样品上清液 1.00 mL 于 10 mL 容量瓶，以水定容，摇匀，扫描三维荧光图谱。测量纯水在激发波长 350 nm 的拉曼散射强度 R，以 R 为步长绘制三维荧光图谱，如图 4.11 所示。

实验方法 2　取样品上清液 1.00 mL 于 10 mL 容量瓶，甲醇定容，摇匀，扫描三维荧光图谱。测量纯水在激发波长 350 nm 的拉曼散射强度 R，以 R 为步长绘制三维荧光图谱，如图 4.12 所示。

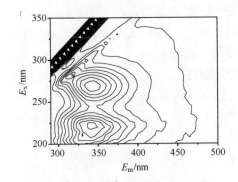

图 4.11 合欢皮水溶液三维荧光图谱

浓度：$100\,\mu g/mL$，10%甲醇；步长：R

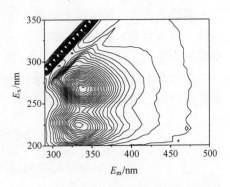

图 4.12 合欢皮甲醇溶液三维荧光图谱

浓度：$100\,\mu g/mL$，100%甲醇；步长：R

红杜仲 Hongduzhong

PARABARII CORTEX

本品为夹竹桃科植物红杜仲藤 *Parabarium chunianum* Tsiang 的干燥树皮。对照药材购自中国药品生物制品检定所，批号：1181-200001。

仪器与试剂 F-7000 型荧光分光光度计（Hitachi），配备 1 cm 石英池、150 W 氙灯、290 nm 滤光片。仪器条件：波长范围，$E_x = 200\sim350\,nm$、$E_m = 290\sim450\,nm$；间隔，5 nm；扫描速度，1200 nm/min；狭缝，5.0 nm/5.0 nm；PMT 电压，700 V。甲醇（色谱纯），0.1 mol/L NaOH 溶液，纯水。

样品提取液的制备 精密称取对照药材粉末 0.0250 g，置于 25 mL 容量瓶中，加入甲醇至刻度，摇动，放置 3 h。样品提取液浓度记为 1.0 mg/mL。

实验方法 1 取样品上清液 0.50 mL 于 10 mL 容量瓶，以水定容，摇匀，扫描三维荧光图谱。测量纯水在激发波长 350 nm 的拉曼散射强度 R，以 R 为步长绘制三维荧光图谱，如图 4.13 所示。

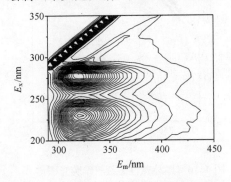

图 4.13 红杜仲水溶液三维荧光图谱

浓度：$50\,\mu g/mL$，5%甲醇；步长：R

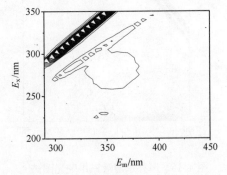

图 4.14 红杜仲碱性溶液三维荧光图谱

浓度：$50\,\mu g/mL$，5%甲醇；pH 12.0；步长：R

实验方法 2 取样品上清液 0.50 mL 于 10 mL 容量瓶，加入 1.0 mL NaOH 溶液，以水定容，摇匀，扫描三维荧光图谱。测量纯水在激发波长 350 nm 的拉曼散射强度 R，以 R 为步长绘制三维荧光图谱，如图 4.14 所示。

红杜仲水溶液荧光强，在碱性条件下荧光减弱至基本消失，而杜仲水溶液和碱性溶液的三维荧光图谱差别不大，由此可以区分两者。

厚朴 Houpu

MAGNOLIAE OFFICINALIS CORTEX

本品为木兰科植物厚朴 *Magnolia officinalis* Rehd. et Wils. 干燥干皮的粉末。对照药材购自中国药品生物制品检定所，批号：121285-200902。

仪器与试剂 F-7000 型荧光分光光度计（Hitachi），配备 1 cm 石英池、150 W 氙灯、290 nm 滤光片。仪器条件：波长范围，$E_x = 200 \sim 350$ nm、$E_m = 300 \sim 550$ nm；间隔，5 nm；扫描速度，1200 nm/min；狭缝，5.0 nm/5.0 nm；PMT 电压，700 V。甲醇（色谱纯），0.1 mol/L NaOH 溶液，纯水。

样品提取液的制备 称取药材粉末 0.0250 g，置于 25 mL 容量瓶中，加入甲醇至刻度，摇匀，放置 3 h。取上清液 1.00 mL 稀释至 10 mL，浓度记为 0.10 mg/mL。

实验方法 1 取样品溶液 1.00 mL 于 10 mL 容量瓶，以水定容，摇匀，扫描三维荧光图谱，同时测量纯水在激发波长 350 nm 的拉曼散射强度 R，以 3R 为步长绘制三维荧光图谱，如图 4.15 所示。

实验方法 2 取样品溶液 1.00 mL 于 10 mL 容量瓶，加入 1.0 mL NaOH 溶液，以水定容，摇匀，扫描三维荧光图谱，同时测量纯水在激发波长 350 nm 的拉曼散射强度 R，以 3R 为步长绘制三维荧光图谱，如图 4.16 所示。

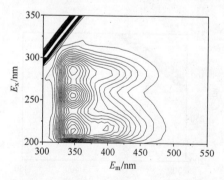

图 4.15 厚朴水溶液三维荧光图谱
浓度：10 μg/mL，1%甲醇；步长：3R

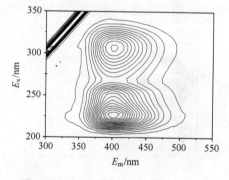

图 4.16 厚朴碱性溶液三维荧光图谱
浓度：10 μg/mL，1%甲醇；pH 12.0；步长：3R

黄柏 Huangbo

PHELLODENDRI CHINENSIS CORTEX

本品为芸香科植物黄皮树 *Phellodendron chinense* Schneid. 干燥树皮的粉末。对照药材购自中国药品生物制品检定所，批号：121510-200904。

仪器与试剂 F-7000 型荧光分光光度计（Hitachi），配备 1 cm 石英池、150 W 氙灯、290 nm 滤光片。仪器条件：波长范围，$E_x = 200 \sim 400$ nm、$E_m = 290 \sim 550$ nm；间隔，5 nm；扫描速度，1200 nm/min；狭缝，5.0 nm/5.0 nm；PMT 电压，700 V；甲醇（色谱纯），纯水。

样品提取液的制备 精密称取对照药材粉末 0.0100 g，置于 25 mL 容量瓶中，加入甲醇至刻度，摇匀，放置 3 h。样品提取液浓度记为 0.40 mg/mL。

实验方法 1 取样品上清液 0.50 mL 于 10 mL 容量瓶，以水定容，摇匀，扫描三维荧光图谱。测量纯水在激发波长 350 nm 的拉曼散射强度 R，以 R 为步长绘制三维荧光图谱，如图 4.17 所示。

实验方法 2 取样品上清液 0.50 mL 于 10 mL 容量瓶，以甲醇定容，摇匀，扫描三维荧光图谱。测量纯水在激发波长 350 nm 的拉曼散射强度 R，以 R 为步长绘制三维荧光图谱，如图 4.18 所示。

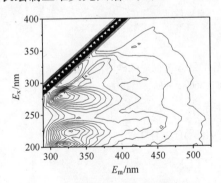

图 4.17 黄柏水溶液三维荧光图谱
浓度：20 μg/mL，5%甲醇；步长：R

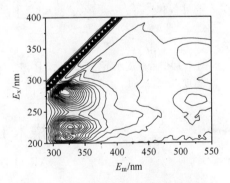

图 4.18 黄柏甲醇溶液三维荧光图谱
浓度：20 μg/mL，100%甲醇；步长：R

苦楝皮 Kulianpi

MELIAE CORTEX

本品为楝科植物川楝 *Melia toosendan* Sieb. et Zucc. 的干燥树皮及根皮。对照药材购自中国药品生物制品检定所，批号：1111-200001。

仪器与试剂　F-7000 型荧光分光光度计（Hitachi），配备 1 cm 石英池、150 W 氙灯、290 nm 滤光片。仪器条件：波长范围，$E_x = 200 \sim 350$ nm、$E_m = 290 \sim 450$ nm；间隔，5 nm；扫描速度，1200 nm/min；狭缝，5.0 nm/5.0 nm；PMT 电压，700 V。甲醇（色谱纯），0.01 mol/L 硼砂溶液，纯水。

样品提取液的制备　精密称取对照药材粉末 0.0500 g，置于 25 mL 容量瓶中，加入甲醇至刻度，摇动，放置 3 h。样品提取液浓度记为 2.0 mg/mL。

实验方法 1　取样品上清液 1.00 mL 于 10 mL 容量瓶，以水定容，摇匀，扫描三维荧光图谱。测量纯水在激发波长 350 nm 的拉曼散射强度 R，以 R 为步长绘制三维荧光图谱，如图 4.19 所示。

实验方法 2　取样品上清液 1.00 mL 于 10 mL 容量瓶，加入 1.0 mL 硼砂溶液，以水定容，摇匀，扫描三维荧光图谱。测量纯水在激发波长 350 nm 的拉曼散射强度 R，以 R 为步长绘制三维荧光图谱，如图 4.20 所示。

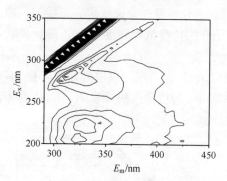

图 4.19　苦楝皮水溶液三维荧光图谱
浓度：200 μg/mL，10%甲醇；步长：R

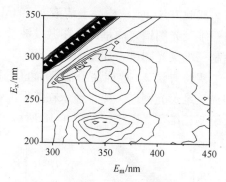

图 4.20　苦楝皮硼砂溶液三维荧光图谱
浓度：200 μg/mL，10%甲醇，0.001 mol/L 硼砂；
步长：R

龙芽楤木 Longyasongmu

ARALIAE CORTEX

本品为五加科植物龙芽楤木 *Aralia mandshurica* Maxim. 干燥茎皮的粉末。对照药材购自中国药品生物制品检定所，批号：121539-200901。

仪器与试剂　F-7000 型荧光分光光度计（Hitachi），配备 1 cm 石英池、150 W 氙灯、290 nm 滤光片。仪器条件：波长范围，$E_x = 200 \sim 400$ nm、$E_m = 290 \sim 550$ nm；间隔，5 nm；扫描速度，1200 nm/min；狭缝，5.0 nm/5.0 nm；PMT 电压，700 V。甲醇（色谱纯），0.01 mol/L 硼砂溶液，纯水。

样品提取液的制备　精密称取对照药材粉末 0.0500 g，置于 25 mL 容量瓶中，加入甲醇至刻度，摇匀，放置 3 h。样品提取液浓度记为 2.0 mg/mL。

实验方法 1 取样品上清液 1.00 mL 于 10 mL 容量瓶，以水定容，摇匀，扫描三维荧光图谱。测量纯水在激发波长 350 nm 的拉曼散射强度 R，以 $2R$ 为步长绘制三维荧光图谱，如图 4.21 所示。

实验方法 2 取样品上清液 1.00 mL 于 10 mL 容量瓶，加入 1.0 mL 硼砂溶液，以水定容，摇匀，扫描三维荧光图谱。测量纯水在激发波长 350 nm 的拉曼散射强度 R，以 $2R$ 为步长绘制三维荧光图谱，如图 4.22 所示。

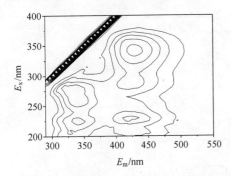

图 4.21 龙芽楤木水溶液三维荧光图谱
浓度：200 μg/mL，10%甲醇；步长：2R

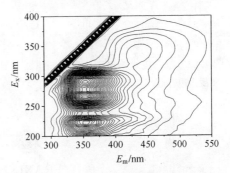

图 4.22 龙芽楤木-硼砂溶液三维荧光图谱
浓度：200 μg/mL，10%甲醇，0.001 mol/L 硼砂；
步长：2R

牡丹皮 Mudanpi

MOUTAN CORTEX

本品为毛茛科植物牡丹 *Paeonia suffruticosa* Andr. 干燥根皮的粉末。对照药材购自中国药品生物制品检定所，批号：121490-200501。

仪器与试剂 F-7000 型荧光分光光度计（Hitachi），配备 1 cm 石英池、150 W 氙灯、290 nm 滤光片。仪器条件：波长范围，$E_x = 200\sim400$ nm、$E_m = 290\sim575$ nm；间隔，5 nm；扫描速度，1200 nm/min；狭缝，5.0 nm/5.0 nm；PMT 电压，700 V。甲醇（色谱纯），0.01 mol/L $AlCl_3$ 溶液，纯水。

样品提取液的制备 精密称取对照药材粉末 0.0250 g，置于 25 mL 容量瓶中，加入甲醇至刻度，摇动，放置 3 h。样品提取液浓度记为 1.0 mg/mL。

实验方法 1 取样品上清液 1.00 mL 于 10 mL 容量瓶，以水定容，摇匀，扫描三维荧光图谱。测量纯水在激发波长 350 nm 的拉曼散射强度 R，以 R 为步长绘制三维荧光图谱，如图 4.23 所示。

实验方法 2 取样品上清液 1.00 mL 于 10 mL 容量瓶，加入 1.0 mL $AlCl_3$ 溶液，以水定容，摇匀，扫描三维荧光图谱。测量纯水在激发波长 350 nm 的拉曼散射强度 R，以 R 为步长绘制三维荧光图谱，如图 4.24 所示。

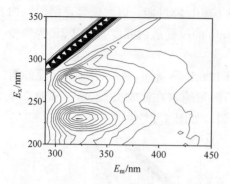

图 4.23　牡丹皮水溶液三维荧光图谱
浓度：100 μg/mL，10%甲醇；步长：R

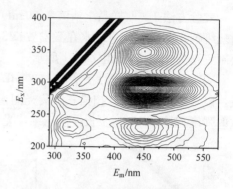

图 4.24　牡丹皮-AlCl₃溶液三维荧光图谱
浓度：100 μg/mL，10%甲醇，
0.001 mol/L AlCl₃；步长：R

秦皮 Qinpi

FRAXINI CORTEX

本品为木犀科植物白蜡树 *Fraxinus chinensis* Roxb. 的干燥枝皮的粉末。对照药材购自中国药品生物制品检定所，批号：121415-200501。

仪器与试剂　F-7000 型荧光分光光度计（Hitachi），配备 1 cm 石英池、150 W 氙灯、290 nm 滤光片。仪器条件：波长范围，$E_x = 200\sim400$ nm、$E_m = 290\sim550$ nm；间隔，5 nm；扫描速度，1200 nm/min；狭缝，5.0 nm/5.0 nm；PMT 电压，700 V。甲醇（色谱纯），纯水。

样品提取液的制备　精密称取对照药材粉末 0.0100 g，置于 25 mL 容量瓶中，加入甲醇至刻度，摇匀，放置 3 h。样品提取液浓度记为 0.40 mg/mL。

实验方法　取样品上清液 0.50 mL 于 10 mL 容量瓶，以水定容，摇匀，再将其稀释 10 倍，扫描三维荧光图谱。测量纯水在激发波长 350 nm 的拉曼散射强度 R，以 R 为步长绘制三维荧光图谱，如图 4.25 所示。

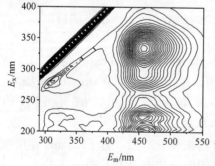

图 4.25　秦皮水溶液三维荧光图谱
浓度：2.0 μg/mL，0.5%甲醇；步长：R

肉桂 Rougui

CINNAMOMI CORTEX

本品为樟科植物肉桂 *Cinnamomum cassia* Presl. 干燥树皮的粉末。对照药材购自中国药品生物制品检定所，批号：121363-200401。

仪器与试剂 F-7000 型荧光分光光度计（Hitachi），配备 1 cm 石英池、150 W 氙灯、290 nm 滤光片。仪器条件：波长范围，$E_x = 200 \sim 400$ nm、$E_m = 290 \sim 550$ nm；间隔，5 nm；扫描速度，1200 nm/min；狭缝，5.0 nm/5.0 nm；PMT 电压，700 V。甲醇（色谱纯），0.1 mol/L NaOH 溶液，纯水。

样品提取液的制备 精密称取对照药材粉末 0.0250 g，置于 25 mL 容量瓶中，加入甲醇至刻度，摇动，放置 3 h。样品提取液浓度记为 1.0 mg/mL。

实验方法 1 取样品上清液 1.00 mL 于 10 mL 容量瓶，以水定容，摇匀，扫描三维荧光图谱。测量纯水在激发波长 350 nm 的拉曼散射强度 R，以 R 为步长绘制三维荧光图谱，如图 4.26 所示。

实验方法 2 取样品上清液 1.00 mL 于 10 mL 容量瓶，加入 1.0 mL NaOH 溶液，以水定容，摇匀，扫描三维荧光图谱。测量纯水在激发波长 350 nm 的拉曼散射强度 R，以 R 为步长绘制三维荧光图谱，如图 4.27 所示。

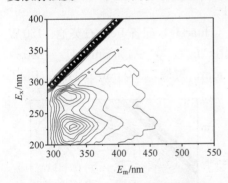 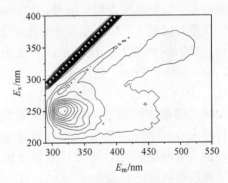

图 4.26 肉桂水溶液三维荧光图谱
浓度：100 μg/mL，10%甲醇；步长：R

图 4.27 肉桂碱性溶液三维荧光图谱
浓度：100 μg/mL，10%甲醇；pH 12.0；步长：R

桑白皮 Sangbaipi

MORI CORTEX

本品为桑科植物桑 *Morus alba* L. 干燥根皮的粉末。对照药材购自中国药品生物制品检定所，批号：121124-200402。

仪器与试剂　F-7000 型荧光分光光度计（Hitachi），配备 1 cm 石英池、150 W 氙灯、290 nm 滤光片。仪器条件：波长范围，$E_x = 200 \sim 400$ nm、$E_m = 290 \sim 500$ nm；间隔，5 nm；扫描速度，1200 nm/min；狭缝，5.0 nm/5.0 nm；PMT 电压，700 V。甲醇（色谱纯），纯水。

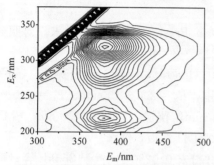

图 4.28　桑白皮水溶液三维荧光图谱
浓度：20 μg/mL，5%甲醇，步长：R

样品提取液的制备　精密称取对照药材粉末 0.0100 g，置于 25 mL 容量瓶中，加入甲醇至刻度，摇匀，放置 3 h。样品提取液浓度记为 0.40 mg/mL。

实验方法　取样品上清液 0.50 mL 于 10 mL 容量瓶，以水定容，摇匀，扫描三维荧光图谱。测量纯水在激发波长 350 nm 的拉曼散射强度 R，以 R 为步长绘制三维荧光图谱，如图 4.28 所示。

香加皮 Xiangjiapi

PERIPLOCAE CORTEX

本品为萝藦科植物杠柳 *Periploca sepium* Bge. 的干燥根皮。对照药材购自中国药品生物制品检定所，批号：1025-9601。

仪器与试剂　F-7000 型荧光分光光度计（Hitachi），配备 1 cm 石英池、150 W 氙灯、290 nm 滤光片。仪器条件：波长范围，$E_x = 200 \sim 400$ nm、$E_m = 290 \sim 500$ nm；间隔，5 nm；扫描速度，1200 nm/min；狭缝，5.0 nm/5.0 nm；PMT 电压，700 V。甲醇（色谱纯），纯水。

样品提取液的制备　精密称取对照药材粉末 0.0500 g，置于 25 mL 容量瓶中，加入甲醇至刻度，摇匀，放置 3 h。样品提取液浓度记为 2.0 mg/mL。

实验方法　取样品上清液 1.00 mL 于 10 mL 容量瓶，以水定容，摇匀，扫描三维荧光图谱。测量纯水在激发波长 350 nm 的拉曼散射强度 R，以 R 为步长绘制三维荧光图谱，如图 4.29 所示。

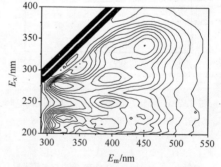

图 4.29　香加皮水溶液三维荧光图谱
浓度：200 μg/mL，10%甲醇；步长：R

小檗皮 Xiaobopi

BERBERIDIS CORTEX

本品为小檗科植物甘肃小檗 *Berberis kansuensis* Schneid. 的干燥皮。对照药材购自中国药品生物制品检定所，批号：1001-9601。

仪器与试剂 F-7000 型荧光分光光度计（Hitachi），配备 1 cm 石英池、150 W 氙灯、290 nm 滤光片。仪器条件：波长范围，$E_x = 200 \sim 375$ nm、$E_m = 290 \sim 500$ nm；间隔，5 nm；扫描速度，1200 nm/min；狭缝，5.0 nm/5.0 nm；PMT 电压，700 V。甲醇（色谱纯），纯水。

样品提取液的制备 精密称取对照药材粉末 0.0100 g，置于 25 mL 容量瓶中，加入甲醇至刻度，摇匀，放置 3 h。样品提取液浓度记为 0.40 mg/mL。

实验方法 取样品上清液 0.50 mL 于 10 mL 容量瓶，以水定容，摇匀，再将其稀释 10 倍，扫描三维荧光图谱。测量纯水在激发波长 350 nm 的拉曼散射强度 R，以 R 为步长绘制三维荧光图谱，如图 4.30 所示。

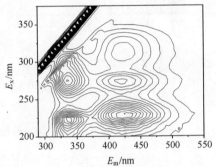

图 4.30 小檗皮水溶液三维荧光图谱
浓度：2.0 μg/mL，0.5% 甲醇；步长：R

云实皮 Yunshipi

CAESALPINIAE RADICIS CORTEX

本品为豆科植物云实 *Caesalpinia sepiaria* Roxb. 干燥根或根皮的粉末。对照药材购自中国药品生物制品检定所，批号：121379-200401。

仪器与试剂 F-7000 型荧光分光光度计（Hitachi），配备 1 cm 石英池、150 W 氙灯、290 nm 滤光片。仪器条件：波长范围，$E_x = 200 \sim 400$ nm、$E_m = 290 \sim 550$ nm；间隔，5 nm；扫描速度，1200 nm/min；狭缝，5.0 nm/5.0 nm；PMT 电压，700 V。甲醇（色谱纯），0.1 mol/L NaOH 溶液，纯水。

样品提取液的制备 精密称取对照药材粉末 0.0250 g，置于 25 mL 容量瓶中，加入甲醇至刻度，摇动，放置 3 h。样品提取液浓度记为 1.0 mg/mL。

实验方法 1 取样品上清液 1.00 mL 于 10 mL 容量瓶，以水定容，摇匀，扫描三维荧光图谱。测量纯水在激发波长 350 nm 的拉曼散射强度 R，以 R 为步长绘制三维荧光图谱，如图 4.31 所示。

实验方法2　取样品上清液 1.00 mL 于 10 mL 容量瓶，加入 1.0 mL NaOH 溶液，以水定容，摇匀，扫描三维荧光图谱。测量纯水在激发波长 350 nm 的拉曼散射强度 R，以 R 为步长绘制三维荧光图谱，如图 4.32 所示。

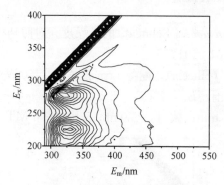

图 4.31　云实皮水溶液三维荧光图谱

浓度：100 μg/mL，10%甲醇；步长：R

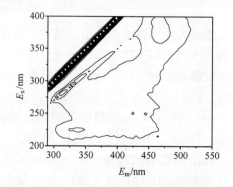

图 4.32　云实皮碱性溶液三维荧光图谱

浓度：100 μg/mL，10%甲醇；pH 12.0；步长：R

紫荆皮 Zijingpi

KADSURAE RADICIS CORTEX

本品为木兰科植物南五味子 *Kadsura longipedunculata* Finet et Gagnep. 的干燥根皮。对照药材购自中国药品生物制品检定所，批号：1161-200001。

仪器与试剂　F-7000 型荧光分光光度计（Hitachi），配备 1 cm 石英池、150 W 氙灯、290 nm 滤光片。仪器条件：波长范围，$E_x = 200 \sim 350$ nm、$E_m = 290 \sim 450$ nm；间隔，5 nm；扫描速度，1200 nm/min；狭缝，5.0 nm/5.0 nm；PMT 电压，700 V。甲醇（色谱纯），0.1 mol/L NaOH 溶液，纯水。

样品提取液的制备　精密称取对照药材粉末 0.0100 g，置于 25 mL 容量瓶中，加入甲醇至刻度，摇动，放置 3 h。样品提取液浓度记为 0.40 mg/mL。

实验方法1　取样品上清液 0.50 mL 于 10 mL 容量瓶，以水定容，摇匀，扫描三维荧光图谱。测量纯水在激发波长 350 nm 的拉曼散射强度 R，以 R 为步长绘制三维荧光图谱，如图 4.33 所示。

实验方法2　取样品上清液 0.50 mL 于 10 mL 容量瓶，加入 1.0 mL NaOH 溶液，以水定容，摇匀，扫描三维荧光图谱。测量纯水在激发波长 350 nm 的拉曼散射强度 R，以 R 为步长绘制三维荧光图谱，如图 4.34 所示。

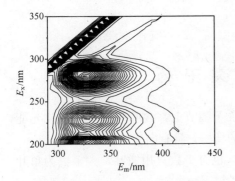

图 4.33 紫荆皮水溶液三维荧光图谱
浓度：20 μg/mL，5%甲醇；步长：R

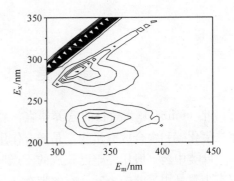

图 4.34 紫荆皮碱性溶液三维荧光图谱
浓度：20 μg/mL，5%甲醇；pH 12.0；步长：R

祖师麻 Zushima

DAPHNES CORTEX

本品为瑞香科植物陕甘瑞香 *Daphne tangutica* Maxim. 的干燥茎皮及根皮。对照药材购自中国药品生物制品检定所，批号：1243-0301。

仪器与试剂 F-7000 型荧光分光光度计（Hitachi），配备 1 cm 石英池、150 W 氙灯、290 nm 滤光片。仪器条件：波长范围，$E_x = 200 \sim 400$ nm、$E_m = 290 \sim 550$ nm；间隔，5 nm；扫描速度，1200 nm/min；狭缝，5.0 nm/5.0 nm；PMT 电压，700 V。甲醇（色谱纯），纯水。

样品提取液的制备 精密称取对照药材粉末 0.0250 g，置于 25 mL 容量瓶中，加入甲醇至刻度，摇匀，放置 3 h。样品提取液浓度记为 1.0 mg/mL。

实验方法 取样品上清液 0.50 mL 于 10 mL 容量瓶，以水定容，摇匀，扫描三维荧光图谱。测量纯水在激发波长 350 nm 的拉曼散射强度 R，以 R 为步长绘制三维荧光图谱，如图 4.35 所示。

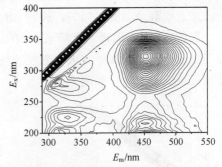

图 4.35 祖师麻水溶液三维荧光图谱
浓度：50 μg/mL，5%甲醇；步长：R

第五章　叶类中药

叶（folium）为植物的营养器官，着生于茎节上，含叶绿素，能吸收光能，将二氧化碳和水合成有机物，是光合作用的场所，具有向光性。

叶类中药一般用完整已长成的干燥叶，也有少数只用嫩叶，大多数为单叶，仅有少数是用复叶的小叶，有的带有部分嫩枝。

艾叶 Aiye

ARTEMISIAE ARGYI FOLIUM

本品为菊科植物艾叶 *Artemisia argyi* Lévl. et Vant. 干燥叶的粉末。对照药材购自中国药品生物制品检定所，批号：121345-200401。

仪器与试剂　F-7000 型荧光分光光度计（Hitachi），配备 1 cm 石英池、150 W 氙灯、290 nm 滤光片。仪器条件：波长范围，$E_x = 200 \sim 450$ nm、$E_m = 300 \sim 550$ nm；间隔，5 nm；扫描速度，1200 nm/min；狭缝，5.0 nm/5.0 nm；PMT 电压，700 V。甲醇（色谱纯），0.1 mol/L NaOH 溶液，纯水。

样品提取液的制备　精密称取对照药材粉末 0.0250 g，置于 25 mL 容量瓶中，加入甲醇至刻度，摇匀，放置 3 h。样品提取液浓度记为 1.0 mg/mL。

实验方法 1　取样品上清液 1.50 mL 于 10 mL 容量瓶，以水定容，摇匀，扫描三维荧光图谱。测量纯水在激发波长 350 nm 的拉曼散射强度 R，以 R 为步长绘制三维荧光图谱，如图 5.1 所示。

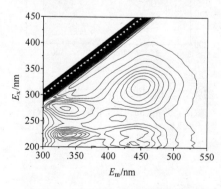

图 5.1　艾叶水溶液三维荧光图谱
浓度：150 μg/mL，15%甲醇；步长：R

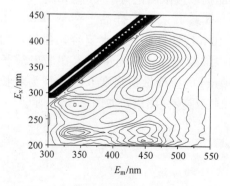

图 5.2　艾叶碱性溶液三维荧光图谱
浓度：150 μg/mL，15%甲醇；pH 12.0；步长：R

实验方法 2 取样品上清液 1.50 mL 于 10 mL 容量瓶，加入 1.0 mL NaOH 溶液，以水定容，摇匀，扫描三维荧光图谱。测量纯水在激发波长 350 nm 的拉曼散射强度 R，以 R 为步长绘制三维荧光图谱，如图 5.2 所示。

艾叶的化学成分包括伞形花内酯、瑞香素、4-甲氧基-3-羟基苯酚等。图 5.1 中位于激发/发射波长 320/450 nm 的荧光峰在碱性条件下移动到 365/460 nm，与伞形花内酯和瑞香素（祖师麻甲素）的荧光性质相吻合。短波部分的两个荧光峰则可能归属于 4-甲氧基-3-羟基苯酚等酚酸类成分。

侧柏叶 Cebaiye

PLATYCLADI CACUMEN

本品为柏科植物侧柏 *Platycladus orientalis* (L.) Franco 的干燥枝梢及叶的粉末。对照药材购自中国药品生物制品检定所，批号：121396-200401。

仪器与试剂 F-7000 型荧光分光光度计（Hitachi），配备 1 cm 石英池、150 W 氙灯、290 nm 滤光片。仪器条件：波长范围，$E_x = 200 \sim 400$ nm、$E_m = 300 \sim 500$ nm；间隔，5 nm；扫描速度，1200 nm/min；狭缝，5.0 nm/5.0 nm；PMT 电压，700 V。甲醇（色谱纯），0.1 mol/L NaOH 溶液，纯水。

样品提取液的制备 精密称取对照药材粉末 0.0250 g，置于 25 mL 容量瓶中，加入甲醇至刻度，摇匀，放置 3 h。样品提取液浓度记为 1.0 mg/mL。

实验方法 1 取样品上清液 1.00 mL 于 10 mL 容量瓶，以水定容，摇匀，扫描三维荧光图谱。测量纯水在激发波长 350 nm 的拉曼散射强度 R，以 R 为步长绘制三维荧光图谱，如图 5.3 所示。

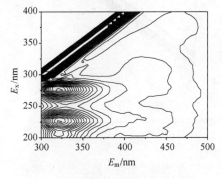

图 5.3 侧柏叶水溶液三维荧光图谱
浓度：100 μg/mL，10%甲醇；步长：R

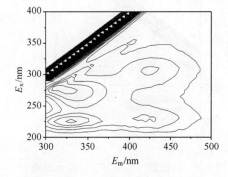

图 5.4 侧柏叶碱性溶液三维荧光图谱
浓度：100 μg/mL，10%甲醇；pH 12.0；
步长：R

实验方法 2　取样品上清液 1.00 mL 于 10 mL 容量瓶，加入 1.0 mL NaOH 溶液，以水定容，摇匀，扫描三维荧光图谱。测量纯水在激发波长 350 nm 的拉曼散射强度 R，以 R 为步长绘制三维荧光图谱，如图 5.4 所示。

匙羹藤叶 Chigengtengye

GYMNEMAE FOLIUM

本品为萝摩科植物匙羹藤 *Gymnema sylvestre* (Retz.) Schult. 的干燥叶的粉末。对照药材购自中国药品生物制品检定所，批号：121465-200501。

仪器与试剂　F-7000 型荧光分光光度计（Hitachi），配备 1 cm 石英池、150 W 氙灯、290 nm 滤光片。仪器条件：波长范围，$E_x = 200 \sim 400$ nm、$E_m = 300 \sim 500$ nm；间隔，5 nm；扫描速度，1200 nm/min；狭缝，5.0 nm/5.0 nm；PMT 电压，700 V。甲醇（色谱纯），0.1 mol/L HCl 溶液，纯水。

样品提取液的制备　精密称取对照药材粉末 0.0500 g，置于 25 mL 容量瓶中，加入甲醇至刻度，摇匀，放置 3 h。样品提取液浓度记为 2.0 mg/mL。

实验方法 1　取样品上清液 2.00 mL 于 10 mL 容量瓶，以水定容，摇匀，扫描三维荧光图谱。测量纯水在激发波长 350 nm 的拉曼散射强度 R，以 R 为步长绘制三维荧光图谱，如图 5.5 所示。

实验方法 2　取样品上清液 2.00 mL 于 10 mL 容量瓶，加入 1.0 mL HCl 溶液，以水定容，摇匀，扫描三维荧光图谱。测量纯水在激发波长 350 nm 的拉曼散射强度 R，以 R 为步长绘制三维荧光图谱，如图 5.6 所示。

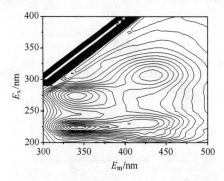

图 5.5　匙羹藤叶水溶液三维荧光图谱
浓度：400 μg/mL，20%甲醇；步长：R

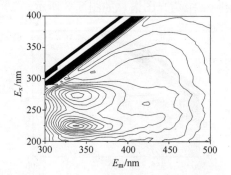

图 5.6　匙羹藤叶酸性溶液三维荧光图谱
浓度：400 μg/mL，20%甲醇；pH 2.0；步长：R

刺梨叶 Ciliye

ROSAE ROXBURGHIAE FOLIUM

本品为蔷薇科植物刺梨 *Rosa roxburghii* Tratt. 干燥叶的粉末。对照药材购自中国药品生物制品检定所，批号：121355-200401。

仪器与试剂 F-7000 型荧光分光光度计（Hitachi），配备 1 cm 石英池、150 W 氙灯、290 nm 滤光片。仪器条件：波长范围，$E_x = 200 \sim 400$ nm、$E_m = 300 \sim 500$ nm；间隔，5 nm；扫描速度，1200 nm/min；狭缝，5.0 nm/5.0 nm；PMT 电压，700 V。甲醇（色谱纯），0.01 mol/L 硼砂溶液，纯水。

样品提取液的制备 精密称取对照药材粉末 0.0250 g，置于 25 mL 容量瓶中，加入甲醇至刻度，摇匀，放置 3 h。样品提取液浓度记为 1.0 mg/mL。

实验方法 1 取样品上清液 1.00 mL 于 10 mL 容量瓶，以水定容，摇匀，扫描三维荧光图谱。测量纯水在激发波长 350 nm 的拉曼散射强度 R，以 R 为步长绘制三维荧光图谱，如图 5.7 所示。

实验方法 2 取样品上清液 1.00 mL 于 10 mL 容量瓶，加入 1.0 mL 硼砂溶液，以水定容，摇匀，扫描三维荧光图谱。测量纯水在激发波长 350 nm 的拉曼散射强度 R，以 R 为步长绘制三维荧光图谱，如图 5.8 所示。

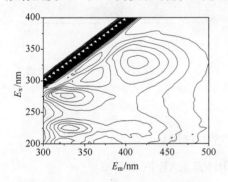

图 5.7 刺梨叶水溶液三维荧光图谱
浓度：100 μg/mL，10% 甲醇；步长：R

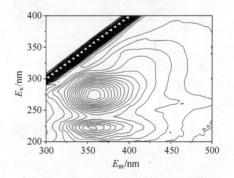

图 5.8 刺梨叶硼砂溶液三维荧光图谱
浓度：100 μg/mL，10% 甲醇，
0.001 mol/L 硼砂；步长：R

大青叶 Daqingye

ISATIDIS FOLIUM

本品为十字花科植物菘蓝 *Isatis indigotica* Fort. 干燥叶的粉末。对照药材购自中国药品生物制品检定所，批号：121367-200401。

仪器与试剂　F-7000 型荧光分光光度计（Hitachi），配备 1 cm 石英池、150 W 氙灯、290 nm 滤光片。仪器条件：波长范围，$E_x = 200\sim400$ nm、$E_m = 300\sim500$ nm；间隔，5 nm；扫描速度，1200 nm/min；狭缝，5.0 nm/5.0 nm；PMT 电压，700 V。甲醇（色谱纯），0.1 mol/L NaOH 溶液，纯水。

样品提取液的制备　精密称取对照药材粉末 0.0300 g，置于 25 mL 容量瓶中，加入甲醇至刻度，摇匀，放置 3 h。样品提取液浓度记为 1.2 mg/mL。

实验方法 1　取样品上清液 1.00 mL 于 10 mL 容量瓶，以水定容，摇匀，扫描三维荧光图谱。测量纯水在激发波长 350 nm 的拉曼散射强度 R，以 R 为步长绘制三维荧光图谱，如图 5.9 所示。

实验方法 2　取样品上清液 1.00 mL 于 10 mL 容量瓶，加入 1.0 mL NaOH 溶液，以水定容，摇匀，扫描三维荧光图谱。测量纯水在激发波长 350 nm 的拉曼散射强度 R，以 R 为步长绘制三维荧光图谱，如图 5.10 所示。

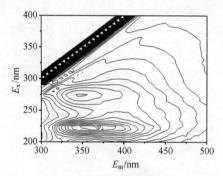

图 5.9　大青叶水溶液三维荧光图谱
浓度：120 μg/mL，10% 甲醇；步长：R

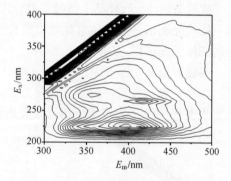

图 5.10　大青叶碱性溶液三维荧光图谱
浓度：120 μg/mL，10% 甲醇；pH 12.0；步长：R

大叶紫珠 Dayezizhu

CALLICARPAE MACROPHYLLAE FOLIUM

本品为马鞭草科植物大叶紫珠 *Callicarpa macrophylla* Vahl. 干燥叶及嫩茎的粉末。对照药材购自中国药品生物制品检定所，批号：121200-200803。

仪器与试剂　F-7000 型荧光分光光度计（Hitachi），配备 1 cm 石英池、150 W 氙灯、290 nm 滤光片。仪器条件：波长范围，$E_x = 200\sim380$ nm、$E_m = 280\sim550$ nm；间隔，5 nm；扫描速度，1200 nm/min；狭缝，5.0 nm/5.0 nm；PMT 电压，700 V。甲醇（色谱纯），0.1 mol/L NaOH 溶液，纯水。

样品提取液的制备　精密称取对照药材粉末 0.0500 g，置于 25 mL 容量瓶中，加入甲醇至刻度，摇匀，放置 3 h。样品提取液浓度记为 2.0 mg/mL。

实验方法 1　取样品上清液 1.50 mL 于 10 mL 容量瓶，以水定容，摇匀，扫描三维荧光图谱。测量纯水在激发波长 350 nm 的拉曼散射强度 R，以 R 为步长绘制三维荧光图谱，如图 5.11 所示。

实验方法 2　取样品上清液 1.50 mL 于 10 mL 容量瓶，加入 1.0 mL NaOH 溶液，以水定容，摇匀，扫描三维荧光图谱。测量纯水在激发波长 350 nm 的拉曼散射强度 R，以 R 为步长绘制三维荧光图谱，如图 5.12 所示。

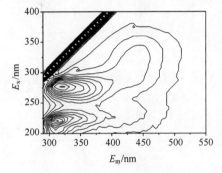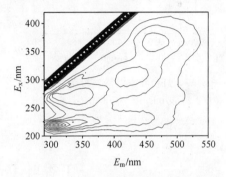

图 5.11　大叶紫珠水溶液三维荧光图谱　　　图 5.12　大叶紫珠碱性溶液三维荧光图谱
浓度：300 μg/mL，15% 甲醇；步长：R　　　浓度：300 μg/mL，15% 甲醇，pH 12.0，步长：R

灯台叶 Dengtaiye

ALSTONIAE SCHOLARIS FOLIUM

本品为夹竹桃科植物糖胶树 *Alstonia scholaris* (L.) R. Br. 干燥叶的粉末。对照药材购自中国药品生物制品检定所，批号：121259-200502。

仪器与试剂　F-7000 型荧光分光光度计（Hitachi），配备 1 cm 石英池、150 W 氙灯、290 nm 滤光片。仪器条件：波长范围，$E_x = 200 \sim 400$ nm、$E_m = 300 \sim 550$ nm；间隔，5 nm；扫描速度，1200 nm/min；狭缝，5.0 nm/5.0 nm；PMT 电压，700 V。甲醇（色谱纯），0.01 mol/L AlCl$_3$ 溶液，纯水。

样品提取液的制备　精密称取对照药材粉末 0.0100 g，置于 25 mL 容量瓶中，加入甲醇至刻度，摇匀，放置 3 h。样品提取液浓度记为 0.40 mg/mL。

实验方法 1　取样品上清液 0.50 mL 于 10 mL 容量瓶，以水定容，摇匀，扫描三维荧光图谱。测量纯水在激发波长 350 nm 的拉曼散射强度 R，以 $2R$ 为步长绘制三维荧光图谱，如图 5.13 所示。

实验方法 2　取样品上清液 0.50 mL 于 10 mL 容量瓶，加入 1.0 mL AlCl$_3$ 溶液，以水定容，摇匀，扫描三维荧光图谱。测量纯水在激发波长 350 nm 的拉曼散射强度 R，以 $2R$ 为步长绘制三维荧光图谱，如图 5.14 所示。

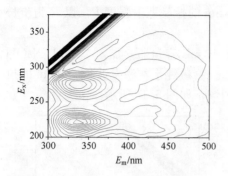

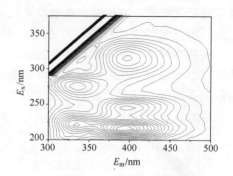

图 5.13　灯台叶水溶液三维荧光图谱
浓度：20 μg/mL，15％甲醇溶液；步长 2R

图 5.14　灯台叶-AlCl₃溶液三维荧光图谱
浓度：20 μg/mL，15％甲醇，
1.0×10⁻³mol/L AlCl₃；步长 2R

丁香叶 Dingxiangye

SYRINGAE FOLIUM

　　本品为木樨科植物紫丁香 *Syringa oblata* Lindl. 干燥叶的粉末。对照药材购自中国药品生物制品检定所，批号：121253-200301。

　　仪器与试剂　F-7000 型荧光分光光度计（Hitachi），配备 1 cm 石英池、150 W 氙灯、290 nm 滤光片。仪器条件：波长范围，$E_x = 200 \sim 400$ nm、$E_m = 300 \sim 550$ nm；间隔，5 nm；扫描速度，1200 nm/min；狭缝，5.0 nm/5.0 nm；PMT 电压，700 V。甲醇（色谱纯），0.01 mol/L 硼砂溶液，0.05 mol/L 溴化十六烷基三甲铵（CTAB）溶液，纯水。

　　样品提取液的制备　精密称取对照药材粉末 0.0250 g，置于 25 mL 容量瓶中，加入甲醇至刻度，摇匀，放置 3 h。样品提取液浓度记为 1.0 mg/mL。

　　实验方法 1　取样品上清液 1.00 mL 于 10 mL 容量瓶，以水定容，摇匀，扫描三维荧光图谱。测量纯水在激发波长 350 nm 的拉曼散射强度 R，以 R 为步长绘制三维荧光图谱，如图 5.15 所示。

　　实验方法 2　取样品上清液 1.00 mL 于 10 mL 容量瓶，加入 1.0 mL 硼砂溶液，0.2 mL CTAB 溶液，以水定容，摇匀，扫描三维荧光图谱。测量纯水在激发波长 350 nm 的拉曼散射强度 R，以 R 为步长绘制三维荧光图谱，如图 5.16 所示。

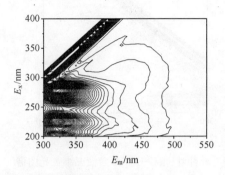

图 5.15　丁香叶水溶液三维荧光图谱
浓度：$100\,\mu g/mL$，10%甲醇；步长：R

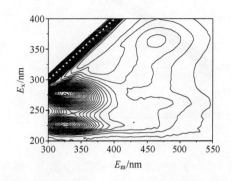

图 5.16　丁香叶-硼砂-CTAB 溶液三维荧光图谱
浓度：$100\,\mu g/mL$，10%甲醇，$0.001\,mol/L$ 硼砂，
$0.001\,mol/L$ CTAB；步长：R

杜仲叶 Duzhongye

EUCOMMIAE FOLIUM

本品为杜仲科植物杜仲 *Eucommia ulmoides* Oliv. 的干燥叶。对照药材购自中国药品生物制品检定所，批号：1068-9901。

仪器与试剂　F-7000 型荧光分光光度计（Hitachi），配备 1 cm 石英池、150 W 氙灯、290 nm 滤光片。仪器条件：波长范围，$E_x = 200 \sim 450\,nm$、$E_m = 300 \sim 550\,nm$；间隔，5 nm；扫描速度，1200 nm/min；狭缝，5.0 nm/5.0 nm；PMT 电压，700 V。甲醇（色谱纯），0.01 mol/L 硼砂溶液，0.05 mol/L CTAB溶液，纯水。

样品提取液的制备　精密称取对照药材粉末 0.0250 g，置于 25 mL 容量瓶中，加入甲醇至刻度，摇匀，放置 3 h。样品提取液浓度记为 1.0 mg/mL。

实验方法 1　取样品上清液 1.00 mL 于 10 mL 容量瓶，以水定容，摇匀，扫描三维荧光图谱。测量纯水在激发波长 350 nm 的拉曼散射强度 R，以 R 为步长绘制三维荧光图谱，如图 5.17 所示。

实验方法 2　取样品上清液 1.00 mL 于 10 mL 容量瓶，加入 1.0 mL 硼砂溶液，0.2 mL CTAB 溶液，以水定容，摇匀，扫描三维荧光图谱。测量纯水在激发波长 350 nm 的拉曼散射强度 R，以 R 为步长绘制三维荧光图谱，如图 5.18 所示。

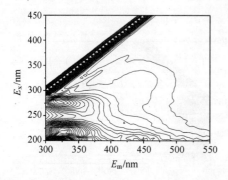

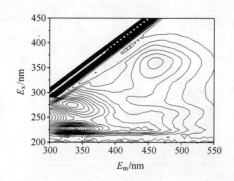

图 5.17　杜仲叶水溶液三维荧光图谱　　　图 5.18　杜仲叶-硼砂-CTAB 溶液三维荧光图谱

浓度：100 μg/mL，10%甲醇；步长：R　　　浓度：100 μg/mL，10%甲醇，0.001 mol/L 硼砂，

0.001 mol/L CTAB；步长：R

番石榴叶 Fanshiliuye

PSIDII FOLIUM

本品为桃金娘科植物番石榴 *Psidium guajava* L. 的干燥叶。对照药材购自中国药品生物制品检定所，批号：121212-0101。

仪器与试剂　F-7000 型荧光分光光度计（Hitachi），配备 1 cm 石英池、150 W 氙灯、290 nm 滤光片。仪器条件：波长范围，$E_x = 200 \sim 400$ nm、$E_m = 300 \sim 550$ nm；间隔，5 nm；扫描速度，1200 nm/min；狭缝，5.0 nm/5.0 nm；PMT 电压，700 V。甲醇（色谱纯），0.01 mol/L 硼砂溶液，纯水。

样品提取液的制备　精密称取对照药材粉末 0.0250 g，置于 25 mL 容量瓶中，加入甲醇至刻度，摇匀，放置 3 h。样品提取液浓度记为 1.0 mg/mL。

实验方法 1　取样品上清液 1.00 mL 于 10 mL 容量瓶，以水定容，摇匀，扫描三维荧光图谱。测量纯水在激发波长 350 nm 的拉曼散射强度 R，以 R 为步长绘制三维荧光图谱，如图 5.19 所示。

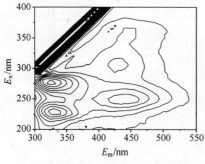

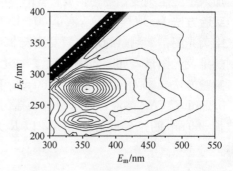

图 5.19　番石榴叶水溶液三维荧光图谱　　　图 5.20　番石榴叶硼砂溶液三维荧光图谱

浓度：100 μg/mL，10%甲醇；步长：R　　　浓度：100 μg/mL，10%甲醇，0.001 mol/L 硼砂；步长：R

实验方法 2　取样品上清液 1.00 mL 于 10 mL 容量瓶，加入 1.0 mL 硼砂溶液，以水定容，摇匀，扫描三维荧光图谱。测量纯水在激发波长 350 nm 的拉曼散射强度 R，以 R 为步长绘制三维荧光图谱，如图 5.20 所示。

番泻叶 Fanxieye

SENNAE FOLIUM

本品为豆科植物狭叶番泻 *Cassia angustifolia* Vahl 的干燥小叶。对照药材购自中国药品生物制品检定所，批号：996-200203。

仪器与试剂　F-7000 型荧光分光光度计（Hitachi），配备 1 cm 石英池、150 W 氙灯、290 nm 滤光片。仪器条件：波长范围，$E_x = 200 \sim 450$ nm、$E_m = 310 \sim 550$ nm；间隔，5 nm；扫描速度，1200 nm/min；狭缝，5.0 nm/5.0 nm；PMT 电压，700 V。甲醇（色谱纯），0.01 mol/L 硼砂溶液，纯水。

样品提取液的制备　精密称取对照药材粉末 0.0250 g，置于 25 mL 容量瓶中，加入甲醇至刻度，摇匀，放置 3 h。样品提取液浓度记为 1.0 mg/mL。

实验方法 1　取样品上清液 2.00 mL 于 10 mL 容量瓶，以水定容，摇匀，扫描三维荧光图谱。测量纯水在激发波长 350 nm 的拉曼散射强度 R，以 R 为步长绘制三维荧光图谱，如图 5.21 所示。

实验方法 2　取样品上清液 2.00 mL 于 10 mL 容量瓶，加入 1.0 mL 硼砂溶液，以水定容，摇匀，扫描三维荧光图谱。测量纯水在激发波长 350 nm 的拉曼散射强度 R，以 R 为步长绘制三维荧光图谱，如图 5.22 所示。

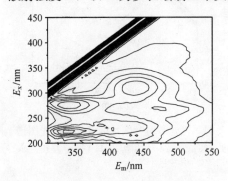 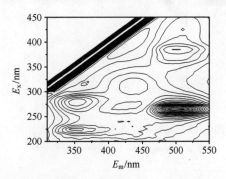

图 5.21　番泻叶水溶液三维荧光图谱　　　　图 5.22　番泻叶硼砂溶液三维荧光图谱
　浓度：200 μg/mL，20%甲醇；步长：R　　　浓度：200 μg/mL，20%甲醇，0.001 mol/L
　　　　　　　　　　　　　　　　　　　　　硼砂；步长：R

飞龙掌血叶 Feilongzhangxueye

TODDALIAE FOLIUM

本品为芸香科植物飞龙掌血 *Toddalia asiatica* Lam. 干燥叶的粉末。对照药材购自中国药品生物制品检定所，批号：121469-200501。

仪器与试剂　F-7000 型荧光分光光度计（Hitachi），配备 1 cm 石英池、150 W 氙灯、290 nm 滤光片。仪器条件：波长范围，$E_x = 200 \sim 400$ nm、$E_m = 300 \sim 550$ nm；间隔，5 nm；扫描速度，1200 nm/min；狭缝，5.0 nm/5.0 nm；PMT 电压，700 V。甲醇（色谱纯），0.1 mol/L NaOH 溶液，纯水。

样品提取液的制备　精密称取对照药材粉末 0.0100 g，置于 25 mL 容量瓶中，加入甲醇至刻度，摇匀，放置 3 h。样品提取液浓度记为 0.40 mg/mL。

实验方法 1　取样品上清液 0.50 mL 于 10 mL 容量瓶，以水定容，摇匀，扫描三维荧光图谱。测量纯水在激发波长 350 nm 的拉曼散射强度 R，以 $2R$ 为步长绘制三维荧光图谱，如图 5.23 所示。

实验方法 2　取样品上清液 0.50 mL 于 10 mL 容量瓶，加入 1.0 mL NaOH 溶液，以水定容，摇匀，扫描三维荧光图谱。测量纯水在激发波长 350 nm 的拉曼散射强度 R，以 $2R$ 为步长绘制三维荧光图谱，如图 5.24 所示。

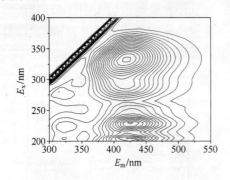 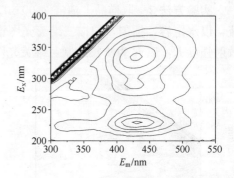

图 5.23　飞龙掌血叶水溶液三维荧光图谱　　　图 5.24　飞龙掌血叶碱性溶液三维荧光图谱
浓度：20 μg/mL，5% 甲醇；步长：2R　　　　浓度：20 μg/mL，5% 甲醇；pH 12.0；步长：2R

岗松 Gangsong

BAECKEAE FOLIUM

本品为桃金娘科植物岗松 *Baeckea frutescens* L. 干燥带有花果叶的粉末。对照药材购自中国药品生物制品检定所，批号：121223-200301。

仪器与试剂　F-7000 型荧光分光光度计（Hitachi），配备 1 cm 石英池、150 W 氙灯、290 nm 滤光片。仪器条件：波长范围，$E_x = 200 \sim 400$ nm、$E_m = 290 \sim 500$ nm；间隔，5 nm；扫描速度，1200 nm/min；狭缝，5.0 nm/5.0 nm；PMT 电压，700 V。甲醇（色谱纯），0.01 mol/L 硼砂溶液，纯水。

样品提取液的制备　精密称取对照药材粉末 0.0250 g，置于 25 mL 容量瓶中，加入甲醇至刻度，摇动，放置 3 h。样品提取液浓度记为 1.0 mg/mL。

实验方法 1　取样品上清液 0.50 mL 于 10 mL 容量瓶，以水定容，摇匀，扫描三维荧光图谱。测量纯水在激发波长 350 nm 的拉曼散射强度 R，以 R 为步长绘制三维荧光图谱，如图 5.25 所示。

实验方法 2　取样品上清液 0.50 mL 于 10 mL 容量瓶，加入 1.0 mL 硼砂溶液，以水定容，摇匀，扫描三维荧光图谱。测量纯水在激发波长 350 nm 的拉曼散射强度 R，以 R 为步长绘制三维荧光图谱，如图 5.26 所示。

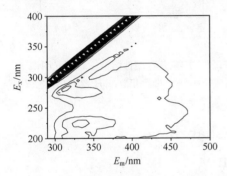

图 5.25　岗松水溶液三维荧光图谱
浓度：50 μg/mL，5%甲醇；步长：R

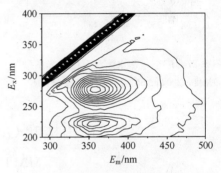

图 5.26　岗松硼砂溶液三维荧光图谱
浓度：50 μg/mL，5%甲醇，0.001 mol/L
硼砂；步长：R

广东紫珠 Guangdongzizhu

CALLICARPAE CAULIS ET FOLIUM

本品为马鞭草科植物广东紫珠 *Callicarpa kwangtungensis* Chun 的干燥茎枝和叶。对照药材购自中国食品药品检定研究院，批号：121638-201101。

仪器与试剂　F-7000 型荧光分光光度计（Hitachi），配备 1 cm 石英池、150 W 氙灯、290 nm 滤光片。仪器条件：波长范围，$E_x = 200 \sim 400$ nm、$E_m = 280 \sim 550$ nm；间隔，5 nm；扫描速度，1200 nm/min；狭缝，5.0 nm/5.0 nm；PMT 电压，700 V。甲醇（色谱纯），0.1 mol/L NaOH 溶液，纯水。

样品提取液的制备　精密称取对照药材粉末 0.0250 g，置于 25 mL 容量瓶中，加入甲醇至刻度，摇匀，放置 3 h。样品提取液浓度记为 1.0 mg/mL。

　　实验方法 1　取样品上清液 2.00 mL 于 10 mL 容量瓶，以水定容，摇匀，扫描三维荧光图谱。测量纯水在激发波长 350 nm 的拉曼散射强度 R，以 R 为步长绘制三维荧光图谱，如图 5.27 所示。

　　实验方法 2　取样品上清液 2.00 mL 于 10 mL 容量瓶，加入 1.0 mL NaOH 溶液，以水定容，摇匀，扫描三维荧光图谱。测量纯水在激发波长 350 nm 的拉曼散射强度 R，以 R 为步长绘制三维荧光图谱，如图 5.28 所示。

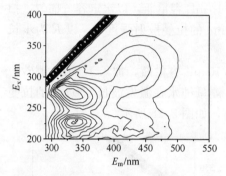 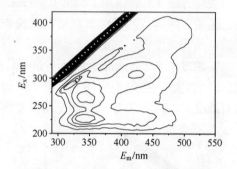

图 5.27　广东紫珠水溶液三维荧光图谱　　　　　图 5.28　广东紫珠碱性溶液三维荧光图谱
　　浓度：200 μg/mL，20%甲醇；步长：R　　　　　浓度：200 μg/mL，20%甲醇；pH 12.0；步长：R

广山楂叶 Guangshanzhaye

MALI FOLIUM

　　本品为蔷薇科植物台湾林檎 *Malus doumeri* (Bois) Chev. 干燥叶的粉末。对照药材购自中国药品生物制品检定所，批号：121497-200401。

　　仪器与试剂　F-7000 型荧光分光光度计（Hitachi），配备 1 cm 石英池、150 W 氙灯、290 nm 滤光片。仪器条件：波长范围，$E_x = 200 \sim 450$ nm、$E_m = 300 \sim 550$ nm；间隔，5 nm；扫描速度，1200 nm/min；狭缝，5.0 nm/5.0 nm；PMT 电压，700 V。甲醇（色谱纯），0.1 mol/L NaOH 溶液，纯水。

　　样品提取液的制备　精密称取对照药材粉末 0.0500 g，置于 25 mL 容量瓶中，加入甲醇至刻度，摇匀，放置 3 h。样品提取液浓度记为 2.0 mg/mL。

　　实验方法 1　取样品上清液 1.50 mL 于 10 mL 容量瓶，以水定容，摇匀，扫描三维荧光图谱。测量纯水在激发波长 350 nm 的拉曼散射强度 R，以 R 为步长绘制三维荧光图谱，如图 5.29 所示。

　　实验方法 2　取样品上清液 1.50 mL 于 10 mL 容量瓶，加入 1.0 mL NaOH 溶液，以水定容，摇匀，扫描三维荧光图谱。测量纯水在激发波长 350 nm 的拉曼散射强度 R，以 R 为步长绘制三维荧光图谱，如图 5.30 所示。

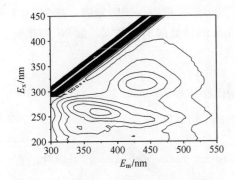

图 5.29 广山楂叶水溶液三维荧光图谱

浓度：300 μg/mL，15%甲醇；步长：R

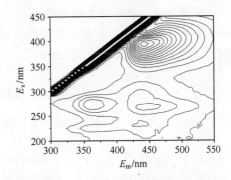

图 5.30 广山楂叶碱性溶液三维荧光图谱

浓度：300 μg/mL，15%甲醇；pH 12.0；步长：R

荷叶 Heye

NELUMBINIS FOLIUM

本品为睡莲科植物莲 *Nelumbo nucifera* Gaertn. 的干燥叶的粉末。对照药材购自中国药品生物制品检定所，批号：121322-200402。

仪器与试剂 F-7000 型荧光分光光度计（Hitachi），配备 1 cm 石英池、150 W 氙灯、290 nm 滤光片。仪器条件：波长范围，$E_x = 200 \sim 350$ nm、$E_m = 300 \sim 475$ nm；间隔，5 nm；扫描速度，1200 nm/min；狭缝，5.0 nm/5.0 nm；PMT 电压，700 V。甲醇（色谱纯），纯水。

样品提取液的制备 精密称取对照药材粉末 0.0100 g，置于 25 mL 容量瓶中，加入甲醇至刻度，摇匀，放置 3 h。样品提取液浓度记为 0.40 mg/mL。

实验方法 1 取样品上清液 0.50 mL 于 10 mL 容量瓶，以水定容，摇匀，扫描三维荧光图谱。测量纯水在激发波长 350 nm 的拉曼散射强度 R，以 2R 为步长绘制三维荧光图谱，如图 5.31 所示。

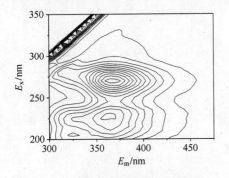

图 5.31 荷叶水溶液三维荧光图谱

浓度：20 μg/mL，5%甲醇；步长：2R

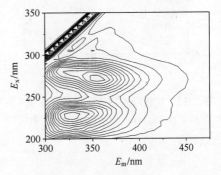

图 5.32 荷叶甲醇溶液三维荧光图谱

浓度：20 μg/mL，100%甲醇；步长：2R

实验方法 2　取样品上清液 0.50 mL 于 10 mL 容量瓶，甲醇定容，摇匀，扫描三维荧光图谱。测量纯水在激发波长 350 nm 的拉曼散射强度 R，以 $2R$ 为步长绘制三维荧光图谱，如图 5.32 所示。

虎杖叶 Huzhangye

POLYGONI CUSPITATI FOLIUM

本品为蓼科植物虎杖 *Polygonum cuspidatum* Sieb. et Zucc. 的干燥叶的粉末。对照药材购自中国药品生物制品检定所，批号：121534-200501。

仪器与试剂　F-7000 型荧光分光光度计（Hitachi），配备 1 cm 石英池、150 W 氙灯、290 nm 滤光片。仪器条件：波长范围，$E_x = 200 \sim 400$ nm、$E_m = 300 \sim 500$ nm；间隔，5 nm；扫描速度，1200 nm/min；狭缝，5.0 nm/5.0 nm；PMT 电压，700 V。甲醇（色谱纯），0.01 mol/L 硼砂溶液，纯水。

样品提取液的制备　精密称取对照药材粉末 0.0300 g，置于 25 mL 容量瓶中，加入甲醇至刻度，摇匀，放置 3 h。样品提取液浓度记为 1.2 mg/mL。

实验方法 1　取样品上清液 1.00 mL 于 10 mL 容量瓶，以水定容，摇匀，扫描三维荧光图谱。测量纯水在激发波长 350 nm 的拉曼散射强度 R，以 R 为步长绘制三维荧光图谱，如图 5.33 所示。

实验方法 2　取样品上清液 1.00 mL 于 10 mL 容量瓶，加入 1.0 mL 硼砂溶液，以水定容，摇匀，扫描三维荧光图谱。测量纯水在激发波长 350 nm 的拉曼散射强度 R，以 R 为步长绘制三维荧光图谱，如图 5.34 所示。

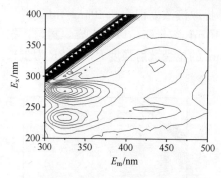

图 5.33　虎杖叶水溶液三维荧光图谱
浓度：120 μg/mL，10% 甲醇；步长：R

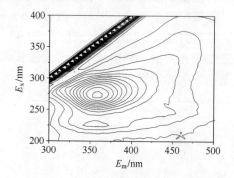

图 5.34　虎杖叶硼砂溶液三维荧光图谱
浓度：120 μg/mL，10% 甲醇，0.001 mol/L 硼砂；
步长：R

九里香 Jiulixiang

MURRAYAE FOLIUM ET CACUMEN

本品为芸香科植物九里香 *Murraya exotica* L. 的干燥叶和带叶嫩枝的粉末。对照药材购自中国药品生物制品检定所，批号：121476-200501。

仪器与试剂 F-7000 型荧光分光光度计（Hitachi），配备 1 cm 石英池、150 W 氙灯、290 nm 滤光片。仪器条件：波长范围，$E_x = 200 \sim 400$ nm、$E_m = 300 \sim 550$ nm；间隔，5 nm；扫描速度，1200 nm/min；狭缝，5.0 nm/5.0 nm；PMT 电压，700 V。甲醇（色谱纯），0.1 mol/L NaOH 溶液，纯水。

样品提取液的制备 精密称取对照药材粉末 0.0100 g，置于 25 mL 容量瓶中，加入甲醇至刻度，摇动，放置 3 h。样品提取液浓度记为 0.40 mg/mL。

实验方法 1 取样品上清液 0.50 mL 于 10 mL 容量瓶，以水定容，摇匀，扫描三维荧光图谱。测量纯水在激发波长 350 nm 的拉曼散射强度 R，以 2R 为步长绘制三维荧光图谱，如图 5.35 所示。

实验方法 2 取样品上清液 0.50 mL 于 10 mL 容量瓶，加入 1.0 mL NaOH 溶液，以水定容，摇匀，扫描三维荧光图谱。测量纯水在激发波长 350 nm 的拉曼散射强度 R，以 2R 为步长绘制三维荧光图谱，如图 5.36 所示。

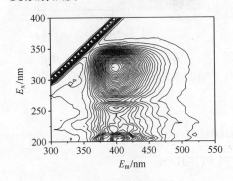 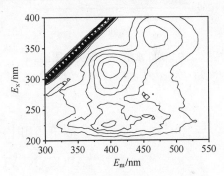

图 5.35 九里香水溶液三维荧光图谱
浓度：20 μg/mL，5%甲醇；步长：2R

图 5.36 九里香碱性溶液三维荧光图谱
浓度：20 μg/mL，5%甲醇；pH 12.0；步长：2R

橘叶 Juye

CITRI RETICULATAE FOLIUM

本品为芸香科植物橘及其栽培变种 *Citrus reticulata* Blanco 干燥叶的粉末。对照药材购自中国药品生物制品检定所，批号：121556-200701。

仪器与试剂　F-7000 型荧光分光光度计（Hitachi），配备 1 cm 石英池、150 W 氙灯、290 nm 滤光片。仪器条件：波长范围，$E_x = 200 \sim 400$ nm、$E_m = 300 \sim 550$ nm；间隔，5 nm；扫描速度，1200 nm/min；狭缝，5.0 nm/5.0 nm；PMT 电压，700 V。甲醇（色谱纯），0.01 mol/L AlCl₃ 溶液，纯水。

样品提取液的制备　精密称取对照药材粉末 0.0500 g，置于 25 mL 容量瓶中，加入甲醇至刻度，摇匀，放置 3 h。样品提取液浓度记为 2.0 mg/mL。

实验方法 1　取样品上清液 1.00 mL 于 10 mL 容量瓶，以水定容，摇匀，扫描三维荧光图谱。测量纯水在激发波长 350 nm 的拉曼散射强度 R，以 R 为步长绘制三维荧光图谱，如图 5.37 所示。

实验方法 2　取样品上清液 1.00 mL 于 10 mL 容量瓶，加入 1.0 mL AlCl₃，以水定容，摇匀，扫描三维荧光图谱。测量纯水在激发波长 350 nm 的拉曼散射强度 R，以 R 为步长绘制三维荧光图谱，如图 5.38 所示。

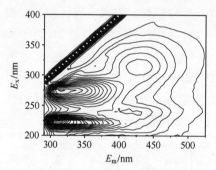
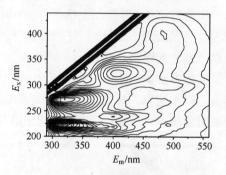

图 5.37　橘叶水溶液三维荧光图谱
浓度：200 μg/mL，10% 甲醇；步长：R

图 5.38　橘叶-AlCl₃ 溶液三维荧光图谱
浓度：200 μg/mL，10% 甲醇，0.001 mol/L AlCl₃；
步长：R

罗布麻叶 Luobumaye

APOCYNI VENETI FOLIUM

本品为夹竹桃科植物罗布麻 *Apocynum venetum* L. 的干燥叶。对照药材购自中国药品生物制品检定所，批号：0979-200001。

仪器与试剂　F-7000 型荧光分光光度计（Hitachi），配备 1 cm 石英池、150 W 氙灯、290 nm 滤光片。仪器条件：波长范围，$E_x = 200 \sim 400$ nm、$E_m = 300 \sim 500$ nm；间隔，5 nm；扫描速度，1200 nm/min；狭缝，5.0 nm/5.0 nm；PMT 电压，700 V。甲醇（色谱纯），0.01 mol/L AlCl₃ 溶液，纯水。

样品提取液的制备　精密称取对照药材粉末 0.0250 g，置于 25 mL 容量瓶中，加入甲醇至刻度，摇匀，放置 3 h。样品提取液浓度记为 1.0 mg/mL。

实验方法 1　取样品上清液 1.00 mL 于 10 mL 容量瓶，以水定容，摇匀，扫描三维荧光图谱。测量纯水在激发波长 350 nm 的拉曼散射强度 R，以 R 为步长绘制三维荧光图谱，如图 5.39 所示。

实验方法 2　取样品上清液 1.00 mL 于 10 mL 容量瓶，加入 1.0 mL AlCl₃ 溶液，以水定容，摇匀，扫描三维荧光图谱。测量纯水在激发波长 350 nm 的拉曼散射强度 R，以 R 为步长绘制三维荧光图谱，如图 5.40 所示。

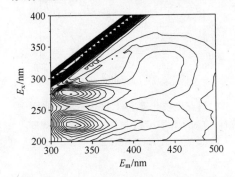

图 5.39　罗布麻叶水溶液三维荧光图谱　　　　图 5.40　罗布麻叶-AlCl₃溶液三维荧光图谱
浓度：100 μg/mL，10%甲醇；步长：R　　　浓度：100 μg/mL，10%甲醇，0.001 mol/L AlCl₃；
　　　　　　　　　　　　　　　　　　　　　　　步长：R

落花生枝叶 Luohuashengzhiye

ARACHIDIS RAMULUS ET FOLIUM

本品为豆科植物落花生 *Arachis hypogaea* L. 干燥地上部分的粉末。对照药材购自中国药品生物制品检定所，批号：121360-200401。

仪器与试剂　F-7000 型荧光分光光度计（Hitachi），配备 1 cm 石英池、150 W 氙灯、290 nm 滤光片。仪器条件：波长范围，E_x＝200～400 nm、E_m＝300～500 nm；间隔，5 nm；扫描速度，1200 nm/min；狭缝，5.0 nm/5.0 nm；PMT 电压，700 V。甲醇（色谱纯），0.01 mol/L 硼砂溶液，0.05 mol/L CTAB 溶液，纯水。

样品提取液的制备　精密称取对照药材粉末 0.0250 g，置于 25 mL 容量瓶中，加入甲醇至刻度，摇匀，放置 3 h。样品提取液浓度记为 1.0 mg/mL。

实验方法 1　取样品上清液 1.50 mL 于 10 mL 容量瓶，以水定容，摇匀，扫描三维荧光图谱。测量纯水在激发波长 350 nm 的拉曼散射强度 R，以 R 为步长绘制三维荧光图谱，如图 5.41 所示。

实验方法 2　取样品上清液 1.50 mL 于 10 mL 容量瓶，加入 1.0 mL 硼砂溶液，0.2 mL CTAB 溶液，以水定容，摇匀，扫描三维荧光图谱。测量纯水在激发波长 350 nm 的拉曼散射强度 R，以 R 为步长绘制三维荧光图谱，如图 5.42 所示。

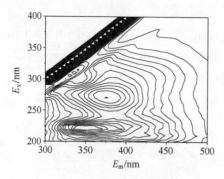

图 5.41　落花生枝叶水溶液三维荧光图谱

浓度：150 μg/mL，15%甲醇；步长：R

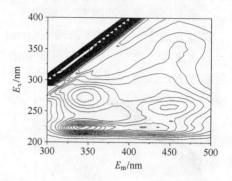

图 5.42　落花生枝叶-硼砂-CTAB 三维荧光图谱

浓度：150 μg/mL，15%甲醇，0.001 mol/L 硼砂，0.001 mol/L CTAB；步长：R

满山白 Manshanbai

RHODODENDRI SENIAVINII FOLIUM SEU RAMULUS

本品为杜鹃花科植物毛果杜鹃 *Rhododendron seniavinii* Maxim. 干燥嫩枝和叶的粉末。对照药材购自中国药品生物制品检定所，批号：121460-200401。

仪器与试剂　F-7000 型荧光分光光度计（Hitachi），配备 1 cm 石英池、150 W 氙灯、290 nm 滤光片。仪器条件：波长范围，$E_x = 200 \sim 350$ nm、$E_m = 290 \sim 450$ nm；间隔，5 nm；扫描速度，1200 nm/min；狭缝，5.0 nm/5.0 nm；PMT 电压，700 V。甲醇（色谱纯），0.1 mol/L NaOH 溶液，纯水。

样品提取液的制备　精密称取对照药材粉末 0.0250 g，置于 25 mL 容量瓶中，加入甲醇至刻度，摇动，放置 3 h。样品提取液浓度记为 1.0 mg/mL。

实验方法 1　取样品上清液 0.50 mL 于 10 mL 容量瓶，以水定容，摇匀，扫描三维荧光图谱。测量纯水在激发波长 350 nm 的拉曼散射强度 R，以 R 为步长绘制三维荧光图谱，如图 5.43 所示。

实验方法 2　取样品上清液 0.50 mL 于 10 mL 容量瓶，加入 1.0 mL NaOH 溶液，以水定容，摇匀，扫描三维荧光图谱。测量纯水在激发波长 350 nm 的拉曼散射强度 R，以 R 为步长绘制三维荧光图谱，如图 5.44 所示。

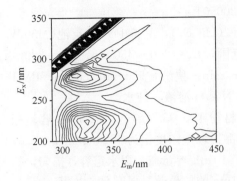

图 5.43　满山白水溶液三维荧光图谱
浓度：50 μg/mL，5%甲醇；步长：R

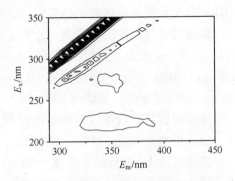

图 5.44　满山白碱性溶液三维荧光图谱
浓度：50 μg/mL，5%甲醇；pH 12.0；步长：R

满山红 Manshanhong

RHODODENDRI DAURICI FOLIUM

本品为杜鹃花科植物兴安杜鹃 *Rhododendron dauricum* L. 的干燥叶。对照药材购自中国药品生物制品检定所，批号：1035-200003。

仪器与试剂　F-7000 型荧光分光光度计（Hitachi），配备 1 cm 石英池、150 W 氙灯、290 nm 滤光片。仪器条件：波长范围，$E_x = 200 \sim 375$ nm、$E_m = 290 \sim 550$ nm；间隔，5 nm；扫描速度，1200 nm/min；狭缝，5.0 nm/5.0 nm；PMT 电压，700 V。甲醇（色谱纯），纯水。

样品提取液的制备　精密称取对照药材粉末 0.0250 g，置于 25 mL 容量瓶中，加入甲醇至刻度，摇匀，放置 3 h。样品提取液浓度记为 1.0 mg/mL。

实验方法　取样品上清液 0.50 mL 于 10 mL 容量瓶，以水定容，摇匀，扫描三维荧光图谱。测量纯水在激发波长 350 nm 的拉曼散射强度 R，以 R 为步长绘制三维荧光图谱，如图 5.45 所示。

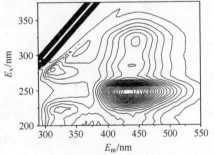

图 5.45　满山红水溶液三维荧光图谱
浓度：50 μg/mL，5%甲醇；步长：R

芒果叶 Mangguoye

MANGIFERAE FOLIUM

本品为漆树科植物芒果 *Mangifera indics* L. 干燥叶的粉末。对照药材购自中国药品生物制品检定所，批号：121507-200501。

仪器与试剂　F-7000 型荧光分光光度计（Hitachi），配备 1 cm 石英池、150 W 氙灯、290 nm 滤光片。仪器条件：波长范围，$E_x = 200 \sim 450$ nm、$E_m = 320 \sim 600$ nm；间隔，5 nm；扫描速度，1200 nm/min；狭缝，5.0 nm/5.0 nm；PMT 电压，700 V。甲醇（色谱纯），0.1 mol/L NaOH 溶液，纯水。

样品提取液的制备　精密称取对照药材粉末 0.0300 g，置于 25 mL 容量瓶中，加入甲醇至刻度，摇匀，放置 3 h。样品提取液浓度记为 1.2 mg/mL。

实验方法 1　取样品上清液 1.50 mL 于 10 mL 容量瓶，以水定容，摇匀，扫描三维荧光图谱。测量纯水在激发波长 350 nm 的拉曼散射强度 R，以 $2R$ 为步长绘制三维荧光图谱，如图 5.46 所示。

实验方法 2　取样品上清液 1.50 mL 于 10 mL 容量瓶，加入 1.0 mL NaOH 溶液，以水定容，摇匀，扫描三维荧光图谱。测量纯水在激发波长 350 nm 的拉曼散射强度 R，以 $2R$ 为步长绘制三维荧光图谱，如图 5.47 所示。

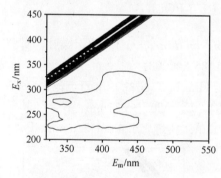 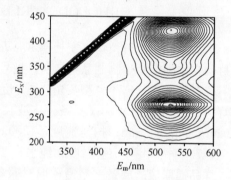

图 5.46　芒果叶水溶液三维荧光图谱　　　　图 5.47　芒果叶碱性溶液三维荧光图谱
　浓度：180 μg/mL，15%甲醇；步长：2R　　　浓度：180 μg/mL，15%甲醇；pH 12.0；步长：2R

木芙蓉叶 Mufurongye

HIBISCI MUTABILIS FOLIUM

本品为锦葵科植物木芙蓉 *Hibiscus mutabilis* L. 的干燥叶。对照药材购自中国药品生物制品检定所，批号：965-9302。

仪器与试剂　F-7000 型荧光分光光度计（Hitachi），配备 1 cm 石英池、150 W 氙灯、290 nm 滤光片。仪器条件：波长范围，$E_x = 200 \sim 450$ nm、$E_m = 300 \sim 550$ nm；间隔，5 nm；扫描速度，1200 nm/min；狭缝，5.0 nm/5.0 nm；PMT 电压，700 V。甲醇（色谱纯），0.1 mol/L NaOH 溶液，纯水。

样品提取液的制备　精密称取对照药材粉末 0.0400 g，置于 25 mL 容量瓶

中，加入甲醇至刻度，摇匀，放置 3 h。样品提取液浓度记为 1.6 mg/mL。

实验方法 1 取样品上清液 3.00 mL 于 10 mL 容量瓶，以水定容，摇匀，扫描三维荧光图谱。测量纯水在激发波长 350 nm 的拉曼散射强度 R，以 R 为步长绘制三维荧光图谱，如图 4.48 所示。

实验方法 2 取样品上清液 3.00 mL 于 10 mL 容量瓶，加入 1.0 mL NaOH 溶液，以水定容，摇匀，扫描三维荧光图谱。测量纯水在激发波长 350 nm 的拉曼散射强度 R，以 R 为步长绘制三维荧光图谱，如图 4.49 所示。

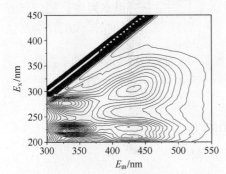

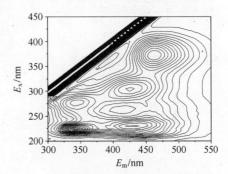

图 5.48 木芙蓉叶水溶液三维荧光图谱
浓度：480 μg/mL，30%甲醇；步长：R

图 5.49 木芙蓉叶碱性溶液三维荧光图谱
浓度：480 μg/mL，30%甲醇；pH 12.0；步长：R

枇杷叶 Pipaye

ERIOBOTRYAE FOLIUM

本品为蔷薇科植物枇杷 *Eriobotrya japonica*（Thunb.）Lindl. 的干燥叶的粉末。对照药材购自中国药品生物制品检定所，批号：121261-201003。

仪器与试剂 F-7000 型荧光分光光度计（Hitachi），配备 1 cm 石英池、150 W 氙灯、290 nm 滤光片。仪器条件：波长范围，$E_x = 200 \sim 400$ nm、$E_m = 300 \sim 550$ nm；间隔，5 nm；扫描速度，1200 nm/min；狭缝，5.0 nm/5.0 nm；PMT 电压，700 V。甲醇（色谱纯），0.1 mol/L NaOH 溶液，纯水。

样品提取液的制备 精密称取对照药材粉末 0.0250 g，置于 25 mL 容量瓶中，加入甲醇至刻度，摇匀，放置 3 h。样品提取液浓度记为 1.0 mg/mL。

实验方法 1 取样品上清液 1.00 mL 于 10 mL 容量瓶，以水定容，摇匀，扫描三维荧光图谱。测量纯水在激发波长 350 nm 的拉曼散射强度 R，以 R 为步长绘制三维荧光图谱，如图 5.50 所示。

实验方法 2 取样品上清液 1.00 mL 于 10 mL 容量瓶，加入 1.0 mL NaOH 溶液，以水定容，摇匀，扫描三维荧光图谱。测量纯水在激发波长 350 nm 的拉

曼散射强度 R，以 R 为步长绘制三维荧光图谱，如图 5.51 所示。

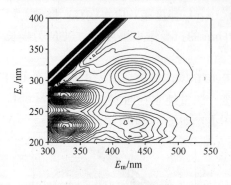

图 5.50 枇杷叶水溶液三维荧光图谱
浓度：$100\,\mu g/mL$，10%甲醇；步长：R

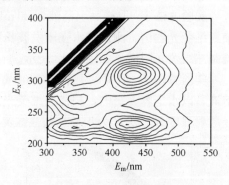

图 5.51 枇杷叶碱性溶液三维荧光图谱
浓度：$100\,\mu g/mL$，10%甲醇；pH 12.0；步长：R

桑叶 Sangye

MORI FOLIUM

本品为桑科植物桑 *Morus alba* L. 干燥叶的粉末。对照药材购自中国药品生物制品检定所，批号：121123-200302。

仪器与试剂 F-7000 型荧光分光光度计（Hitachi），配备 1 cm 石英池、150 W 氙灯、290 nm 滤光片。仪器条件：波长范围，$E_x = 200 \sim 375\,nm$、$E_m = 290 \sim 500\,nm$；间隔，5 nm；扫描速度，1200 nm/min；狭缝，5.0 nm/5.0 nm；PMT 电压，700 V。甲醇（色谱纯），纯水。

样品提取液的制备 精密称取对照药材粉末 0.0100 g，置于 25 mL 容量瓶中，加入甲醇至刻度，摇匀，放置 3 h。样品提取液浓度记为 0.40 mg/mL。

实验方法 取样品上清液 0.50 mL 于 10 mL 容量瓶，以水定容，摇匀，扫描三维荧光图谱。测量纯水在激发波长 350 nm 的拉曼散射强度 R，以 R 为步长绘制三维荧光图谱，如图 5.52 所示。

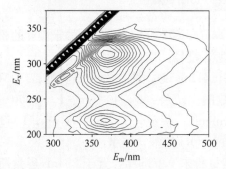

图 5.52 桑叶水溶液三维荧光图谱
浓度：$20\,\mu g/mL$，5%甲醇；步长：R

山绿茶 Shanlücha

ILICIS HAINANENSIS FOLIUM

本品为冬青科植物海南冬青 *Ilex hainanensis* Merr. 的干燥叶。对照药材购自中国药品生物制品检定所，批号：1247-0301。

仪器与试剂　F-7000 型荧光分光光度计（Hitachi），配备 1 cm 石英池、150 W 氙灯、290 nm 滤光片。仪器条件：波长范围，$E_x = 200 \sim 400$ nm、$E_m = 300 \sim 500$ nm；间隔，5 nm；扫描速度，1200 nm/min；狭缝，5.0 nm/5.0 nm；PMT 电压，700 V。甲醇（色谱纯），0.1 mol/L NaOH 溶液，纯水。

样品提取液的制备　精密称取对照药材粉末 0.0250 g，置于 25 mL 容量瓶中，加入甲醇至刻度，摇动，放置 3 h。样品提取液浓度记为 1.0 mg/mL。

实验方法 1　取样品上清液 1.00 mL 于 10 mL 容量瓶，以水定容，摇匀，扫描三维荧光图谱。测量纯水在激发波长 350 nm 的拉曼散射强度 R，以 R 为步长绘制三维荧光图谱，如图 5.53 所示。

实验方法 2　取样品上清液 1.00 mL 于 10 mL 容量瓶，加入 1.0 mL NaOH 溶液，以水定容，摇匀，扫描三维荧光图谱。测量纯水在激发波长 350 nm 的拉曼散射强度 R，以 R 为步长绘制三维荧光图谱，如图 5.54 所示。

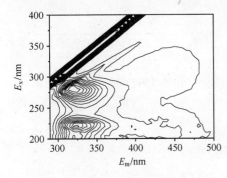

图 5.53　山绿茶水溶液三维荧光图谱
浓度：100 μg/mL，10% 甲醇；步长：R

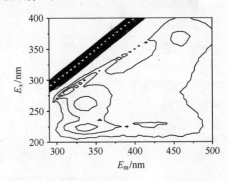

图 5.54　山绿茶碱性溶液三维荧光图谱
浓度：100 μg/mL，10% 甲醇；pH 12.0；步长：R

山楂叶 Shanzhaye

CRATAEGI FOLIUM

本品为蔷薇科植物山里红 *Crataegi pinnatifida* Bunge var. major V. E. Br. 干燥叶的粉末。对照药材购自中国药品生物制品检定所，批号：

121340-200401。

仪器与试剂　F-7000 型荧光分光光度计（Hitachi），配备 1 cm 石英池、150 W 氙灯、290 nm 滤光片。仪器条件：波长范围，$E_x = 200 \sim 450$ nm、$E_m = 300 \sim 550$ nm；间隔，5 nm；扫描速度，1200 nm/min；狭缝，5.0 nm/5.0 nm；PMT 电压，700 V。甲醇（色谱纯），0.1 mol/L NaOH 溶液，纯水。

样品提取液的制备　精密称取对照药材粉末 0.0500 g，置于 25 mL 容量瓶中，加入甲醇至刻度，摇匀，放置 3 h。样品提取液浓度记为 2.0 mg/mL。

实验方法 1　取样品上清液 1.50 mL 于 10 mL 容量瓶，以水定容，摇匀，扫描三维荧光图谱。测量纯水在激发波长 350 nm 的拉曼散射强度 R，以 $2R$ 为步长绘制三维荧光图谱，如图 5.55 所示。

实验方法 2　取样品上清液 1.50 mL 于 10 mL 容量瓶，加入 1.0 mL NaOH 溶液，以水定容，摇匀，扫描三维荧光图谱。测量纯水在激发波长 350 nm 的拉曼散射强度 R，以 $2R$ 为步长绘制三维荧光图谱，如图 5.56 所示。

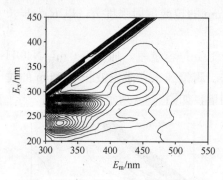 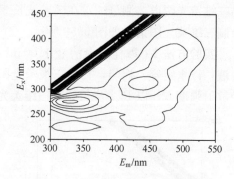

图 5.55　山楂叶水溶液三维荧光图谱　　　图 5.56　山楂叶碱性溶液三维荧光图谱
浓度：300 μg/mL，15% 甲醇；步长：2R　　浓度：300 μg/mL，15% 甲醇；pH 12.0；步长：2R

松叶 Songye

PINI MASSONIANAE FOLIUM

本品为松科植物马尾松 *Pinus massoniana* Lamb. 的干燥叶的粉末。对照药材购自中国药品生物制品检定所，批号：121133-200702。

仪器与试剂　F-7000 型荧光分光光度计（Hitachi），配备 1 cm 石英池、150 W 氙灯、290 nm 滤光片。仪器条件：波长范围，$E_x = 200 \sim 400$ nm、$E_m = 300 \sim 500$ nm；间隔，5 nm；扫描速度，1200 nm/min；狭缝，5.0 nm/5.0 nm；PMT 电压，700 V。甲醇（色谱纯），0.1 mol/L NaOH 溶液，纯水。

样品提取液的制备　精密称取对照药材粉末 0.0250 g，置于 25 mL 容量瓶

中，加入甲醇至刻度，摇匀，放置 3 h。样品提取液浓度记为 1.0 mg/mL。

实验方法 1 取样品上清液 2.00 mL 于 10 mL 容量瓶，以水定容，摇匀，扫描三维荧光图谱。测量纯水在激发波长 350 nm 的拉曼散射强度 R，以 R 为步长绘制三维荧光图谱，如图 5.57 所示。

实验方法 2 取样品上清液 2.00 mL 于 10 mL 容量瓶，加入 1.0 mL NaOH 溶液，以水定容，摇匀，扫描三维荧光图谱。测量纯水在激发波长 350 nm 的拉曼散射强度 R，以 R 为步长绘制三维荧光图谱，如图 5.58 所示。

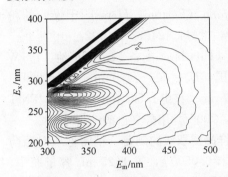

图 5.57 松叶水溶液三维荧光图谱
浓度：200 μg/mL，20% 甲醇；步长：R

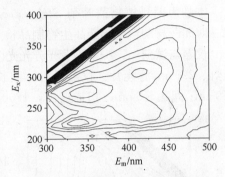

图 5.58 松叶碱性溶液三维荧光图谱
浓度：200 μg/mL，20% 甲醇；pH 12.0；步长：R

甜茶 Tiancha

RUBI SUAVISSIMI FOLIUM

本品为蔷薇科植物甜叶悬钩子 *Rubus suavissimus* S. Lee. 干燥叶的粉末。对照药材购自中国药品生物制品检定所，批号：121372-200401。

仪器与试剂 F-7000 型荧光分光光度计（Hitachi），配备 1 cm 石英池、150 W 氙灯、290 nm 滤光片。仪器条件：波长范围，$E_x = 200 \sim 400$ nm、$E_m = 290 \sim 550$ nm；间隔，5 nm；扫描速度，1200 nm/min；狭缝，5.0 nm/5.0 nm；PMT 电压，700 V。甲醇（色谱纯），纯水。

样品提取液的制备 精密称取对照药材粉末 0.0500 g，置于 25 mL 容量瓶中，加入甲醇至刻度，摇匀，放置 3 h。样品提取液浓度记为 2.0 mg/mL。

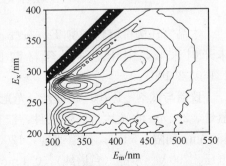

图 5.59 甜茶水溶液三维荧光图谱
浓度：200 μg/mL，10% 甲醇；步长：0.5R

　　实验方法　取样品上清液 1.00 mL 于 10 mL 容量瓶，以水定容，摇匀，扫描三维荧光图谱。测量纯水在激发波长 350 nm 的拉曼散射强度 R，以 $0.5R$ 为步长绘制三维荧光图谱，如图 5.59 所示。

甜叶菊 Tianyeju

STEVIAE FOLIUM

　　本品为菊科植物甜叶菊 *Stevia rebaudiana*（Bertoni）Hemsl. 干燥叶的粉末。对照药材购自中国药品生物制品检定所，批号：121238-200402。

　　仪器与试剂　F-7000 型荧光分光光度计（Hitachi），配备 1 cm 石英池、150 W 氙灯、290 nm 滤光片。仪器条件：波长范围，$E_x = 200 \sim 400$ nm、$E_m = 290 \sim 550$ nm；间隔，5 nm；扫描速度，1200 nm/min；狭缝，5.0 nm/5.0 nm；PMT 电压，700 V。甲醇（色谱纯），纯水。

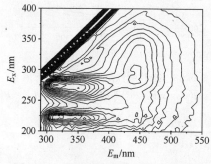

图 5.60　甜叶菊水溶液三维荧光图谱
浓度：200 μg/mL，10%甲醇；步长：0.5R

　　样品提取液的制备　精密称取对照药材粉末 0.0500 g，置于 25 mL 容量瓶中，加入甲醇至刻度，摇匀，放置 3 h。样品提取液浓度记为 2.0 mg/mL。

　　实验方法　取样品上清液 1.00 mL 于 10 mL 容量瓶，以水定容，摇匀，扫描三维荧光图谱。测量纯水在激发波长 350 nm 的拉曼散射强度 R，以 $0.5R$ 为步长绘制三维荧光图谱，如图 5.60 所示。

西河柳 Xiheliu

TAMARICIS CACUMEN

　　本品为柽柳科植物柽柳 *Tamarix chinensis* Lour. 的干燥细嫩枝叶。夏季花未开时采收，阴干。对照药材购自中国药品生物制品检定所，批号：121603-201001。

　　仪器与试剂　F-7000 型荧光分光光度计（Hitachi），配备 1 cm 石英池、150 W 氙灯、290 nm 滤光片。仪器条件：波长范围，$E_x = 200 \sim 400$ nm、$E_m = 300 \sim 550$ nm；间隔，5 nm；扫描速度，1200 nm/min；狭缝，5.0 nm/5.0 nm；PMT 电压，700 V。甲醇（色谱纯），0.1 mol/L NaOH 溶液，纯水。

　　样品提取液的制备　精密称取对照药材粉末 0.0250 g，置于 25 mL 容量瓶中，加入色谱纯甲醇至刻度，摇匀，放置 3h。样品提取液浓度记为 1.0 mg/mL。

实验方法 1 取样品上清液 1.00 mL 于 10 mL 容量瓶，以水定容，摇匀，扫描三维荧光图谱，同时测量水在激发波长 350 nm 的拉曼散射强度 R，以 R 为步长绘制三维荧光图谱，如图 5.61 所示。

实验方法 2 取样品上清液 1.00 mL 于 10 mL 容量瓶，加入 1.0 mL 的 NaOH 溶液，以水定容，摇匀，扫描三维荧光图谱，同时测量水在激发波长 350 nm 的拉曼散射强度 R，以 R 为步长绘制三维荧光图谱，如图 5.62 所示。

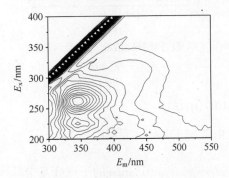
图 5.61 西河柳水溶液三维荧光图谱
浓度：100 μg/mL，10%甲醇；步长：R

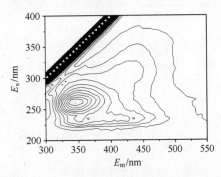
图 5.62 西河柳碱性溶液三维荧光图谱
浓度：100 μg/mL，10%甲醇；pH 12.0；步长：R

银杏叶 Yinxingye

GINKGO FOLIUM

本品为银杏科植物银杏 *Ginkgo biloba* L. 的干燥叶。对照药材购自中国药品生物制品检定所，批号：1160-200001。

仪器与试剂 F-7000 型荧光分光光度计（Hitachi），配备 1 cm 石英池、150 W 氙灯、290 nm 滤光片。仪器条件：波长范围，$E_x = 200 \sim 450$ nm、$E_m = 300 \sim 550$ nm；间隔，5 nm；扫描速度，1200 nm/min；狭缝，5.0 nm/5.0 nm；PMT 电压，700 V。甲醇（色谱纯），0.1 mol/L NaOH 溶液，纯水。

样品提取液的制备 精密称取对照药材粉末 0.0300 g，置于 25 mL 容量瓶中，加入甲醇至刻度，摇匀，放置 3 h。样品提取液浓度记为 1.2 mg/mL。

实验方法 1 取样品上清液 3.00 mL 于 10 mL 容量瓶，以水定容，摇匀，扫描三维荧光图谱。测量纯水在激发波长 350 nm 的拉曼散射强度 R，以 R 为步长绘制三维荧光图谱，如图 5.63 所示。

实验方法 2 取样品上清液 3.00 mL 于 10 mL 容量瓶，加入 1.0 mL NaOH 溶液，以水定容，摇匀，扫描三维荧光图谱。测量纯水在激发波长 350 nm 的拉曼散射强度 R，以 R 为步长绘制三维荧光图谱，如图 5.64 所示。

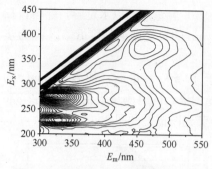

图 5.63　银杏叶水溶液三维荧光图谱

浓度：360 μg/mL，30%甲醇；步长：R

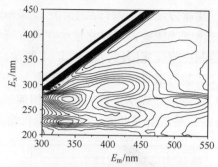

图 5.64　银杏叶碱性溶液三维荧光图谱

浓度：360 μg/mL，30%甲醇；pH 12.0；步长：R

紫花杜鹃 Zihuadujuan

RHODODENDRI MARIAE FOLIUM ET CACUMEN

本品为杜鹃花科植物紫花杜鹃 Rhododendron mariae Hance 的干燥叶及带叶茎枝的粉末。对照药材购自中国药品生物制品检定所，批号：121268-200902。

仪器与试剂　F-7000 型荧光分光光度计（Hitachi），配备 1 cm 石英池、150 W 氙灯、290 nm 滤光片。仪器条件：波长范围，$E_x = 200 \sim 400$ nm、$E_m = 300 \sim 500$ nm；间隔，5 nm；扫描速度，1200 nm/min；狭缝，5.0 nm/5.0 nm；PMT 电压，700 V。甲醇（色谱纯），0.01 mol/L 硼砂溶液，纯水。

样品提取液的制备　精密称取对照药材粉末 0.0250 g，置于 25 mL 容量瓶中，加入甲醇至刻度，摇匀，放置 3 h。样品提取液浓度记为 1.0 mg/mL。

实验方法 1　取样品上清液 2.00 mL 于 10 mL 容量瓶，以水定容，摇匀，扫描三维荧光图谱。测量纯水在激发波长 350 nm 的拉曼散射强度 R，以 R 为步长绘制三维荧光图谱，如图 5.65 所示。

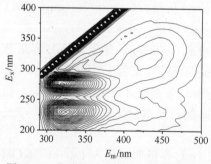

图 5.65　紫花杜鹃水溶液三维荧光图谱

浓度：200 μg/mL，20%甲醇；步长：R

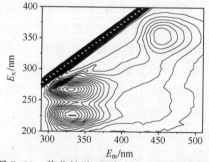

图 5.66　紫花杜鹃-硼砂溶液三维荧光图谱

浓度：200 μg/mL，20%甲醇，0.001 mol/L 硼砂；步长：R

实验方法 2 取样品上清液 2.00 mL 于 10 mL 容量瓶，加入 1.0 mL 硼砂溶液，以水定容，摇匀，扫描三维荧光图谱。测量纯水在激发波长 350 nm 的拉曼散射强度 R，以 R 为步长绘制三维荧光图谱，如图 5.66 所示。

紫苏叶 Zisuye

PERILLAE FOLIUM

本品为唇形科植物紫苏 *Perilla frutescens*（L.）Britt. 干燥叶（或带嫩枝）的粉末。对照药材购自中国药品生物制品检定所，批号：120914-200307。

仪器与试剂 F-7000 型荧光分光光度计（Hitachi），配备 1 cm 石英池、150 W 氙灯、290 nm 滤光片。仪器条件：波长范围，$E_x = 200 \sim 450$ nm、$E_m = 300 \sim 550$ nm；间隔，5 nm；扫描速度，1200 nm/min；狭缝，5.0 nm/5.0 nm；PMT 电压，700 V。甲醇（色谱纯），0.1 mol/L NaOH 溶液，纯水。

样品提取液的制备 精密称取对照药材粉末 0.0500 g，置于 25 mL 容量瓶中，加入甲醇至刻度，摇匀，放置 3 h。样品提取液浓度记为 2.0 mg/mL。

实验方法 1 取样品上清液 1.50 mL 于 10 mL 容量瓶，以水定容，摇匀，扫描三维荧光图谱。测量纯水在激发波长 350 nm 的拉曼散射强度 R，以 0.5R 为步长绘制三维荧光图谱，如图 5.67 所示。

实验方法 2 取样品上清液 1.50 mL 于 10 mL 容量瓶，加入 1.0 mL NaOH 溶液，以水定容，摇匀，扫描三维荧光图谱。测量纯水在激发波长 350 nm 的拉曼散射强度 R，以 0.5R 为步长绘制三维荧光图谱，如图 5.68 所示。

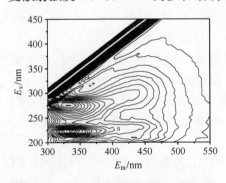

图 5.67 紫苏叶水溶液三维荧光图谱
浓度：300 μg/mL，15%甲醇；步长：0.5R

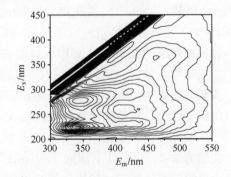

图 5.68 紫苏叶碱性溶液三维荧光图谱
浓度：300 μg/mL，15%甲醇；pH 12.0；步长：0.5R

第六章 花 类 中 药

花（flos）是种子植物（有花植物）特有的繁殖器官，由茎尖的花原基分化发育而成，可通过传粉、受精作用产生果实和种子。

花的形态、大小、颜色、结构等随植物种类不同而有很大差异，但花的形态和构造特征相对稳定，变异较小，在药用植物鉴定中有重要应用。

花类中药通常包括完整的花、花序或花的某一部分。完整的花和花序有的是用已开放的，如洋金花、槐花、红花等；有的是未开放的花蕾，如金银花、槐米、辛夷等；有的为花的某一部分，如西红花是柱头、蒲黄是花粉、莲须是雄蕊等；有的是花序，如菊花、旋复花等；少数是用带花的果穗，如夏枯草。

贝母花 Beimuhua

FRITILLARIAE THUNBERGII FLOS

本品为百合科植物浙贝母 *Fritillaria thunbergii* Miq. 干燥带茎梢的花的粉末。对照药材购自中国药品生物制品检定所，批号：121432-200501。

仪器与试剂 F-7000 型荧光分光光度计（Hitachi），配备 1 cm 石英池、150 W 氙灯、290 nm 滤光片。仪器条件：波长范围，$E_x = 200 \sim 450$ nm、$E_m = 300 \sim 550$ nm；间隔，5 nm；扫描速度，1200 nm/min；狭缝，5.0 nm/5.0 nm；PMT 电压，700 V。甲醇（色谱纯），0.1 mol/L NaOH 溶液，纯水。

样品提取液的制备 精密称取对照药材粉末 0.0300 g，置于 25 mL 容量瓶中，加入甲醇至刻度，摇匀，放置 3 h。样品提取液浓度记为 1.2 mg/mL。

实验方法 1 取样品上清液 1.50 mL 于 10 mL 容量瓶，以水定容，摇匀，扫描三维荧光图谱。测量纯水在激发波长 350 nm 的拉曼散射强度 R，以 R 为步长绘制三维荧光图谱，如图 6.1 所示。

实验方法 2 取样品上清液 1.50 mL 于 10 mL 容量瓶，加入 1.0 mL NaOH 溶液，以水定容，摇匀，扫描三维荧光图谱。测量纯水在激发波长 350 nm 的拉曼散射强度 R，以 R 为步长绘制三维荧光图谱，如图 6.2 所示。

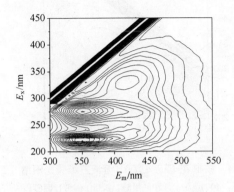

图 6.1 贝母花水溶液三维荧光图谱
浓度：$180\,\mu g/mL$，15%甲醇；步长：R

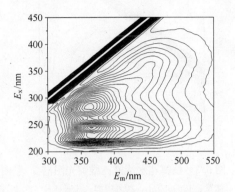

图 6.2 贝母花碱性溶液三维荧光图谱
浓度：$180\,\mu g/mL$，5%甲醇；pH 12.0；步长：R

槟榔花 Binglanghua

ARECAE FLOS

本品为棕榈科植物槟榔 *Areca catechu* L. 干燥花序的粉末。对照药材购自中国药品生物制品检定所，批号：121390-200401。

仪器与试剂 F-7000 型荧光分光光度计（Hitachi），配备 1 cm 石英池、150 W 氙灯、290 nm 滤光片。仪器条件：波长范围，$E_x = 200\sim450$ nm、$E_m = 300\sim 550$ nm；间隔，5 nm；扫描速度，1200 nm/min；狭缝，5.0 nm/5.0 nm；PMT 电压，700 V。甲醇（色谱纯），0.01 mol/L 硼砂溶液，0.05 mol L CTAB 溶液，纯水。

样品提取液的制备 精密称取对照药材粉末 0.0500 g，置于 25 mL 容量瓶中，加入甲醇至刻度，摇匀，放置 3 h。样品提取液浓度记为 2.0 mg/mL。

实验方法 1 取样品上清液 2.00 mL 于 10 mL 容量瓶，以水定容，摇匀，扫描三维荧光图谱。测量纯水在激发波长 350 nm 的拉曼散射强度 R，以 R 为步长绘制三维荧光图谱，如图 6.3 所示。

实验方法 2 取样品上清液 2.00 mL 于 10 mL 容量瓶，加入 1.0 mL 硼砂溶液，0.2 mL CTAB 溶液，以水定容，摇匀，扫描三维荧光图谱。测量纯水在激发波长 350 nm 的拉曼散射强度 R，以 R 为步长绘制三维荧光图谱，如图 6.4 所示。

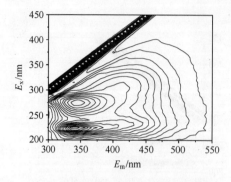

图 6.3　槟榔花水溶液三维荧光图谱
浓度：400 μg/mL，20%甲醇；步长：R

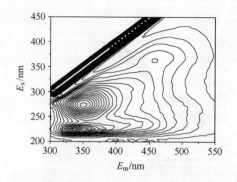

图 6.4　槟榔花-硼砂-CTAB 溶液三维荧光图谱
浓度：400 μg/mL，20%甲醇，0.001 mol/L 硼砂，
0.001 mol/L CTAB；步长：R

丁香 Dingxiang

CARYOPHYLLI FLOS

本品为桃金娘科植物丁香 *Eugenia caryophyllata* Thunb. 干燥花蕾的粉末。对照药材购自中国药品生物制品检定所，批号：1037-200002。

仪器与试剂　F-7000 型荧光分光光度计（Hitachi），配备 1 cm 石英池、150 W 氙灯、290 nm 滤光片。仪器条件：波长范围，$E_x = 200 \sim 350$ nm，$E_m = 300 \sim 500$ nm；间隔，5 nm；扫描速度，1200 nm/min；狭缝，5.0 nm/5.0 nm；PMT 电压，700 V。甲醇（色谱纯），0.1 mol/L NaOH 溶液，纯水。

样品提取液的制备　精密称取对照药材粉末 0.0250 g，置于 25 mL 容量瓶中，加入甲醇至刻度，摇动，放置 3 h。样品提取液浓度记为 1.0 mg/mL。

实验方法 1　取样品上清液 1.00 mL 于 10 mL 容量瓶，以水定容，摇匀，扫描三维荧光图谱。测量纯水在激发波长 350 nm 的拉曼散射强度 R，以 4R 为步长绘制三维荧光图谱，如图 6.5 所示。

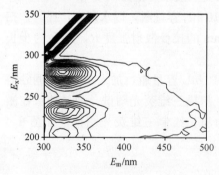

图 6.5　丁香水溶液三维荧光图谱
浓度：100 μg/mL，10%甲醇；步长：4R

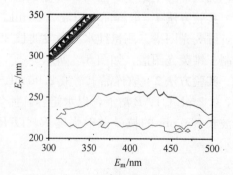

图 6.6　丁香碱性溶液三维荧光图谱
浓度：100 μg/mL，10%甲醇；pH 12.0；步长：4R

实验方法 2 取样品上清液 1.00 mL 于 10 mL 容量瓶，加入 1.0 mL NaOH 溶液，以水定容，摇匀，扫描三维荧光图谱。测量纯水在激发波长 350 nm 的拉曼散射强度 R，以 $4R$ 为步长绘制三维荧光图谱，如图 6.6 所示。

丁香中含有丁香酚，甲基丁香酚等化合物，发射波长位于 330 nm 附近的荧光峰应归属于此类化合物，且主要是丁香酚。在碱性溶液中，丁香酚的质子离解，荧光峰消失。

谷精草 Gujingcao

ERIOCAULI FLOS

本品为谷精草科植物谷精草 *Eriocaulon buergerianum* Koern. 的干燥带花茎的头状花序。对照药材购自中国食品药品检定研究院，批号：121631-201101。

仪器与试剂 F-7000 型荧光分光光度计（Hitachi），配备 1 cm 石英池、150 W 氙灯、290 nm 滤光片。仪器条件：波长范围，$E_x = 200 \sim 400$ nm、$E_m = 300 \sim 550$ nm；间隔，5 nm；扫描速度，1200 nm/min；狭缝，5.0 nm/5.0 nm；PMT 电压，700 V。甲醇（色谱纯），0.1 mol/L NaOH 溶液，纯水。

样品提取液的制备 精密称取对照药材粉末 0.0250 g，置于 25 mL 容量瓶中，加入甲醇至刻度，摇匀，放置 3 h。样品提取液浓度记为 1.0 mg/mL。

实验方法 1 取样品上清液 0.50 mL 于 10 mL 容量瓶，以水定容，摇匀，扫描三维荧光图谱。测量纯水在激发波长 350 nm 的拉曼散射强度 R，以 R 为步长绘制三维荧光图谱，如图 6.7 所示。

实验方法 2 取样品上清液 0.50 mL 于 10 mL 容量瓶，加入 1.0 mL NaOH 溶液，以水定容，摇匀，扫描三维荧光图谱。测量纯水在激发波长 350 nm 的拉曼散射强度 R，以 R 为步长绘制三维荧光图谱，如图 6.8 所示。

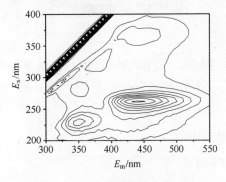

图 6.7 谷精草水溶液三维荧光图谱
浓度：50 μg/mL，5%甲醇；步长：R

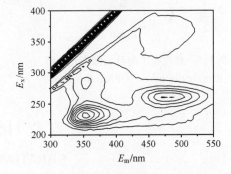

图 6.8 谷精草碱性溶液三维荧光图谱
浓度：50 μg/mL，5%甲醇；pH 12.0；步长：R

合欢花 Hehuanhua

ALBIZIAE FLOS

　　本品为豆科植物合欢 *Albizia julibrissin* Durazz. 干燥花序的粉末。对照药材购自中国药品生物制品检定所，批号：121010-200402。

　　仪器与试剂　F-7000 型荧光分光光度计（Hitachi），配备 1 cm 石英池、150 W 氙灯、290 nm 滤光片。仪器条件：波长范围，$E_x = 200 \sim 400$ nm、$E_m = 300 \sim 550$ nm；间隔，5 nm；扫描速度，1200 nm/min；狭缝，5.0 nm/5.0 nm；PMT 电压，700 V。甲醇（色谱纯），纯水。

　　样品提取液的制备　精密称取对照药材粉末 0.0300 g，置于 25 mL 容量瓶中，加入甲醇至刻度，摇匀，放置 3 h。样品提取液浓度记为 1.2 mg/mL。

　　实验方法 1　取样品上清液 0.50 mL 于 10 mL 容量瓶，以水定容，摇匀，扫描三维荧光图谱。测量纯水在激发波长 350 nm 的拉曼散射强度 R，以 $2R$ 为步长绘制三维荧光图谱，如图 6.9 所示。

　　实验方法 2　取样品上清液 0.50 mL 于 10 mL 容量瓶，甲醇定容，摇匀，扫描三维荧光图谱。测量纯水在激发波长 350 nm 的拉曼散射强度 R，以 $2R$ 为步长绘制三维荧光图谱，如图 6.10 所示。

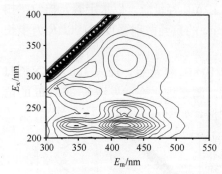 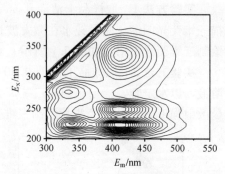

图 6.9　合欢花水溶液三维荧光图谱　　　　　图 6.10　合欢花甲醇溶液三维荧光图谱
浓度：60 μg/mL，5%甲醇；步长：2R　　　　浓度：60 μg/mL，100%甲醇；步长：2R

红花 Honghua

CARTHAMI FLOS

　　本品为菊科植物红花 *Carthamus tinctorius* L. 干燥花的粉末。对照药材购自中国药品生物制品检定所，批号：120907-200407。

　　仪器与试剂　F-7000 型荧光分光光度计（Hitachi），配备 1 cm 石英池、150 W 氙灯、290 nm 滤光片。仪器条件：波长范围，$E_x = 200 \sim 400$ nm、$E_m = 300 \sim 550$ nm；间隔，5 nm；扫描速度，1200 nm/min；狭缝，5.0 nm/5.0 nm；PMT 电压，700 V。甲醇（色谱纯），0.01 mol/L AlCl$_3$ 溶液，纯水。

　　样品提取液的制备　精密称取对照药材粉末 0.0400 g，置于 25 mL 容量瓶中，加入甲醇至刻度，摇匀，放置 3 h。样品提取液浓度记为 1.6 mg/mL。

　　实验方法 1　取样品上清液 1.50 mL 于 10 mL 容量瓶，以水定容，摇匀，扫描三维荧光图谱。测量纯水在激发波长 350 nm 的拉曼散射强度 R，以 0.5R 为步长绘制三维荧光图谱，如图 6.11 所示。

　　实验方法 2　取样品上清液 1.50 mL 于 10 mL 容量瓶，加入 1.0 mL AlCl$_3$ 溶液，以水定容，摇匀，扫描三维荧光图谱。测量纯水在激发波长 350 nm 的拉曼散射强度 R，以 0.5R 为步长绘制三维荧光图谱，如图 6.12 所示。

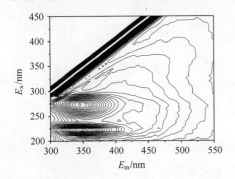

图 6.11　红花水溶液三维荧光图谱
浓度：240 μg/mL，15%甲醇；步长：0.5R

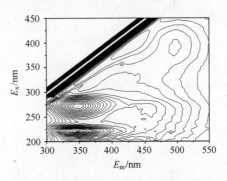

图 6.12　红花-AlCl$_3$ 溶液三维荧光图谱
浓度：240 μg/mL，15%甲醇，0.001 mol/L
AlCl$_3$；步长：0.5R

槐花 Huaihua

SOPHORAE FLOS

　　本品为豆科植物槐 *Sophora japonica* L. 的干燥花及花蕾。对照药材购自中国药品生物制品检定所，批号：1063-9801。

　　仪器与试剂　F-7000 型荧光分光光度计（Hitachi），配备 1 cm 石英池、150 W 氙灯、290 nm 滤光片。仪器条件：波长范围，$E_x = 200 \sim 400$ nm、$E_m = 300 \sim 500$ nm；间隔，5 nm；扫描速度，1200 nm/min；狭缝，5.0 nm/5.0 nm；PMT 电压，700 V。甲醇（色谱纯），0.01 mol/L 硼砂溶液，纯水。

　　样品提取液的制备　精密称取对照药材粉末 0.0400 g，置于 25 mL 容量瓶中，加入甲醇至刻度，摇匀，放置 3 h。样品提取液浓度记为 1.6 mg/mL。

实验方法 1　取样品上清液 1.00 mL 于 10 mL 容量瓶，以水定容，摇匀，扫描三维荧光图谱。测量纯水在激发波长 350 nm 的拉曼散射强度 R，以 0.5R 为步长绘制三维荧光图谱，如图 6.13 所示。

实验方法 2　取样品上清液 1.00 mL 于 10 mL 容量瓶，加入 1.0 mL 硼砂溶液，以水定容，摇匀，扫描三维荧光图谱。测量纯水在激发波长 350 nm 的拉曼散射强度 R，以 0.5R 为步长绘制三维荧光图谱，如图 6.14 所示。

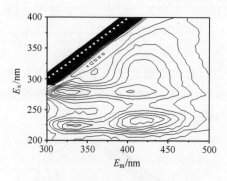

图 6.13　槐花水溶液三维荧光图谱
浓度：160 μg/mL，10% 甲醇；步长：0.5R

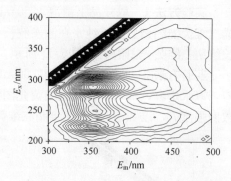

图 6.14　槐花-硼砂溶液三维荧光图谱
浓度：160 μg/mL，10% 甲醇，0.001 mol/L 硼砂；
步长：0.5R

槐米 Huaimi

SOPHORAE FLOS

本品为豆科植物槐 *Sophora japonica* L. 干燥花蕾的粉末。对照药材购自中国药品生物制品检定所，批号：121270-200401。

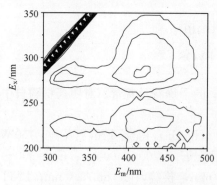

图 6.15　槐米水溶液三维荧光图谱
浓度：200 μg/mL，10% 甲醇；步长：0.5R

仪器与试剂　F-7000 型荧光分光光度计（Hitachi），配备 1 cm 石英池、150 W 氙灯、290 nm 滤光片。仪器条件：波长范围，$E_x = 200 \sim 350$ nm、$E_m = 290 \sim 500$ nm；间隔，5 nm；扫描速度，1200 nm/min；狭缝，5.0 nm/5.0 nm；PMT 电压，700 V。甲醇（色谱纯），纯水。

样品提取液的制备　精密称取对照药材粉末 0.0500 g，置于 25 mL 容量瓶中，加入甲醇至刻度，摇匀，放置 3 h。样品提取液浓度记为 2.0 mg/mL。

实验方法 取样品上清液 1.00 mL 于 10 mL 容量瓶，以水定容，摇匀，扫描三维荧光图谱。测量纯水在激发波长 350 nm 的拉曼散射强度 R，以 $0.5R$ 为步长绘制三维荧光图谱，如图 6.15 所示。

黄芫花 Huangyuanhua

WIKSTROEMIAE CHAMAEDAPHNIS FOLIUM ET FLOS

本品为瑞香科植物河朔荛花 *Wikstroemia chamaedaphne* Meisn. 干燥花蕾及少量叶的粉末。对照药材购自中国药品生物制品检定所，批号：121321-200301。

仪器与试剂 F-7000 型荧光分光光度计（Hitachi），配备 1 cm 石英池、150 W氙灯、290 nm 滤光片。仪器条件：波长范围，$E_x = 200 \sim 400$ nm、$E_m = 290 \sim 550$ nm；间隔，5 nm；扫描速度，1200 nm/min；狭缝，5.0 nm/5.0 nm；PMT电压，700 V。甲醇（色谱纯），纯水。

样品提取液的制备 精密称取对照药材粉末 0.0500 g，置于 25 mL 容量瓶中，加入甲醇至刻度，摇匀，放置 3 h。样品提取液浓度记为 2.0 mg/mL。

实验方法 取样品上清液 0.50 mL 于 10 mL 容量瓶，以水定容，摇匀，扫描三维荧光图谱。测量纯水在激发波长 350 nm 的拉曼散射强度 R，以 $0.5R$ 为步长绘制三维荧光图谱，如图 6.16 所示。

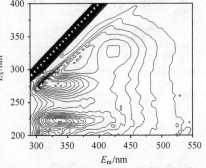

图 6.16 黄芫花水溶液三维荧光图谱
浓度：100 μg/mL，5%甲醇；步长：$0.5R$

鸡冠花 Jiguanhua

CELOSIAE CRISTATAE FLOS

本品为苋科植物鸡冠花 *Celosia cristata* L. 的干燥花序。对照药材购自中国药品生物制品检定所，批号：1110-200001。

仪器与试剂 F-7000 型荧光分光光度计（Hitachi），配备 1 cm 石英池、150 W氙灯、290 nm 滤光片。仪器条件：波长范围，$E_x = 200 \sim 400$ nm、$E_m = 300 \sim 550$ nm；间隔，5 nm；扫描速度，1200 nm/min；狭缝，5.0 nm/5.0 nm；PMT电压，700 V。甲醇（色谱纯），0.01 mol/L 硼砂溶液，0.05 mol/L CTAB溶液，纯水。

样品提取液的制备 精密称取对照药材粉末 0.0300 g，置于 25 mL 容量瓶

中，加入甲醇至刻度，摇匀，放置 3 h。样品提取液浓度记为 1.2 mg/mL。

实验方法 1　取样品上清液 1.00 mL 于 10 mL 容量瓶，以水定容，摇匀，扫描三维荧光图谱。测量纯水在激发波长 350 nm 的拉曼散射强度 R，以 R 为步长绘制三维荧光图谱，如图 6.17 所示。

实验方法 2　取样品上清液 1.00 mL 于 10 mL 容量瓶，加入 1.0 mL 硼砂溶液，0.2 mL CTAB 溶液，以水定容，摇匀，扫描三维荧光图谱。测量纯水在激发波长 350 nm 的拉曼散射强度 R，以 R 为步长绘制三维荧光图谱，如图 6.18 所示。

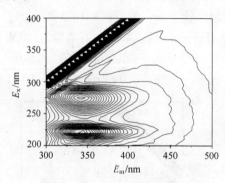

图 6.17　鸡冠花水溶液三维荧光图谱
浓度：120 μg/mL，10%甲醇；步长：R

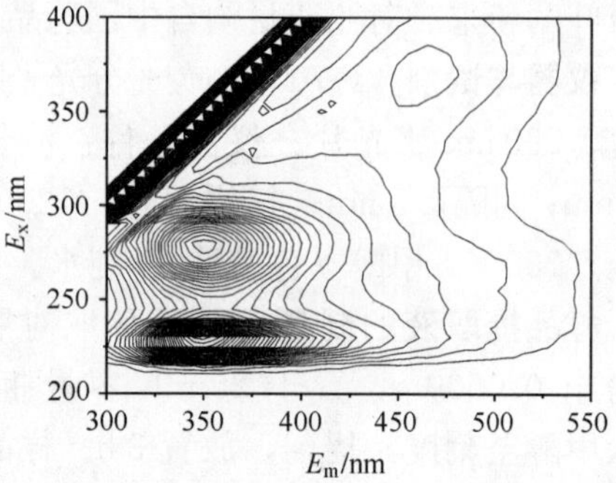

图 6.18　鸡冠花-硼砂-CTAB 溶液三维荧光图谱
浓度：120 μg/mL，10%甲醇，0.001 mol/L 硼砂，
0.001 mol/L CTAB；步长：R

金银花 Jinyinhua

LONICERAE JAPONICAE FLOS

本品为忍冬科植物忍冬 *Lonicera japonica* Thunb. 的干燥花蕾的粉末。对照药材购自中国药品生物制品检定所，批号：121060-200805。

仪器与试剂　F-7000 型荧光分光光度计（Hitachi），配备 1 cm 石英池、150 W 氙灯、290 nm 滤光片。仪器条件：波长范围，$E_x = 200 \sim 450$ nm、$E_m = 300 \sim 550$ nm；间隔，5 nm；扫描速度，1200 nm/min；狭缝，5.0 nm/5.0 nm；PMT 电压，700 V。甲醇（色谱纯），0.01 mol/L 硼砂溶液，0.05 mol/L CTAB 溶液，纯水。

样品提取液的制备　精密称取对照药材粉末 0.0300 g，置于 25 mL 容量瓶中，加入甲醇至刻度，摇匀，放置 3 h。样品提取液浓度记为 1.2 mg/mL。

实验方法 1　取样品上清液 1.00 mL 于 10 mL 容量瓶，以水定容，摇匀，扫描三维荧光图谱。测量纯水在激发波长 350 nm 的拉曼散射强度 R，以 $2R$ 为步长绘制三维荧光图谱，如图 6.19 所示。

实验方法 2　取样品上清液 1.00 mL 于 10 mL 容量瓶，加入 1.0 mL 硼砂溶液，0.2 mL CTAB 溶液，以水定容，摇匀，扫描三维荧光图谱。测量纯水在激发波长 350 nm 的拉曼散射强度 R，以 $2R$ 为步长绘制三维荧光图谱，如图 6.20 所示。

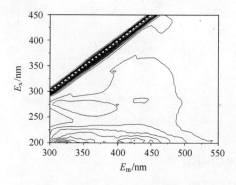

图 6.19　金银花水溶液三维荧光图谱
浓度：120 μg/mL，10%甲醇；步长：2R

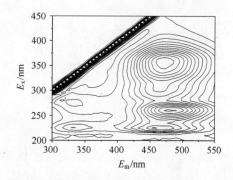

图 6.20　金银花-硼砂-CTAB 溶液三维荧光图谱
浓度：120 μg/mL，10%甲醇，0.001 mol/L 硼砂，
0.001 mol/L CTAB；步长：2R

菊花 Juhua

CHRYSANTHEMI FLOS

本品为菊科植物菊 *Chrysanthrmum morifolium* Ramat. 干燥头状花序的粉末。对照药材购自中国药品生物制品检定所，批号：121384-200702。

仪器与试剂　F-7000 型荧光分光光度计（Hitachi），配备 1 cm 石英池、150 W 氙灯、290 nm 滤光片。仪器条件：波长范围，$E_x = 200 \sim 400$ nm、$E_m = 300 \sim 550$ nm；间隔，5 nm；扫描速度，1200 nm/min；狭缝，5.0 nm/5.0 nm；PMT 电压，700 V。甲醇（色谱纯），纯水。

样品提取液的制备　精密称取对照药材粉末 0.0250 g，置于 25 mL 容量瓶中，加入甲醇至刻度，摇匀，放置 3 h。样品提取液浓度记为 1.0 mg/mL。

实验方法 1　取样品上清液 2.00 mL 于 10 mL 容量瓶，以水定容，摇匀，扫描三维荧光图谱。测量纯水在激发波长 350 nm 的拉曼散射强度 R，以 R 为步长绘制三维荧光图谱，如图 6.21 所示。

实验方法 2　取样品上清液 2.00 mL 于 10 mL 容量瓶，甲醇定容，摇匀，扫描三维荧光图谱。测量纯水在激发波长 350 nm 的拉曼散射强度 R，以 R 为步长绘制三维荧光图谱，如图 6.22 所示。

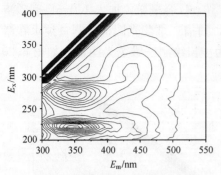

图 6.21　菊花水溶液三维荧光图谱

浓度：200 μg/mL，20%甲醇；步长：R

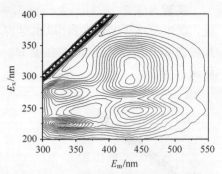

图 6.22　菊花甲醇溶液三维荧光图谱

浓度：200 μg/mL，100%甲醇；步长：R

款冬花 Kuandonghua

FARFARAE FLOS

本品为菊科植物款冬 *Tussilago farfara* L. 干燥花蕾的粉末。对照药材购自中国药品生物制品检定所，批号：121449-200401。

仪器与试剂　F-7000 型荧光分光光度计（Hitachi），配备 1 cm 石英池、150 W 氙灯、290 nm 滤光片。仪器条件：波长范围，$E_x = 200 \sim 450$ nm、$E_m = 300 \sim 550$ nm；间隔，5 nm；扫描速度，1200 nm/min；狭缝，5.0 nm/5.0 nm；PMT 电压，700 V。甲醇（色谱纯），0.01 mol/L 硼砂溶液，纯水。

样品提取液的制备　精密称取对照药材粉末 0.0400 g，置于 25 mL 容量瓶中，加入甲醇至刻度，摇匀，放置 3 h。样品提取液浓度记为 1.6 mg/mL。

实验方法 1　取样品上清液 3.00 mL 于 10 mL 容量瓶，以水定容，摇匀，扫描三维荧光图谱。测量纯水在激发波长 350 nm 的拉曼散射强度 R，以 R 为步长绘制三维荧光图谱，如图 6.23 所示。

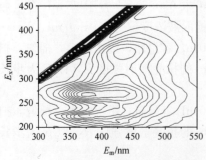

图 6.23　款冬花水溶液三维荧光图谱

浓度：480 μg/mL，30%甲醇；步长：R

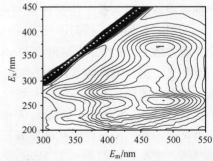

图 6.24　款冬花-硼砂溶液三维荧光图谱

浓度：480 μg/mL，30%甲醇，0.001 mol/L 硼砂；

步长：R

实验方法 2 取样品上清液 3.00 mL 于 10 mL 容量瓶，加入 1.0 mL 硼砂溶液，以水定容，摇匀，扫描三维荧光图谱。测量纯水在激发波长 350 nm 的拉曼散射强度 R，以 R 为步长绘制三维荧光图谱，如图 6.24 所示。

莲须 Lianxu

NELUMBINIS STAMEN

本品为睡莲科植物莲 *Nelumbo nucifera* Gaertn. 干燥雄蕊的粉末。对照药材购自中国药品生物制品检定所，批号：121392-200401。

仪器与试剂 F-7000 型荧光分光光度计（Hitachi），配备 1 cm 石英池、150 W 氙灯、290 nm 滤光片。仪器条件：波长范围，$E_x = 200\sim350$ nm、$E_m = 290\sim450$ nm；间隔，5 nm；扫描速度，1200 nm/min；狭缝，5.0 nm/5.0 nm；PMT 电压，700 V。甲醇（色谱纯），0.1 mol/L NaOH 溶液，纯水。

样品提取液的制备 精密称取对照药材粉末 0.0250 g，置于 25 mL 容量瓶中，加入甲醇至刻度，摇动，放置 3 h。样品提取液浓度记为 1.0 mg/mL。

实验方法 1 取样品上清液 0.50 mL 于 10 mL 容量瓶，以水定容，摇匀，扫描三维荧光图谱。测量纯水在激发波长 350 nm 的拉曼散射强度 R，以 R 为步长绘制三维荧光图谱，如图 6.25 所示。

实验方法 2 取样品上清液 0.50 mL 于 10 mL 容量瓶，加入 1.0 mL NaOH 溶液，以水定容，摇匀，扫描三维荧光图谱。测量纯水在激发波长 350 nm 的拉曼散射强度 R，以 R 为步长绘制三维荧光图谱，如图 6.26 所示。

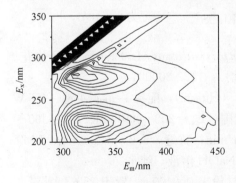

图 6.25 莲须水溶液三维荧光图谱

浓度：50 μg/mL，5%甲醇；步长：R

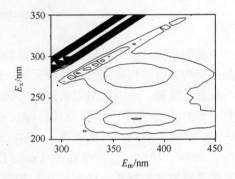

图 6.26 莲须碱性溶液三维荧光图谱

浓度：50 μg/mL，5%甲醇，0.01 mol/L NaOH；pH 12.0；步长：R

烈香杜鹃 Liexiangdujuan

RHODODENDRI ANTHOPOGONOIDI FLOS

本品为杜鹃花科植物烈香杜鹃 *Rhododendron anthopogonoides* Maxim. 干燥花和叶的粉末。对照药材购自中国药品生物制品检定所，批号：121394-200401。

仪器与试剂　F-7000 型荧光分光光度计（Hitachi），配备 1 cm 石英池、150 W 氙灯、290 nm 滤光片。仪器条件：波长范围，$E_x = 200 \sim 400$ nm、$E_m = 290 \sim 550$ nm；间隔，5 nm；扫描速度，1200 nm/min；狭缝，5.0 nm/5.0 nm；PMT 电压，700 V。甲醇（色谱纯），纯水。

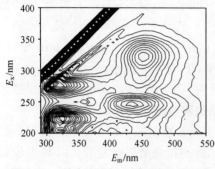

样品提取液的制备　精密称取对照药材粉末 0.0100 g，置于 25 mL 容量瓶中，加入甲醇至刻度，摇匀，放置 3 h。样品提取液浓度记为 0.40 mg/mL。

实验方法　取样品上清液 0.50 mL 于 10 mL 容量瓶，以水定容，摇匀，扫描三维荧光图谱。测量纯水在激发波长 350 nm 的拉曼散射强度 R，以 0.5R 为步长绘制三维荧光图谱，如图 6.27 所示。

图 6.27　烈香杜鹃水溶液三维荧光图谱
浓度：20 μg/mL，5%甲醇；步长：0.5R

凌霄花 Lingxiaohua

CAMPSIS FLOS

本品为紫葳科植物科植物美洲凌霄 *Campsis radicans* (L.) Seem. 的干燥花。对照药材购自中国药品生物制品检定所，批号：1122-200001。

仪器与试剂　F-7000 型荧光分光光度计（Hitachi），配备 1 cm 石英池、150 W 氙灯、290 nm 滤光片。仪器条件：波长范围，$E_x = 200 \sim 450$ nm、$E_m = 300 \sim 550$ nm；间隔，5 nm；扫描速度，1200 nm/min；狭缝，5.0 nm/5.0 nm；PMT 电压，700 V。甲醇（色谱纯），0.1 mol/L NaOH 溶液，纯水。

样品提取液的制备　精密称取对照药材粉末 0.0400 g，置于 25 mL 容量瓶中，加入甲醇至刻度，摇匀，放置 3 h。样品提取液浓度记为 1.6 mg/mL。

实验方法 1　取样品上清液 2.00 mL 于 10 mL 容量瓶，以水定容，摇匀，扫描三维荧光图谱。测量纯水在激发波长 350 nm 的拉曼散射强度 R，以 R 为步长绘制三维荧光图谱，如图 6.28 所示。

实验方法 2　取样品上清液 2.00 mL 于 10 mL 容量瓶，加入 1.0 mL NaOH

溶液，以水定容，摇匀，扫描三维荧光图谱。测量纯水在激发波长 350 nm 的拉曼散射强度 R，以 R 为步长绘制三维荧光图谱，如图 6.29 所示。

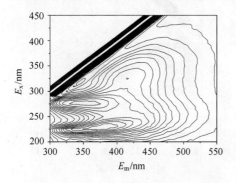

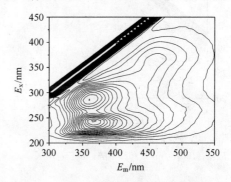

图 6.28　凌霄花水溶液三维荧光图谱
　　浓度：320 μg/mL，20％甲醇；步长：R

图 6.29　凌霄花碱性溶液三维荧光图谱
　　浓度：320 μg/mL，20％甲醇，0.01 mol/L NaOH；
步长：R

玫瑰花 Meiguihua

ROSAE RUGOSAE FLOS

本品为蔷薇科植物玫瑰 *Rosa rugosa* Thunb. 干燥花蕾的粉末。对照药材购自中国药品生物制品检定所，批号：121508-200501。

仪器与试剂　F-7000 型荧光分光光度计（Hitachi），配备 1 cm 石英池、150 W 氙灯、290 nm 滤光片。仪器条件：波长范围，$E_x = 200 \sim 450$ nm、$E_m = 320 \sim 600$ nm；间隔，5 nm；扫描速度，1200 nm/min；狭缝，5.0 nm/5.0 nm；PMT 电压，700 V。甲醇（色谱纯），0.01 mol/L 硼砂溶液，纯水。

样品提取液的制备　精密称取对照药材粉末 0.0250 g，置于 25 mL 容量瓶中，加入甲醇至刻度，摇匀，放置 3 h。样品提取液浓度记为 1.0 mg/mL。

实验方法 1　取样品上清液 1.50 mL 于 10 mL 容量瓶，以水定容，摇匀，扫描三维荧光图谱。测量纯水在激发波长 350 nm 的拉曼散射强度 R，以 R 为步长绘制三维荧光图谱，如图 6.30 所示。

实验方法 2　取样品上清液 1.50 mL 于 10 mL 容量瓶，加入 1.0 mL 硼砂溶液，以水定容，摇匀，扫描三维荧光图谱。测量纯水在激发波长 350 nm 的拉曼散射强度 R，以 R 为步长绘制三维荧光图谱，如图 6.31 所示。

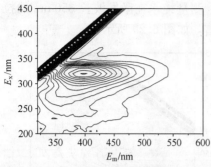

图 6.30　玫瑰花水溶液三维荧光图谱
浓度：150 μg/mL，15%甲醇；步长：R

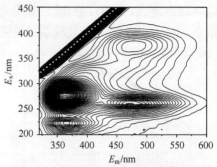

图 6.31　玫瑰花-硼砂溶液三维荧光图谱
浓度：150 μg/mL，15%甲醇，0.001 mol/L
硼砂；步长：R

密蒙花 Mimenghua

BUDDLEJAE FLOS

本品为马钱科植物密蒙花 *Buddleja officinalis* Maxim. 的干燥花蕾和花序。对照药材购自中国药品生物制品检定所，批号：121509-200501。

仪器与试剂　F-7000 型荧光分光光度计（Hitachi），配备 1 cm 石英池、150 W 氙灯、290 nm 滤光片。仪器条件：波长范围，$E_x = 200 \sim 450 nm$、$E_m = 300 \sim 550 nm$；间隔，5 nm；扫描速度，1200 nm/min；狭缝，5.0 nm/5.0 nm；PMT 电压，700 V。甲醇（色谱纯），0.01 mol/L 硼砂溶液，纯水。

样品提取液的制备　精密称取对照药材粉末 0.0300 g，置于 25 mL 容量瓶中，加入甲醇至刻度，摇匀，放置 3 h。样品提取液浓度记为 1.2 mg/mL。

实验方法 1　取样品上清液 1.50 mL 于 10 mL 容量瓶，以水定容，摇匀，扫描三维荧光图谱。测量纯水在激发波长 350 nm 的拉曼散射强度 R，以 0.5R 为步长绘制三维荧光图谱，如图 6.32 所示。

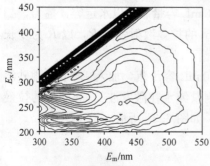

图 6.32　密蒙花水溶液三维荧光图谱
浓度：180 μg/mL，15%甲醇；步长：0.5R

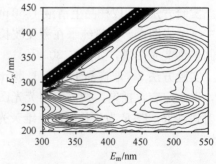

图 6.33　密蒙花-硼砂溶液三维荧光图谱
浓度：20 μg/mL，5%甲醇，0.001 mol/L 硼砂；
步长：0.5R

实验方法 2　取样品上清液 1.50 mL 于 10 mL 容量瓶，加入 1.0 mL 硼砂溶液，以水定容，摇匀，扫描三维荧光图谱。测量纯水在激发波长 350 nm 的拉曼散射强度 R，以 0.5R 为步长绘制三维荧光图谱，如图 6.33 所示。

蒲黄（水烛香蒲）Puhuang

TYPHAE POLLEN

本品为香蒲科植物水烛香蒲 *Typha angustifolia* L. 的干燥花粉，对照药材购自中国药品生物制品检定所，批号：121225-201003。

仪器与试剂　F-7000 型荧光分光光度计（Hitachi），配备 1 cm 石英池、150 W 氙灯、290 nm 滤光片。仪器条件：波长范围，$E_x = 200 \sim 400$ nm、$E_m = 290 \sim 500$ nm；间隔，5 nm；扫描速度，1200 nm/min；狭缝，5.0 nm/5.0 nm；PMT 电压，700 V。甲醇（色谱纯），0.1 mol/L NaOH 溶液，纯水。

样品提取液的制备　精密称取对照药材粉末 0.0500 g，置于 25 mL 容量瓶中，加入甲醇至刻度，摇匀，放置 3 h。样品提取液浓度记为 2.0 mg/mL。

实验方法 1　取样品上清液 2.00 mL 于 10 mL 容量瓶，以水定容，摇匀，扫描三维荧光图谱。测量纯水在激发波长 350 nm 的拉曼散射强度 R，以 R 为步长绘制三维荧光图谱，如图 6.34 所示。

实验方法 2　取样品上清液 2.00 mL 于 10 mL 容量瓶，加入 1.0 mL NaOH 溶液，以水定容，摇匀，扫描三维荧光图谱。测量纯水在激发波长 350 nm 的拉曼散射强度 R，以 R 为步长绘制三维荧光图谱，如图 6.35 所示。

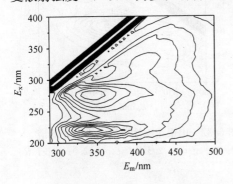

图 6.34　蒲黄水溶液三维荧光图谱
浓度：400 μg/mL，20%甲醇；步长：R

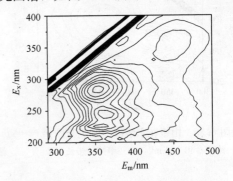

图 6.35　蒲黄碱性溶液三维荧光图谱
浓度：400 μg/mL，20%甲醇；pH 12.0；步长：R

山银花（灰毡毛忍冬）Shanyinghua

LONICERAE FLOS

本品为忍冬科植物灰毡毛忍冬 *Lonicera nacranthoides* Hand.-Mazz. 干燥花蕾。对照药材购自中国药品生物制品检定所，批号：121595-201001。

仪器与试剂　F-7000 型荧光分光光度计（Hitachi），配备 1 cm 石英池、150 W 氙灯、290 nm 滤光片。仪器条件：波长范围，$E_x = 200 \sim 400$ nm、$E_m = 300 \sim 500$ nm；间隔，5 nm；扫描速度，1200 nm/min；狭缝，5.0 nm/5.0 nm；PMT 电压，700 V。甲醇（色谱纯），0.10 mol/L NaOH 溶液，纯水。

样品提取液的制备　精密称取对照药材粉末 0.0500 g，置于 25 mL 容量瓶中，加入甲醇至刻度，摇匀，放置 3 h。样品提取液浓度记为 2.0 mg/mL。

实验方法 1　取样品上清液 2.00 mL 于 10 mL 容量瓶，以水定容，摇匀，扫描三维荧光图谱。测量纯水在激发波长 350 nm 的拉曼散射强度 R，以 R 为步长绘制三维荧光图谱，如图 6.36 所示。

实验方法 2　取样品上清液 2.00 mL 于 10 mL 容量瓶，加入 1.0 mL NaOH 溶液，以水定容，摇匀，扫描三维荧光图谱。测量纯水在激发波长 350 nm 的拉曼散射强度 R，以 R 为步长绘制三维荧光图谱，如图 6.37 所示。

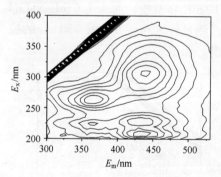

图 6.36　山银花水溶液三维荧光图谱
浓度：400 μg/mL，20%甲醇；步长：R

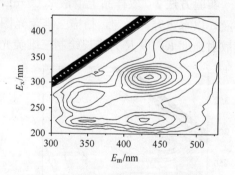

图 6.37　山银花碱性溶液三维荧光图谱
浓度：400 μg/mL，20%甲醇；pH 12.0；步长：R

西红花 Xihonghua

CROCI STIGMA

本品为鸢尾科植物番红花 *Crocus sativus* L. 的干燥柱头的粉末。对照药材购自中国药品生物制品检定所，批号：121009-200502。

仪器与试剂　F-7000 型荧光分光光度计（Hitachi），配备 1 cm 石英池、150 W 氙灯、290 nm 滤光片。仪器条件：波长范围，$E_x = 200 \sim 400$ nm、$E_m = 300 \sim 550$ nm；间隔，5 nm；扫描速度，1200 nm/min；狭缝，5.0 nm/5.0 nm；PMT 电压，700 V。甲醇（色谱纯），0.01 mol/L 硼砂溶液，0.05 mol/L CTAB 溶液，纯水。

样品提取液的制备　精密称取对照药材粉末 0.0250 g，置于 25 mL 容量瓶中，加入甲醇至刻度，摇匀，放置 3 h。样品提取液浓度记为 1.0 mg/mL。

实验方法 1　取样品上清液 2.00 mL 于 10 mL 容量瓶，以水定容，摇匀，扫描三维荧光图谱。测量纯水在激发波长 350 nm 的拉曼散射强度 R，以 0.25R 为步长绘制三维荧光图谱，如图 6.38 所示。

实验方法 2　取样品上清液 2.00 mL 于 10 mL 容量瓶，加入 1.0 mL 硼砂溶液，0.2 mL CTAB 溶液，以水定容，摇匀，扫描三维荧光图谱。测量纯水在激发波长 350 nm 的拉曼散射强度 R，以 0.25R 为步长绘制三维荧光图谱，如图 6.39所示。

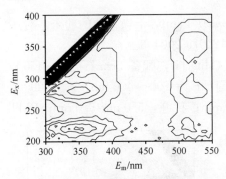

图 6.38　西红花水溶液三维荧光图谱

浓度：200 μg/mL，20% 甲醇；步长：0.25R

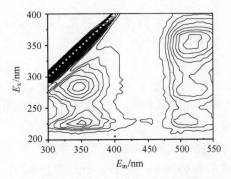

图 6.39　西红花-硼砂-CTAB 溶液三维荧光图谱

浓度：200 μg/mL，20% 甲醇，0.001 mol/L 硼砂，

0.001 mol/L CTAB；步长：0.25R

夏枯草 Xiakucao

PRUNELLAE SPICA

本品为唇形科植物夏枯草 *Prunella vulgaris* L. 的干燥果穗的粉末。对照药材购自中国药品生物制品检定所，批号：120993-200403。

仪器与试剂　F-7000 型荧光分光光度计（Hitachi），配备 1 cm 石英池、150 W 氙灯、290 nm 滤光片。仪器条件：波长范围，$E_x = 200 \sim 400$ nm、$E_m = 290 \sim 500$ nm；间隔，5 nm；扫描速度，1200 nm/min；狭缝，5.0 nm/5.0 nm；PMT 电压，700 V。甲醇（色谱纯），纯水。

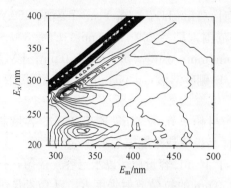

图 6.40　夏枯草水溶液三维荧光图谱
浓度：200 μg/mL，20%甲醇；步长：0.5R

样品提取液的制备　精密称取对照药材粉末 0.0250 g，置于 25 mL 容量瓶中，加入甲醇至刻度，摇匀，放置 3 h。样品提取液浓度记为 1.0 mg/mL。

实验方法　取样品上清液 2.00 mL 于 10 mL 容量瓶，以水定容，摇匀，扫描三维荧光图谱。测量纯水在激发波长 350 nm 的拉曼散射强度 R，以 $0.5R$ 为步长绘制三维荧光图谱，如图 6.40 所示。

辛夷 Xinyi

MAGNOLIAE FLOS

本品为木兰科植物望春花 *Magnolia biondii* Pamp. 干燥花蕾的粉末。对照药材购自中国药品生物制品检定所，批号：121079-200403。

仪器与试剂　F-7000 型荧光分光光度计（Hitachi），配备 1 cm 石英池、150 W 氙灯、290 nm 滤光片。仪器条件：波长范围，$E_x = 200 \sim 400$ nm、$E_m = 290 \sim 550$ nm；间隔，5 nm；扫描速度，1200 nm/min；狭缝，5.0 nm/5.0 nm；PMT 电压，700 V。甲醇（色谱纯），纯水。

样品提取液的制备　精密称取对照药材粉末 0.0100 g，置于 25 mL 容量瓶中，加入甲醇至刻度，摇匀，放置 3 h。样品提取液浓度记为 1.0 mg/mL。

实验方法　取样品上清液 0.50 mL 于 10 mL 容量瓶，以水定容，摇匀，扫描三维荧光图谱。测量纯水在激发波长 350 nm 的拉曼散射强度 R，以 R 为步长绘制三维荧光图谱，如图 6.41 所示。

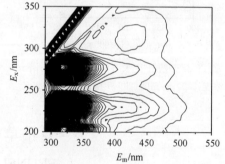

图 6.41　辛夷水溶液三维荧光图谱
浓度：50 μg/mL，5%甲醇；步长：R

旋复花 Xuanfuhua

INULAE FLOS

本品为菊科植物旋复花 *Inula japonica* Thunb. 的干燥头状花序。对照药材购自中国药品生物制品检定所，批号：1125-200001。

仪器与试剂 F-7000 型荧光分光光度计（Hitachi），配备 1 cm 石英池、150 W 氙灯、290 nm 滤光片。仪器条件：波长范围，$E_x = 200 \sim 450$ nm、$E_m = 300 \sim 550$ nm；间隔，5 nm；扫描速度，1200 nm/min；狭缝，5.0 nm/5.0 nm；PMT 电压，700 V。甲醇（色谱纯），0.01 mol/L 硼砂溶液，纯水。

样品提取液的制备 精密称取对照药材粉末 0.0300 g，置于 25 mL 容量瓶中，加入甲醇至刻度，摇匀，放置 3 h。样品提取液浓度记为 1.2 mg/mL。

实验方法 1 取样品上清液 2.00 mL 于 10 mL 容量瓶，以水定容，摇匀，扫描三维荧光图谱。测量纯水在激发波长 350 nm 的拉曼散射强度 R，以 R 为步长绘制三维荧光图谱，如图 6.42 所示。

实验方法 2 取样品上清液 2.00 mL 于 10 mL 容量瓶，加入 1.0 mL 硼砂溶液，以水定容，摇匀，扫描三维荧光图谱。测量纯水在激发波长 350 nm 的拉曼散射强度 R，以 R 为步长绘制三维荧光图谱，如图 6.43 所示。

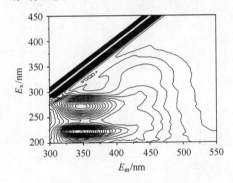

图 6.42 旋复花水溶液三维荧光图谱
浓度：250 μg/mL，20%甲醇；步长：R

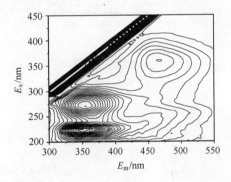

图 6.43 旋复花-硼砂溶液三维荧光图谱
浓度：240 μg/mL，20%甲醇，0.001 mol/L 硼砂；
步长：R

芫花 Yuanhua

GENKWA FLOS

本品为瑞香科植物芫花 *Daphne genkwa* Sieb. et Zucc. 的干燥花蕾。对照药材购自中国药品生物制品检定所，批号：1062-9801。

仪器与试剂 F-7000 型荧光分光光度计（Hitachi），配备 1 cm 石英池、150 W 氙灯、290 nm 滤光片。仪器条件：波长范围，$E_x = 200 \sim 450$ nm、$E_m = 300 \sim 550$ nm；间隔，5 nm；扫描速度，1200 nm/min；狭缝，5.0 nm/5.0 nm；PMT 电压，700 V。甲醇（色谱纯），0.01 mol/L 硼砂溶液，纯水。

样品提取液的制备 精密称取对照药材粉末 0.0400 g，置于 25 mL 容量瓶

中，加入甲醇至刻度，摇匀，放置 3 h。样品提取液浓度记为 1.6 mg/mL。

实验方法 1　取样品上清液 1.00 mL 于 10 mL 容量瓶，以水定容，摇匀，扫描三维荧光图谱。测量纯水在激发波长 350 nm 的拉曼散射强度 R，以 R 为步长绘制三维荧光图谱，如图 6.44 所示。

实验方法 2　取样品上清液 1.00 mL 于 10 mL 容量瓶，加入 1.0 mL 硼砂溶液，以水定容，摇匀，扫描三维荧光图谱。测量纯水在激发波长 350 nm 的拉曼散射强度 R，以 R 为步长绘制三维荧光图谱，如图 6.45 所示。

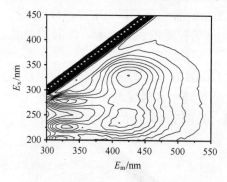

图 6.44　芫花水溶液三维荧光图谱
浓度：160 μg/mL，10%甲醇；步长：R

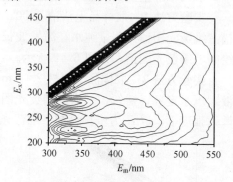

图 6.45　芫花-硼砂溶液三维荧光图谱
浓度：160 μg/mL，10%甲醇，0.001 mol/L 硼砂；
步长：R

洋金花 Yangjinhua

DATURAE FLOS

本品为茄科植物白花曼陀罗 *Datura metel* L. 干燥花的粉末。对照药材购自中国药品生物制品检定所，批号：121058-200302。

仪器与试剂　F-7000 型荧光分光光度计（Hitachi），配备 1 cm 石英池、150 W 氙灯、290 nm 滤光片。仪器条件：波长范围，$E_x = 200 \sim 350$ nm、$E_m = 290 \sim 450$ nm；间隔，5 nm；扫描速度，1200 nm/min；狭缝，5.0 nm/5.0 nm；PMT 电压，700 V。甲醇（色谱纯），0.1 mol/L NaOH 溶液，纯水。

样品提取液的制备　精密称取对照药材粉末 0.0250 g，置于 25 mL 容量瓶中，加入甲醇至刻度，摇动，放置 3 h。样品提取液浓度记为 1.0 mg/mL。

实验方法 1　取样品上清液 1.00 mL 于 10 mL 容量瓶，以水定容，摇匀，扫描三维荧光图谱。测量纯水在激发波长 350 nm 的拉曼散射强度 R，以 R 为步长绘制三维荧光图谱，如图 6.46 所示。

实验方法 2　取样品上清液 1.00 mL 于 10 mL 容量瓶，加入 1.0 mL NaOH 溶液，以水定容，摇匀，扫描三维荧光图谱。测量纯水在激发波长 350 nm 的拉

曼散射强度 R，以 R 为步长绘制三维荧光图谱，如图 6.47 所示。

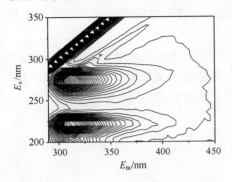

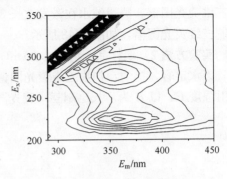

图 6.46　洋金花水溶液三维荧光图谱　　　　图 6.47　洋金花碱性溶液三维荧光图谱

浓度：100 μg/mL，10% 甲醇；步长：R　　浓度：100 μg/mL，10% 甲醇；pH 12.0；步长：R

野菊花 Yejuhua

CHRYSANTHEMI INDICI FLOS

本品为菊科植物野菊 *Chrysanthemum indicum* L. 干燥头状花序的粉末。对照药材购自中国药品生物制品检定所，批号：120995-200403。

仪器与试剂　F-7000 型荧光分光光度计（Hitachi），配备 1 cm 石英池、150 W 氙灯、290 nm 滤光片。仪器条件：波长范围，$E_x = 200 \sim 400$ nm、$E_m = 300 \sim 550$ nm；间隔，5 nm；扫描速度，1200 nm/min；狭缝，5.0 nm/5.0 nm；PMT 电压，700 V。甲醇（色谱纯），0.01 mol/L 硼砂溶液，纯水。

样品提取液的制备　精密称取对照药材粉末 0.0500 g，置于 25 mL 容量瓶中，加入甲醇至刻度，摇匀，放置 3 h。样品提取液浓度记为 2.0 mg/mL。

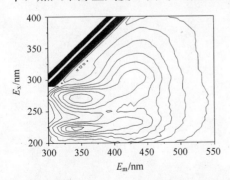

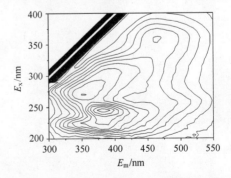

图 6.48　野菊花水溶液三维荧光图谱　　　　图 6.49　野菊花硼砂溶液三维荧光图谱

浓度：400 μg/mL，20% 甲醇；步长：R　　浓度：400 μg/mL，20% 甲醇，0.001 mol/L 硼砂；

步长：R

实验方法 1　取样品上清液 2.00 mL 于 10 mL 容量瓶，以水定容，摇匀，扫描三维荧光图谱。测量纯水在激发波长 350 nm 的拉曼散射强度 R，以 R 为步长绘制三维荧光图谱，如图 6.48 所示。

实验方法 2　取样品上清液 2.00 mL 于 10 mL 容量瓶，加入 1.0 mL 硼砂溶液，以水定容，摇匀，扫描三维荧光图谱。测量纯水在激发波长 350 nm 的拉曼散射强度 R，以 R 为步长绘制三维荧光图谱，如图 6.49 所示。

第七章　果实及种子类中药

果实（fructus）及种子（semen）在植物体中是两种不同的器官，但在商品药材中一般不严格区分，大多数是果实、种子一起入药，少数是仅用种子。这两类中药关系密切，但外形和组织构造有所不同，下面分别加以讨论。

7.1　果实类中药

果实类中药包括完全成熟或将近成熟的果实，少数用幼果。有的用果穗，有的用完整的果实，有的用果实的某一部分，如果皮、果柄、维管束等单独入药。

八角茴香 Bajiaohuixiang

ANISI STELLATI FRUCTUS

本品为木兰科植物八角茴香 *Illicium verum* Hook. f. 的干燥成熟果实的粉末。对照药材购自中国药品生物制品检定所，批号：120999-200804。

仪器与试剂　F-7000 型荧光分光光度计（Hitachi），配备 1 cm 石英池、150 W 氙灯、290 nm 滤光片。仪器条件：波长范围，$E_x = 200 \sim 350$ nm、$E_m = 300 \sim 450$ nm；间隔，5 nm；扫描速度，1200 nm/min；狭缝，5.0 nm/5.0 nm；PMT 电压，700 V。甲醇（色谱纯），0.1 mol/L NaOH 水溶液，纯水。

样品提取液的制备　精密称取对照药材粉末 0.0100 g，置于 25 mL 容量瓶中，加入甲醇至刻度，摇动，放置 3 h。样品提取液浓度记为 0.40 mg/mL。

实验方法 1　取样品上清液 0.50 mL 于 10 mL 容量瓶，以水定容，摇匀，扫描三维荧光图谱。测量纯水在激发波长 350 nm 的拉曼散射强度 R，以 $2R$ 为步长绘制三维荧光图谱，如图 7.1 所示。

实验方法 2　取样品上清液 0.50 mL 于 10 mL 容量瓶，加入 1.0 mL NaOH 溶液，以水定容，摇匀，扫描三维荧光图谱。测量纯水在激发波长 350 nm 的拉曼散射强度 R，以 $2R$ 为步长绘制三维荧光图谱，如图 7.2 所示。

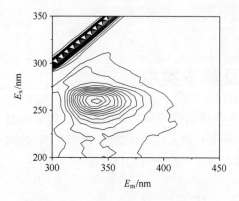

图 7.1　八角茴香水溶液三维荧光图谱

浓度：20 μg/mL，5％甲醇；步长：2R

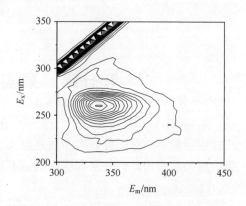

图 7.2　八角茴香碱性溶液三维荧光图谱

浓度：20 μg/mL，5％甲醇；pH 12.0；步长：2R

　　八角茴香含有的挥发油成分主要为反式茴香脑，其次为茴香醛等，还含有倍半萜内酯及其衍生物、黄酮类成分以及苯丙烷和木脂素类成分。在中性水溶液和强碱性溶液中，八角茴香的三维荧光图谱基本相同，荧光峰均位于激发/发射波长为 260 nm/340 nm，且荧光强度基本不随 pH 的改变而改变，特征性很好。

巴豆 Badou

CROTONIS FRUCTUS

　　本品为大戟科植物巴豆 *Croton tiglium* L. 的干燥成熟果实的粉末。对照药材购自中国药品生物制品检定所，批号：121141-200502。

　　仪器与试剂　F-7000 型荧光分光光度计（Hitachi），配备 1 cm 石英池、150 W 氙灯、290 nm 滤光片。仪器条件：波长范围，$E_x = 200 \sim 400$ nm、$E_m = 290 \sim 550$ nm；间隔，5 nm；扫描速度，1200 nm/min；狭缝，5.0 nm/5.0 nm；PMT 电压，700 V。甲醇（色谱纯），纯水。

　　样品提取液的制备　精密称取对照药材粉末 0.0300 g，置于 25 mL 容量瓶中，加入甲醇至刻度，摇匀，放置 3 h。样品提取液浓度记为 1.2 mg/mL。

　　实验方法　取样品上清液 2.00 mL 于 10 mL 容量瓶，以水定容，摇匀，扫描三维荧光图谱。测量纯水在激发波长 350 nm 的拉曼散射强度 R，以 R 为步长绘制三维荧光图谱，如图 7.3 所示。

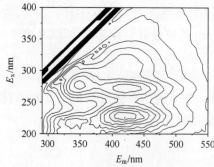

图 7.3　巴豆水溶液三维荧光图谱

浓度：240 μg/mL，20％甲醇；步长：R

板栗壳 Banlike

CASTANEAE INVOLUCRUM

本品为壳斗科植物板栗 *Castanea mollissima* Bl. 干燥总苞的粉末。对照药材购自中国药品生物制品检定所，批号：121475-200401。

仪器与试剂 F-7000 型荧光分光光度计（Hitachi），配备 1 cm 石英池、150 W 氙灯、290 nm 滤光片。仪器条件：波长范围，$E_x = 200 \sim 350$ nm、$E_m = 290 \sim 500$ nm；间隔，5 nm；扫描速度，1200 nm/min；狭缝，5.0 nm/5.0 nm；PMT 电压，700 V。甲醇（色谱纯），纯水。

样品提取液的制备 精密称取对照药材粉末 0.0300 g，置于 25 mL 容量瓶中，加入甲醇至刻度，摇匀，放置 3 h。样品提取液浓度记为 1.2 mg/mL。

实验方法 取样品上清液 1.00 mL 于 10 mL 容量瓶，以水定容，摇匀，扫描三维荧光图谱。测量纯水在激发波长 350 nm 的拉曼散射强度 R，以 R 为步长绘制三维荧光图谱，如图 7.4 所示。

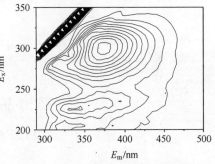

图 7.4 板栗壳水溶液三维荧光图谱
浓度：120 μg/mL，10%甲醇；步长：R

荜茇 Bibo

PIPERIS LONGI FRUCTUS

本品为胡椒科植物荜茇 *Piper longum* L. 的干燥近成熟或成熟果穗。对照药材购自中国药品生物制品检定所，批号：1023-200202。

仪器与试剂 F-7000 型荧光分光光度计（Hitachi），配备 1 cm 石英池、150 W 氙灯、290 nm 滤光片。仪器条件：波长范围，$E_x = 200 \sim 375$ nm、$E_m = 290 \sim 500$ nm；间隔，5 nm；扫描速度，1200 nm/min；狭缝，5.0 nm/5.0 nm；PMT 电压，700 V。甲醇（色谱纯），纯水。

样品提取液的制备 精密称取对照药材粉末 0.0100 g，置于 25 mL 容量瓶中，加入甲醇至刻度，摇动，放置 3 h。样品提取液浓度记为 0.40 mg/mL。

实验方法 1 取样品上清液 0.50 mL 于 10 mL 容量瓶，以水定容，摇匀，扫描三维荧光图谱。测量纯水在激发波长 350 nm 的拉曼散射强度 R，以 R 为步长绘制三维荧光图谱，如图 7.5 所示。

实验方法 2 取样品上清液 0.50 mL 于 10 mL 容量瓶，以甲醇定容，摇匀，扫描三维荧光图谱。测量纯水在激发波长 350 nm 的拉曼散射强度 R，以 R 为步长绘制三维荧光图谱，如图 7.6 所示。

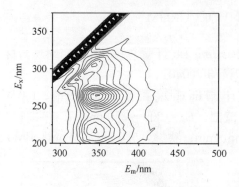

图 7.5　荜芨水溶液三维荧光图谱
浓度：20 μg/mL，5%甲醇；步长：R

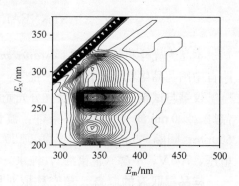

图 7.6　荜芨甲醇溶液三维荧光图谱
浓度：20 μg/mL；步长：R

荜澄茄 Bichengqie

LITSEAE FRUCTUS

本品为樟科植物山鸡椒 *Litsea cubeba*（Lour.）Pers. 的干燥成熟果实的粉末。对照药材购自中国药品生物制品检定所，批号：121532-200501。

仪器与试剂　F-7000 型荧光分光光度计（Hitachi），配备 1 cm 石英池、150 W 氙灯、290 nm 滤光片。仪器条件：波长范围，$E_x = 200 \sim 450$ nm、$E_m = 290 \sim 550$ nm；间隔，5 nm；扫描速度，1200 nm/min；狭缝，5.0 nm/5.0 nm；PMT 电压，700 V。甲醇（色谱纯），纯水。

样品提取液的制备　精密称取对照药材粉末 0.0500 g，置于 25 mL 容量瓶中，加入甲醇至刻度，摇匀，放置 3 h。样品提取液浓度记为 2.0 mg/mL。

实验方法　取样品上清液 2.00 mL 于 10 mL 容量瓶，以水定容，摇匀，扫描三维荧光图谱。测量纯水在激发波长 350 nm 的拉曼散射强度 R，以 R 为步长绘制三维荧光图谱，如图 7.7 所示。

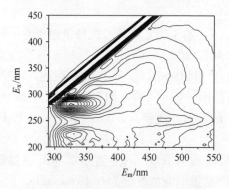

图 7.7　荜澄茄水溶液三维荧光图谱
浓度：400 μg/mL，20%甲醇；步长：R

补骨脂 Buguzhi

PSORALEAE FRUCTUS

本品为豆科植物补骨脂 *Psoralea corylifolia* L. 的干燥成熟果实。对照药材购自中国药品生物制品检定所，批号：1056-200202。

仪器与试剂　F-7000 型荧光分光光度计（Hitachi），配备 1 cm 石英池、150 W 氙灯、290 nm 滤光片。仪器条件：波长范围，$E_x = 200 \sim 400$ nm、$E_m = 290 \sim 550$ nm；间隔，5 nm；扫描速度，1200 nm/min；狭缝，5.0 nm/5.0 nm；PMT 电压，700 V。甲醇（色谱纯），纯水。

样品提取液的制备　精密称取对照药材粉末 0.0250 g，置于 25 mL 容量瓶中，加入甲醇至刻度，摇匀，放置 3 h。样品提取液浓度记为 1.0 mg/mL。

实验方法　取样品上清液 1.00 mL 于 10 mL 容量瓶，以水定容，摇匀，扫描三维荧光图谱。测量纯水在激发波长 350 nm 的拉曼散射强度 R，以 $2R$ 为步长绘制三维荧光图谱，如图 7.8 所示。

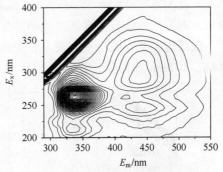

图 7.8　补骨脂水溶液三维荧光图谱
浓度：100 μg/mL，10％甲醇；步长：2R

苍耳子 Cangerzi

XANTHII FRUCTUS

本品为菊科植物苍耳 *Xanthium sibiricum* Patr. 的干燥成熟带总苞的果实的粉末。对照药材购自中国药品生物制品检定所，批号：121168-200604。

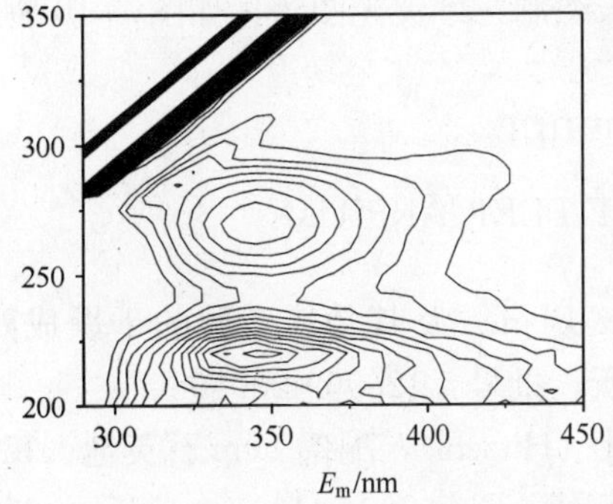

仪器与试剂　F-7000 型荧光分光光度计（Hitachi），配备 1 cm 石英池、150 W 氙灯、290 nm 滤光片。仪器条件：波长范围，$E_x = 200 \sim 350$ nm、$E_m = 290 \sim 450$ nm；间隔，5 nm；扫描速度，1200 nm/min；狭缝，5.0 nm/5.0 nm；PMT 电压，700 V。甲醇（色谱纯），纯水。

样品提取液的制备　精密称取对照药

图 7.9　苍耳子水溶液三维荧光图谱
浓度：320 μg/mL，20％甲醇；步长：R

材粉末 0.0400 g，置于 25 mL 容量瓶中，加入甲醇至刻度，摇匀，放置 3 h。样品提取液浓度记为 1.6 mg/mL。

实验方法 取样品上清液 2.00 mL 于 10 mL 容量瓶，以水定容，摇匀，扫描三维荧光图谱。测量纯水在激发波长 350 nm 的拉曼散射强度 R，以 R 为步长绘制三维荧光图谱，如图 7.9 所示。

草果 Caoguo

TSAOKO FRUCTUS

本品为姜科植物草果 *Amomum tsaoko* Crevost et Lemaire 的干燥成熟果实的粉末。对照药材购自中国药品生物制品检定所，批号：121550-200501。

仪器与试剂 F-7000 型荧光分光光度计（Hitachi），配备 1 cm 石英池、150 W 氙灯、290 nm 滤光片。仪器条件：波长范围，$E_x = 200 \sim 350$ nm、$E_m = 290 \sim 450$ nm；间隔，5 nm；扫描速度，1200 nm/min；狭缝，5.0 nm/5.0 nm；PMT 电压，700 V。甲醇（色谱纯），纯水。

样品提取液的制备 精密称取对照药材粉末 0.0400 g，置于 25 mL 容量瓶中，加入甲醇至刻度，摇匀，放置 3 h。样品提取液浓度记为 1.6 mg/mL。

实验方法 取样品上清液 1.00 mL 于 10 mL 容量瓶，以水定容，摇匀，扫描三维荧光图谱。测量纯水在激发波长 350 nm 的拉曼散射强度 R，以 R 为步长绘制三维荧光图谱，如图 7.10 所示。

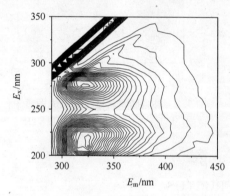

图 7.10　草果水溶液三维荧光图谱
浓度：160 μg/mL，10%甲醇；步长：R

陈皮 Chenpi

CITRI RETICULATAE PERICARPIUM

本品为芸香科植物橘 *Citrus reticulata* Blanco 及其栽培变种的干燥成熟果皮。对照药材购自中国药品生物制品检定所，批号：120969-200808。

仪器与试剂 F-7000 型荧光分光光度计（Hitachi），配备 1 cm 石英池、150 W 氙灯、290 nm 滤光片。仪器条件：波长范围，$E_x = 200 \sim 400$ nm、$E_m = 280 \sim 550$ nm；间隔，5 nm；扫描速度，1200 nm/min；狭缝，5.0 nm/5.0 nm；PMT 电压，700 V。甲醇（色谱纯），1.0 mol/L NaOH 溶液，纯水。

样品提取液的制备 精密称取对照药材粉末 0.0250 g，置于 25 mL 容量瓶中，加入甲醇至刻度，摇匀，放置 3 h。样品提取液浓度记为 1.0 mg/mL。

实验方法 1 取样品上清液 0.50 mL 于 10 mL 容量瓶，以水定容，摇匀，扫描三维荧光图谱。测量纯水在激发波长 350 nm 的拉曼散射强度 R，以 R 为步长绘制三维荧光图谱，如图 7.11 所示。

实验方法 2 取样品上清液 0.50 mL 于 10 mL 容量瓶，加入 1.0 mL NaOH溶液，以水定容，摇匀，扫描三维荧光图谱。测量纯水在激发波长 350 nm 的拉曼散射强度 R，以 R 为步长绘制三维荧光图谱，如图 7.12 所示。

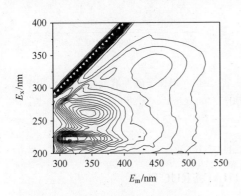

图 7.11 陈皮水溶液三维荧光图谱
浓度：50 μg/mL，5%甲醇；步长：R

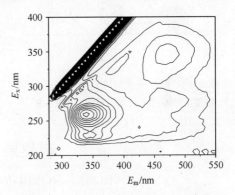

图 7.12 陈皮碱性溶液三维荧光图谱
浓度：50 μg/mL，5%甲醇；pH 12.0；步长：R

川楝子 Chuanlianzi

TOOSENDAN FRUCTUS

本品为楝科植物川楝 *Melia toosendan* Sieb. et Zucc 的干燥成熟果实的粉末。对照药材购自中国药品生物制品检定所，批号：121464-200501。

仪器与试剂 F-7000 型荧光分光光度计（Hitachi），配备 1 cm 石英池、150 W氙灯、290 nm 滤光片。仪器条件：波长范围，$E_x = 200 \sim 400$ nm、$E_m = 290 \sim 550$ nm；间隔，5 nm；扫描速度，1200 nm/min；狭缝，5.0 nm/5.0 nm；PMT电压，700 V。甲醇（色谱纯），0.1 mol/L NaOH 溶液，纯水。

样品提取液的制备 精密称取对照药材粉末 0.0500 g，置于 25 mL 容量瓶中，加入甲醇至刻度，摇动，放置 3 h。样品提取液浓度记为 2.0 mg/mL。

实验方法 1 取样品上清液 2.00 mL 于 10 mL 容量瓶，以水定容，摇匀，扫描三维荧光图谱。测量纯水在激发波长 350 nm 的拉曼散射强度 R，以 R 为步长绘制三维荧光图谱，如图 7.13 所示。

实验方法 2 取样品上清液 2.00 mL 于 10 mL 容量瓶，加入 1.0 mL NaOH 溶液，以水定容，摇匀，扫描三维荧光图谱。测量纯水在激发波长 350 nm 的拉曼散射强度 R，以 R 为步长绘制三维荧光图谱，如图 7.14 所示。

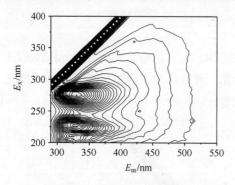

图 7.13　川楝子水溶液三维荧光图谱
浓度：400 μg/mL，20%甲醇；步长：R

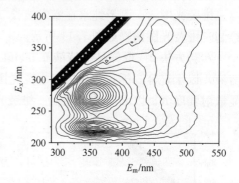

图 7.14　川楝子碱性溶液三维荧光图谱
浓度：400 μg/mL，20%甲醇；pH 12.0；步长：R

刺梨果 Ciliguo

ROSAE ROXBURGHIAE FRUCTUS

本品为蔷薇科植物刺梨 *Rosa roxburghii* Tratt. 干燥果实的粉末。对照药材购自中国药品生物制品检定所，批号：121356-200401。

仪器与试剂　F-7000 型荧光分光光度计（Hitachi），配备 1 cm 石英池、150 W 氙灯、290 nm 滤光片。仪器条件：波长范围，$E_x=200\sim400$ nm、$E_m=290\sim500$ nm；间隔，5 nm；扫描速度，1200 nm/min；狭缝，5.0 nm/5.0 nm；PMT 电压，700 V。甲醇（色谱纯），纯水。

样品提取液的制备　精密称取对照药材粉末 0.0300 g，置于 25 mL 容量瓶中，加入甲醇至刻度，摇匀，放置 3 h。样品提取液浓度记为 1.2 mg/mL。

实验方法　取样品上清液 2.00 mL 于 10 mL 容量瓶，以水定容，摇匀，扫描三维荧光图谱。测量纯水在激发波长 350 nm 的拉曼散射强度 R，以 R 为步长绘制三维荧光图谱，如图 7.15 所示。

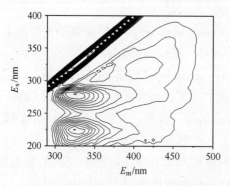

图 7.15　刺梨果水溶液三维荧光图谱
浓度：240 μg/mL，20%甲醇；步长：R

地肤子 Difuzi

KOCHIAE FRUCTUS

本品为藜科植物地肤 *Kochia scoparia*（L.）Schrad. 干燥成熟果实的粉末。对照药材购自中国药品生物制品检定所，批号：121148-200502。

仪器与试剂　F-7000 型荧光分光光度计（Hitachi），配备 1 cm 石英池、150 W 氙灯、290 nm 滤光片。仪器条件：波长范围，$E_x = 200 \sim 400$ nm、$E_m = 300 \sim 500$ nm；间隔，5 nm；扫描速度，1200 nm/min；狭缝，5.0 nm/5.0 nm；PMT 电压，700 V。甲醇（色谱纯），0.1 mol/L NaOH 溶液，纯水。

样品提取液的制备　精密称取对照药材粉末 0.0250 g，置于 25 mL 容量瓶中，加入甲醇至刻度，摇匀，放置 3 h。样品提取液浓度记为 1.0 mg/mL。

实验方法 1　取样品上清液 0.50 mL 于 10 mL 容量瓶，以水定容，摇匀，扫描三维荧光图谱。测量纯水在激发波长 350 nm 的拉曼散射强度 R，以 R 为步长绘制三维荧光图谱，如图 7.16 所示。

实验方法 2　取样品上清液 0.50 mL 于 10 mL 容量瓶，加入 1.0 mL NaOH 溶液，以水定容，摇匀，扫描三维荧光图谱。测量纯水在激发波长 350 nm 的拉曼散射强度 R，以 R 为步长绘制三维荧光图谱，如图 7.17 所示。

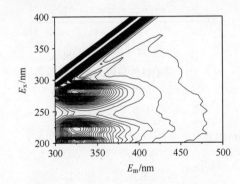
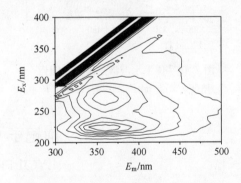

图 7.16　地肤子水溶液三维荧光图谱
　　浓度：50 μg/mL，5%甲醇；步长：R

图 7.17　地肤子碱性溶液三维荧光图谱
　　浓度：50 μg/mL，5%甲醇；pH 12.0；步长：R

佛手 Foshou

CITRI SARCODACTYLIS FRUCTUS

本品为芸香科植物佛手 *Citrus medica* L. var. *sarcodactylis* Swingle 的干燥果实的粉末。对照药材购自中国药品生物制品检定所，批号：120933-200303。

仪器与试剂　　F-7000 型荧光分光光度计（Hitachi），配备 1 cm 石英池、150 W
氙灯、290 nm 滤光片。仪器条件：波长范围，$E_x = 200 \sim 400$ nm、$E_m = 300 \sim$
550nm；间隔，5 nm；扫描速度，1200 nm/min；狭缝，5.0 nm/5.0 nm；PMT
电压，700 V。甲醇（色谱纯），0.1 mol/L NaOH 溶液，纯水。

样品提取液的制备　　精密称取对照药材粉末 0.0150 g，置于 25 mL 容量瓶
中，加入甲醇至刻度，摇动，放置 3 h。样品提取液浓度记为 0.60 mg/mL。

实验方法 1　　取样品上清液 0.50 mL 于 10 mL 容量瓶，以水定容，摇匀，扫
描三维荧光图谱。测量纯水在激发波长 350 nm 的拉曼散射强度 R，以 R 为步长
绘制三维荧光图谱，如图 7.18 所示。

实验方法 2　　取样品上清液 0.50 mL 于 10 mL 容量瓶，加入 1.0 mL NaOH
溶液，以水定容，摇匀，扫描三维荧光图谱。测量纯水在激发波长 350 nm 的拉
曼散射强度 R，以 R 为步长绘制三维荧光图谱，如图 7.19 所示。

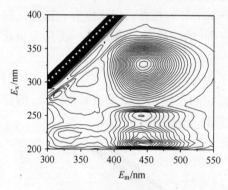

图 7.18　佛手水溶液三维荧光图谱
浓度：30 μg/mL，5%甲醇；步长：R

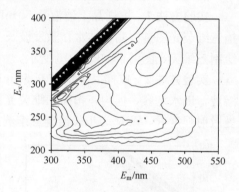

图 7.19　佛手碱性溶液三维荧光图谱
浓度：30 μg/mL，5%甲醇；pH 12.0；步长：R

枸杞子 Gouqizi

LYCII FRUCTUS

本品为茄科植物宁夏枸杞 *Lycium barbarum* L. 的干燥成熟果实的粉末。对
照药材购自中国药品生物制品检定所，批号：121072-200806。

仪器与试剂　　F-7000 型荧光分光光度计（Hitachi），配备 1 cm 石英池、150 W
氙灯、290 nm 滤光片。仪器条件：波长范围，$E_x = 200 \sim 400$ nm、$E_m = 290 \sim$
550nm；间隔，5 nm；扫描速度，1200 nm/min；狭缝，5.0 nm/5.0 nm；PMT
电压，700 V。甲醇（色谱纯），纯水。

样品提取液的制备　　精密称取对照药材粉末 0.0400 g，置于 25 mL 容量瓶
中，加入甲醇至刻度，摇匀，放置 3 h。样品提取液浓度记为 1.6 mg/mL。

　　实验方法　取样品上清液 1.00 mL 于 10 mL 容量瓶，以水定容，摇匀，扫描三维荧光图谱。测量纯水在激发波长 350 nm 的拉曼散射强度 R，以 R 为步长绘制三维荧光图谱，如图 7.20 所示。

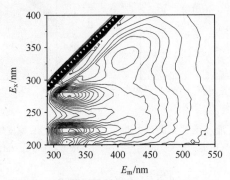

图 7.20　枸杞子水溶液三维荧光图谱
浓度：160 μg/mL，10% 甲醇；步长：R

瓜蒌皮 Gualoupi

TRICHOSANTHIS PERICARPIUM

　　本品为葫芦科植物栝楼 *Trichosanthes kirilowii* Maxim. 的干燥成熟果皮。对照药材购自中国药品生物制品检定所，批号：1184-200101。

　　仪器与试剂　F-7000 型荧光分光光度计（Hitachi），配备 1 cm 石英池、150 W 氙灯、290 nm 滤光片。仪器条件：波长范围，$E_x = 200 \sim 400$ nm、$E_m = 290 \sim 550$ nm；间隔，5 nm；扫描速度，1200 nm/min；狭缝，5.0 nm/5.0 nm；PMT 电压，700 V。甲醇（色谱纯），纯水。

　　样品提取液的制备　精密称取对照药材粉末 0.0250 g，置于 25 mL 容量瓶中，加入甲醇至刻度，摇动，放置 3 h。样品提取液浓度记为 1.0 mg/mL。

　　实验方法 1　取样品上清液 1.00 mL 于 10 mL 容量瓶，以水定容，摇匀，扫描三维荧光图谱。测量纯水在激发波长 350 nm 的拉曼散射强度 R，以 R 为步长绘制三维荧光图谱，如图 7.21 所示。

　　实验方法 2　取样品上清液 1.00 mL 于 10 mL 容量瓶，以甲醇定容，摇匀，扫描三维荧光图谱。测量纯水在激发波长 350 nm 的拉曼散射强度 R，以 R 为步长绘制三维荧光图谱，如图 7.22 所示。

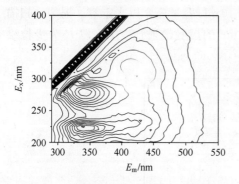

图 7.21　瓜蒌皮水溶液三维荧光图谱
浓度：100 μg/mL，10% 甲醇；步长：R

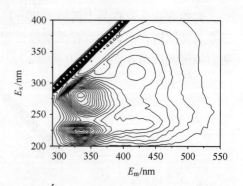

图 7.22　瓜蒌皮甲醇溶液三维荧光图谱
浓度：100 μg/mL，10% 甲醇；步长：R

广枣 Guangzao

CHOEROSPONDIATIS FRUCTUS

本品为漆树科植物南酸枣 *Choerospondias axillaris* （Roxb.）Burtt et Hill 的干燥成熟果实的粉末。对照药材购自中国药品生物制品检定所，批号：121334-200401。

仪器与试剂　F-7000 型荧光分光光度计（Hitachi），配备 1 cm 石英池、150 W 氙灯、290 nm 滤光片。仪器条件：波长范围，$E_x = 200 \sim 375$ nm、$E_m = 290 \sim 525$ nm；间隔，5 nm；扫描速度，1200 nm/min；狭缝，5.0 nm/5.0 nm；PMT 电压，700 V。甲醇（色谱纯），0.01 mol/L 硼砂溶液，纯水。

样品提取液的制备　精密称取对照药材粉末 0.0500 g，置于 25 mL 容量瓶中，加入甲醇至刻度，摇动，放置 3 h。样品提取液浓度记为 2.0 mg/mL。

实验方法 1　取样品上清液 2.00 mL 于 10 mL 容量瓶，以水定容，摇匀，扫描三维荧光图谱。测量纯水在激发波长 350 nm 的拉曼散射强度 R，以 R 为步长绘制三维荧光图谱，如图 7.23 所示。

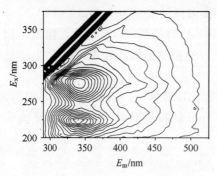

图 7.23　广枣水溶液三维荧光图谱
浓度：400 μg/mL，20% 甲醇；步长：R

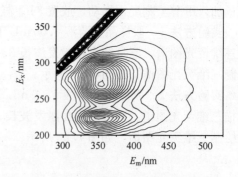

图 7.24　广枣-硼砂溶液三维荧光图谱
浓度：400 μg/mL，20% 甲醇，0.001 mol/L 硼砂；步长：3R

实验方法 2　取样品上清液 2.00 mL 于 10 mL 容量瓶，加入 1.0 mL 硼砂溶液，以水定容，摇匀，扫描三维荧光图谱。测量纯水在激发波长 350 nm 的拉曼散射强度 R，以 $3R$ 为步长绘制三维荧光图谱，如图 7.24 所示。

诃子 Hezi

CHEBULAE FRUCTUS

本品为使君子科植物诃子 *Terminalia chebula* Retz. 的干燥成熟果实。对照药材购自中国药品生物制品检定所，批号：1015-200202。

仪器与试剂　F-7000 型荧光分光光度计（Hitachi），配备 1 cm 石英池、150 W 氙灯、290 nm 滤光片。仪器条件：波长范围，$E_x = 200 \sim 425$ nm、$E_m = 290 \sim 550$ nm；间隔，5 nm；扫描速度，1200 nm/min；狭缝，5.0 nm/5.0 nm；PMT 电压，700 V。甲醇（色谱纯），0.1 mol/L NaOH 溶液，纯水。

样品提取液的制备　精密称取对照药材粉末 0.0250 g，置于 25 mL 容量瓶中，加入甲醇至刻度，摇动，放置 3 h。样品提取液浓度记为 1.0 mg/mL。

实验方法 1　取样品上清液 1.00 mL 于 10 mL 容量瓶，以水定容，摇匀，扫描三维荧光图谱。测量纯水在激发波长 350 nm 的拉曼散射强度 R，以 $0.5R$ 为步长绘制三维荧光图谱，如图 7.25 所示。

实验方法 2　取样品上清液 1.00 mL 于 10 mL 容量瓶，加入 1.0 mL NaOH 溶液，以水定容，摇匀，扫描三维荧光图谱。测量纯水在激发波长 350 nm 的拉曼散射强度 R，以 $0.5R$ 为步长绘制三维荧光图谱，如图 7.26 所示。

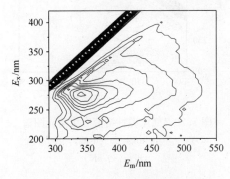

图 7.25　诃子水溶液三维荧光图谱
浓度：100 μg/mL，10% 甲醇；步长：0.5R

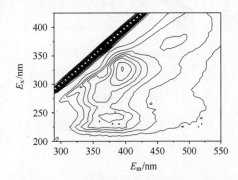

图 7.26　诃子碱性溶液三维荧光图谱
浓度：100 μg/mL，10% 甲醇；pH 12.0；
步长：0.5R

鹤虱 Heshi

CARPESII FRUCTUS

本品为菊科植物天名精 *Carpesium abrotanoides* L. 的干燥成熟果实的粉末。对照药材购自中国药品生物制品检定所，批号：121131-200401。

仪器与试剂　F-7000 型荧光分光光度计（Hitachi），配备 1 cm 石英池、150 W 氙灯、290 nm 滤光片。仪器条件：波长范围，$E_x = 200 \sim 400$ nm、$E_m = 290 \sim 500$ nm；间隔，5 nm；扫描速度，1200 nm/min；狭缝，5.0 nm/5.0 nm；PMT 电压，700 V。甲醇（色谱纯），0.1 mol/L NaOH 溶液，纯水。

样品提取液的制备　精密称取对照药材粉末 0.0500 g，置于 25 mL 容量瓶中，加入甲醇至刻度，摇动，放置 3 h。样品提取液浓度记为 2.0 mg/mL。

实验方法 1　取样品上清液 2.00 mL 于 10 mL 容量瓶，以水定容，摇匀，扫描三维荧光图谱。测量纯水在激发波长 350 nm 的拉曼散射强度 R，以 0.5R 为步长绘制三维荧光图谱，如图 7.27 所示。

实验方法 2　取样品上清液 2.00 mL 于 10 mL 容量瓶，加入 1.0 mL NaOH 溶液，以水定容，摇匀，扫描三维荧光图谱。测量纯水在激发波长 350 nm 的拉曼散射强度 R，以 0.5R 为步长绘制三维荧光图谱，如图 7.28 所示。

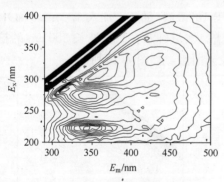

图 7.27　鹤虱水溶液三维荧光图谱
浓度：400 μg/mL，20% 甲醇；步长：0.5R

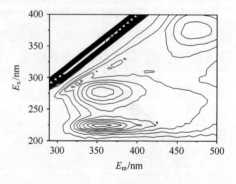

图 7.28　鹤虱碱性溶液三维荧光图谱
浓度：400 μg/mL，20% 甲醇；pH 12.0；
步长：0.5R

白胡椒 Baihujiao

PIPERIS FRUCTUS

本品为胡椒科植物胡椒 *Piper nigrum* L. 的干燥成熟果实。对照药材购自中国药品生物制品检定所，批号：121441-200401。

仪器与试剂　F-7000 型荧光分光光度计（Hitachi），配备 1 cm 石英池、150 W 氙灯、290 nm 滤光片。仪器条件：波长范围，$E_x = 200 \sim 375$ nm、$E_m = 290 \sim 550$ nm；间隔，5 nm；扫描速度，1200 nm/min；狭缝，5.0 nm/5.0 nm；PMT 电压，700 V。甲醇（色谱纯），纯水。

样品提取液的制备　精密称取对照药材粉末 0.0100 g，置于 25 mL 容量瓶中，加入甲醇至刻度，摇动，放置 3 h。样品提取液浓度记为 0.40 mg/mL。

实验方法 1　取样品上清液 0.50 mL 于 10 mL 容量瓶，以水定容，摇匀，扫描三维荧光图谱。测量纯水在激发波长 350 nm 的拉曼散射强度 R，以 R 为步长绘制三维荧光图谱，如图 7.29 所示。

实验方法 2　取样品上清液 0.50 mL 于 10 mL 容量瓶，以甲醇定容，摇匀，扫描三维荧光图谱。测量纯水在激发波长 350 nm 的拉曼散射强度 R，以 R 为步长绘制三维荧光图谱，如图 7.30 所示。

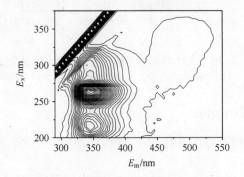 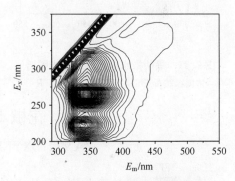

图 7.29　白胡椒水溶液三维荧光图谱　　　　图 7.30　白胡椒甲醇溶液三维荧光图谱
　浓度：20 μg/mL，5% 甲醇；步长：R　　　　　　浓度：20 μg/mL，5% 甲醇；步长：R

黑胡椒 Heihujiao

PIPERIS FRUCTUS

本品为胡椒科植物胡椒 *Piper nigrum* L. 的干燥近成熟果实。对照药材购自中国药品生物制品检定所，批号：121440-200401。

仪器与试剂　F-7000 型荧光分光光度计（Hitachi），配备 1 cm 石英池、150 W 氙灯、290 nm 滤光片。仪器条件：波长范围，$E_x = 200 \sim 400$ nm、$E_m = 290 \sim 550$ nm；间隔，5 nm；扫描速度，1200 nm/min；狭缝，5.0 nm/5.0 nm；PMT 电压，700 V。甲醇（色谱纯），纯水。

样品提取液的制备　精密称取对照药材粉末 0.0100 g，置于 25 mL 容量瓶中，加入甲醇至刻度，摇动，放置 3 h。样品提取液浓度记为 0.40 mg/mL。

实验方法 1　取样品上清液 0.50 mL 于 10 mL 容量瓶，以水定容，摇匀，扫描三维荧光图谱。测量纯水在激发波长 350 nm 的拉曼散射强度 R，以 R 为步长绘制三维荧光图谱，如图 7.31 所示。

实验方法 2　取样品上清液 0.50 mL 于 10 mL 容量瓶，以甲醇定容，摇匀，扫描三维荧光图谱。测量纯水在激发波长 350 nm 的拉曼散射强度 R，以 R 为步长绘制三维荧光图谱，如图 7.32 所示。

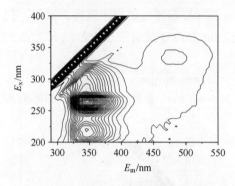 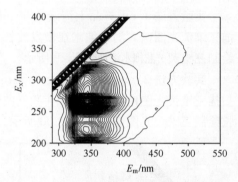

图 7.31　黑胡椒水溶液三维荧光图谱
浓度：$20\,\mu g/mL$，5%甲醇；步长：R

图 7.32　黑胡椒甲醇溶液三维荧光图谱
浓度：$20\,\mu g/mL$，5%甲醇；步长：R

花椒 Huajiao

ZANTHOXYLI PERICARPIUM

本品为芸香科植物花椒 *Zanthoxylum bungeanum* Maxim. 干燥成熟果皮的粉末。对照药材购自中国药品生物制品检定所，批号：121106-200903。

仪器与试剂　F-7000 型荧光分光光度计（Hitachi），配备 1 cm 石英池、150 W 氙灯、290 nm 滤光片。仪器条件：波长范围，$E_x = 200 \sim 400$ nm、$E_m = 280 \sim 550$ nm；间隔，5 nm；扫描速度，1200 nm/min；狭缝，5.0 nm/5.0 nm；PMT 电压，700 V。甲醇（色谱纯），0.1 mol/L NaOH 溶液，纯水。

样品提取液的制备　精密称取对照药材粉末 0.0250 g，置于 25 mL 容量瓶中，加入色谱纯甲醇至刻度，摇匀，放置 3h。样品提取液浓度记为 1.0 mg/mL。

实验方法 1　取样品上清液 0.50 mL 于 10 mL 容量瓶，以水定容，摇匀，扫描三维荧光图谱，同时测量水在激发波长 350 nm 的拉曼散射强度 R，以 R 为步长绘制三维荧光图谱，如图 7.33 所示。

实验方法 2　取样品上清液 0.50 mL 于 10 mL 容量瓶，加入 1.0 mL NaOH 溶液，以水定容，摇匀，扫描三维荧光图谱，同时测量水在激发波长 350 nm 的拉曼散射强度 R，以 R 为步长绘制三维荧光图谱，如图 7.34 所示。

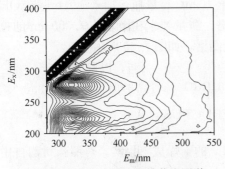

图 7.33　花椒水溶液三维荧光图谱

浓度：50 μg/mL，5％甲醇；步长：R

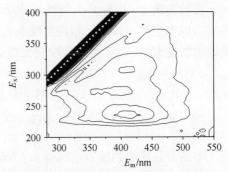

图 7.34　花椒碱性溶液三维荧光图谱

浓度：50 μg/mL，5％甲醇；pH 12.0；步长：R

化橘红 Huajuhong

CITRI GRANDIS EXOCARPIUM

本品为芸香科植物柚 *Citrus grandis*（L.）Osbeck 的未成熟或近成熟的干燥外层果皮。对照药材购自中国药品生物制品检定所，批号：1165-200001。

仪器与试剂　F-7000 型荧光分光光度计（Hitachi），配备 1 cm 石英池、150 W 氙灯、290 nm 滤光片。仪器条件：波长范围，$E_x = 200 \sim 400$ nm、$E_m = 290 \sim 550$ nm；间隔，5 nm；扫描速度，1200 nm/min；狭缝，5.0 nm/5.0 nm；PMT 电压，700 V。甲醇（色谱纯），0.1 mol/L NaOH 溶液，纯水。

样品提取液的制备　精密称取对照药材粉末 0.0100 g，置于 25 mL 容量瓶中，加入甲醇至刻度，摇动，放置 3 h。样品提取液浓度记为 0.40 mg/mL。

实验方法 1　取样品上清液 1.00 mL 于 10 mL 容量瓶，以水定容，摇匀，扫描三维荧光图谱。测量纯水在激发波长 350 nm 的拉曼散射强度 R，以 2R 为步长绘制三维荧光图谱，如图 7.35 所示。

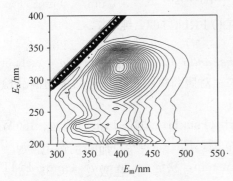

图 7.35　化橘红水溶液三维荧光图谱

浓度：40 μg/mL，10％甲醇；步长：2R

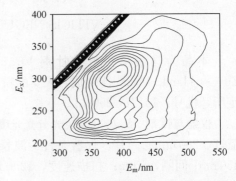

图 7.36　化橘红碱性溶液三维荧光图谱

浓度：40 μg/mL，10％甲醇；pH 12.0；步长：2R

实验方法 2　取样品上清液 1.00 mL 于 10 mL 容量瓶，加入 1.0 mL NaOH 溶液，以水定容，摇匀，扫描三维荧光图谱。测量纯水在激发波长 350 nm 的拉曼散射强度 R，以 $2R$ 为步长绘制三维荧光图谱，如图 7.36 所示。

槐角 Huaijiao

SOPHORAE FRUCTUS

本品为豆科植物槐 *Sophora japonica* L. 的干燥成熟果实。对照药材购自中国药品生物制品检定所，批号：121214-0101。

仪器与试剂　F-7000 型荧光分光光度计（Hitachi），配备 1 cm 石英池、150 W 氙灯、290 nm 滤光片。仪器条件：波长范围，$E_x = 200 \sim 450$ nm、$E_m = 290 \sim 550$ nm；间隔，5 nm；扫描速度，1200 nm/min；狭缝，5.0 nm/5.0 nm；PMT 电压，700 V。甲醇（色谱纯），纯水。

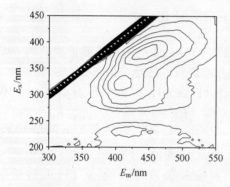

图 7.37　槐角水溶液三维荧光图谱
浓度：400 μg/mL，20%甲醇；步长：0.5R

样品提取液的制备　精密称取对照药材粉末 0.0500 g，置于 25 mL 容量瓶中，加入甲醇至刻度，摇匀，放置 3 h。样品提取液浓度记为 2.0 mg/mL。

实验方法　取样品上清液 2.00 mL 于 10 mL 容量瓶，以水定容，摇匀，扫描三维荧光图谱。测量纯水在激发波长 350 nm 的拉曼散射强度 R，以 0.5R 为步长绘制三维荧光图谱，如图 7.37 所示。

黄荆子 Huangjingzi

VITICIS NEGUNDO FRUCTCU

本品为马鞭草科植物牡荆 *Vitex negundo* L. var. *cannabifolia*（Sieb. et Zucc.）Hand. -Mazz. 干燥成熟果实的粉末。对照药材购自中国药品生物制品检定所，批号：121277-200401。

仪器与试剂　F-7000 型荧光分光光度计（Hitachi），配备 1 cm 石英池、150 W 氙灯、290 nm 滤光片。仪器条件：波长范围，$E_x = 200 \sim 350$ nm、$E_m = 290 \sim 450$ nm；间隔，5 nm；扫描速度，1200 nm/min；狭缝，5.0 nm/5.0 nm；PMT 电压，700 V。甲醇（色谱纯），纯水。

样品提取液的制备　精密称取对照药材粉末 0.0500 g，置于 25 mL 容量瓶

中，加入甲醇至刻度，摇匀，放置 3 h。样品提取液浓度记为 2.0 mg/mL。

实验方法　取样品上清液 2.00 mL 于 10 mL 容量瓶，以水定容，摇匀，扫描三维荧光图谱。测量纯水在激发波长 350 nm 的拉曼散射强度 R，以 R 为步长绘制三维荧光图谱，如图 7.38 所示。

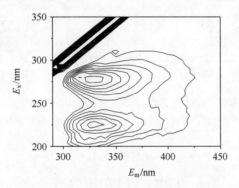

图 7.38　黄荆子水溶液三维荧光图谱

浓度：400 μg/mL，20%甲醇；步长：R

火麻仁 Huomaren

CANNABIS FRUCTUS

本品为桑科植物大麻 *Cannabis sativa* L. 的干燥成熟果实。对照药材购自中国药品生物制品检定所，批号：1097-200001。

仪器与试剂　F-7000 型荧光分光光度计（Hitachi），配备 1 cm 石英池、150 W 氙灯、290 nm 滤光片。仪器条件：波长范围，$E_x = 200 \sim 400$ nm、$E_m = 290 \sim 550$ nm；间隔，5 nm；扫描速度，1200 nm/min；狭缝，5.0 nm/5.0 nm；PMT 电压，700 V。甲醇（色谱纯），0.1 mol/L HCl 溶液，纯水。

样品提取液的制备　精密称取对照药材粉末 0.0450 g，置于 25 mL 容量瓶中，加入甲醇至刻度，摇动，放置 3 h。样品提取液浓度记为 1.8 mg/mL。

实验方法 1　取样品上清液 2.00 mL 于 10 mL 容量瓶，以水定容，摇匀，扫描三维荧光图谱。测量纯水在激发波长 350 nm 的拉曼散射强度 R，以 R 为步长绘制三维荧光图谱，如图 7.39 所示。

实验方法 2　取样品上清液 2.00 mL 于 10 mL 容量瓶，加入 1.0 mL HCl 溶液，以水定容，摇匀，扫描三维荧光图谱。测量纯水在激发波长 350 nm 的拉曼散射强度 R，以 R 为步长绘制三维荧光图谱，如图 7.40 所示。

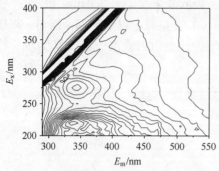

图 7.39　火麻仁水溶液三维荧光图谱
浓度：360 μg/mL，20%甲醇；步长：R

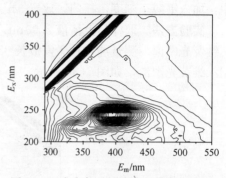

图 7.40　火麻仁酸性溶液三维荧光图谱
浓度：360 μg/mL，20%甲醇；pH 2.0；步长：R

蒺藜 Jili

TRIBULI FRUCTUS

本品为蒺藜科植物蒺藜 *Tribulus terrestris* L. 的干燥成熟果实的粉末。对照药材购自中国药品生物制品检定所，批号：121296-200703。

仪器与试剂　F-7000 型荧光分光光度计（Hitachi），配备 1 cm 石英池、150 W 氙灯、290 nm 滤光片。仪器条件：波长范围，$E_x = 200 \sim 400$ nm、$E_m = 290 \sim 500$ nm；间隔，5 nm；扫描速度，1200 nm/min；狭缝，5.0 nm/5.0 nm；PMT 电压，700 V。甲醇（色谱纯），0.1 mol/L NaOH 溶液，纯水。

样品提取液的制备　精密称取对照药材粉末 0.0500 g，置于 25 mL 容量瓶中，加入甲醇至刻度，摇动，放置 3 h。样品提取液浓度记为 2.0 mg/mL。

实验方法 1　取样品上清液 2.00 mL 于 10 mL 容量瓶，以水定容，摇匀，扫描三维荧光图谱。测量纯水在激发波长 350 nm 的拉曼散射强度 R，以 R 为步长绘制三维荧光图谱，如图 7.41 所示。

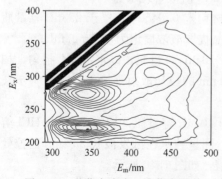

图 7.41　蒺藜水溶液三维荧光图谱
浓度：400 μg/mL，20%甲醇；步长：R

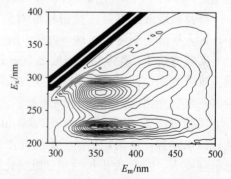

图 7.42　蒺藜碱性溶液三维荧光图谱
浓度：400 μg/mL，20%甲醇；pH 12.0；步长：R

实验方法 2　取样品上清液 2.00 mL 于 10 mL 容量瓶，加入 1.0 mL NaOH 溶液，以水定容，摇匀，扫描三维荧光图谱。测量纯水在激发波长 350 nm 的拉曼散射强度 R，以 R 为步长绘制三维荧光图谱，如图 7.42 所示。

金樱子 Jinyingzi

ROSAE LAEVIGATAE FRUCTUS

本品为蔷薇科植物金樱子 *Rosa laevigata* Michx. 的干燥成熟果实的粉末。对照药材购自中国药品生物制品检定所，批号：121047-200302。

仪器与试剂　F-7000 型荧光分光光度计（Hitachi），配备 1 cm 石英池、150 W 氙灯、290 nm 滤光片。仪器条件：波长范围，$E_x = 200 \sim 350$ nm、$E_m = 290 \sim 450$ nm；间隔，5 nm；扫描速度，1200 nm/min；狭缝，5.0 nm/5.0 nm；PMT 电压，700 V。甲醇（色谱纯），纯水。

样品提取液的制备　精密称取对照药材粉末 0.0400 g，置于 25 mL 容量瓶中，加入甲醇至刻度，摇匀，放置 3 h。样品提取液浓度记为 1.6 mg/mL。

实验方法　取样品上清液 1.00 mL 于 10 mL 容量瓶，以水定容，摇匀，扫描三维荧光图谱。测量纯水在激发波长 350 nm 的拉曼散射强度 R，以 R 为步长绘制三维荧光图谱，如图 7.43 所示。

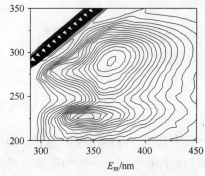

图 7.43　金樱子水溶液三维荧光图谱
浓度：160 μg/mL，10%甲醇；步长：R

锦灯笼 Jindenglong

PHYSALIS CALYX SEU FRUCTUS

本品为茄科植物酸浆 *Physalis alkekengi* L. var. *franchetii*（Mast.）Makino 的干燥宿萼或带果实的宿萼。对照药材购自中国药品生物制品检定所，批号：1127-200001。

仪器与试剂　F-7000 型荧光分光光度计（Hitachi），配备 1 cm 石英池、150 W 氙灯、290 nm 滤光片。仪器条件：波长范围，$E_x = 200 \sim 350$ nm、$E_m = 290 \sim 500$ nm；间隔，5 nm；扫描速度，1200 nm/min；狭缝，5.0 nm/5.0 nm；PMT 电压，700 V。甲醇（色谱纯），纯水。

样品提取液的制备　精密称取对照药材粉末 0.0400 g，置于 25 mL 容量瓶中，加入甲醇至刻度，摇匀，放置 3 h。样品提取液浓度记为 1.6 mg/mL。

实验方法　取样品上清液 1.00 mL 于 10 mL 容量瓶，以水定容，摇匀，扫描三维荧光图谱。测量纯水在激发波长 350 nm 的拉曼散射强度 R，以 R 为步长绘制三维荧光图谱，如图 7.44 所示。

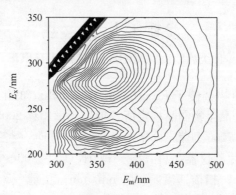

图 7.44　锦灯笼水溶液三维荧光图谱

浓度：160 μg/mL，10% 甲醇；步长：R

连翘 Lianqiao

FORSYTHIAE FRUCTUS

本品为木犀科植物连翘 *Forsythia suspensa*（Thunb.）Vahl 的干燥果实。对照药材购自中国药品生物制品检定所，批号：120908-200914。

仪器与试剂　F-7000 型荧光分光光度计（Hitachi），配备 1 cm 石英池、150 W 氙灯、290 nm 滤光片。仪器条件：波长范围，$E_x = 200 \sim 400$ nm、$E_m = 280 \sim 500$ nm；间隔，5 nm；扫描速度，1200 nm/min；狭缝，5.0 nm/5.0 nm；PMT 电压，700 V。甲醇（色谱纯），0.1 mol/L NaOH 溶液，纯水。

样品提取液的制备　精密称取对照药材粉末 0.0250 g，置于 25 mL 容量瓶中，加入甲醇至刻度，摇匀，放置 3 h。样品提取液浓度记为 1.0 mg/mL。

实验方法 1　取样品上清液 0.50 mL 于 10 mL 容量瓶，以水定容，摇匀，扫描三维荧光图谱。测量纯水在激发波长 350 nm 的拉曼散射强度 R，以 R 为步长绘制三维荧光图谱，如图 7.45 所示。

实验方法 2　取样品上清液 0.50 mL 于 10 mL 容量瓶，加入 1.0 mL NaOH 溶液，以水定容，摇匀，扫描三维荧光图谱。测量纯水在激发波长 350 nm 的拉曼散射强度 R，以 R 为步长绘制三维荧光图谱，如图 7.46 所示。

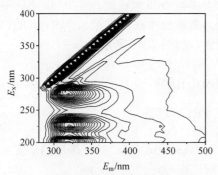

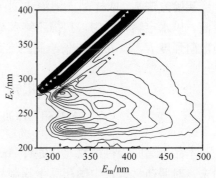

图 7.45　连翘水溶液三维荧光图谱
浓度：50 μg/mL，5％甲醇；步长：R

图 7.46　连翘碱性溶液三维荧光图谱
浓度：50 μg/mL，5％甲醇；pH 12.0；步长：R

罗汉果 Luohanguo

SIRAITIAE FRUCTUS

本品为葫芦科植物罗汉果 *Siraitia grosvenorii* Swingle. 的干燥果实。对照药材购自中国药品生物制品检定所，批号：121020-200503。

仪器与试剂　F-7000 型荧光分光光度计（Hitachi），配备 1 cm 石英池、150 W 氙灯、290 nm 滤光片。仪器条件：波长范围，$E_x = 200 \sim 450$ nm、$E_m = 290 \sim 550$ nm；间隔，5 nm；扫描速度，1200 nm/min；狭缝，5.0 nm/5.0 nm；PMT 电压，700 V。甲醇（色谱纯），0.1 mol/L NaOH 溶液，纯水。

样品提取液的制备　精密称取对照药材粉末 0.0250 g，置于 25 mL 容量瓶中，加入甲醇至刻度，摇动，放置 3 h。样品提取液浓度记为 1.0 mg/mL。

实验方法 1　取样品上清液 1.00 mL 于 10 mL 容量瓶，以水定容，摇匀，扫描三维荧光图谱。测量纯水在激发波长 350 nm 的拉曼散射强度 R，以 R 为步长绘制三维荧光图谱，如图 7.47 所示。

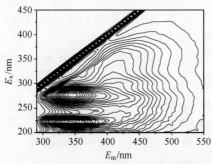

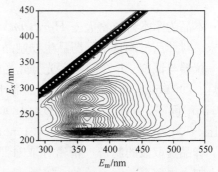

图 7.47　罗汉果水溶液三维荧光图谱
浓度：100 μg/mL，10％甲醇；步长：R

图 7.48　罗汉果碱性溶液三维荧光图谱
浓度：100 μg/mL，10％甲醇；pH 12.0；步长：R

实验方法 2　取样品上清液 1.00 mL 于 10 mL 容量瓶，加入 1.0 mL NaOH 溶液，以水定容，摇匀，扫描三维荧光图谱。测量纯水在激发波长 350 nm 的拉曼散射强度 R，以 R 为步长绘制三维荧光图谱，如图 7.48 所示。

马兜铃 Madouling

ARISTOLOCHIAE FRUCTUS

本品为马兜铃科植物北马兜铃 *Aristolochia contorta* Bge. 的干燥成熟果实的粉末。对照药材购自中国药品生物制品检定所，批号：120920-200604。

仪器与试剂　F-7000 型荧光分光光度计（Hitachi），配备 1 cm 石英池、150 W 氙灯、290 nm 滤光片。仪器条件：波长范围，$E_x = 200 \sim 450$ nm、$E_m = 290 \sim 575$ nm；间隔，5 nm；扫描速度，1200 nm/min；狭缝，5.0 nm/5.0 nm；PMT 电压，700 V。甲醇（色谱纯），纯水。

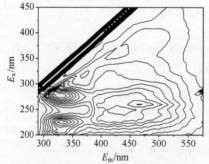

图 7.49　马兜铃水溶液三维荧光图谱
浓度：100 μg/mL，10%甲醇；步长：R

样品提取液的制备　精密称取对照药材粉末 0.0250 g，置于 25 mL 容量瓶中，加入甲醇至刻度，摇匀，放置 3 h。样品提取液浓度记为 1.0 mg/mL。

实验方法　取样品上清液 1.00 mL 于 10 mL 容量瓶，以水定容，摇匀，扫描三维荧光图谱。测量纯水在激发波长 350 nm 的拉曼散射强度 R，以 R 为步长绘制三维荧光图谱，如图 7.49 所示。

麦芽 Maiya

HORDEI FRUCTUS GERMINATUS

本品为禾本科植物大麦 *Hordeum vulgare* L. 的成熟果实经发芽干燥而得的粉末。对照药材购自中国药品生物制品检定所，批号：121105-200803。

仪器与试剂　F-7000 型荧光分光光度计（Hitachi），配备 1 cm 石英池、150 W 氙灯、290 nm 滤光片。仪器条件：波长范围，$E_x = 200 \sim 400$ nm、$E_m = 290 \sim 500$ nm；间隔，5 nm；扫描速度，1200 nm/min；狭缝，5.0 nm/5.0 nm；PMT 电压，700 V。甲醇（色谱纯），0.1 mol/L NaOH 溶液，纯水。

样品提取液的制备　精密称取对照药材粉末 0.0250 g，置于 25 mL 容量瓶中，加入甲醇至刻度，摇动，放置 3 h。样品提取液浓度记为 1.0 mg/mL。

实验方法 1　取样品上清液 3.00 mL 于 10 mL 容量瓶，以水定容，摇匀，扫描三维荧光图谱。测量纯水在激发波长 350 nm 的拉曼散射强度 R，以 R 为步长绘制三维荧光图谱，如图 7.50 所示。

实验方法 2　取样品上清液 3.00 mL 于 10 mL 容量瓶，加入 1.0 mL NaOH 溶液，以水定容，摇匀，扫描三维荧光图谱。测量纯水在激发波长 350 nm 的拉曼散射强度 R，以 R 为步长绘制三维荧光图谱，如图 7.51 所示。

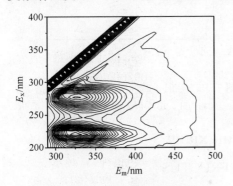
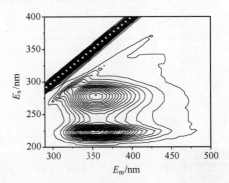

图 7.50　麦芽水溶液三维荧光图谱　　　　图 7.51　麦芽碱性溶液三维荧光图谱
浓度：300 μg/mL，30% 甲醇；步长：R　　　浓度：300 μg/mL，30% 甲醇；pH 12.0；步长：R

毛诃子 Maohezi

TERMINALIAE BELLIRICAE FRUCTUS

本品为使君子科植物毗黎勒 *Terminalia bellirica* (Gaertn.) Roxb. 的干燥成熟果实。对照药材购自中国药品生物制品检定所，批号：121206-0101。

仪器与试剂　F-7000 型荧光分光光度计（Hitachi），配备 1 cm 石英池、150 W 氙灯、290 nm 滤光片。仪器条件：波长范围，$E_x = 200 \sim 400$ nm、$E_m = 290 \sim 500$ nm；间隔，5 nm；扫描速度，1200 nm/min；狭缝，5.0 nm/5.0 nm；PMT 电压，700 V。甲醇（色谱纯），0.1 mol/L NaOH 溶液，纯水。

样品提取液的制备　精密称取对照药材粉末 0.0250 g，置于 25 mL 容量瓶中，加入甲醇至刻度，摇动，放置 3 h。样品提取液浓度记为 1.0 mg/mL。

实验方法 1　取样品上清液 1.00 mL 于 10 mL 容量瓶，以水定容，摇匀，扫描三维荧光图谱。测量纯水在激发波长 350 nm 的拉曼散射强度 R，以 0.5R 为步长绘制三维荧光图谱，如图 7.52 所示。

实验方法 2　取样品上清液 1.00 mL 于 10 mL 容量瓶，加入 1.0 mL NaOH 溶液，以水定容，摇匀，扫描三维荧光图谱。测量纯水在激发波长 350 nm 的拉曼散射强度 R，以 0.5R 为步长绘制三维荧光图谱，如图 7.53 所示。

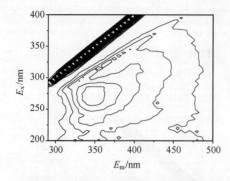

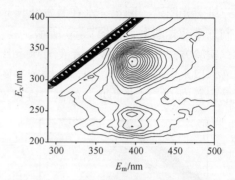

图 7.52　毛诃子水溶液三维荧光图谱　　　　图 7.53　毛诃子碱性溶液三维荧光图谱
浓度：100 μg/mL，10%甲醇；步长：0.5R　　浓度：100 μg/mL，10%甲醇；pH 12.0；步长：0.5R

母丁香 Mudingxiang

CARYOPHYLII FRUCTUS

　　本品为桃金娘科植物丁香 *Eugenia caryophyllata* Thunb. 的干燥近成熟果实的粉末。对照药材购自中国药品生物制品检定所，批号：121531-200501。

　　仪器与试剂　F-7000 型荧光分光光度计（Hitachi），配备 1 cm 石英池、150 W 氙灯、290 nm 滤光片。仪器条件：波长范围，E_x = 200～400 nm、E_m = 300～550 nm；间隔，5 nm；扫描速度，1200 nm/min；狭缝，5.0 nm/5.0 nm；PMT 电压，700 V。甲醇（色谱纯），0.01 mol/L 硼砂溶液，纯水。

　　样品提取液的制备　精密称取对照药材粉末 0.0250 g，置于 25 mL 容量瓶中，加入甲醇至刻度，摇匀，放置 3 h。样品提取液浓度记为 1.0 mg/mL。

　　实验方法 1　取样品上清液 1.00 mL 于 10 mL 容量瓶，以水定容，摇匀，扫描三维荧光图谱。测量纯水在激发波长 350 nm 的拉曼散射强度 R，以 2R 为步长绘制三维荧光图谱，如图 7.54 所示。

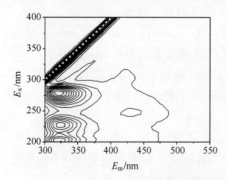

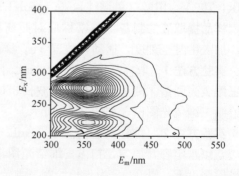

图 7.54　母丁香水溶液三维荧光图谱　　　　图 7.55　母丁香-硼砂溶液三维荧光图谱
浓度：100 μg/mL，10%甲醇；步长：2R　　浓度：100 μg/mL，10%甲醇，0.001 mol/L 硼砂；步长：2R

实验方法 2　取样品上清液 1.00 mL 于 10 mL 容量瓶，加入 1.0 mL 硼砂溶液，以水定容，摇匀，扫描三维荧光图谱。测量纯水在激发波长 350 nm 的拉曼散射强度 R，以 $2R$ 为步长绘制三维荧光图谱，如图 7.55 所示。

木瓜 Mugua

CHAENOMELIS FRUCTUS

本品为蔷薇科植物贴梗海棠 *Chaenomeles speciosa*（Sweet）Nakai 的干燥近成熟果实的粉末。对照药材购自中国药品生物制品检定所，批号：121003-200303。

仪器与试剂　F-7000 型荧光分光光度计（Hitachi），配备 1 cm 石英池、150 W 氙灯、290 nm 滤光片。仪器条件：波长范围，$E_x = 200 \sim 375$ nm、$E_m = 290 \sim 500$ nm；间隔，5 nm；扫描速度，1200 nm/min；狭缝，5.0 nm/5.0 nm；PMT 电压，700 V。甲醇（色谱纯），0.01 mol/L 硼砂溶液，纯水。

样品提取液的制备　精密称取对照药材粉末 0.0500 g，置于 25 mL 容量瓶中，加入甲醇至刻度，摇动，放置 3 h。样品提取液浓度记为 2.0 mg/mL。

实验方法 1　取样品上清液 2.00 mL 于 10 mL 容量瓶，以水定容，摇匀，扫描三维荧光图谱。测量纯水在激发波长 350 nm 的拉曼散射强度 R，以 R 为步长绘制三维荧光图谱，如图 7.56 所示。

实验方法 2　取样品上清液 2.00 mL 于 10 mL 容量瓶，加入 1.0 mL 硼砂溶液，以水定容，摇匀，扫描三维荧光图谱。测量纯水在激发波长 350 nm 的拉曼散射强度 R，以 $3R$ 为步长绘制三维荧光图谱，如图 7.57 所示。

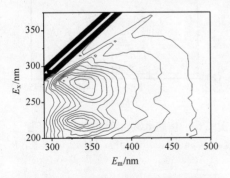

图 7.56　木瓜水溶液三维荧光图谱
浓度：400 μg/mL，20%甲醇；步长：R

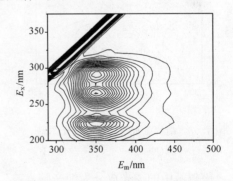

图 7.57　木瓜-硼砂溶液三维荧光图谱
浓度：400 μg/mL，20%甲醇，0.001 mol/L 硼砂；
步长：$3R$

南鹤虱 Nanheshi

CAROTAE FRUCTUS

本品为伞形科植物野胡萝卜 *Daucus carota* L. 的干燥成熟果实。对照药材购自中国药品生物制品检定所，批号：121119-200502。

仪器与试剂　F-7000 型荧光分光光度计（Hitachi），配备 1 cm 石英池、150 W 氙灯、290 nm 滤光片。仪器条件：波长范围，$E_x = 200 \sim 350\,nm$、$E_m = 290 \sim 450\,nm$；间隔，5 nm；扫描速度，1200 nm/min；狭缝，5.0 nm/5.0 nm；PMT 电压，700 V。甲醇（色谱纯），0.1 mol/L NaOH 溶液，纯水。

样品提取液的制备　精密称取对照药材粉末 0.0250 g，置于 25 mL 容量瓶中，加入甲醇至刻度，摇匀，放置 3 h。移取 2.50 mL 置于 25 mL 容量瓶中，加入水至刻度，摇匀，作为样品溶液，浓度记为 0.10 mg/mL。

实验方法 1　取样品上清液 0.50 mL 于 10 mL 容量瓶，以水定容，摇匀，扫描三维荧光图谱。测量纯水在激发波长 350 nm 的拉曼散射强度 R，以 R 为步长绘制三维荧光图谱，如图 7.58 所示。

实验方法 2　取样品上清液 0.50 mL 于 10 mL 容量瓶，加入 1.0 mL NaOH 溶液，以水定容，摇匀，扫描三维荧光图谱。测量纯水在激发波长 350 nm 的拉曼散射强度 R，以 R 为步长绘制三维荧光图谱，如图 7.59 所示。

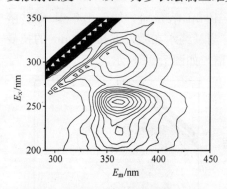 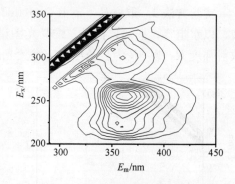

图 7.58　南鹤虱水溶液三维荧光图谱　　　　图 7.59　南鹤虱碱性溶液三维荧光图谱
　浓度：5.0 μg/mL，0.5％甲醇；步长：R　　　浓度：5.0 μg/mL，0.5％甲醇；pH 12.0；步长：R

南鹤虱中的荧光成分为细辛脑。

南山楂 Nanshanzha

CRATAEGI CUNEATAE FRUCTUS

本品为蔷薇科植物野山楂 *Crataegus cuneata* Sieb. et Zicc，的干燥果实的粉末。对照药材购自中国药品生物制品检定所，批号：121055-200503。

仪器与试剂 F-7000 型荧光分光光度计（Hitachi），配备 1 cm 石英池、150 W 氙灯、290 nm 滤光片。仪器条件：波长范围，$E_x = 200 \sim 350$ nm、$E_m = 290 \sim 500$ nm；间隔，5 nm；扫描速度，1200 nm/min；狭缝，5.0 nm/5.0 nm；PMT 电压，700 V。甲醇（色谱纯），0.1 mol/L NaOH 溶液，纯水。

样品提取液的制备 精密称取对照药材粉末 0.0500 g，置于 25 mL 容量瓶中，加入甲醇至刻度，摇动，放置 3 h。样品提取液浓度记为 2.0 mg/mL。

实验方法 1 取样品上清液 1.00 mL 于 10 mL 容量瓶，以水定容，摇匀，扫描三维荧光图谱。测量纯水在激发波长 350 nm 的拉曼散射强度 R，以 R 为步长绘制三维荧光图谱，如图 7.60 所示。

实验方法 2 取样品上清液 1.00 mL 于 10 mL 容量瓶，加入 1.0 mL NaOH 溶液，以水定容，摇匀，扫描三维荧光图谱。测量纯水在激发波长 350 nm 的拉曼散射强度 R，以 R 为步长绘制三维荧光图谱，如图 7.61 所示。

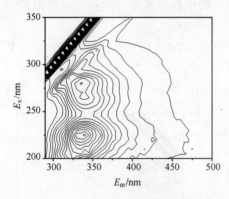

图 7.60 南山楂水溶液三维荧光图谱
浓度：200 μg/mL，10%甲醇；步长：R

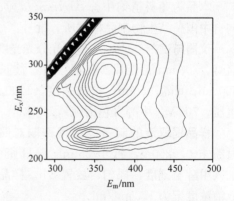

图 7.61 南山楂碱性溶液三维荧光图谱
浓度：200 μg/mL，10%甲醇；pH 12.0；步长：R

南五味子 Nanwuweizi

SCHISANDRAE SPHENANTHERAE FRUCTUS

本品为木兰科植物华中五味子 *Schisandra sphenanthera* Rehd. et Wils. 的干

燥成熟果实。对照药材购自中国药品生物制品检定所，批号：1118-0301。

仪器与试剂　F-7000 型荧光分光光度计（Hitachi），配备 1 cm 石英池、150 W 氙灯、290 nm 滤光片。仪器条件：波长范围，E_x ＝ 200～350 nm、E_m ＝ 290～500 nm；间隔，5 nm；扫描速度，1200 nm/min；狭缝，5.0 nm/5.0 nm；PMT 电压，700 V。甲醇（色谱纯），纯水。

样品提取液的制备　精密称取对照药材粉末 0.0250 g，置于 25 mL 容量瓶中，加入甲醇至刻度，摇匀，放置 3 h。样品提取液浓度记为 1.0 mg/mL。

实验方法　取样品上清液 0.50 mL 于 10 mL 容量瓶，以水定容，摇匀，扫描三维荧光图谱。测量纯水在激发波长 350 nm 的拉曼散射强度 R，以 R 为步长绘制三维荧光图谱，如图 7.62 所示。

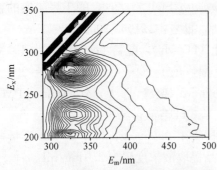

图 7.62　南五味子水溶液三维荧光图谱
浓度：50 μg/mL，5%甲醇，步长：R

牛蒡子 Niubangzi

ARCTII FRUCTUS

本品为菊科植物牛蒡 *Arctium lappa* L. 的干燥成熟果实的粉末。对照药材购自中国药品生物制品检定所，批号：120903-200407。

仪器与试剂　F-7000 型荧光分光光度计（Hitachi），配备 1 cm 石英池、150 W 氙灯、290 nm 滤光片。仪器条件：波长范围，E_x ＝ 200～350 nm、E_m ＝ 290～500 nm；间隔，5 nm；扫描速度，1200 nm/min；狭缝，5.0 nm/5.0 nm；PMT 电压，700 V。甲醇（色谱纯），纯水。

样品提取液的制备　精密称取对照药材粉末 0.0250 g，置于 25 mL 容量瓶中，加入甲醇至刻度，摇匀，放置 3 h。样品提取液浓度记为 1.0 mg/mL。

实验方法　取样品上清液 0.50 mL 于 10 mL 容量瓶，以水定容，摇匀，扫描三维荧光图谱。测量纯水在激发波长 350 nm 的拉曼散射强度 R，以 R 为步长绘制三维荧光图谱，如图 7.63 所示。

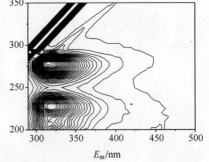

图 7.63　牛蒡子水溶液三维荧光图谱
浓度：50 μg/mL，5%甲醇，步长：R

女贞子 Nüzhenzi

LIGUSTRI LUCIDI FRUCTUS

本品为木犀科植物女贞 *Ligustrum lucidum* Ait. 的干燥成熟果实的粉末。对照药材购自中国药品生物制品检定所，批号：121041-200302。

仪器与试剂　F-7000 型荧光分光光度计（Hitachi），配备 1 cm 石英池、150 W 氙灯、290 nm 滤光片。仪器条件：波长范围，$E_x=200\sim350$ nm、$E_m=290\sim475$ nm；间隔，5 nm；扫描速度，1200 nm/min；狭缝，5.0 nm/5.0 nm；PMT 电压，700 V。甲醇（色谱纯），纯水。

样品提取液的制备　精密称取对照药材粉末 0.0250 g，置于 25 mL 容量瓶中，加入甲醇至刻度，摇匀，放置 3 h。样品提取液浓度记为 1.0 mg/mL。

实验方法　取样品上清液 2.00 mL 于 10 mL 容量瓶，以水定容，摇匀，扫描三维荧光图谱。测量纯水在激发波长 350 nm 的拉曼散射强度 R，以 R 为步长绘制三维荧光图谱，如图 7.64 所示。

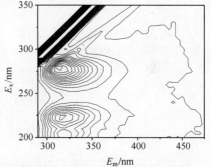

图 7.64　女贞子水溶液三维荧光图谱
浓度：200 μg/mL，20% 甲醇；步长：R

蒲葵子 Pukuizi

LIVISTONAE FRUCTUS

本品为棕榈科植物蒲葵 *Livistona chinensis* (Jacq.) R. Br. 干燥成熟果实的粉末。对照药材购自中国药品生物制品检定所，批号：121479-200602。

仪器与试剂　F-7000 型荧光分光光度计（Hitachi），配备 1 cm 石英池、150 W 氙灯、290 nm 滤光片。仪器条件：波长范围，$E_x=200\sim350$ nm、$E_m=290\sim500$ nm；间隔，5 nm；扫描速度，1200 nm/min；狭缝，5.0 nm/5.0 nm；PMT 电压，700 V。甲醇（色谱纯），0.1 mol/L NaOH 溶液，纯水。

样品提取液的制备　精密称取对照药材粉末 0.0500 g，置于 25 mL 容量瓶中，加入甲醇至刻度，摇匀，放置 3 h。样品提取液浓度记为 2.0 mg/mL。

实验方法 1　取样品上清液 1.00 mL 于 10 mL 容量瓶，以水定容，摇匀，扫描三维荧光图谱。测量纯水在激发波长 350 nm 的拉曼散射强度 R，以 R 为步长绘制三维荧光图谱，如图 7.65 所示。

实验方法 2　取样品上清液 1.00 mL 于 10 mL 容量瓶，加入 1.0 mL NaOH

溶液，以水定容，摇匀，扫描三维荧光图谱。测量纯水在激发波长 350 nm 的拉曼散射强度 R，以 R 为步长绘制三维荧光图谱，如图 7.66 所示。

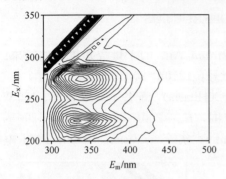

图 7.65　蒲葵子水溶液三维荧光图谱
浓度：200 μg/mL，10%甲醇；步长：R

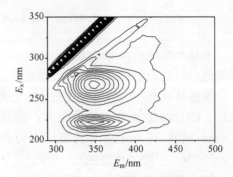

图 7.66　蒲葵子碱性溶液三维荧光图谱
浓度：200 μg/mL，10%甲醇；pH 12.0；步长：R

青皮 Qingpi

CITRI RETICULATAE PERICARPIUM VIRIDE

本品为芸香科植物橘 *Citrus reticulata* Blanco. 干燥幼果或未成熟果实果皮的粉末。对照药材购自中国药品生物制品检定所，批号：121155-200502。

仪器与试剂　F-7000 型荧光分光光度计（Hitachi），配备 1 cm 石英池、150 W 氙灯、290 nm 滤光片。仪器条件：波长范围，$E_x = 200 \sim 400$ nm、$E_m = 290 \sim 550$ nm；间隔，5 nm；扫描速度，1200 nm/min；狭缝，5.0 nm/5.0 nm；PMT 电压，700 V。甲醇（色谱纯），纯水。

样品提取液的制备　精密称取对照药材粉末 0.0250 g，置于 25 mL 容量瓶中，加入甲醇至刻度，摇匀，放置 3 h。样品提取液浓度记为 1.0 mg/mL。

实验方法　取样品上清液 0.50 mL 于 10 mL 容量瓶，以水定容，摇匀，扫描三维荧光图谱。测量纯水在激发波长 350 nm 的拉曼散射强度 R，以 0.5R 为步长绘制三维荧光图谱，如图 7.67 所示。

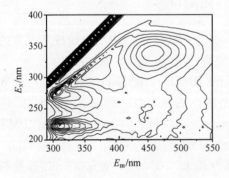

图 7.67　青皮水溶液三维荧光图谱
浓度：50 μg/mL，5%甲醇；步长：0.5R

桑椹 Sangshen

MORI FRUCTUS

本品为桑科植物桑 *Morus alba* L. 的干燥果穗。对照药材购自中国药品生物制品检定所，批号：1158-200001。

仪器与试剂　F-7000 型荧光分光光度计（Hitachi），配备 1 cm 石英池、150 W 氙灯、290 nm 滤光片。仪器条件：波长范围，$E_x = 200 \sim 450$ nm、$E_m = 290 \sim 575$ nm；间隔，5 nm；扫描速度，1200 nm/min；狭缝，5.0 nm/5.0 nm；PMT 电压，700 V。甲醇（色谱纯），纯水。

样品提取液的制备　精密称取对照药材粉末 0.0250 g，置于 25 mL 容量瓶中，加入甲醇至刻度，摇匀，放置 3 h。样品提取液浓度记为 1.0 mg/mL。

实验方法　取样品上清液 2.00 mL 于 10 mL 容量瓶，以水定容，摇匀，扫描三维荧光图谱。测量纯水在激发波长 350 nm 的拉曼散射强度 R，以 R 为步长绘制三维荧光图谱，如图 7.68 所示。

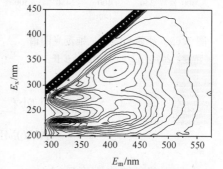

图 7.68　桑椹水溶液三维荧光图谱
浓度：200 μg/mL，20%甲醇；步长：R

沙棘 Shaji

HIPPOPHAE FRUCTUS

本品为胡颓子科植物沙棘 *Hippophae rhamnoides* L. 的干燥成熟果实。对照药材购自中国药品生物制品检定所，批号：121519-200501。

仪器与试剂　F-7000 型荧光分光光度计（Hitachi），配备 1 cm 石英池、150 W 氙灯、290 nm 滤光片。仪器条件：波长范围，$E_x = 200 \sim 400$ nm、$E_m = 300 \sim 500$ nm；间隔，5 nm；扫描速度，1200 nm/min；狭缝，5.0 nm/5.0 nm；PMT 电压，700 V。甲醇（色谱纯），0.1 mol/L NaOH 溶液，纯水。

样品提取液的制备　精密称取对照药材粉末 0.0100 g，置于 25 mL 容量瓶中，加入甲醇至刻度，摇匀，放置 3 h。样品提取液浓度记为 0.40 mg/mL。

实验方法 1　取样品上清液 0.50 mL 于 10 mL 容量瓶，以水定容，摇匀，扫描三维荧光图谱。测量纯水在激发波长 350 nm 的拉曼散射强度 R，以 R 为步长绘制三维荧光图谱，如图 7.69 所示。

实验方法 2　取样品上清液 0.50 mL 于 10 mL 容量瓶，加入 1.0 mL NaOH

溶液，以水定容，摇匀，扫描三维荧光图谱。测量纯水在激发波长 350 nm 的拉曼散射强度 R，以 R 为步长绘制三维荧光图谱，如图 7.70 所示。

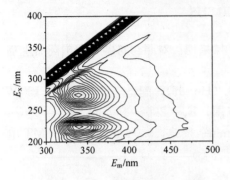

图 7.69　沙棘水溶液三维荧光图谱
浓度：20 μg/mL，5％甲醇；步长：R

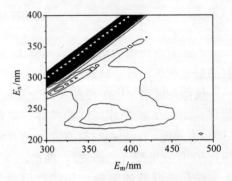

图 7.70　沙棘碱性溶液三维荧光图谱
浓度：20 μg/mL，5％甲醇；pH 12.0；步长：R

砂仁 Sharen

AMOMI FRUCTUS

本品为姜科植物阳春砂 *Amomum villosum* Lour. 的干燥成熟果实。对照药材购自中国药品生物制品检定所，批号：0985-200003。

仪器与试剂　F-7000 型荧光分光光度计（Hitachi），配备 1 cm 石英池、150 W 氙灯、290 nm 滤光片。仪器条件：波长范围，$E_x＝200～350$ nm、$E_m＝290～450$ nm；间隔，5 nm；扫描速度，1200 nm/min；狭缝，5.0 nm/5.0 nm；PMT 电压，700 V。甲醇（色谱纯），纯水。

样品提取液的制备　精密称取对照药材粉末 0.0150 g，置于 25 mL 容量瓶中，加入甲醇至刻度，摇匀，放置 3 h。样品提取液浓度记为 0.60 mg/mL。

实验方法　取样品上清液 1.00 mL 于 10 mL 容量瓶，以水定容，摇匀，扫描三维荧光图谱。测量纯水在激发波长 350 nm 的拉曼散射强度 R，以 R 为步长绘制三维荧光图谱，如图 7.71 所示。

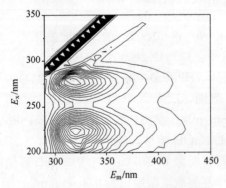

图 7.71　砂仁水溶液三维荧光图谱
浓度：60 μg/mL，10％甲醇；步长：R

山茱萸 Shanzhuyu

CORNI FRUCTUS

本品为山茱萸科植物山茱萸 *Cornus officinalis* Sieb. et Zucc. 的干燥成熟果肉的粉末。对照药材购自中国药品生物制品检定所，批号：121495-200401。

仪器与试剂　F-7000 型荧光分光光度计（Hitachi），配备 1 cm 石英池、150 W 氙灯、290 nm 滤光片。仪器条件：波长范围，$E_x = 200 \sim 400$ nm、$E_m = 290 \sim 500$ nm；间隔，5 nm；扫描速度，1200 nm/min；狭缝，5.0 nm/5.0 nm；PMT 电压，700 V。甲醇（色谱纯），纯水。

样品提取液的制备　精密称取对照药材粉末 0.0250 g，置于 25 mL 容量瓶中，加入甲醇至刻度，摇匀，放置 3 h。样品提取液浓度记为 1.0 mg/mL。

实验方法　取样品上清液 1.00 mL 于 10 mL 容量瓶，以水定容，摇匀，扫描三维荧光图谱。测量纯水在激发波长 350 nm 的拉曼散射强度 R，以 0.5R 为步长绘制三维荧光图谱，如图 7.72 所示。

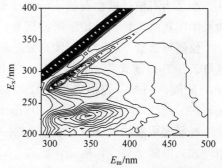

图 7.72　山茱萸水溶液三维荧光图谱
浓度：100 μg/mL，10% 甲醇；步长：0.5R

蛇床子 Shechuangzi

CNIDII FRUCTUS

本品为伞形科植物蛇床 *Cnidium monnieri* （L.） Cuss. 的干燥成熟果实的粉末。对照药材购自中国药品生物制品检定所，批号：121030-200304。

仪器与试剂　F-7000 型荧光分光光度计（Hitachi），配备 1 cm 石英池、150 W 氙灯、290 nm 滤光片。仪器条件：波长范围，$E_x = 200 \sim 400$ nm、$E_m = 290 \sim 550$ nm；间隔，5 nm；扫描速度，1200 nm/min；狭缝，5.0 nm/5.0 nm；PMT 电压，700 V。甲醇（色谱纯），纯水。

样品提取液的制备　精密称取对照

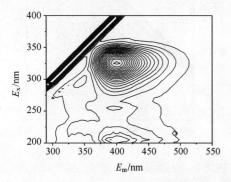

图 7.73　蛇床子水溶液三维荧光图谱
浓度：40 μg/mL，10% 甲醇；步长：2R

药材粉末 0.0100 g，置于 25 mL 容量瓶中，加入甲醇至刻度，摇匀，放置 3 h。样品提取液浓度记为 0.40 mg/mL。

实验方法　取样品上清液 1.00 mL 于 10 mL 容量瓶，以水定容，摇匀，扫描三维荧光图谱。测量纯水在激发波长 350 nm 的拉曼散射强度 R，以 2R 为步长绘制三维荧光图谱，如图 7.73 所示。

石榴皮 Shiliupi

GRANATI PERICARPIUM

本品为石榴科植物石榴 *Punica granatum* L. 的干燥果皮的粉末。对照药材购自中国药品生物制品检定所，批号：121043-200403。

仪器与试剂　F-7000 型荧光分光光度计（Hitachi），配备 1 cm 石英池、150 W 氙灯、290 nm 滤光片。仪器条件：波长范围，$E_x = 200 \sim 450$ nm、$E_m = 290 \sim 600$ nm；间隔，5 nm；扫描速度，1200 nm/min；狭缝，5.0 nm/5.0 nm；PMT 电压，700 V。甲醇（色谱纯），0.01 mol/L AlCl$_3$ 溶液，纯水。

样品提取液的制备　精密称取对照药材粉末 0.0500 g，置于 25 mL 容量瓶中，加入甲醇至刻度，摇动，放置 3 h。样品提取液浓度记为 2.0 mg/mL。

实验方法 1　取样品上清液 1.00 mL 于 10 mL 容量瓶，以水定容，摇匀，扫描三维荧光图谱。测量纯水在激发波长 350 nm 的拉曼散射强度 R，以 0.5R 为步长绘制三维荧光图谱，如图 7.74 所示。

实验方法 2　取样品上清液 1.00 mL 于 10 mL 容量瓶，加入 1.0 mL AlCl$_3$ 溶液，以水定容，摇匀，扫描三维荧光图谱。测量纯水在激发波长 350 nm 的拉曼散射强度 R，以 R 为步长绘制三维荧光图谱，如图 7.75 所示。

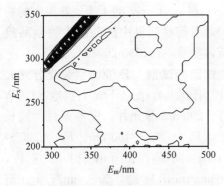

图 7.74　石榴皮水溶液三维荧光图谱
浓度：200 μg/mL，10%甲醇；步长：0.5R

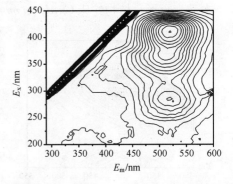

图 7.75　石榴皮 AlCl$_3$ 溶液三维荧光图谱
浓度：200 μg/mL，10%甲醇，0.001 mol/L AlCl$_3$；
步长：R

双边瓜蒌皮 Shuangbiangualoupi

TRICHOSANTHIS ROSTHORNII PERICARPIUM

本品为葫芦科植物双边栝楼 *Trichosanthes rosthornii* Harms 的干燥成熟果皮。对照药材购自中国药品生物制品检定所，批号：1185-200101。

仪器与试剂　F-7000 型荧光分光光度计（Hitachi），配备 1 cm 石英池、150 W 氙灯、290 nm 滤光片。仪器条件：波长范围，$E_x = 200 \sim 400$ nm、$E_m = 290 \sim 550$ nm；间隔，5 nm；扫描速度，1200 nm/min；狭缝，5.0 nm/5.0 nm；PMT 电压，700 V。甲醇（色谱纯），纯水。

样品提取液的制备　精密称取对照药材粉末 0.0250 g，置于 25 mL 容量瓶中，加入甲醇至刻度，摇动，放置 3 h。样品提取液浓度记为 1.0 mg/mL。

实验方法 1　取样品上清液 1.00 mL 于 10 mL 容量瓶，以水定容，摇匀，扫描三维荧光图谱。测量纯水在激发波长 350 nm 的拉曼散射强度 R，以 R 为步长绘制三维荧光图谱，如图 7.76 所示。

实验方法 2　取样品上清液 1.00 mL 于 10 mL 容量瓶，以甲醇定容，摇匀，扫描三维荧光图谱。测量纯水在激发波长 350 nm 的拉曼散射强度 R，以 R 为步长绘制三维荧光图谱，如图 7.77 所示。

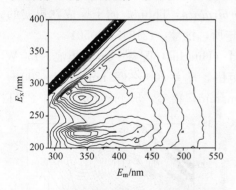 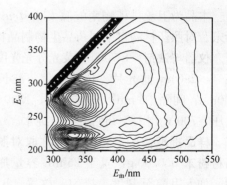

图 7.76　双边瓜蒌皮水溶液三维荧光图谱　　　图 7.77　双边瓜蒌皮甲醇溶液三维荧光图谱
　浓度：100 μg/mL，10%甲醇；步长：R　　　　　浓度：100 μg/mL，100%甲醇；步长：R

桃金娘果 Taojinniangguo

RHODOMYRTI FRUCTUS

本品为桃金娘科植物桃金娘 *Rhodomyrtus tomentosa* （Ait.）Hassk. 的干燥成熟果实的粉末。对照药材购自中国药品生物制品检定所，批号：

121471-200401。

　　仪器与试剂　F-7000 型荧光分光光度计（Hitachi），配备 1 cm 石英池、150 W 氙灯、290 nm 滤光片。仪器条件：波长范围，$E_x = 200 \sim 350$ nm、$E_m = 290 \sim 500$ nm；间隔，5 nm；扫描速度，1200 nm/min；狭缝，5.0 nm/5.0 nm；PMT 电压，700 V。甲醇（色谱纯），纯水。

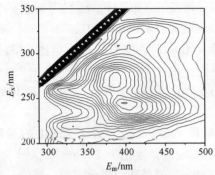

图 7.78　桃金娘果水溶液三维荧光图谱
浓度：400 μg/mL，20%甲醇；步长：R

　　样品提取液的制备　精密称取对照药材粉末 0.0500 g，置于 25 mL 容量瓶中，加入甲醇至刻度，摇匀，放置 3 h。样品提取液浓度记为 2.0 mg/mL。

　　实验方法　取样品上清液 2.00 mL 于 10 mL 容量瓶，以水定容，摇匀，扫描三维荧光图谱。测量纯水在激发波长 350 nm 的拉曼散射强度 R，以 R 为步长绘制三维荧光图谱，如图 7.78 所示。

藤合欢 Tenghehuan

CELASTRI ORBICULATI FRUCTUS

　　本品为卫矛科植物南蛇藤 *Celastrus orbiculatus* Thunb. 的干燥成熟果实的粉末。对照药材购自中国药品生物制品检定所，批号：121547-200501。

　　仪器与试剂　F-7000 型荧光分光光度计（Hitachi），配备 1 cm 石英池、150 W 氙灯、290 nm 滤光片。仪器条件：波长范围，$E_x = 200 \sim 350$ nm、$E_m = 290 \sim 500$ nm；间隔，5 nm；扫描速度，1200 nm/min；狭缝，5.0 nm/5.0 nm；PMT 电压，700 V。甲醇（色谱纯），纯水。

　　样品提取液的制备　精密称取对照药材粉末 0.0200 g，置于 25 mL 容量瓶中，加入甲醇至刻度，摇匀，放置 3 h。样品提取液浓度记为 0.80 mg/mL。

　　实验方法　取样品上清液 1.00 mL 于 10 mL 容量瓶，以水定容，摇匀，扫描三维荧光图谱。测量纯水在激发波长 350 nm 的拉曼散射强度 R，以 R 为步长绘制三维荧光图谱，如图 7.79 所示。

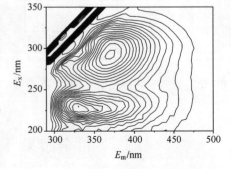

图 7.79　藤合欢水溶液三维荧光图谱
浓度：80 μg/mL，10%甲醇；步长：R

甜瓜蒂 Tianguadi

MELO PEDICELLUS

本品为葫芦科植物甜瓜 *Cucumis melo* L. 的干燥果柄。对照药材购自中国药品生物制品检定所，批号：1178-200001。

仪器与试剂　F-7000 型荧光分光光度计（Hitachi），配备 1 cm 石英池、150 W 氙灯、290 nm 滤光片。仪器条件：波长范围，$E_x = 200 \sim 400$ nm、$E_m = 290 \sim 550$ nm；间隔，5 nm；扫描速度，1200 nm/min；狭缝，5.0 nm/5.0 nm；PMT 电压，700 V。甲醇（色谱纯），纯水。

样品提取液的制备　精密称取对照药材粉末 0.0500 g，置于 25 mL 容量瓶中，加入甲醇至刻度，摇匀，放置 3 h。样品提取液浓度记为 2.0 mg/mL。

实验方法　取样品上清液 2.00 mL 于 10 mL 容量瓶，以水定容，摇匀，扫描三维荧光图谱。测量纯水在激发波长 350 nm 的拉曼散射强度 R，以 R 为步长绘制三维荧光图谱，如图 7.80 所示。

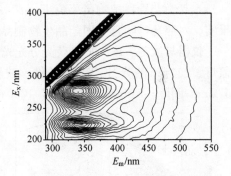

图 7.80　甜瓜蒂水溶液三维荧光图谱
浓度：400 μg/mL，20%甲醇；步长：R

乌梅 Wumei

MUME FRUCTUS

本品为蔷薇科植物梅 *Prunus mume*（Sieb.）Sieb. et Zucc. 的干燥近成熟果实。对照药材购自中国药品生物制品检定所，批号：121208-0101。

仪器与试剂　F-7000 型荧光分光光度计（Hitachi），配备 1 cm 石英池、150 W 氙灯、290 nm 滤光片。仪器条件：波长范围，$E_x = 200 \sim 400$ nm、$E_m = 290 \sim 500$ nm；间隔，5 nm；扫描速度，1200 nm/min；狭缝，5.0 nm/5.0 nm；PMT 电压，700 V。甲醇（色谱纯），纯水。

样品提取液的制备　精密称取对照药

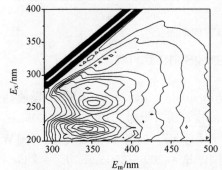

图 7.81　乌梅水溶液三维荧光图谱
浓度：200 μg/mL，10%甲醇；步长：R

材粉末 0.0500 g，置于 25 mL 容量瓶中，加入甲醇至刻度，摇匀，放置 3 h。样品提取液浓度记为 2.0 mg/mL。

实验方法　取样品上清液 1.00 mL 于 10 mL 容量瓶，以水定容，摇匀，扫描三维荧光图谱。测量纯水在激发波长 350 nm 的拉曼散射强度 R，以 R 为步长绘制三维荧光图谱，如图 7.81 所示。

吴茱萸 Wuzhuyu

EUODIAE FRUCTUS

本品为芸香科植物吴茱萸 *Euodia rutaecarpa*（Juss.）Benth. 的干燥近成熟果实。对照药材购自中国药品生物制品检定所，批号：120909-200307。

仪器与试剂　F-7000 型荧光分光光度计（Hitachi），配备 1 cm 石英池、150 W 氙灯、290 nm 滤光片。仪器条件：波长范围，$E_x = 200 \sim 425$ nm、$E_m = 290 \sim 575$ nm；间隔，5 nm；扫描速度，1200 nm/min；狭缝，5.0 nm/5.0 nm；PMT 电压，700 V。甲醇（色谱纯），纯水。

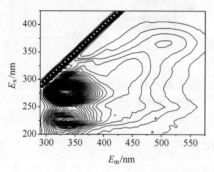

样品提取液的制备　精密称取对照药材粉末 0.0250 g，置于 25 mL 容量瓶中，加入甲醇至刻度，摇匀，放置 3 h。样品提取液浓度记为 1.0 mg/mL。

实验方法　取样品上清液 1.00 mL 于 10 mL 容量瓶，以水定容，摇匀，扫描三维荧光图谱。测量纯水在激发波长 350 nm 的拉曼散射强度 R，以 R 为步长绘制三维荧光图谱，如图 7.82 所示。

图 7.82　吴茱萸水溶液三维荧光图谱
浓度：100 μg/mL，10% 甲醇；步长：R

五味子 Wuweizi

SCHISANDRAE CHINENSIS FRUCTUS

本品为木兰科植物五味子 *Schisandra chinensis*（Turcz.）Baill. 的干燥成熟果实的粉末。对照药材购自中国药品生物制品检定所，批号：120922-200606。

仪器与试剂　F-7000 型荧光分光光度计（Hitachi），配备 1 cm 石英池、150 W 氙灯、290 nm 滤光片。仪器条件：波长范围，$E_x = 200 \sim 350$ nm、$E_m = 290 \sim 500$ nm；间隔，5 nm；扫描速度，1200 nm/min；狭缝，5.0 nm/5.0 nm；PMT 电压，700 V。甲醇（色谱纯），纯水。

样品提取液的制备　精密称取对照药材粉末 0.0150 g，置于 25 mL 容量瓶中，加入甲醇至刻度，摇匀，放置 3 h。样品提取液浓度记为 0.60 mg/mL。

实验方法　取样品上清液 1.00 mL 于 10 mL 容量瓶，以水定容，摇匀，扫描三维荧光图谱。测量纯水在激发波长 350 nm 的拉曼散射强度 R，以 R 为步长绘制三维荧光图谱，如图 7.83 所示。

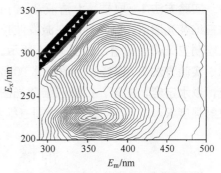

图 7.83　五味子水溶液三维荧光图谱
浓度：60 μg/mL，10% 甲醇；步长：R

西青果 Xiqingguo

CHEBULAE FRUCTUS IMMATURUS

本品为使君子科植物诃子 *Terminalia chebula* Retz. 的干燥幼果的粉末。对照药材购自中国药品生物制品检定所，批号：120946-201004。

仪器与试剂　F-7000 型荧光分光光度计（Hitachi），配备 1 cm 石英池、150 W 氙灯、290 nm 滤光片。仪器条件：波长范围，$E_x = 200 \sim 450$ nm、$E_m = 300 \sim 500$ nm；间隔，5 nm；扫描速度，1200 nm/min；狭缝，5.0 nm/5.0 nm；PMT 电压，700 V。甲醇（色谱纯），0.01 mol/L $AlCl_3$ 溶液，纯水。

样品提取液的制备　精密称取对照药材粉末 0.0250 g，置于 25 mL 容量瓶中，加入甲醇至刻度，摇动，放置 3 h。样品提取液浓度记为 1.0 mg/mL。

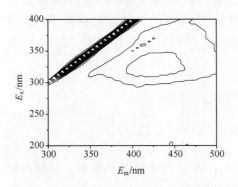

图 7.84　西青果水溶液三维荧光图谱
浓度：200 μg/mL，20% 甲醇；步长：0.5R

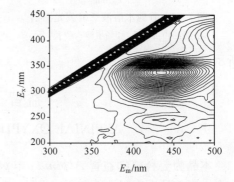

图 7.85　西青果 $AlCl_3$ 溶液三维荧光图谱
浓度：200 μg/mL，20% 甲醇，0.001 mol/L $AlCl_3$；
步长：0.5R

实验方法 1 取样品上清液 2.00 mL 于 10 mL 容量瓶，以水定容，摇匀，扫描三维荧光图谱。测量纯水在激发波长 350 nm 的拉曼散射强度 R，以 $0.5R$ 为步长绘制三维荧光图谱，如图 7.84 所示。

实验方法 2 取样品上清液 2.00 mL 于 10 mL 容量瓶，加入 1.0 mL $AlCl_3$ 溶液，以水定容，摇匀，扫描三维荧光图谱。测量纯水在激发波长 350 nm 的拉曼散射强度 R，以 $0.5R$ 为步长绘制三维荧光图谱，如图 7.85 所示。

香橼 Xiangyuan

CITRI FRUCTUS

本品为芸香科植物香橼 *Citrus wilsonii* Tanaka 的干燥成熟果实的粉末。对照药材购自中国药品生物制品检定所，批号：1120-200001。

仪器与试剂 F-7000 型荧光分光光度计（Hitachi），配备 1 cm 石英池、150 W 氙灯、290 nm 滤光片。仪器条件：波长范围，$E_x = 200 \sim 400$ nm、$E_m = 290 \sim 550$ nm；间隔，5 nm；扫描速度，1200 nm/min；狭缝，5.0 nm/5.0 nm；PMT 电压，700 V。甲醇（色谱纯），纯水。

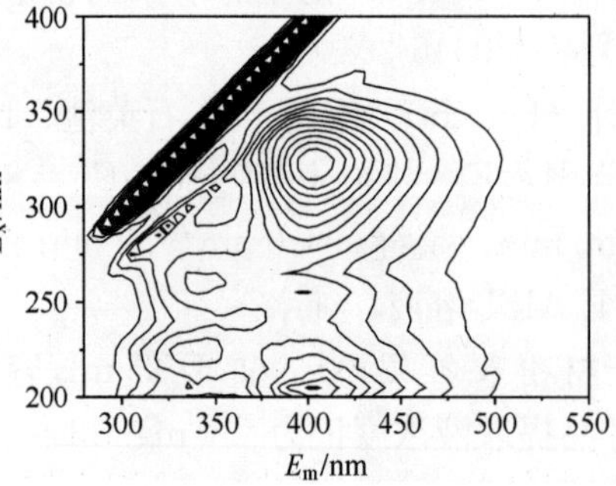

样品提取液的制备 精密称取对照药材粉末 0.0200 g，置于 25 mL 容量瓶中，加入甲醇至刻度，摇匀，放置 3 h。样品提取液浓度记为 0.80 mg/mL。

实验方法 取样品上清液 0.50 mL 于 10 mL 容量瓶，以水定容，摇匀，扫描三维荧光图谱。测量纯水在激发波长 350 nm 的拉曼散射强度 R，以 R 为步长绘制三维荧光图谱，如图 7.86 所示。

图 7.86 香橼水溶液三维荧光图谱
浓度：40 μg/mL，5%甲醇；步长：R

益智 Yizhi

ALPINIAE OXYPHYLLAE FRUCTUS

本品为姜科植物益智 *Alpinia oxyphylla* Miq. 的干燥成熟果实。对照药材购自中国药品生物制品检定所，批号：1029-200002。

仪器与试剂 F-7000 型荧光分光光度计（Hitachi），配备 1 cm 石英池、150 W 氙灯、290 nm 滤光片。仪器条件：波长范围，$E_x = 200 \sim 400$ nm、$E_m = 290 \sim 550$ nm；间隔，5 nm；扫描速度，1200 nm/min；狭缝，5.0 nm/5.0 nm；PMT

电压，700 V。甲醇（色谱纯），纯水。

样品提取液的制备　精密称取对照药材粉末 0.0250 g，置于 25 mL 容量瓶中，加入甲醇至刻度，摇匀，放置 3 h。样品提取液浓度记为 1.0 mg/mL。

实验方法　取样品上清液 2.00 mL 于 10 mL 容量瓶，以水定容，摇匀，扫描三维荧光图谱。测量纯水在激发波长 350 nm 的拉曼散射强度 R，以 R 为步长绘制三维荧光图谱，如图 7.87 所示。

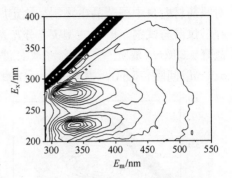

图 7.87　益智水溶液三维荧光图谱
浓度：200 μg/mL，20%甲醇；步长：R

罂粟壳 Yingsuqiao

PAPAVERIS PERICARPIUM

本品为罂粟科植物罂粟 *Papaver somniferum* L. 的干燥成熟果壳的粉末。对照药材购自中国药品生物制品检定所，批号：120957-200404。

仪器与试剂　F-7000 型荧光分光光度计（Hitachi），配备 1 cm 石英池、150 W 氙灯、290 nm 滤光片。仪器条件：波长范围，$E_x = 200 \sim 400$ nm、$E_m = 290 \sim 575$ nm；间隔，5 nm；扫描速度，1200 nm/min；狭缝，5.0 nm/5.0 nm；PMT 电压，700 V。甲醇（色谱纯），纯水。

样品提取液的制备　精密称取对照药材粉末 0.0250 g，置于 25 mL 容量瓶中，加入甲醇至刻度，摇匀，放置 3 h。样品提取液浓度记为 1.0 mg/mL。

实验方法　取样品上清液 2.00 mL 于 10 mL 容量瓶，以水定容，摇匀，扫描三维荧光图谱。测量纯水在激发波长 350 nm 的拉曼散射强度 R，以 R 为步长绘制三维荧光图谱，如图 7.88 所示。

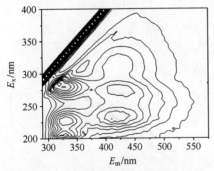

图 7.88　罂粟壳水溶液三维荧光图谱
浓度：200 μg/mL，20%甲醇；步长：R

余甘子 Yuganzi

PHYLLANTHI FRUCTUS

本品为大戟科植物余甘子 *Phyllanthus emblica* L. 的干燥成熟果实的粉末。

对照药材购自中国药品生物制品检定所，批号：121289-200301。

仪器与试剂　F-7000 型荧光分光光度计（Hitachi），配备 1 cm 石英池、150 W 氙灯、290 nm 滤光片。仪器条件：波长范围，$E_x = 200 \sim 400$ nm、$E_m = 290 \sim 510$ nm；间隔，5 nm；扫描速度，1200 nm/min；狭缝，5.0 nm/5.0 nm；PMT 电压，700 V。甲醇（色谱纯），纯水。

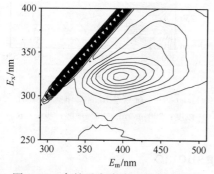

图 7.89　余甘子水溶液三维荧光图谱
浓度：400 μg/mL，20％甲醇；步长：R

样品提取液的制备　精密称取对照药材粉末 0.0500 g，置于 25 mL 容量瓶中，加入甲醇至刻度，摇匀，放置 3 h。样品提取液浓度记为 2.0 mg/mL。

实验方法　取样品上清液 2.00 mL 于 10 mL 容量瓶，以水定容，摇匀，扫描三维荧光图谱。测量纯水在激发波长 350 nm 的拉曼散射强度 R，以 R 为步长绘制三维荧光图谱，如图 7.89 所示。

预知子 Yuzhizi

AKEBIAE FRUCTUS

本品为木通科植物三叶木通 *Akebia trifoliata*（Thunb.）Koidz. 的果实粉末。对照药材购自中国药品生物制品检定所，批号：121492-200501。

仪器与试剂　F-7000 型荧光分光光度计（Hitachi），配备 1 cm 石英池、150 W 氙灯、290 nm 滤光片。仪器条件：波长范围，$E_x = 200 \sim 400$ nm、$E_m = 290 \sim 500$ nm；间隔，5 nm；扫描速度，1200 nm/min；狭缝，5.0 nm/5.0 nm；PMT 电压，700 V。甲醇（色谱纯），纯水。

样品提取液的制备　精密称取对照药材粉末 0.0500 g，置于 25 mL 容量瓶中，加入甲醇至刻度，摇匀，放置 3 h。样品提取液浓度记为 2.0 mg/mL。

实验方法　取样品上清液 2.00 mL 于 10 mL 容量瓶，以水定容，摇匀，扫描三维荧光图谱。测量纯水在激发波长 350 nm 的拉曼散射强度 R，以 R 为步长绘制三维荧光图谱，如图 7.90 所示。

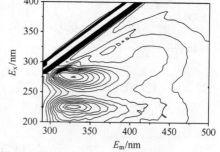

图 7.90　预知子水溶液三维荧光图谱
浓度：400 μg/mL，20％甲醇；步长：R

栀子 Zhizi

GARDENIAE FRUCTUS

本品为茜草科植物栀子 *Gardenia jasminoides* Ellis 的干燥成熟果实的粉末。对照药材购自中国药品生物制品检定所，批号：120986-200303。

仪器与试剂　F-7000 型荧光分光光度计（Hitachi），配备 1 cm 石英池、150 W 氙灯、290 nm 滤光片。仪器条件：波长范围，$E_x = 200 \sim 400$ nm、$E_m = 290 \sim 550$ nm；间隔，5 nm；扫描速度，1200 nm/min；狭缝，5.0 nm/5.0 nm；PMT 电压，700 V。甲醇（色谱纯）、纯水。

样品提取液的制备　精密称取对照药材粉末 0.0250 g，置于 25 mL 容量瓶中，加入甲醇至刻度，摇匀，放置 3 h。样品提取液浓度记为 1.0 mg/mL。

实验方法　取样品上清液 2.00 mL 于 10 mL 容量瓶，以水定容，摇匀，扫描三维荧光图谱。测量纯水在激发波长 350 nm 的拉曼散射强度 R，以 R 为步长绘制三维荧光图谱，如图 7.91 所示。

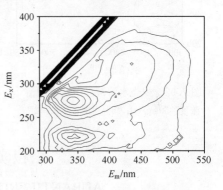

图 7.91　栀子水溶液三维荧光图谱
浓度：200 μg/mL，20％甲醇；步长：R

枳壳 Zhiqiao

AURANTII FRUCTUS

本品为芸香科植物酸橙 *Citrus aurantium* L. 及其栽培变种的干燥未成熟果实。对照药材购自中国药品生物制品检定所，批号：0981-200202。

仪器与试剂　F-7000 型荧光分光光度计（Hitachi），配备 1 cm 石英池、150 W 氙灯、290 nm 滤光片。仪器条件：波长范围，$E_x = 200 \sim 400$ nm、$E_m = 290 \sim 550$ nm；间隔，5 nm；扫描速度，1200 nm/min；狭缝，5.0 nm/5.0 nm；PMT 电压，700 V。甲醇（色谱纯）、0.1 mol/L NaOH 溶液、纯水。

样品提取液的制备　精密称取对照药材粉末 0.0250 g，置于 25 mL 容量瓶中，加入甲醇至刻度，摇动，放置 3 h。样品提取液浓度记为 1.0 mg/mL。

实验方法 1　取样品上清液 0.50 mL 于 10 mL 容量瓶，以水定容，摇匀，扫描三维荧光图谱。测量纯水在激发波长 350 nm 的拉曼散射强度 R，以 2R 为步长绘制三维荧光图谱，如图 7.92 所示。

实验方法 2　取样品上清液 0.50 mL 于 10 mL 容量瓶，加入 1.0 mL NaOH 溶液，以水定容，摇匀，扫描三维荧光图谱。测量纯水在激发波长 350 nm 的拉曼散射强度 R，以 R 为步长绘制三维荧光图谱，如图 7.93 所示。

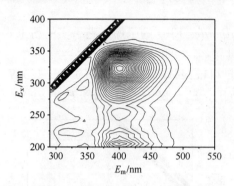

图 7.92　枳壳水溶液三维荧光图谱
浓度：50 μg/mL，5%甲醇；步长：2R

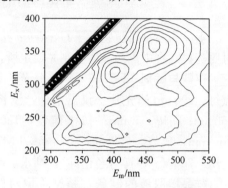

图 7.93　枳壳碱性溶液三维荧光图谱
浓度：50 μg/mL，5%甲醇；pH 12.0；步长：R

枳实 Zhishi

AURANTII FRUCTUS IMMATURUS

本品为芸香科植物酸橙 *Citrus aurantium* L. 干燥幼果的粉末。对照药材购自中国药品生物制品检定所，批号：120936-200404。

仪器与试剂　F-7000 型荧光分光光度计（Hitachi），配备 1 cm 石英池、150 W 氙灯、290 nm 滤光片。仪器条件：波长范围，$E_x = 200 \sim 400$ nm、$E_m = 290 \sim 550$ nm；间隔，5 nm；扫描速度，1200 nm/min；狭缝，5.0 nm/5.0 nm；PMT 电压，700 V。甲醇（色谱纯），0.1 mol/L NaOH 溶液，纯水。

样品提取液的制备　精密称取对照药材粉末 0.0250 g，置于 25 mL 容量瓶中，加入甲醇至刻度，摇动，放置 3 h。样品提取液浓度记为 1.0 mg/mL。

实验方法 1　取样品上清液 0.50 mL 于 10 mL 容量瓶，以水定容，摇匀，扫描三维荧光图谱。测量纯水在激发波长 350 nm 的拉曼散射强度 R，以 $2R$ 为步长绘制三维荧光图谱，如图 7.94 所示。

实验方法 2　取样品上清液 0.50 mL 于 10 mL 容量瓶，加入 1.0 mL NaOH 溶液，以水定容，摇匀，扫描三维荧光图谱。测量纯水在激发波长 350 nm 的拉曼散射强度 R，以 R 为步长绘制三维荧光图谱，如图 7.95 所示。

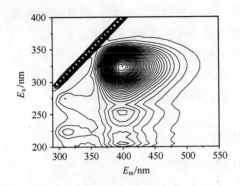

图 7.94　枳实水溶液三维荧光图谱

浓度：50 µg/mL，5％甲醇；步长：2R

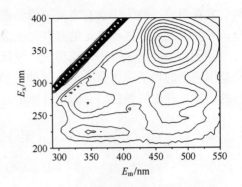

图 7.95　枳实碱性溶液三维荧光图谱

浓度：50 µg/mL，5％甲醇；pH 12.0；步长：R

猪牙皂 Zhuyazao

GLEDITSIAE FRUCTUS ABNORMALIS

本品为豆科植物皂荚 *Gleditsia sinensis* Lam. 的干燥不育果实。对照药材购自中国药品生物制品检定所，批号：1171-200001。

仪器与试剂　F-7000 型荧光分光光度计（Hitachi），配备 1 cm 石英池、150 W 氙灯、290 nm 滤光片。仪器条件：波长范围，$E_x = 200 \sim 350$ nm、$E_m = 290 \sim 450$ nm；间隔，5 nm；扫描速度，1200 nm/min；狭缝，5.0 nm/5.0 nm；PMT 电压，700 V。甲醇（色谱纯），纯水。

样品提取液的制备　精密称取对照药材粉末 0.0300 g，置于 25 mL 容量瓶中，加入甲醇至刻度，摇匀，放置 3 h。样品提取液浓度记为 1.2 mg/mL。

实验方法　取样品上清液 1.00 mL 于 10 mL 容量瓶，以水定容，摇匀，扫描三维荧光图谱。测量纯水在激发波长 350 nm 的拉曼散射强度 R，以 R 为步长绘制三维荧光图谱，如图 7.96 所示。

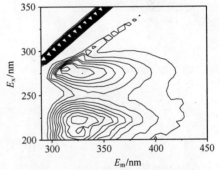

图 7.96　猪牙皂水溶液三维荧光图谱

浓度：120 µg/mL，10％甲醇；步长：R

7.2　种子类中药

种子（semen）是种子植物特有的器官，是新一代孢子体的雏体，由胚珠受精后发育而成。种子中含有丰富的营养物质，包括蛋白质、脂肪、糖类和其他成分，可为胚的发育提供充足的养料。很多植物种子可供药用。

种子类中药大多采用成熟种子，包括种皮和种仁，种仁又包括胚乳和胚。多数是用完整的种子，也有不少是用种子的一部分，有的用假种皮，有的用种皮，有的用除去种皮的种仁，有的用去掉子叶的胚，有的则用发了芽的种子。

白果 Baiguo

GINKGO SEMEN

本品为银杏科植物银杏 *Ginkgo biloba* L. 的干燥成熟种子。对照药材购自中国药品生物制品检定所，批号：1144-200001。

仪器与试剂　F-7000 型荧光分光光度计（Hitachi），配备 1 cm 石英池、150 W 氙灯、290 nm 滤光片。仪器条件：波长范围，$E_x = 200 \sim 350$ nm、$E_m = 290 \sim 500$ nm；间隔，5 nm；扫描速度，1200 nm/min；狭缝，5.0 nm/5.0 nm；PMT 电压，700 V。甲醇（色谱纯），纯水。

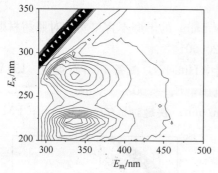

图 7.97　白果水溶液三维荧光图谱
浓度：400 μg/mL，20% 甲醇；步长：R

样品提取液的制备　精密称取对照药材粉末 0.0500 g，置于 25 mL 容量瓶中，加入甲醇至刻度，摇匀，放置 3 h。样品提取液浓度记为 2.0 mg/mL。

实验方法　取样品上清液 2.00 mL 于 10 mL 容量瓶，以水定容，摇匀，扫描三维荧光图谱。测量纯水在激发波长 350 nm 的拉曼散射强度 R，以 R 为步长绘制三维荧光图谱，如图 7.97 所示。

槟榔 Binglang

ARECAE SEMEN

本品为棕榈科植物槟榔 *Areca catechu* L. 干燥成熟种子的粉末。对照药材购自中国药品生物制品检定所，批号：120915-200308。

仪器与试剂　F-7000 型荧光分光光度计（Hitachi），配备 1 cm 石英池、150 W 氙灯、290 nm 滤光片。仪器条件：波长范围，$E_x = 200 \sim 350$ nm、$E_m = 290 \sim 450$ nm；间隔，5 nm；扫描速度，1200 nm/min；狭缝，5.0 nm/5.0 nm；PMT 电压，700 V。甲醇（色谱纯），0.1 mol/L NaOH 溶液，纯水。

样品提取液的制备 精密称取对照药材粉末 0.0250 g，置于 25 mL 容量瓶中，加入甲醇至刻度，摇动，放置 3 h。样品提取液浓度记为 1.0 mg/mL。

实验方法 1 取样品上清液 1.00 mL 于 10 mL 容量瓶，以水定容，摇匀，扫描三维荧光图谱。测量纯水在激发波长 350 nm 的拉曼散射强度 R，以 $2R$ 为步长绘制三维荧光图谱，如图 7.98 所示。

实验方法 2 取样品上清液 1.00 mL 于 10 mL 容量瓶，加入 1.0 mL NaOH 溶液，以水定容，摇匀，扫描三维荧光图谱。测量纯水在激发波长 350 nm 的拉曼散射强度 R，以 R 为步长绘制三维荧光图谱，如图 7.99 所示。

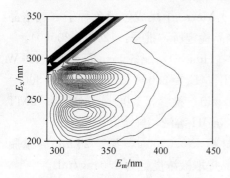

图 7.98 槟榔水溶液三维荧光图谱
浓度：100 μg/mL，10%甲醇；步长：2R

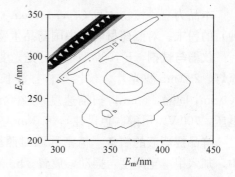

图 7.99 槟榔碱性溶液三维荧光图谱
浓度：100 μg/mL，10%甲醇；pH 12.0；步长：R

广天仙子 Guangtianxianzi

HYGROPHILAE MEGALANTHAE SEMEN

本品为爵床科植物大花水蓑衣 *Hygrophila megalantha* Merr. 干燥种子的粉末。对照药材购自中国药品生物制品检定所，批号：121478-200401。

仪器与试剂 F-7000 型荧光分光光度计（Hitachi），配备 1 cm 石英池、150 W 氙灯、290 nm 滤光片。仪器条件：波长范围，$E_x = 200 \sim 450$ nm、$E_m = 290 \sim 550$ nm；间隔，5 nm；扫描速度，1200 nm/min；狭缝，5.0 nm/5.0 nm；PMT 电压，700 V。甲醇（色谱纯），纯水。

样品提取液的制备 精密称取对照药材粉末 0.0500 g，置于 25 mL 容量瓶中，

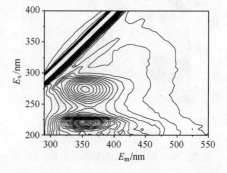

图 7.100 广天仙子水溶液三维荧光图谱
浓度：400 μg/mL，20%甲醇；步长：R

加入甲醇至刻度，摇匀，放置 3 h。样品提取液浓度记为 2.0 mg/mL。

实验方法　取样品上清液 2.00 mL 于 10 mL 容量瓶，以水定容，摇匀，扫描三维荧光图谱。测量纯水在激发波长 350 nm 的拉曼散射强度 R，以 R 为步长绘制三维荧光图谱，如图 7.100 所示。

黑豆 Heidou

SOJAE SEMEN NIGRUM

本品为豆科植物大豆 *Glycine max*（L.）Merr. 干燥成熟黑色种子（栽培品种）的粉末。对照药材购自中国药品生物制品检定所，批号：120975-200604。

仪器与试剂　F-7000 型荧光分光光度计（Hitachi），配备 1 cm 石英池、150 W 氙灯、290 nm 滤光片。仪器条件：波长范围，$E_x = 200 \sim 350$ nm、$E_m = 300 \sim 500$ nm；间隔，5 nm；扫描速度，1200 nm/min；狭缝，5.0 nm/5.0 nm；PMT 电压，700 V。甲醇（色谱纯），0.1 mol/L NaOH 溶液，纯水。

样品提取液的制备　精密称取对照药材粉末 0.0500 g，置于 25 mL 容量瓶中，加入甲醇至刻度，摇动，放置 3 h。样品提取液浓度记为 2.0 mg/mL。

实验方法 1　取样品上清液 2.00 mL 于 10 mL 容量瓶，以水定容，摇匀，扫描三维荧光图谱。测量纯水在激发波长 350 nm 的拉曼散射强度 R，以 $2R$ 为步长绘制三维荧光图谱，如图 7.101 所示。

实验方法 2　取样品上清液 2.00 mL 于 10 mL 容量瓶，加入 1.0 mL NaOH 溶液，以水定容，摇匀，扫描三维荧光图谱。测量纯水在激发波长 350 nm 的拉曼散射强度 R，以 $2R$ 为步长绘制三维荧光图谱，如图 7.102 所示。

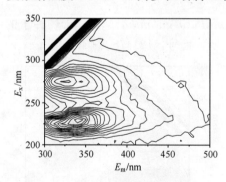 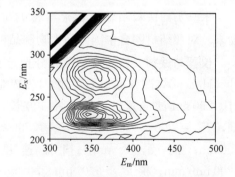

图 7.101　黑豆水溶液三维荧光图谱　　　　　图 7.102　黑豆碱性溶液三维荧光图谱
浓度：400 μg/mL，20%甲醇；步长：2R　　　浓度：400 μg/mL，20%甲醇；pH 12.0；步长：2R

黑豆含有丰富的异黄酮类成分，其活性成分主要有大豆苷、大豆苷元、染料木苷、染料木素。在碱性条件下，荧光峰发生红移，有助于鉴别。

黑种草子 Heizhongcaozi

NIGELLAE SEMEN

本品为毛茛科植物腺毛黑种草 *Nigella glandulifera* Freyn et Sint. 干燥成熟种子的粉末。对照药材购自中国药品生物制品检定所，批号：121428-200502。

仪器与试剂　F-7000 型荧光分光光度计（Hitachi），配备 1 cm 石英池、150 W 氙灯、290 nm 滤光片。仪器条件：波长范围，$E_x = 200 \sim 400$ nm、$E_m = 290 \sim 500$ nm；间隔，5 nm；扫描速度，1200 nm/min；狭缝，5.0 nm/5.0 nm；PMT 电压，700 V。甲醇（色谱纯）、纯水。

样品提取液的制备　精密称取对照药材粉末 0.0500 g，置于 25 mL 容量瓶中，加入甲醇至刻度，摇匀，放置 3 h。样品提取液浓度记为 2.0 mg/mL。

实验方法 1　取样品上清液 1.00 mL 于 10 mL 容量瓶，以水定容，摇匀，扫描三维荧光图谱。测量纯水在激发波长 350 nm 的拉曼散射强度 R，以 R 为步长绘制三维荧光图谱，如图 7.103 所示。

实验方法 2　取样品上清液 1.00 mL 于 10 mL 容量瓶，以甲醇定容，摇匀，扫描三维荧光图谱。测量纯水在激发波长 350 nm 的拉曼散射强度 R，以 R 为步长绘制三维荧光图谱，如图 7.104 所示。

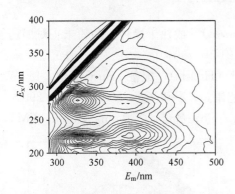

图 7.103　黑种草子水溶液三维荧光图谱
浓度：200 μg/mL，10%甲醇；步长：R

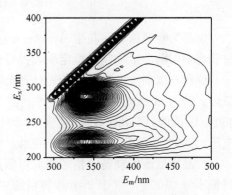

图 7.104　黑种草子醇溶液三维荧光图谱
浓度：200 μg/mL，100%甲醇；步长：R

红豆蔻 Hongdoukou

GALANGAE FRUCTUS

本品为姜科植物大高良姜 *Alpinia galanga* Willd. 的干燥成熟果实。秋季果实变红时采收，除去杂质，阴干。对照药材购自中国药品生物制品检定所，批号：121012-200502。

仪器与试剂　F-7000 型荧光分光光度计，配备 1 cm 石英池、150 W 氙灯、290 nm 滤光片。仪器条件：波长范围，$E_x = 200 \sim 350$ nm、$E_m = 290 \sim 500$ nm；间隔，5 nm；扫描速度，1200 nm/min；狭缝，5.0 nm/5.0 nm；PMT 电压，700 V。甲醇（色谱纯），纯水。

样品提取液的制备　精密称取对照药材粉末 0.0250 g，置于 25 mL 容量瓶中，加入色谱纯甲醇至刻度，摇匀，放置 3 h。样品提取液浓度记为 1.0 mg/mL。

实验方法　取样品上清液 0.80 mL 于 10 mL 容量瓶，以水定容，摇匀，扫描三维荧光图谱，同时测量水在激发波长 350 nm 的拉曼散射强度 R，以 R 为步长绘制三维荧光图谱，如图 7.105 所示。

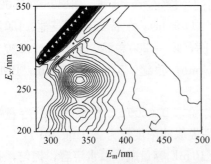

图 7.105　红豆蔻水溶液三维荧光图谱
浓度：80 μg/mL，8%甲醇；步长：R

花生红衣 Huashenghongyi

ARACHIS TESTA

本品为豆科植物落花生 *Arachis hypogaea* L. 成熟干燥种皮的粉末。对照药材购自中国药品生物制品检定所，批号：121491-200401。

仪器与试剂　F-7000 型荧光分光光度计（Hitachi），配备 1 cm 石英池、150 W 氙灯、290 nm 滤光片。仪器条件：波长范围，$E_x = 200 \sim 350$ nm、$E_m = 290 \sim 450$ nm；间隔，5 nm；扫描速度，1200 nm/min；狭缝，5.0 nm/5.0 nm；PMT 电压，700 V。甲醇（色谱纯），纯水。

样品提取液的制备　精密称取对照药材粉末 0.0100 g，置于 25 mL 容量瓶中，加入甲醇至刻度，摇匀，放置 3 h。样品提取液浓度记为 0.40 mg/mL。

实验方法　取样品上清液 1.00 mL 于 10 mL 容量瓶，以水定容，摇匀，扫描三维荧光图谱。测量纯水在激发波长 350 nm 的拉曼散射强度 R，以 $2R$ 为步长绘制三维荧光图谱，如图 7.106 所示。

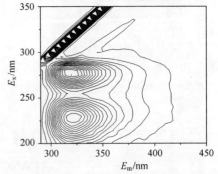

图 7.106　花生红衣水溶液三维荧光图谱
浓度：40 μg/mL，10%甲醇；步长：$2R$

芥子 Jiezi

SINAPIS SEMEN

本品为十字花科植物白芥 *Sinapis alba* L. 的干燥成熟种子。对照药材购自中国药品生物制品检定所，批号：1150-200001。

仪器与试剂　F-7000 型荧光分光光度计（Hitachi），配备 1 cm 石英池、150 W 氙灯、290 nm 滤光片。仪器条件：波长范围，$E_x = 200 \sim 400$ nm、$E_m = 290 \sim 500$ nm；间隔，5 nm；扫描速度，1200 nm/min；狭缝，5.0 nm/5.0 nm；PMT 电压，700 V。甲醇（色谱纯），纯水。

样品提取液的制备　精密称取对照药材粉末 0.0500 g，置于 25 mL 容量瓶中，加入甲醇至刻度，摇匀，放置 3 h。样品提取液浓度记为 2.0 mg/mL。

实验方法　取样品上清液 2.00 mL 于 10 mL 容量瓶，以水定容，摇匀，扫描三维荧光图谱。测量纯水在激发波长 350 nm 的拉曼散射强度 R，以 R 为步长绘制三维荧光图谱，如图 7.107 所示。

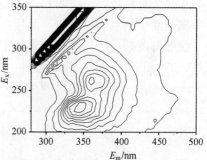

图 7.107　芥子水溶液三维荧光图谱
浓度：400 μg/mL，20% 甲醇；步长：R

决明子 Juemingzi

CASSIAE SEMEN

本品为豆科植物决明 *Cassia obtusifolia* L. 干燥成熟种子的粉末。对照药材购自中国药品生物制品检定所，批号：121011-200403。

仪器与试剂　F-7000 型荧光分光光度计（Hitachi），配备 1 cm 石英池、150 W 氙灯、310 nm 滤光片。仪器条件：波长范围，$E_x = 200 \sim 450$ nm、$E_m = 290 \sim 600$ nm；间隔，5 nm；扫描速度，1200 nm/min；狭缝，5.0 nm/5.0 nm；PMT 电压，700 V。甲醇（色谱纯），纯水。

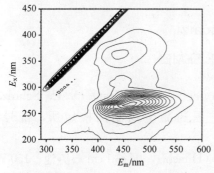

图 7.108　决明子水溶液三维荧光图谱
浓度：50 μg/mL，5% 甲醇；步长：3R

样品提取液的制备　精密称取对照药材粉末 0.0250 g，置于 25 mL 容量瓶中，加入甲醇至刻度，摇匀，放置 3 h。样品提取液浓度记为 1.0 mg/mL。

实验方法　取样品上清液 0.50 mL 于 10 mL 容量瓶，以水定容，摇匀，扫描三维荧光图谱。测量纯水在激发波长 350 nm 的拉曼散射强度 R，以 $3R$ 为步长绘制三维荧光图谱，如图 7.108 所示。

决明子（小决明）Juemingzi

CASSIAE SEMEN

本品为豆科植物小决明 *Cassia tora* L. 的干燥成熟种子的粉末。对照药材购自中国药品生物制品检定所，批号：121544-200501。

仪器与试剂　F-7000 型荧光分光光度计（Hitachi），配备 1 cm 石英池、150 W 氙灯、310 nm 滤光片。仪器条件：波长范围，$E_x = 200 \sim 450$ nm、$E_m = 290 \sim 600$ nm；间隔，5 nm；扫描速度，1200 nm/min；狭缝，5.0 nm/5.0 nm；PMT 电压，700 V。甲醇（色谱纯），纯水。

样品提取液的制备　精密称取对照药材粉末 0.0250 g，置于 25 mL 容量瓶中，加入甲醇至刻度，摇匀，放置 3 h。样品提取液浓度记为 1.0 mg/mL。

实验方法　取样品上清液 2.00 mL 于 10 mL 容量瓶，以水定容，摇匀，扫描三维荧光图谱。测量纯水在激发波长 350 nm 的拉曼散射强度 R，以 $3R$ 为步长绘制三维荧光图谱，如图 7.109 所示。

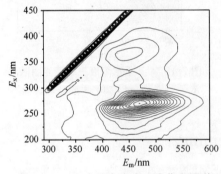

图 7.109　小决明水溶液三维荧光图谱
浓度：50 μg/mL，5%甲醇；步长：$3R$

苦菜子 Kucaizi

INTEGRIFOLIAE SEMEN

本品为十字花科科植物苦菜 *Brassica integrifolia* (West) O. E. Schulz. 干燥成熟种子的粉末。对照药材购自中国药品生物制品检定所，批号：121317-200301。

仪器与试剂　F-7000 型荧光分光光度计（Hitachi），配备 1 cm 石英池、150 W 氙灯、290 nm 滤光片。仪器条件：波长范围，$E_x = 200 \sim 450$ nm、$E_m = 290 \sim 550$ nm；间隔，5 nm；扫描速度，1200 nm/min；狭缝，5.0 nm/5.0 nm；PMT

电压，700 V。甲醇（色谱纯），0.1 mol/L NaOH 溶液，纯水。

样品提取液的制备　精密称取对照药材粉末 0.0500 g，置于 25 mL 容量瓶中，加入甲醇至刻度，摇动，放置 3 h。样品提取液浓度记为 2.0 mg/mL。

实验方法 1　取样品上清液 2.00 mL 于 10 mL 容量瓶，以水定容，摇匀，扫描三维荧光图谱。测量纯水在激发波长 350 nm 的拉曼散射强度 R，以 R 为步长绘制三维荧光图谱，如图 7.110 所示。

实验方法 2　取样品上清液 2.00 mL 于 10 mL 容量瓶，加入 1.0 mL NaOH 溶液，以水定容，摇匀，扫描三维荧光图谱。测量纯水在激发波长 350 nm 的拉曼散射强度 R，以 R 为步长绘制三维荧光图谱，如图 7.111 所示。

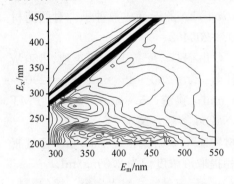

图 7.110　苦菜子水溶液三维荧光图谱
浓度：400 μg/mL，20% 甲醇；步长：R

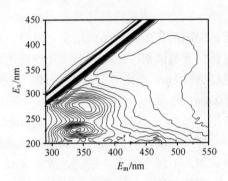

图 7.111　苦菜子碱性溶液三维荧光图谱
浓度：400 μg/mL，20% 甲醇；pH 12.0；步长：R

苦杏仁 Kuxingren

ARMENIACAE SEMEN AMARUM

本品为蔷薇科植物东北杏 *Prunus mandshurica*（Maxim.）Koehne 的干燥成熟种子的粉末。对照药材购自中国药品生物制品检定所，批号：121554-200702。

仪器与试剂　F-7000 型荧光分光光度计（Hitachi），配备 1 cm 石英池、150 W 氙灯、290 nm 滤光片。仪器条件：波长范围，E_x = 200 ～ 450 nm、E_m = 290 ～ 550 nm；间隔，5 nm；扫描速度，1200 nm/min；狭缝，5.0 nm/5.0 nm；PMT 电压，700 V。甲醇（色谱纯），纯水。

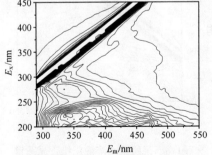

图 7.112　苦杏仁水溶液三维荧光图谱
浓度：400 μg/mL，20% 甲醇；步长：R

样品提取液的制备　精密称取对照药材粉末 0.0500 g，置于 25 mL 容量瓶中，加入甲醇至刻度，摇匀，放置 3 h。样品提取液浓度记为 2.0 mg/mL。

实验方法　取样品上清液 2.00 mL 于 10 mL 容量瓶，以水定容，摇匀，扫描三维荧光图谱。测量纯水在激发波长 350 nm 的拉曼散射强度 R，以 R 为步长绘制三维荧光图谱，如图 7.112 所示。

莱菔子 Laifuzi

RAPHANI SEMEN

本品为十字花科植物萝卜 *Raphanus sativus* L. 的干燥成熟种子。对照药材购自中国药品生物制品检定所，批号：121074-200402。

仪器与试剂　F-7000 型荧光分光光度计（Hitachi），配备 1 cm 石英池、150 W 氙灯、290 nm 滤光片。仪器条件：波长范围，E_x ＝ 200～450 nm、E_m ＝ 290～550 nm；间隔，5 nm；扫描速度，1200 nm/min；狭缝，5.0 nm/5.0 nm；PMT 电压，700 V。甲醇（色谱纯），0.1 mol/L NaOH 溶液，纯水。

样品提取液的制备　精密称取对照药材粉末 0.0500 g，置于 25 mL 容量瓶中，加入甲醇至刻度，摇动，放置 3 h。样品提取液浓度记为 2.0 mg/mL。

实验方法 1　取样品上清液 2.00 mL 于 10 mL 容量瓶，以水定容，摇匀，扫描三维荧光图谱。测量纯水在激发波长 350 nm 的拉曼散射强度 R，以 R 为步长绘制三维荧光图谱，如图 7.113 所示。

实验方法 2　取样品上清液 2.00 mL 于 10 mL 容量瓶，加入 1.0 mL NaOH 溶液，以水定容，摇匀，扫描三维荧光图谱。测量纯水在激发波长 350 nm 的拉曼散射强度 R，以 R 为步长绘制三维荧光图谱，如图 7.114 所示。

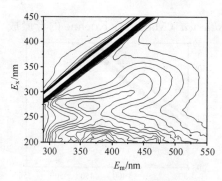

图 7.113　莱菔子水溶液三维荧光图谱
浓度：400 μg/mL，20% 甲醇；步长：R

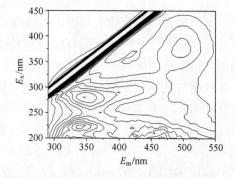

图 7.114　莱菔子碱性溶液三维荧光图谱
浓度：400 μg/mL，20% 甲醇；pH 12.0；步长：R

莲子 Lianzi

NELUMBINIS SEMEN

本品为睡莲科植物莲 *Nelumbo nucifera* Gaertn. 干燥成熟种子的粉末。对照药材购自中国药品生物制品检定所，批号：121121-200603。

仪器与试剂 F-7000 型荧光分光光度计（Hitachi），配备 1 cm 石英池、150 W 氙灯、290 nm 滤光片。仪器条件：波长范围，$E_x = 200 \sim 400$ nm、$E_m = 290 \sim 500$ nm；间隔，5 nm；扫描速度，1200 nm/min；狭缝，5.0 nm/5.0 nm；PMT 电压，700 V。甲醇（色谱纯），纯水。

样品提取液的制备 精密称取对照药材粉末 0.0500 g，置于 25 mL 容量瓶中，加入甲醇至刻度，摇匀，放置 3 h。样品提取液浓度记为 2.0 mg/mL。

实验方法 取样品上清液 2.00 mL 于 10 mL 容量瓶，以水定容，摇匀，扫描三维荧光图谱。测量纯水在激发波长 350 nm 的拉曼散射强度 R，以 $2R$ 为步长绘制三维荧光图谱，如图 7.115 所示。

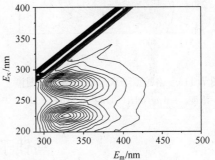

图 7.115 莲子水溶液三维荧光图谱
浓度：400 μg/mL，20%甲醇；步长：$2R$

骆驼蓬子 Luotuopengzi

PEGANI SEMEN

本品为蒺藜科植物骆驼蓬 *Peganum harmala* L. 干燥成熟种子的粉末。对照药材购自中国药品生物制品检定所，批号：121642-201101。

仪器与试剂 F-7000 型荧光分光光度计（Hitachi），配备 1 cm 石英池、150 W 氙灯、290 nm 滤光片。仪器条件：波长范围，$E_x = 200 \sim 425$ nm、$E_m = 350 \sim 575$ nm；间隔，5 nm；扫描速度，1200 nm/min；狭缝，5.0 nm/5.0 nm；PMT 电压，700 V。甲醇（色谱纯），0.10 mol/L NaOH，纯水。

样品提取液的制备 精密称取对照药材粉末 0.0100 g，置于 25 mL 容量瓶中，加入甲醇至刻度，摇匀，放置 3 h。样品提取液浓度记为 0.40 mg/mL。从容量瓶中取 1.0 mL 置于 25 mL 容量瓶中，用甲醇定容，稀释成 0.016 mg/mL。

实验方法 1 取样品上清液 1.00 mL 于 10 mL 容量瓶，以水定容，摇匀，扫描三维荧光图谱。测量纯水在激发波长 350 nm 的拉曼散射强度 R，以 $2R$ 为步长绘制三维荧光图谱，如图 7.116 所示。

实验方法 2 取样品上清液 1.00 mL 于 10 mL 容量瓶，加入 1.0 mL NaOH 溶液，以水定容，摇匀，扫描三维荧光图谱。测量纯水在激发波长 350 nm 的拉曼散射强度 R，以 $2R$ 为步长绘制三维荧光图谱，如图 7.117 所示。

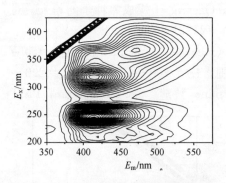

图 7.116　骆驼蓬子水溶液三维荧光图谱
浓度：1.6 μg/mL，10%甲醇；步长：2R

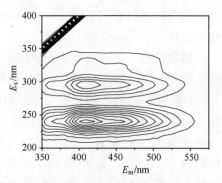

图 7.117　骆驼蓬子碱性溶液三维荧光图谱
浓度：1.6 μg/mL，10%甲醇；pH 12.0；步长：2R

马钱子 Maqianzi

STRYCHNI SEMEN

本品为马钱科植物马钱 *Strychnos nux-vomica* L. 干燥成熟种子的粉末。对照药材购自中国药品生物制品检定所，批号：121164-200302。

仪器与试剂　F-7000 型荧光分光光度计（Hitachi），配备 1 cm 石英池、150 W 氙灯、290 nm 滤光片。仪器条件：波长范围，$E_x = 200 \sim 400$ nm、$E_m = 290 \sim 550$ nm；间隔，5 nm；扫描速度，1200 nm/min；狭缝，5.0 nm/5.0 nm；PMT 电压，700 V。甲醇（色谱纯），纯水。

样品提取液的制备　精密称取对照药材粉末 0.0500 g，置于 25 mL 容量瓶中，加入甲醇至刻度，摇匀，放置 3 h。样品提取液浓度记为 2.0 mg/mL。

实验方法　取样品上清液 2.00 mL 于 10 mL 容量瓶，以水定容，摇匀，扫描三维荧光图谱。测量纯水在激发波长 350 nm 的拉曼散射强度 R，以 R 为步长绘制三维荧光图谱，如图 7.118 所示。

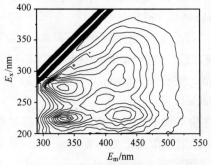

图 7.118　马钱子水溶液三维荧光图谱
浓度：400 μg/mL，20%甲醇；步长：R

木鳖子 Mubiezi

MOMORDICAE SEMEN

本品为葫芦科植物木鳖 *Momordica cochinchinensis*（Lour.）Spreng. 干燥成熟果实的粉末。对照药材购自中国药品生物制品检定所，批号：121418-200501。

仪器与试剂　F-7000 型荧光分光光度计（Hitachi），配备 1 cm 石英池、150 W 氙灯、290 nm 滤光片。仪器条件：波长范围，$E_x = 200 \sim 350$ nm、$E_m = 290 \sim 450$ nm；间隔，5 nm；扫描速度，1200 nm/min；狭缝，5.0 nm/5.0 nm；PMT 电压，700 V。甲醇（色谱纯），纯水。

样品提取液的制备　精密称取对照药材粉末 0.0300 g，置于 25 mL 容量瓶中，加入甲醇至刻度，摇匀，放置 3 h。样品提取液浓度记为 1.2 mg/mL。

实验方法　取样品上清液 1.00 mL 于 10 mL 容量瓶，以水定容，摇匀，扫描三维荧光图谱。测量纯水在激发波长 350 nm 的拉曼散射强度 R，以 $0.5R$ 为步长绘制三维荧光图谱，如图 7.119 所示。

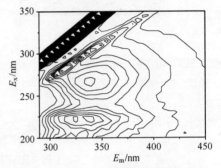

图 7.119　木鳖子水溶液三维荧光图谱
浓度：120 μg/mL，10% 甲醇；步长：0.5R

南葶苈子 Nantinglizi

DESCURAINIAE SEMEN

本品为十字花科植物播娘蒿 *Descurainia sophia*（L.）Webb. ex Prantl. 的干燥成熟种子。对照药材购自中国药品生物制品检定所，批号：121220-0101。

仪器与试剂　F-7000 型荧光分光光度计（Hitachi），配备 1 cm 石英池、150 W 氙灯、290 nm 滤光片。仪器条件：波长范围，$E_x = 200 \sim 400$ nm、$E_m = 290 \sim 550$ nm；间隔，5 nm；扫描速度，1200 nm/min；狭缝，5.0 nm/5.0 nm；PMT 电压，700 V。甲醇（色谱纯），0.1 mol/L NaOH 溶液，纯水。

样品提取液的制备　精密称取对照药材粉末 0.0500 g，置于 25 mL 容量瓶中，加入甲醇至刻度，摇动，放置 3 h。样品提取液浓度记为 2.0 mg/mL。

实验方法 1　取样品上清液 2.00 mL 于 10 mL 容量瓶，以水定容，摇匀，扫描三维荧光图谱。测量纯水在激发波长 350 nm 的拉曼散射强度 R，以 R 为步长绘制三维荧光图谱，如图 7.120 所示。

实验方法 2　取样品上清液 2.00 mL 于 10 mL 容量瓶，加入 1.0 mL NaOH 溶液，以水定容，摇匀，扫描三维荧光图谱。测量纯水在激发波长 350 nm 的拉曼散射强度 R，以 R 为步长绘制三维荧光图谱，如图 7.121 所示。

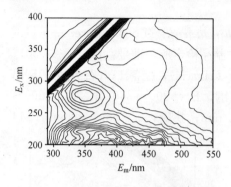
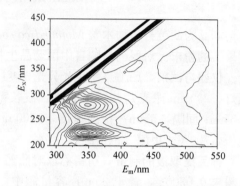

图 7.120　南葶苈子水溶液三维荧光图谱
浓度：400 μg/mL，20% 甲醇；步长：R

图 7.121　南葶苈子碱性溶液三维荧光图谱
浓度：400 μg/mL，20% 甲醇；pH 12.0；步长：R

牵牛子 Qianniuzi

PHARBITIDIS SEMEN

本品为旋花科植物裂叶牵牛 *Pharbitis nil*（L.）Choisy 的干燥成熟种子的粉末。对照药材购自中国药品生物制品检定所，批号：121024-200804。

仪器与试剂　F-7000 型荧光分光光度计（Hitachi），配备 1 cm 石英池、150 W 氙灯、290 nm 滤光片。仪器条件：波长范围，$E_x = 200 \sim 400$ nm、$E_m = 290 \sim 550$ nm；间隔，5 nm；扫描速度，1200 nm/min；狭缝，5.0 nm/5.0 nm；PMT 电压，700 V。甲醇（色谱纯），pH 8.3 NH_3-NH_4Cl 缓冲溶液，纯水。

样品提取液的制备　精密称取对照药材粉末 0.0500 g，置于 25 mL 容量瓶中，加入甲醇至刻度，摇动，放置 3 h。样品提取液浓度记为 2.0 mg/mL。

实验方法 1　取样品上清液 2.00 mL 于 10 mL 容量瓶，以水定容，摇匀。扫描三维荧光图谱。测量纯水在激发波长 350 nm 的拉曼散射强度 R，以 R 为步长绘制三维荧光图谱，如图 7.122 所示。

实验方法 2　取样品上清液 2.00 mL 于 10 mL 容量瓶，加入 NH_3-NH_4Cl 缓冲溶液，以水定容，摇匀，扫描三维荧光图谱。测量纯水在激发波长 350 nm 的拉曼散射强度 R，以 R 为步长绘制三维荧光图谱，如图 7.123 所示。

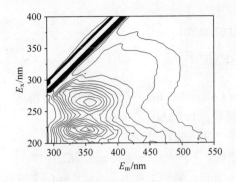

图 7.122　牵牛子水溶液三维荧光图谱

浓度：400 μg/mL，20%甲醇；步长：R

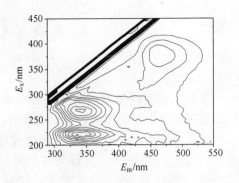

图 7.123　牵牛子碱性溶液三维荧光图谱

浓度：400 μg/mL，20%甲醇；pH 8.3；步长：R

芡实 Qianshi

EURYALES SEMEN

本品为睡莲科植物芡 *Euryale ferox* Salisb. 干燥成熟种仁的粉末。对照药材购自中国药品生物制品检定所，批号：121421-200501。

仪器与试剂　F-7000 型荧光分光光度计（Hitachi），配备 1 cm 石英池、150 W 氙灯、290 nm 滤光片。仪器条件：波长范围，$E_x = 200 \sim 400$ nm、$E_m = 290 \sim 500$ nm；间隔，5 nm；扫描速度，1200 nm/min；狭缝，5.0 nm/5.0 nm；PMT 电压，700 V。甲醇（色谱纯），纯水。

样品提取液的制备　精密称取对照药材粉末 0.0500 g，置于 25 mL 容量瓶中，加入甲醇至刻度，摇匀，放置 3 h。样品提取液浓度记为 2.0 mg/mL。

实验方法　取样品上清液 2.00 mL 于 10 mL 容量瓶，以水定容，摇匀，扫描三维荧光图谱。测量纯水在激发波长 350 nm 的拉曼散射强度 R，以 R 为步长绘制三维荧光图谱，如图 7.124所示。

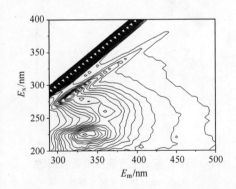

图 7.124　芡实水溶液三维荧光图谱

浓度：400 μg/mL，20%甲醇；步长：R

苘麻子 Qingmazi

ABUTILI SEMEN

本品为锦葵科植物苘麻 *Abutilon theophrasti* Medic. 干燥成熟种子的粉末。对照药材购自中国药品生物制品检定所，批号：121602-201001。

仪器与试剂　F-7000 型荧光分光光度计（Hitachi），配备 1 cm 石英池、150 W 氙灯、290 nm 滤光片。仪器条件：波长范围，$E_x = 200 \sim 350$ nm、$E_m = 300 \sim 450$ nm；间隔，5 nm；扫描速度，1200 nm/min；狭缝，5.0 nm/5.0 nm；PMT 电压，700 V。甲醇（色谱纯），0.1 mol/L NaOH 溶液，纯水。

样品提取液的制备　精密称取对照药材粉末 0.0100 g，置于 25 mL 容量瓶中，加入甲醇至刻度，摇匀，放置 3 h。样品提取液浓度记为 0.40 mg/mL。再稀释 10 倍，样品溶液浓度记为 0.040 mg/mL。

实验方法 1　取样品溶液 1.00 mL 于 10 mL 容量瓶，以水定容，摇匀，扫描三维荧光图谱。测量纯水在激发波长 350 nm 的拉曼散射强度 R，以 R 为步长绘制三维荧光图谱，如图 7.125 所示。

实验方法 2　取样品溶液 1.00 mL 于 10 mL 容量瓶，加入 1.0 mL NaOH 溶液，以水定容，摇匀，扫描三维荧光图谱。测量纯水在激发波长 350 nm 的拉曼散射强度 R，以 R 为步长绘制三维荧光图谱，如图 7.126 所示。

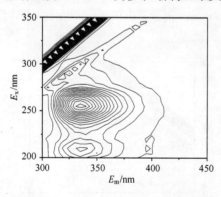

图 7.125　苘麻子水溶液三维荧光图谱
浓度：4 μg/mL，10%甲醇；步长：R

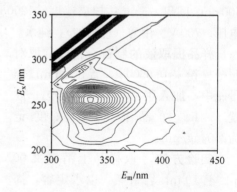

图 7.126　苘麻子碱性溶液三维荧光图谱
浓度：4.0 μg/mL，10%甲醇；pH 12.0；步长：R

肉豆蔻 Roudoukou

MYRISTICAE SEMEN

本品为肉豆蔻科植物肉豆蔻 *Myristica fragrans* Houtt. 的干燥种仁。对照药材购自中国药品生物制品检定所，批号：120926-200906。

仪器与试剂　F-7000 型荧光分光光度计（Hitachi），配备 1 cm 石英池、150 W 氙灯、290 nm 滤光片。仪器条件：波长范围，$E_x = 200 \sim 350$ nm、$E_m = 280 \sim 500$ nm；间隔，5 nm；扫描速度，1200 nm/min；狭缝，5.0 nm/5.0 nm；PMT 电压，700 V。甲醇（色谱纯），0.1 mol/L NaOH 溶液，纯水。

样品提取液的制备　精密称取对照药材粉末 0.0100 g，置于 25 mL 容量瓶中，加入甲醇至刻度，摇匀，放置 3 h。样品提取液浓度记为 0.40 mg/mL。

实验方法 1　取样品上清液 0.50 mL 于 10 mL 容量瓶，以水定容，摇匀，扫描三维荧光图谱。测量纯水在激发波长 350 nm 的拉曼散射强度 R，以 2R 为步长绘制三维荧光图谱，如图 7.127 所示。

实验方法 2　取样品上清液 0.50 mL 于 10 mL 容量瓶，加入 1.0 mL NaOH 溶液，以水定容，摇匀，扫描三维荧光图谱。测量纯水在激发波长 350 nm 的拉曼散射强度 R，以 2R 为步长绘制三维荧光图谱，如图 7.128 所示。

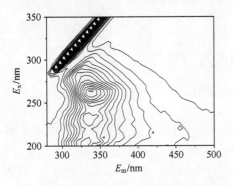

图 7.127　肉豆蔻水溶液三维荧光图谱
浓度：20 μg/mL，5%甲醇；步长：2R

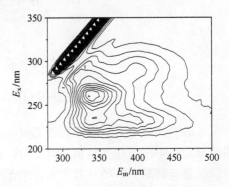

图 7.128　肉豆蔻碱性溶液三维荧光图谱
浓度：20 μg/mL，5%甲醇；pH 12.0；步长：2R

沙苑子 Shayuanzi

ASTRAGALI COMPLANATI SEMEN

本品为豆科植物扁茎黄芪 *Astragalus complanatus* R. Br. 干燥成熟种子的粉末。对照药材购自中国药品生物制品检定所，批号：121275-200301。

仪器与试剂　F-7000 型荧光分光光度计（Hitachi），配备 1 cm 石英池、150 W 氙灯、290 nm 滤光片。仪器条件：波长范围，$E_x = 200 \sim 400$ nm、$E_m = 290 \sim 500$ nm；间隔，5 nm；扫描速度，1200 nm/min；狭缝，5.0 nm/5.0 nm；PMT 电压，700 V。甲醇（色谱纯），纯水。

样品提取液的制备　精密称取对照药材粉末 0.0500 g，置于 25 mL 容量瓶

中，加入甲醇至刻度，摇匀，放置 3 h。样品提取液浓度记为 2.0 mg/mL。

　　实验方法　取样品上清液 2.00 mL 于 10 mL 容量瓶，以水定容，摇匀，扫描三维荧光图谱。测量纯水在激发波长 350 nm 的拉曼散射强度 R，以 R 为步长绘制三维荧光图谱，如图 7.129 所示。

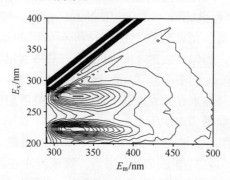

图 7.129　沙苑子水溶液三维荧光图谱

浓度：400 μg/mL，20%甲醇；步长：R

使君子 Shijunzi

QUISQUALIS SEMEN

　　本品为使君子科植物使君子 *Quisqualis indica* L. 干燥成熟种子的粉末。对照药材购自中国药品生物制品检定所，批号：121589-201001。

　　仪器与试剂　F-7000 型荧光分光光度计（Hitachi），配备 1 cm 石英池、150 W 氙灯、290 nm 滤光片。仪器条件：波长范围，$E_x = 200 \sim 400$ nm、$E_m = 290 \sim 550$ nm；间隔，5 nm；扫描速度，1200 nm/min；狭缝，5.0 nm/5.0 nm；PMT 电压，700 V。甲醇（色谱纯），0.1 mol/L NaOH 溶液，纯水。

　　样品提取液的制备　精密称取对照药材粉末 0.0500 g，置于 25 mL 容量瓶中，加入甲醇至刻度，摇匀，放置 3 h。样品提取液浓度记为 2.0 mg/mL。

　　实验方法 1　取样品上清液 1.00 mL 于 10 mL 容量瓶，以水定容，摇匀，扫描三维荧光图谱。测量纯水在激发波长 350 nm 的拉曼散射强度 R，以 R 为步长绘制三维荧光图谱，如图 7.130 所示。

　　实验方法 2　取样品上清液 1.00 mL 于 10 mL 容量瓶，加入 1.0 mL NaOH 溶液，以水定容，摇匀，扫描三维荧光图谱。测量纯水在激发波长 350 nm 的拉曼散射强度 R，以 R 为步长绘制三维荧光图谱，如图 7.131 所示。

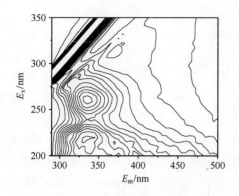

图 7.130　使君子水溶液三维荧光图谱
浓度：200 μg/mL，10%甲醇；步长：R

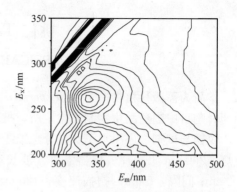

图 7.131　使君子碱性溶液三维荧光图谱
浓度：200 μg/mL，10%甲醇；pH 12.0；步长：R

酸枣仁 Suanzaoren

ZIZIPHI SPINOSAE SEMEN

本品为鼠李科植物酸枣 *Ziziphus jujuba* Mill. var. *spinosa*（Bunge）Hu ex H. F. Chou 干燥成熟种子的粉末。对照药材购自中国药品生物制品检定所，批号：121517-200702。

仪器与试剂　F-7000 型荧光分光光度计（Hitachi），配备 1 cm 石英池、150 W 氙灯、290 nm 滤光片。仪器条件：波长范围，$E_x = 200 \sim 400$ nm、$E_m = 290 \sim 550$ nm；间隔，5 nm；扫描速度，1200 nm/min；狭缝，5.0 nm/5.0 nm；PMT 电压，700 V。甲醇（色谱纯），纯水。

样品提取液的制备　精密称取对照药材粉末 0.0500 g，置于 25 mL 容量瓶中，加入甲醇至刻度，摇匀，放置 3 h。样品提取液浓度记为 2.0 mg/mL。

实验方法　取样品上清液 1.00 mL 于 10 mL 容量瓶，以水定容，摇匀，扫描三维荧光图谱。测量纯水在激发波长 350 nm 的拉曼散射强度 R，以 2R 为步长绘制三维荧光图谱，如图 7.132 所示。

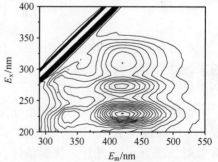

图 7.132　酸枣仁水溶液三维荧光图谱
浓度：200 μg/mL，10%甲醇；步长：2R

桃仁 Taoren

PERSICAE SEMEN

本品为蔷薇科植物桃 *Prunus persica*（L.）Batsch 干燥成熟种子的粉末。对照药材购自中国药品生物制品检定所，批号：0953-9903。

仪器与试剂　F-7000 型荧光分光光度计（Hitachi），配备 1 cm 石英池、150 W 氙灯、290 nm 滤光片。仪器条件：波长范围，$E_x = 200 \sim 400$ nm、$E_m = 290 \sim 500$ nm；间隔，5 nm；扫描速度，1200 nm/min；狭缝，5.0 nm/5.0 nm；PMT 电压，700 V。甲醇（色谱纯），纯水。

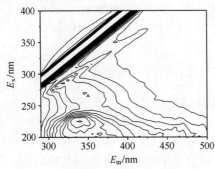

图 7.133　桃仁水溶液三维荧光图谱
浓度：100 μg/mL，10% 甲醇；步长：R

样品提取液的制备　精密称取对照药材粉末 0.0250 g，置于 25 mL 容量瓶中，加入甲醇至刻度，摇匀，放置 3 h。样品提取液浓度记为 1.0 mg/mL。

实验方法　取样品上清液 1.00 mL 于 10 mL 容量瓶，以水定容，摇匀，扫描三维荧光图谱。测量纯水在激发波长 350 nm 的拉曼散射强度 R，以 R 为步长绘制三维荧光图谱，如图 7.133 所示。

桃仁（山桃）Taoren

PERSICAE SEMEN

本品为蔷薇科植物山桃 *Prusua davidiana*（Carr.）Franch. 干燥成熟种子的粉末。对照药材购自中国药品生物制品检定所，批号：121560-200601。

仪器与试剂　F-7000 型荧光分光光度计（Hitachi），配备 1 cm 石英池、150 W 氙灯、290 nm 滤光片。仪器条件：波长范围，$E_x = 200 \sim 400$ nm、$E_m = 290 \sim 500$ nm；间隔，5 nm；扫描速度，1200 nm/min；狭缝，5.0 nm/5.0 nm；PMT 电压，700 V。甲醇（色谱纯），纯水。

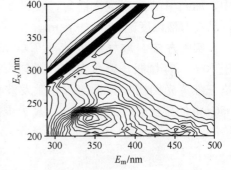

图 7.134　山桃仁水溶液三维荧光图谱
浓度：200 μg/mL，10% 甲醇；步长：R

样品提取液的制备　精密称取对照药材粉末 0.0500 g，置于 25 mL 容量瓶中，加入甲醇至刻度，摇匀，放置 3 h。样品提取液浓度记为 2.0 mg/mL。

实验方法　取样品上清液 1.00 mL 于 10 mL 容量瓶，以水定容，摇匀，扫描三维荧光图谱。测量纯水在激发波长 350 nm 的拉曼散射强度 R，以 R 为步长绘制三维荧光图谱，如图 7.134 所示。

王不留行 Wangbuliuxing

VACCARIAE SEMEN

本品为石竹科植物麦蓝菜 *Vaccaria segetalis*（Neck.）Garcke 干燥成熟种子的粉末。对照药材购自中国药品生物制品检定所，批号：121094-200302。

仪器与试剂　F-7000 型荧光分光光度计（Hitachi），配备 1 cm 石英池、150 W 氙灯、290 nm 滤光片。仪器条件：波长范围，$E_x = 200 \sim 350$ nm、$E_m = 290 \sim 450$ nm；间隔，5 nm；扫描速度，1200 nm/min；狭缝，5.0 nm/5.0 nm；PMT 电压，700 V。甲醇（色谱纯），纯水。

样品提取液的制备　精密称取对照药材粉末 0.0300 g，置于 25 mL 容量瓶中，加入甲醇至刻度，摇匀，放置 3 h。样品提取液浓度记为 1.2 mg/mL。

实验方法　取样品上清液 1.00 mL 于 10 mL 容量瓶，以水定容，摇匀，扫描三维荧光图谱。测量纯水在激发波长 350 nm 的拉曼散射强度 R，以 $2R$ 为步长绘制三维荧光图谱，如图 7.135 所示。

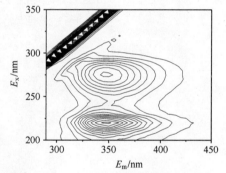

图 7.135　王不留行水溶液三维荧光图谱
浓度：120 μg/mL，10%甲醇；步长：2R

相思子 Xiangsizi

ABRI SEMEN

本品为豆科科植物相思子 *Abrus precatorius* L. 的成熟干燥种子。对照药材购自中国药品生物制品检定所，批号：960-200203。

仪器与试剂　F-7000 型荧光分光光度计（Hitachi），配备 1 cm 石英池、150 W 氙灯、290 nm 滤光片。仪器条件：波长范围，$E_x = 200 \sim 350$ nm、$E_m = 290 \sim 450$ nm；间隔，5 nm；扫描速度，1200 nm/min；狭缝，5.0 nm/5.0 nm；PMT 电压，700 V。甲醇（色谱纯），纯水。

　　样品提取液的制备　精密称取对照药材粉末 0.0250 g，置于 25 mL 容量瓶中，加入甲醇至刻度，摇匀，放置 3 h。样品提取液浓度记为 1.0 mg/mL。

　　实验方法　取样品上清液 0.50 mL 于 10 mL 容量瓶，以水定容，摇匀，扫描三维荧光图谱。测量纯水在激发波长 350 nm 的拉曼散射强度 R，以 $4R$ 为步长绘制三维荧光图谱，如图 7.136 所示。

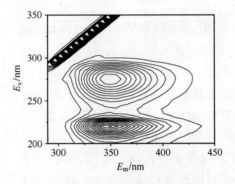

图 7.136　相思子水溶液三维荧光图谱

浓度：50 μg/mL，5% 甲醇；步长：$4R$

第八章 全草类中药

全草（herba）类中药大多数为干燥的草本植物的地上部分，也有少数带有根及根茎，或小灌木草质茎的枝梢。由于此类药材主要是由草本植物的全株或地上的某些器官直接干燥而成，因此，依靠原植物各器官（如根、茎、叶、花、果实、种子等）的性状特征进行鉴定甚为重要，三维荧光图谱可以作为辅助手段。

矮地茶 Aidicha

ARDISIAE JAPONICAE HERBA

本品为紫金牛科植物紫金牛 *Ardisia japonica*（Thunb.）Blume 的干燥全草。对照药材购自中国药品生物制品检定所，批号：121213-0101。

仪器与试剂 F-7000 型荧光分光光度计（Hitachi），配备 1 cm 石英池、150 W 氙灯、290 nm 滤片。仪器条件：波长范围，$E_x = 200 \sim 350$ nm、$E_m = 290 \sim 500$ nm；间隔，5 nm；扫描速度，1200 nm/min；狭缝，5.0 nm/5.0 nm；PMT 电压，700 V。甲醇（色谱纯），纯水。

样品提取液的制备 精密称取对照药材粉末 0.0400 g，置于 25 mL 容量瓶中，加入甲醇至刻度，摇匀，放置 3 h。样品提取液浓度记为 1.6 mg/mL。

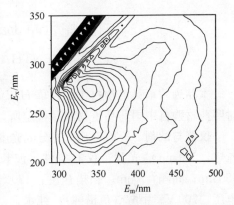

图 8.1 矮地茶水溶液三维荧光图谱
浓度：320 μg/mL，20%甲醇；步长：0.5R

实验方法 取样品上清液 2.00 mL 于 10 mL 容量瓶，以水定容，摇匀，扫描三维荧光图谱。测量纯水在激发波长 350 nm 的拉曼散射强度 R，以 0.5R 为步长绘制三维荧光图谱，如图 8.1 所示。

白花丹 Baihuadan

PLUMBAGINIS ZEYLANICAE HERBA

本品为蓝雪科植物白花丹 *Plumbago zeylanica* Linn. 干燥全草的粉末。对照药材购自中国药品生物制品检定所，批号：121370-200401。

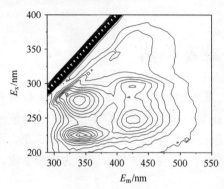

图 8.2　白花丹水溶液三维荧光图谱
浓度：400 μg/mL，20%甲醇；步长：R

仪器与试剂　F-7000 型荧光分光光度计（Hitachi），配备 1 cm 石英池、150 W 氙灯、290 nm 滤光片。仪器条件：波长范围，$E_x=200\sim400$ nm、$E_m=290\sim550$ nm；间隔，5 nm；扫描速度，1200 nm/min；狭缝，5.0 nm/5.0 nm；PMT 电压，700 V。甲醇（色谱纯），纯水。

样品提取液的制备　精密称取对照药材粉末 0.0500 g，置于 25 mL 容量瓶中，加入甲醇至刻度，摇匀，放置 3 h。样品提取液浓度记为 2.0 mg/mL。

实验方法　取样品上清液 2.00 mL 于 10 mL 容量瓶，以水定容，摇匀，扫描三维荧光图谱。测量纯水在激发波长 350 nm 的拉曼散射强度 R，以 R 为步长绘制三维荧光图谱，如图 8.2 所示。

白花蛇舌草 Baihuasheshecao

MENTHAE HERBA

本品为茜草科植物白花蛇舌草 *Hedyotis diffusa* Willd. 的干燥全草的粉末。对照药材购自中国药品生物制品检定所，批号：121183-200402。

仪器与试剂　F-7000 型荧光分光光度计（Hitachi），配备 1 cm 石英池、150 W 氙灯、290 nm 滤光片。仪器条件：波长范围，$E_x=200\sim400$ nm、$E_m=290\sim550$ nm；间隔，5 nm；扫描速度，1200 nm/min；狭缝，5.0 nm/5.0 nm；PMT 电压，700 V。甲醇（色谱纯），纯水。

样品提取液的制备　精密称取对照药材粉末 0.0500 g，置于 25 mL 容量瓶中，加入甲醇至刻度，摇匀，放置 3 h。样品提取液浓度记为 2.0 mg/mL。

实验方法　取样品上清液 2.00 mL 于 10 mL 容量瓶，以水定容，摇匀，扫描三维荧光图谱。测量纯水在激发波长 350 nm 的拉曼散射强度 R，以 0.5R 为步长绘制三维荧光图谱，如图 8.3 所示。

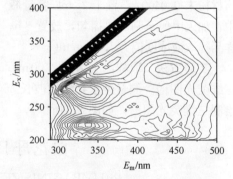

图 8.3　白花蛇舌草水溶液三维荧光图谱
浓度：400 μg/mL，20%甲醇；步长：0.5R

白屈菜 Baiqucai

CHELIDONII HERBA

本品为罂粟科植物白屈菜 *Chelidonium majus* L. 的干燥全草。对照药材购自中国药品生物制品检定所，批号：121143-200302。

仪器与试剂　F-7000 型荧光分光光度计（Hitachi），配备 1 cm 石英池、150 W 氙灯、290 nm 滤光片。仪器条件：波长范围，$E_x = 200 \sim 400$ nm、$E_m = 290 \sim 550$ nm；间隔，5 nm；扫描速度，1200 nm/min；狭缝，5.0 nm/5.0 nm；PMT 电压，700 V。甲醇（色谱纯），纯水。

样品提取液的制备　精密称取对照药材粉末 0.0500 g，置于 25 mL 容量瓶中，加入甲醇至刻度，摇匀，放置 3 h。样品提取液浓度记为 2.0 mg/mL。

实验方法　取样品上清液 2.00 mL 于 10 mL 容量瓶，以水定容，摇匀，扫描三维荧光图谱。测量纯水在激发波长 350 nm 的拉曼散射强度 R，以 $0.5R$ 为步长绘制三维荧光图谱，如图 8.4 所示。

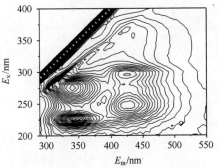

图 8.4　白屈菜水溶液三维荧光图谱
浓度：400 μg/mL，20% 甲醇；步长：0.5R

白英 Baiying

SOLANI LYRATI HERBA

本品为茄科植物白英 *Solanum lyratum* Thunb. 的干燥全草。对照药材购自中国食品药品检定研究院，批号：121316-2010003。

仪器与试剂　F-7000 型荧光分光光度计（Hitachi），配备 1 cm 石英池、150 W 氙灯、290 nm 滤光片。仪器条件：波长范围，$E_x = 200 \sim 400$ nm、$E_m = 300 \sim 500$ nm；间隔，5 nm；扫描速度，1200 nm/min；狭缝，5.0 nm/5.0 nm；PMT 电压，700 V。甲醇（色谱纯），0.025 mol/L 溴化十六烷基三甲铵（CTAB）溶液，纯水。

样品提取液的制备　精密称取对照药材粉末 0.0500 g，置于 25 mL 容量瓶中，加入甲醇至刻度，摇匀，放置 3 h。样品提取液浓度记为 2.0 mg/mL。

实验方法 1　取样品上清液 2.00 mL 于 10 mL 容量瓶，以水定容，摇匀，扫描三维荧光图谱。测量纯水在激发波长 350 nm 的拉曼散射强度 R，以 R 为步长

绘制三维荧光图谱，如图 8.5 所示。

实验方法 2 取样品上清液 2.00 mL 于 10 mL 容量瓶，加入 1.0 mL CTAB 溶液，以水定容，摇匀，扫描三维荧光图谱。测量纯水在激发波长 350 nm 的拉曼散射强度 R，以 R 为步长绘制三维荧光图谱，如图 8.6 所示。

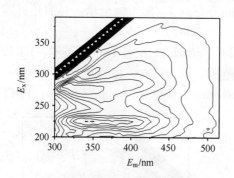

图 8.5　白英水溶液三维荧光图谱

浓度：400 $\mu g/mL$，20%甲醇；步长：R

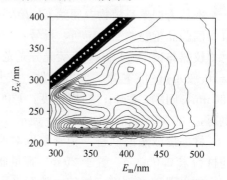

图 8.6　白英-CTAB溶液三维荧光图谱

浓度：400 $\mu g/mL$，20%甲醇，

0.0025 mol/L CTAB；步长：R

百蕊草 Bairuicao

THESII HERBA

本品为檀香科植物百蕊草 *Thesium chinense* Turcz. 的干燥全草的粉末。对照药材购自中国药品生物制品检定所，批号：1166-200001。

仪器与试剂 F-7000 型荧光分光光度计（Hitachi），配备 1 cm 石英池、150 W 氙灯、290 nm 滤光片。仪器条件：波长范围，$E_x = 200 \sim 400$ nm、$E_m = 290 \sim 500$ nm；间隔，5 nm；扫描速度，1200 nm/min；狭缝，5.0 nm/5.0 nm；PMT 电压，700 V。甲醇（色谱纯），纯水。

样品提取液的制备 精密称取对照药材粉末 0.0450 g，置于 25 mL 容量瓶中，加入甲醇至刻度，摇匀，放置 3 h。样品提取液浓度记为 1.8 mg/mL。

实验方法 取样品上清液 2.00 mL 于 10 mL 容量瓶，以水定容，摇匀，扫描三维荧光图谱。测量纯水在激发波长

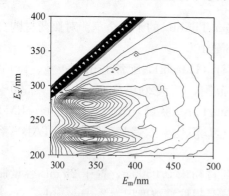

图 8.7　百蕊草水溶液三维荧光图谱

浓度：360 $\mu g/mL$，20%甲醇；步长：R

350 nm 的拉曼散射强度 R，以 R 为步长绘制三维荧光图谱，如图 8.7 所示。

半边莲 Banbianlian

LOBELIAE CHINENSIS HERBA

本品为桔梗科植物半边莲 *Lobelia chinensis* Lour. 的干燥全草。对照药材购自中国药品生物制品检定所，批号：1142-200001。

仪器与试剂　F-7000 型荧光分光光度计（Hitachi），配备 1 cm 石英池、150 W 氙灯、290 nm 滤光片。仪器条件：波长范围，$E_x = 200 \sim 400$ nm、$E_m = 290 \sim$ 500 nm；间隔，5 nm；扫描速度，1200 nm/min；狭缝，5.0 nm/5.0 nm；PMT 电压，700 V。甲醇（色谱纯），纯水。

样品提取液的制备　精密称取对照药材粉末 0.0500 g，置于 25 mL 容量瓶中，加入甲醇至刻度，摇匀，放置 3 h。样品提取液浓度记为 2.0 mg/mL。

实验方法　取样品上清液 2.00 mL 于 10 mL 容量瓶，以水定容，摇匀，扫描三维荧光图谱。测量纯水在激发波长 350 nm 的拉曼散射强度 R，以 0.5R 为步长绘制三维荧光图谱，如图 8.8 所示。

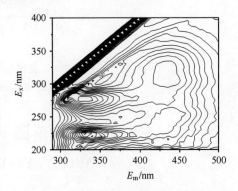

图 8.8　半边莲水溶液三维荧光图谱
浓度：400 μg/mL，20% 甲醇；步长：0.5R

半支莲 Banzhilian

SCUTELLARIAE BARBATAE HERBA

本品为唇形科植物半支莲 *Scutellaria barbata* D. Don 的干燥全草的粉末。对照药材购自中国药品生物制品检定所，批号：121293-200301。

仪器与试剂　F-7000 型荧光分光光度计（Hitachi），配备 1 cm 石英池、150 W 氙灯、290 nm 滤光片。仪器条件：波长范围，$E_x = 200 \sim 400$ nm、$E_m = 290 \sim$ 550 nm；间隔，5 nm；扫描速度，1200 nm/min；狭缝，5.0 nm/5.0 nm；PMT 电压，700 V。甲醇（色谱纯），纯水。

样品提取液的制备　精密称取对照药材粉末 0.0500 g，置于 25 mL 容量瓶中，加入甲醇至刻度，摇匀，放置 3 h。样品提取液浓度记为 2.0 mg/mL。

实验方法　取样品上清液 2.00 mL 于 10 mL 容量瓶，以水定容，摇匀，扫描三维荧光图谱。测量纯水在激发波长 350 nm 的拉曼散射强度 R，以 $0.5R$ 为步长绘制三维荧光图谱，如图 8.9 所示。

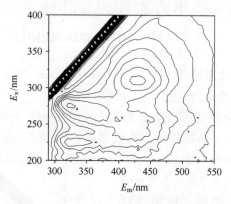

图 8.9　半支莲水溶液三维荧光图谱

浓度：400 μg/mL，20%甲醇；步长：$0.5R$

博落回 Boluohui

MACLEAYA CORDATA HERBA

本品为罂粟科植物博落回 *Macleaya cordata*（Willd.）R. Br. 的干燥全草。对照药材购自中国药品生物制品检定所，批号：1267-0301。

仪器与试剂　F-7000 型荧光分光光度计（Hitachi），配备 1 cm 石英池、150 W 氙灯、290 nm 滤光片。仪器条件：波长范围，$E_x = 200 \sim 400$ nm、$E_m = 290 \sim 600$ nm；间隔，5 nm；扫描速度，1200 nm/min；狭缝，5.0 nm/5.0 nm；PMT 电压，700 V。甲醇（色谱纯），纯水。

样品提取液的制备　精密称取对照药材粉末 0.0200 g，置于 25 mL 容量瓶中，加入甲醇至刻度，摇匀，放置 3 h。样品提取液浓度记为 0.80 mg/mL。

实验方法　取样品上清液 1.00 mL 于 10 mL 容量瓶，以水定容，摇匀，扫描三维荧光图谱。测量纯水在激发波长 350 nm 的拉曼散射强度 R，以 R 为步长绘制三维荧光图谱，如图 8.10 所示。

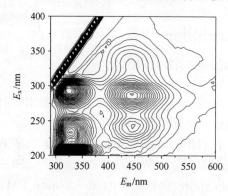

图 8.10　博落回水溶液三维荧光图谱

浓度：80 μg/mL，10%甲醇；步长：R

薄荷 Bohe

MENTHAE HAPLOCALYCIS HERBA

本品为唇形科植物薄荷 *Mentha haplocalyx* Briq. 的干燥地上部分的粉末。对照药材购自中国药品生物制品检定所，批号：120916-200407。

仪器与试剂 F-7000 型荧光分光光度计（Hitachi），配备 1 cm 石英池、150 W 氙灯、290 nm 滤光片。仪器条件：波长范围，$E_x = 200 \sim 400$ nm、$E_m = 290 \sim 550$ nm；间隔，5 nm；扫描速度，1200 nm/min；狭缝，5.0 nm/5.0 nm；PMT 电压，700 V。甲醇（色谱纯），纯水。

样品提取液的制备 精密称取对照药材粉末 0.0500 g，置于 25 mL 容量瓶中，加入甲醇至刻度，摇匀，放置 3 h。样品提取液浓度记为 2.0 mg/mL。

实验方法 取样品上清液 2.00 mL 于 10 mL 容量瓶，以水定容，摇匀，扫描三维荧光图谱。测量纯水在激发波长 350 nm 的拉曼散射强度 R，以 R 为步长绘制三维荧光图谱，如图 8.11 所示。

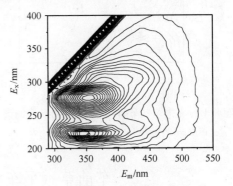

图 8.11 薄荷水溶液三维荧光图谱
浓度：400 μg/mL，20%甲醇；步长：R

车前草（车前）Cheqiancao

PLANTAGINIS HERBA

本品为车前科植物车前 *Plantago asiatica* L. 干燥全草的粉末。对照药材购自中国药品生物制品检定所，批号：121543-200501。

仪器与试剂 F-7000 型荧光分光光度计（Hitachi），配备 1 cm 石英池、150 W 氙灯、290 nm 滤光片。仪器条件：波长范围，$E_x = 200 \sim 350$ nm、$E_m = 290 \sim 550$ nm；间隔，5 nm；扫描速度，1200 nm/min；狭缝，5.0 nm/5.0 nm；PMT 电压，700 V。甲醇（色谱纯），0.1 mol/L NaOH 溶液，纯水。

样品提取液的制备 精密称取对照药材粉末 0.0500 g，置于 25 mL 容量瓶中，加入甲醇至刻度，摇动，放置 3 h。样品提取液浓度记为 2.0 mg/mL。

实验方法 1 取样品上清液 2.00 mL 于 10 mL 容量瓶，以水定容，摇匀，扫描三维荧光图谱。测量纯水在激发波长 350 nm 的拉曼散射强度 R，以 R 为步长

绘制三维荧光图谱，如图 8.12 所示。

实验方法 2　取样品上清液 2.00 mL 于 10 mL 容量瓶，加入 1.0 mL NaOH 溶液，以水定容，摇匀，扫描三维荧光图谱。测量纯水在激发波长 350 nm 的拉曼散射强度 R，以 R 为步长绘制三维荧光图谱，如图 8.13 所示。

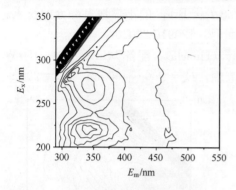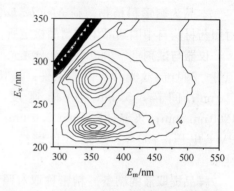

图 8.12　车前草（车前）水溶液三维荧光图谱　　图 8.13　车前草（车前）碱性溶液三维荧光图谱

浓度：400 μg/mL，20％甲醇；步长：R　　　　　　浓度：400 μg/mL，20％甲醇；pH 12.0；步长：R

车前草（平车前）Cheqiancao

PLANTAGINIS HERBA

本品为车前科植物平车前 *Plantago depressa* willd. 干燥全草的粉末。对照药材购自中国药品生物制品检定所，批号：121387-200802。

仪器与试剂　F-7000 型荧光分光光度计（Hitachi），配备 1 cm 石英池、150 W 氙灯、290 nm 滤光片。仪器条件：波长范围，$E_x = 200 \sim 400$ nm、$E_m = 290 \sim 550$ nm；间隔，5 nm；扫描速度，1200 nm/min；狭缝，5.0 nm/5.0 nm；PMT 电压，700 V。甲醇（色谱纯），0.1 mol/L NaOH 溶液，纯水。

样品提取液的制备　精密称取对照药材粉末 0.0500 g，置于 25 mL 容量瓶中，加入甲醇至刻度，摇动，放置 3 h。样品提取液浓度记为 2.0 mg/mL。

实验方法 1　取样品上清液 2.00 mL 于 10 mL 容量瓶，以水定容，摇匀，扫描三维荧光图谱。测量纯水在激发波长 350 nm 的拉曼散射强度 R，以 R 为步长绘制三维荧光图谱，如图 8.14 所示。

实验方法 2　取样品上清液 2.00 mL 于 10 mL 容量瓶，加入 1.0 mL NaOH 溶液，以水定容，摇匀，扫描三维荧光图谱。测量纯水在激发波长 350 nm 的拉曼散射强度 R，以 R 为步长绘制三维荧光图谱，如图 8.15 所示。

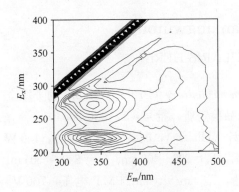

图 8.14 车前草（平车前）
水溶液三维荧光图谱

浓度：400 μg/mL，20%甲醇；步长：R

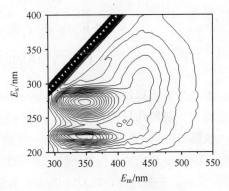

图 8.15 车前草（平车前）
碱性溶液三维荧光图谱

浓度：400 μg/mL，20%甲醇；pH 12.0；步长：R

穿心莲 Chuanxinlian

ANDROGRAPHIS HERBA

本品为爵床科植物穿心莲 *Andrographis paniculata*（Burm. f.）Nees 干燥地上部分的粉末。对照药材购自中国药品生物制品检定所，批号：121082-200302。

仪器与试剂 F-7000 型荧光分光光度计（Hitachi），配备 1 cm 石英池、150 W 氙灯、290 nm 滤光片。仪器条件：波长范围，$E_x = 200 \sim 400$ nm、$E_m = 290 \sim 550$ nm；间隔，5 nm；扫描速度，1200 nm/min；狭缝，5.0 nm/5.0 nm；PMT 电压，700 V。甲醇（色谱纯），纯水。

样品提取液的制备 精密称取对照药材粉末 0.0500 g，置于 25 mL 容量瓶中，加入甲醇至刻度，摇匀，放置 3 h。样品提取液浓度记为 2.0 mg/mL。

实验方法 取样品上清液 2.00 mL 于 10 mL 容量瓶，以水定容，摇匀，扫描三维荧光图谱。测量纯水在激发波长 350 nm 的拉曼散射强度 R，以 R 为步长绘制三维荧光图谱，如图 8.16 所示。

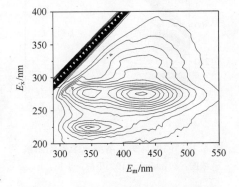

图 8.16 穿心莲水溶液三维荧光图谱

浓度：400 μg/mL，20%甲醇；步长：R

船形乌头 Chuanxingwutou

ACONITI NAVICULARIS HERBA

本品为毛茛科植物船盔乌头 *Aconitum naviculare*（Brubl.）Stapf. 的干燥全草的粉末。对照药材购自中国药品生物制品检定所，批号：121236-200401。

仪器与试剂 F-7000 型荧光分光光度计（Hitachi），配备 1 cm 石英池、150 W 氙灯、290 nm 滤光片。仪器条件：波长范围，E_x＝200～400 nm、E_m＝290～550 nm；间隔，5 nm；扫描速度，1200 nm/min；狭缝，5.0 nm/5.0 nm；PMT 电压，700 V。甲醇（色谱纯），0.1 mol/L NaOH 溶液，纯水。

样品提取液的制备 精密称取对照药材粉末 0.0200 g，置于 25 mL 容量瓶中，加入甲醇至刻度，摇动，放置 3 h。样品提取液浓度记为 0.80 mg/mL。

实验方法 1 取样品上清液 1.00 mL 于 10 mL 容量瓶，以水定容，摇匀，扫描三维荧光图谱。测量纯水在激发波长 350 nm 的拉曼散射强度 R，以 R 为步长绘制三维荧光图谱，如图 8.17 所示。

实验方法 2 取样品上清液 1.00 mL 于 10 mL 容量瓶，加入 1.0 mL NaOH 溶液，以水定容，摇匀，扫描三维荧光图谱。测量纯水在激发波长 350 nm 的拉曼散射强度 R，以 R 为步长绘制三维荧光图谱，如图 8.18 所示。

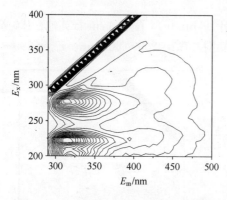 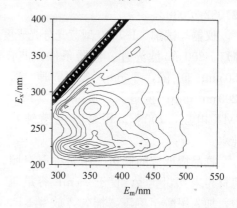

图 8.17　船形乌头水溶液三维荧光图谱
浓度：80 μg/mL，10%甲醇；步长：R

图 8.18　船形乌头碱性溶液三维荧光图谱
浓度：80 μg/mL，10%甲醇；pH 12.0；步长：R

垂盆草 Chuipencao

SEDI HERBA

本品为景天科植物垂盆草 *Sedum sarmentosum* Bunge 的干燥粉末。对照药材购自中国药品生物制品检定所，批号：121434-200501。

仪器与试剂　F-7000 型荧光分光光度计（Hitachi），配备 1 cm 石英池、150 W
氙灯、290 nm 滤光片。仪器条件：波长范围，$E_x = 200 \sim 400$ nm、$E_m = 290 \sim$

500 nm；间隔，5 nm；扫描速度，
1200 nm/min；狭缝，5.0 nm/5.0 nm；
PMT 电压，700 V。甲醇（色谱纯），
纯水。

样品提取液的制备　精密称取对
照药材粉末 0.0500 g，置于 25 mL 容量
瓶中，加入甲醇至刻度，摇匀，放置
3 h。样品提取液浓度记为 2.0 mg/mL。

实验方法　取样品上清液 2.00 mL
于 10 mL 容量瓶，以水定容，摇匀，扫
描三维荧光图谱。测量纯水在激发波长

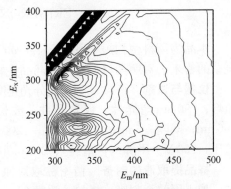

图 8.19　垂盆草水溶液三维荧光图谱
浓度：400 μg/mL，20%甲醇；步长：0.5R

350 nm 的拉曼散射强度 R，以 0.5R 为步长绘制三维荧光图谱，如图 8.19所示。

灯心草 Dengxincao

JUNCI MEDULLA

本品为灯心草科植物灯心草 *Juncus effusus* L. 干燥茎髓的粉末。对照药材
购自中国药品生物制品检定所，批号：121463-200501。

仪器与试剂　F-7000 型荧光分光光度计（Hitachi），配备 1 cm 石英池、150 W

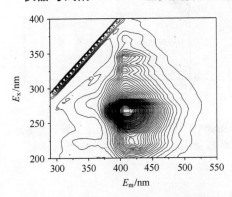

图 8.20　灯心草水溶液三维荧光图谱
浓度：80 μg/mL，10%甲醇；步长：2R

氙灯、290 nm 滤光片。仪器条件：波长
范围，$E_x = 200 \sim 400$ nm、$E_m = 290 \sim$
550 nm；间隔，5 nm；扫描速度，
1200 nm/min；狭缝，5.0 nm/5.0 nm；
PMT 电压，700 V。甲醇（色谱纯），
纯水。

样品提取液的制备　精密称取对照
药材粉末 0.0200 g，置于 25 mL 容量瓶
中，加入甲醇至刻度，摇匀，放置 3 h。
样品提取液浓度记为 0.80 mg/mL。

实验方法　取样品上清液 1.00 mL
于 10 mL 容量瓶，以水定容，摇匀，扫

描三维荧光图谱。测量纯水在激发波长 350 nm 的拉曼散射强度 R，以 2R 为步长

绘制三维荧光图谱，如图 8.20 所示。

灯盏细辛 Dengzhanxixin

ERIGERONTIS HERBA

本品为菊科植物短葶飞蓬 *Erigeron breviscapus*（Vant.）Hand.-Mazz. 干燥全草的粉末。对照药材购自中国药品生物制品检定所，批号：121269-201002。

仪器与试剂　F-7000 型荧光分光光度计（Hitachi），配备 1 cm 石英池、150 W 氙灯、290 nm 滤光片。仪器条件：波长范围，$E_x = 200 \sim 400$ nm、$E_m = 300 \sim 550$ nm；间隔，5 nm；扫描速度，1200 nm/min；狭缝，5.0 nm/5.0 nm；PMT 电压，700 V。甲醇（色谱纯），0.1 mol/L NaOH 溶液，纯水。

样品提取液的制备　精密称取对照药材粉末 0.0250 g，置于 25 mL 容量瓶中，加入甲醇至刻度，摇匀，放置 3 h。样品提取液浓度记为 1.0 mg/mL。

实验方法 1　取样品上清液 2.00 mL 于 10 mL 容量瓶，以水定容，摇匀，扫描三维荧光图谱。测量纯水在激发波长 350 nm 的拉曼散射强度 R，以 R 为步长绘制三维荧光图谱，如图 8.21 所示。

实验方法 2　取样品上清液 2.00 mL 于 10 mL 容量瓶，加入 1.0 mL NaOH 溶液，以水定容，摇匀，扫描三维荧光图谱。测量纯水在激发波长 350 nm 的拉曼散射强度 R，以 R 为步长绘制三维荧光图谱，如图 8.22 所示。

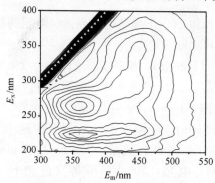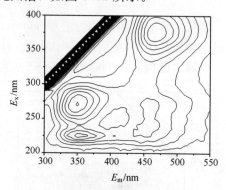

图 8.21　灯盏细辛水溶液三维荧光图谱　　　图 8.22　灯盏细辛碱性溶液三维荧光图谱
　浓度：200 μg/mL，20% 甲醇；步长：R　　　浓度：200 μg/mL，20% 甲醇；pH 12.0；步长：R

地耳草 Diercao

HYPERICI JAPONICI HERBA

本品为藤黄科植物地耳草 *Hypericum japonicum* Thunb. 干燥全草的粉末。

对照药材购自中国药品生物制品检定所，批号：121468-200401。

仪器与试剂　F-7000 型荧光分光光度计（Hitachi），配备 1 cm 石英池、150 W 氙灯、290 nm 滤光片。仪器条件：波长范围，$E_x = 200 \sim 400$ nm、$E_m = 290 \sim 500$ nm；间隔，5 nm；扫描速度，1200 nm/min；狭缝，5.0 nm/5.0 nm；PMT 电压，700 V。甲醇（色谱纯），纯水。

样品提取液的制备　精密称取对照药材粉末 0.0400 g，置于 25 mL 容量瓶中，加入甲醇至刻度，摇匀，放置 3 h。样品提取液浓度记为 1.6 mg/mL。

实验方法　取样品上清液 2.00 mL 于 10 mL 容量瓶，以水定容，摇匀，扫描三维荧光图谱。测量纯水在激发波长 350 nm 的拉曼散射强度 R，以 R 为步长绘制三维荧光图谱，如图 8.23 所示。

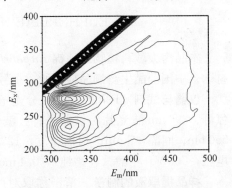

图 8.23　地耳草水溶液三维荧光图谱
浓度：320 μg/mL，20% 甲醇；步长：R

地瓜藤 Diguateng

FICAE HERBA

本品为桑科植物地瓜 *Ficus tikoua* Bur. 干燥全草的粉末。对照药材购自中国药品生物制品检定所，批号：121315-200301。

仪器与试剂　F-7000 型荧光分光光度计（Hitachi），配备 1 cm 石英池、150 W 氙灯、290 nm 滤光片。仪器条件：波长范围，$E_x = 200 \sim 350$ nm、$E_m = 290 \sim 450$ nm；间隔，5 nm；扫描速度，1200 nm/min；狭缝，5.0 nm/5.0 nm；PMT 电压，700 V。甲醇（色谱纯），纯水。

样品提取液的制备　精密称取对照药材粉末 0.0200 g，置于 25 mL 容量瓶中，加入甲醇至刻度，摇匀，放置 3 h。样品提取液浓度记为 0.80 mg/mL。

实验方法　取样品上清液 1.00 mL 于 10 mL 容量瓶，以水定容，摇匀，扫描三维荧光图谱。测量纯水在激发波长 350 nm 的拉曼散射强度 R，以 R 为步长绘制三维荧光图谱，如图 8.24 所示。

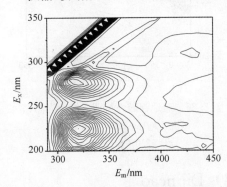

图 8.24　地瓜藤水溶液三维荧光图谱
浓度：80 μg/mL，10% 甲醇；步长：R

地锦草（斑地锦）Dijincao

EUPHORBIAE HUMIFUSAE HERBA

本品为大戟科植物斑地锦 *Euphorbia maculata* L. 干燥全草的粉末。对照药材购自中国药品生物制品检定所，批号：121552-200501。

仪器与试剂 F-7000 型荧光分光光度计（Hitachi），配备 1 cm 石英池、150 W 氙灯、290 nm 滤光片。仪器条件：波长范围，$E_x = 200 \sim 450$ nm、$E_m = 290 \sim 550$ nm；间隔，5 nm；扫描速度，1200 nm/min；狭缝，5.0 nm/5.0 nm；PMT 电压，700 V。甲醇（色谱纯），0.1 mol/L NaOH 溶液，纯水。

样品提取液的制备 精密称取对照药材粉末 0.0500 g，置于 25 mL 容量瓶中，加入甲醇至刻度，摇动，放置 3 h。样品提取液浓度记为 2.0 mg/mL。

实验方法 1 取样品上清液 2.00 mL 于 10 mL 容量瓶，以水定容，摇匀，扫描三维荧光图谱。测量纯水在激发波长 350 nm 的拉曼散射强度 R，以 0.5R 为步长绘制三维荧光图谱，如图 8.25 所示。

实验方法 2 取样品上清液 2.00 mL 于 10 mL 容量瓶，加入 1.0 mL NaOH 溶液，以水定容，摇匀，扫描三维荧光图谱。测量纯水在激发波长 350 nm 的拉曼散射强度 R，以 0.5R 为步长绘制三维荧光图谱，如图 8.26 所示。

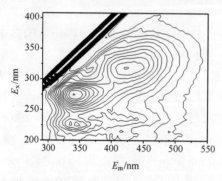
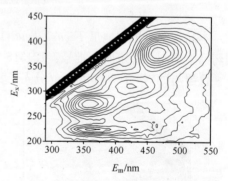

图 8.25　斑地锦水溶液三维荧光图谱　　　图 8.26　斑地锦碱性溶液三维荧光图谱
浓度：400 μg/mL，20%甲醇；步长：0.5R　　　浓度：400 μg/mL，20%甲醇；
　　　　　　　　　　　　　　　　　　　　　　pH 12.0；步长：0.5R

地锦草（地锦）Dijincao

EUPHORBIAE HUMIFUSAE HERBA

本品为大戟科植物地锦 *Euphorbia humifusa* Willd. 干燥全草的粉末。对照药材购自中国药品生物制品检定所，批号：121167-200502。

仪器与试剂 F-7000 型荧光分光光度计（Hitachi），配备 1 cm 石英池、150 W 氙灯、290 nm 滤光片。仪器条件：波长范围，$E_x = 200 \sim 450$ nm、$E_m = 290 \sim 550$ nm；间隔，5 nm；扫描速度，1200 nm/min；狭缝，5.0 nm/5.0 nm；PMT 电压，700 V。甲醇（色谱纯），0.1 mol/L NaOH 溶液，纯水。

样品提取液的制备 精密称取对照药材粉末 0.0500 g，置于 25 mL 容量瓶中，加入甲醇至刻度，摇动，放置 3 h。样品提取液浓度记为 2.0 mg/mL。

实验方法 1 取样品上清液 2.00 mL 于 10 mL 容量瓶，以水定容，摇匀，扫描三维荧光图谱。测量纯水在激发波长 350 nm 的拉曼散射强度 R，以 0.5R 为步长绘制三维荧光图谱，如图 8.27 所示。

实验方法 2 取样品上清液 2.00 mL 于 10 mL 容量瓶，加入 1.0 mL NaOH 溶液，以水定容，摇匀，扫描三维荧光图谱。测量纯水在激发波长 350 nm 的拉曼散射强度 R，以 0.5R 为步长绘制三维荧光图谱，如图 8.28 所示。

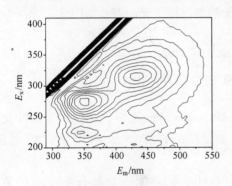

图 8.27　地锦草（地锦）水溶液
三维荧光图谱

浓度：400 µg/mL，20% 甲醇；步长：0.5R

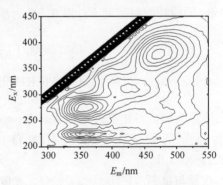

图 8.28　地锦草（地锦）碱性溶液
三维荧光图谱

浓度：400 µg/mL，20% 甲醇；
pH 12.0；步长：0.5R

地锦与斑地锦的三维荧光图谱基本相同，在改变实验条件（加入碱、硼砂、铝离子或表面活性剂 CTAB）时，二者的荧光图谱仍然基本相同，这表明二者中含有基本相同的荧光成分。

地稔 Diren

MELASTOMATIS DODECANDRI HERBA

本品为野牡丹科植物地稔 *Melastoma dodecandrum* Lour. 的干燥全草。对照药材购自中国药品生物制品检定所，批号：121239-200502。

仪器与试剂 F-7000 型荧光分光光度计（Hitachi），配备 1 cm 石英池、150 W

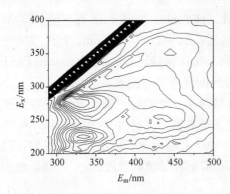

图 8.29　地稔水溶液三维荧光图谱
浓度：$400\,\mu g/mL$，20%甲醇；步长：$0.5R$

氙灯、290 nm 滤光片。仪器条件：波长范围，$E_x = 200 \sim 400$ nm、$E_m = 290 \sim 500$ nm；间隔，5 nm；扫描速度，1200 nm/min；狭缝，5.0 nm/5.0 nm；PMT 电压，700 V。甲醇（色谱纯），纯水。

样品提取液的制备　精密称取对照药材粉末 0.0500 g，置于 25 mL 容量瓶中，加入甲醇至刻度，摇匀，放置 3 h。样品提取液浓度记为 2.0 mg/mL。

实验方法　取样品上清液 2.00 mL 于 10 mL 容量瓶，以水定容，摇匀，扫描三维荧光图谱。测量纯水在激发波长 350 nm 的拉曼散射强度 R，以 $0.5R$ 为步长绘制三维荧光图谱，如图 8.29 所示。

冬凌草 Donglingcao

RABDOSIAE RUBESCENTIS HERBA

本品为唇形科植物碎米桠 *Rabdosia rubescens*（Hemsl.）Hara. 的干燥叶及地上部分的粉末。对照药材购自中国药品生物制品检定所，批号：121325-200301。

仪器与试剂　F-7000 型荧光分光光度计（Hitachi），配备 1 cm 石英池、150 W 氙灯、290 nm 滤光片。仪器条件：波长范围，$E_x = 200 \sim 400$ nm、$E_m = 290 \sim 550$ nm；间隔，5 nm；扫描速度，1200 nm/min；狭缝，5.0 nm/5.0 nm；PMT 电压，700 V。甲醇（色谱纯），0.1 mol/L NaOH 溶液，纯水。

样品提取液的制备　精密称取对照药材粉末 0.0500 g，置于 25 mL 容量瓶中，加入甲醇至刻度，摇动，放置 3 h。样品提取液浓度记为 2.0 mg/mL。

实验方法 1　取样品上清液 2.00 mL 于 10 mL 容量瓶，以水定容，摇匀，扫描三维荧光图谱。测量纯水在激发波长 350 nm 的拉曼散射强度 R，以 R 为步长绘制三维荧光图谱，如图 8.30 所示。

实验方法 2　取样品上清液 2.00 mL 于 10 mL 容量瓶，加入 1.0 mL NaOH 溶液，以水定容，摇匀，扫描三维荧光图谱。测量纯水在激发波长 350 nm 的拉曼散射强度 R，以 R 为步长绘制三维荧光图谱，如图 8.31 所示。

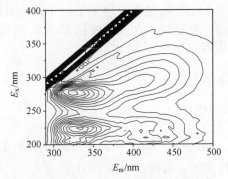

图 8.30　冬凌草水溶液三维荧光图谱
浓度：400 μg/mL，20%甲醇；步长：R

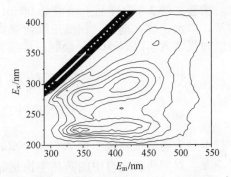

图 8.31　冬凌草碱性溶液三维荧光图谱
浓度：400 μg/mL，20%甲醇；pH 12.0；步长：R

独一味 Duyiwei

LAMIOPHLOMIS HERBA

本品为唇形科植物独一味 *Lamiophlomis rotata*（Benth.）Kudo 的干燥全草的粉末。对照药材购自中国药品生物制品检定所，批号：121026-200604。

仪器与试剂　F-7000 型荧光分光光度计（Hitachi），配备 1 cm 石英池、150 W 氙灯、290 nm 滤光片。仪器条件：波长范围，$E_x = 200 \sim 400$ nm、$E_m = 290 \sim 550$ nm；间隔，5 nm；扫描速度，1200 nm/min；狭缝，5.0 nm/5.0 nm；PMT 电压，700 V。甲醇（色谱纯），0.1 mol/L NaOH 溶液，纯水。

样品提取液的制备　精密称取对照药材粉末 0.0500 g，置于 25 mL 容量瓶中，加入甲醇至刻度，摇动，放置 3 h。样品提取液浓度记为 2.0 mg/mL。

实验方法 1　取样品上清液 2.00 mL 于 10 mL 容量瓶，以水定容，摇匀，扫描三维荧光图谱。测量纯水在激发波长 350 nm 的拉曼散射强度 R，以 R 为步长绘制三维荧光图谱，如图 8.32 所示。

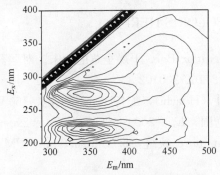

图 8.32　独一味水溶液三维荧光图谱
浓度：400 μg/mL，20%甲醇；步长：R

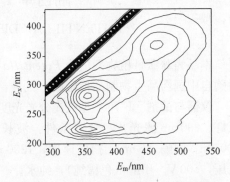

图 8.33　独一味碱性溶液三维荧光图谱
浓度：400 μg/mL，20%甲醇；pH 12.0；步长：R

实验方法 2　取样品上清液 2.00 mL 于 10 mL 容量瓶，加入 1.0 mL NaOH 溶液，以水定容，摇匀，扫描三维荧光图谱。测量纯水在激发波长 350 nm 的拉曼散射强度 R，以 R 为步长绘制三维荧光图谱，如图 8.33 所示。

鹅不食草 Ebushicao

CENTIPEDAE HERBA

本品为菊科植物鹅不食草 *Centipeda minima*（L.）A. Br. et Aschers. 的干燥全草。对照药材购自中国药品生物制品检定所，批号：1053-0301。

仪器与试剂　F-7000 型荧光分光光度计（Hitachi），配备 1 cm 石英池、150 W 氙灯、290 nm 滤光片。仪器条件：波长范围，$E_x = 200 \sim 400$ nm、$E_m = 290 \sim 500$ nm；间隔，5 nm；扫描速度，1200 nm/min；狭缝，5.0 nm/5.0 nm；PMT 电压，700 V。甲醇（色谱纯），纯水。

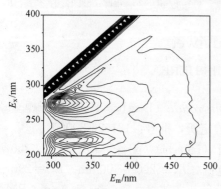

图 8.34　鹅不食草水溶液三维荧光图谱
浓度：400 μg/mL，20%甲醇；步长：R

样品提取液的制备　精密称取对照药材粉末 0.0500 g，置于 25 mL 容量瓶中，加入甲醇至刻度，摇匀，放置 3 h。样品提取液浓度记为 2.0 mg/mL。

实验方法　取样品上清液 2.00 mL 于 10 mL 容量瓶，以水定容，摇匀，扫描三维荧光图谱。测量纯水在激发波长 350 nm 的拉曼散射强度 R，以 R 为步长绘制三维荧光图谱，如图 8.34 所示。

翻白草 Fanbaicao

POTENTILLAE DISCOLORIS HERBA

本品为蔷薇科植物翻白草 *Potentilla discolor* Bge. 干燥全草的粉末。对照药材购自中国药品生物制品检定所，批号：121162-200402。

仪器与试剂　F-7000 型荧光分光光度计（Hitachi），配备 1 cm 石英池、150 W 氙灯、290 nm 滤光片。仪器条件：波长范围，$E_x = 200 \sim 400$ nm、$E_m = 290 \sim 500$ nm；间隔，5 nm；扫描速度，1200 nm/min；狭缝，5.0 nm/5.0 nm；PMT 电压，700 V。甲醇（色谱纯），纯水。

样品提取液的制备　精密称取对照药材粉末 0.0500 g，置于 25 mL 容量瓶

中，加入甲醇至刻度，摇匀，放置 3 h。样品提取液浓度记为 2.0 mg/mL。

实验方法　取样品上清液 2.00 mL 于 10 mL 容量瓶，以水定容，摇匀，扫描三维荧光图谱。测量纯水在激发波长 350 nm 的拉曼散射强度 R，以 R 为步长绘制三维荧光图谱，如图 8.35 所示。

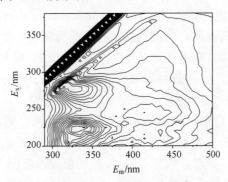

图 8.35　翻白草水溶液三维荧光图谱

浓度：$400\,\mu g/mL$，20％甲醇；步长：R

凤尾草 Fengweicao

PTERIDIS NERVOSAE HERBA

本品为凤尾蕨科植物凤尾蕨 *Pteris nervosa* Thunb. 干燥全草的粉末。对照药材购自中国药品生物制品检定所，批号：121312-200301。

仪器与试剂　F-7000 型荧光分光光度计（Hitachi），配备 1 cm 石英池、150 W 氙灯、290 nm 滤光片。仪器条件：波长范围，$E_x = 200 \sim 400$ nm、$E_m = 290 \sim 550$ nm；间隔，5 nm；扫描速度，1200 nm/min；狭缝，5.0 nm/5.0 nm；PMT 电压，700 V。甲醇（色谱纯），纯水。

样品提取液的制备　精密称取对照药材粉末 0.0500 g，置于 25 mL 容量瓶中，加入甲醇至刻度，摇匀，放置 3 h。样品提取液浓度记为 2.0 mg/mL。

实验方法　取样品上清液 2.00 mL 于 10 mL 容量瓶，以水定容，摇匀，扫描三维荧光图谱。测量纯水在激发波长 350 nm 的拉曼散射强度 R，以 R 为步长绘制三维荧光图谱，如图 8.36 所示。

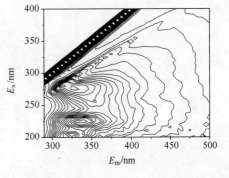

图 8.36　凤尾草水溶液三维荧光图谱

浓度：$400\,\mu g/mL$，20％甲醇；步长：R

甘青青兰 Ganqingqinglan

DRACOCEPHALI TANGUTICI HERBA

本品为唇形科植物甘青青兰 *Dracocephalum tanguticum* Maxim. 的干燥地上部分的粉末。对照药材购自中国药品生物制品检定所，批号：121529-200501。

仪器与试剂　F-7000 型荧光分光光度计（Hitachi），配备 1 cm 石英池、150 W 氙灯、290 nm 滤光片。仪器条件：波长范围，$E_x = 200 \sim 400$ nm、$E_m = 290 \sim 550$ nm；间隔，5 nm；扫描速度，1200 nm/min；狭缝，5.0 nm/5.0 nm；PMT 电压，700 V。甲醇（色谱纯），0.1 mol/L NaOH 溶液，纯水。

样品提取液的制备　精密称取对照药材粉末 0.0500 g，置于 25 mL 容量瓶中，加入甲醇至刻度，摇动，放置 3 h。样品提取液浓度记为 2.0 mg/mL。

实验方法 1　取样品上清液 2.00 mL 于 10 mL 容量瓶，以水定容，摇匀，扫描三维荧光图谱。测量纯水在激发波长 350 nm 的拉曼散射强度 R，以 R 为步长绘制三维荧光图谱，如图 8.37 所示。

实验方法 2　取样品上清液 2.00 mL 于 10 mL 容量瓶，加入 1.0 mL NaOH 溶液，以水定容，摇匀，扫描三维荧光图谱。测量纯水在激发波长 350 nm 的拉曼散射强度 R，以 R 为步长绘制三维荧光图谱，如图 8.38 所示。

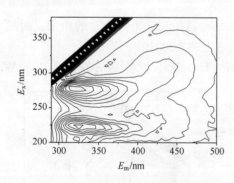
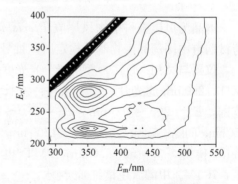
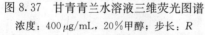

图 8.37　甘青青兰水溶液三维荧光图谱　　　图 8.38　甘青青兰碱性溶液三维荧光图谱
浓度：400 μg/mL，20%甲醇；步长：R　　　浓度：400 μg/mL，20%甲醇；pH 12.0；步长：R

瓜子金 Guazijin

POLYGALAE JAPONICAE HERBA

本品为远志科植物瓜子金 *Polygala japonica* Houtt. 的干燥全草的粉末。对照药材购自中国药品生物制品检定所，批号：121366-200401。

仪器与试剂 F-7000型荧光分光光度计（Hitachi），配备1 cm石英池、150 W氙灯、290 nm滤光片。仪器条件：波长范围，$E_x = 200\sim380$ nm、$E_m = 290\sim500$ nm；间隔，5 nm；扫描速度，1200 nm/min；狭缝，5.0 nm/5.0 nm；PMT电压，700 V。甲醇（色谱纯），纯水。

样品提取液的制备 精密称取对照药材粉末0.0500 g，置于25 mL容量瓶中，加入甲醇至刻度，摇匀，放置3 h。样品提取液浓度记为2.0 mg/mL。

实验方法 取样品上清液2.00 mL于10 mL容量瓶，以水定容，摇匀，扫描三维荧光图谱。测量纯水在激发波长350 nm的拉曼散射强度R，以R为步长绘制三维荧光图谱，如图8.39所示。

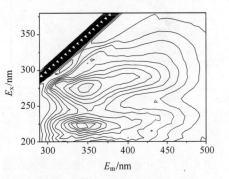

图8.39 瓜子金水溶液三维荧光图谱
浓度：400 μg/mL，20%甲醇；步长：R

贯叶金丝桃 Guanyejinsitao

HYPERICI PERFORATI HERBA

本品为藤黄科植物贯叶金丝桃 *Hypericum perforatum* L. 干燥地上部分的粉末。对照药材购自中国药品生物制品检定所，批号：121506-200501。

仪器与试剂 F-7000型荧光分光光度计（Hitachi），配备1 cm石英池、150 W氙灯、290 nm滤光片。仪器条件：波长范围，$E_x = 200\sim400$ nm、$E_m = 290\sim550$ nm；间隔，5 nm；扫描速度，1200 nm/min；狭缝，5.0 nm/5.0 nm；PMT电压，700 V。甲醇（色谱纯），0.1 mol/L NaOH溶液，纯水。

样品提取液的制备 精密称取对照药材粉末0.0500 g，置于25 mL容量瓶中，加入甲醇至刻度，摇动，放置3 h。样品提取液浓度记为2.0 mg/mL。

实验方法1 取样品上清液2.00 mL于10 mL容量瓶，以水定容，摇匀，扫描三维荧光图谱。测量纯水在激发波长350 nm的拉曼散射强度R，以R为步长绘制三维荧光图谱，如图8.40所示。

实验方法2 取样品上清液2.00 mL于10 mL容量瓶，加入1.0 mL NaOH溶液，以水定容，摇匀，扫描三维荧光图谱。测量纯水在激发波长350 nm的拉曼散射强度R，以R为步长绘制三维荧光图谱，如图8.41所示。

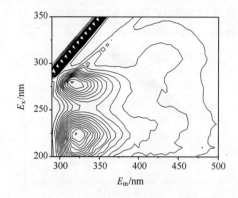

图 8.40　贯叶金丝桃水溶液三维荧光图谱
浓度：400 μg/mL，20%甲醇；步长：R

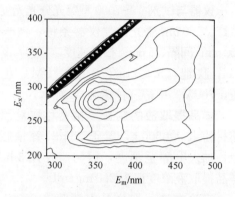

图 8.41　贯叶金丝桃碱性溶液三维荧光图谱
浓度：400 μg/mL，20%甲醇；pH 12.0；步长：R

广藿香 Guanghuoxiang

POGOSTEMONIS HERBA

本品为唇形科植物广藿香 *Pogostemon cablin* (Blanco) Benth. 的干燥地上部分的粉末。对照药材购自中国药品生物制品检定所，批号：121135-200402。

仪器与试剂　F-7000 型荧光分光光度计（Hitachi），配备 1 cm 石英池、150 W 氙灯、290 nm 滤光片。仪器条件：波长范围，$E_x = 200 \sim 360$ nm、$E_m = 290 \sim 500$ nm；间隔，5 nm；扫描速度，1200 nm/min；狭缝，5.0 nm/5.0 nm；PMT 电压，700 V。甲醇（色谱纯），纯水。

样品提取液的制备　精密称取对照药材粉末 0.0500 g，置于 25 mL 容量瓶中，加入甲醇至刻度，摇匀，放置 3 h。样品提取液浓度记为 2.0 mg/mL。

实验方法　取样品上清液 2.00 mL 于 10 mL 容量瓶，以水定容，摇匀，扫描三维荧光图谱。测量纯水在激发波长 350 nm 的拉曼散射强度 R，以 0.5R 为步长绘制三维荧光图谱，如图 8.42 所示。

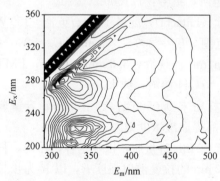

图 8.42　广藿香水溶液三维荧光图谱
浓度：400 μg/mL，20%甲醇；步长：0.5R

槲寄生 Hujisheng

VISCI HERBA

本品为桑寄生科植物槲寄生 *Viscum coloratum*（Komar.）Nakai 的干燥带叶茎枝。对照药材购自中国药品生物制品检定所，批号：1038-9902。

仪器与试剂　F-7000 型荧光分光光度计（Hitachi），配备 1 cm 石英池、150 W 氙灯、290 nm 滤光片。仪器条件：波长范围，$E_x = 200 \sim 400$ nm、$E_m = 290 \sim 550$ nm；间隔，5 nm；扫描速度，1200 nm/min；狭缝，5.0 nm/5.0 nm；PMT 电压，700 V。甲醇（色谱纯），纯水。

样品提取液的制备　精密称取对照药材粉末 0.0400 g，置于 25 mL 容量瓶中，加入甲醇至刻度，摇匀，放置 3 h。样品提取液浓度记为 1.6 mg/mL。

实验方法　取样品上清液 1.00 mL 于 10 mL 容量瓶，以水定容，摇匀，扫描三维荧光图谱。测量纯水在激发波长 350 nm 的拉曼散射强度 R，以 $2R$ 为步长绘制三维荧光图谱，如图 8.43 所示。

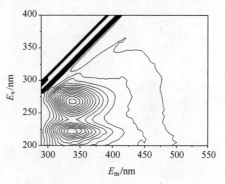

图 8.43　槲寄生水溶液三维荧光图谱
浓度：160 μg/mL，10%甲醇；步长：$2R$

华佩兰 Huapeilan

EUPATORII CHINENSIS HERBA

本品为菊科植物华佩兰 *Eupatoriun chinense* L. 干燥全草的粉末。对照药材购自中国药品生物制品检定所，批号：121375-200401。

仪器与试剂　F-7000 型荧光分光光度计（Hitachi），配备 1 cm 石英池、150 W 氙灯、290 nm 滤光片。仪器条件：波长范围，$E_x = 200 \sim 400$ nm、$E_m = 290 \sim 550$ nm；间隔，5 nm；扫描速度，1200 nm/min；狭缝，5.0 nm/5.0 nm；PMT 电压，700 V。甲醇（色谱纯），0.1 mol/L NaOH 溶液，纯水。

样品提取液的制备　精密称取对照药材粉末 0.0500 g，置于 25 mL 容量瓶中，加入甲醇至刻度，摇动，放置 3 h。样品提取液浓度记为 2.0 mg/mL。

实验方法 1　取样品上清液 2.00 mL 于 10 mL 容量瓶，以水定容，摇匀，扫描三维荧光图谱。测量纯水在激发波长 350 nm 的拉曼散射强度 R，以 R 为步长绘制三维荧光图谱，如图 8.44 所示。

实验方法 2 取样品上清液 2.00 mL 于 10 mL 容量瓶，加入 1.0 mL NaOH 溶液，以水定容，摇匀，扫描三维荧光图谱。测量纯水在激发波长 350 nm 的拉曼散射强度 R，以 R 为步长绘制三维荧光图谱，如图 8.45 所示。

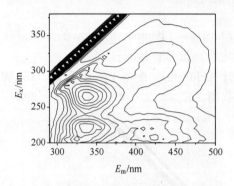 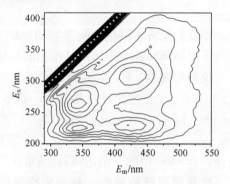

图 8.44 华佩兰水溶液三维荧光图谱
浓度：400 μg/mL，20%甲醇；步长：R

图 8.45 华佩兰碱性溶液三维荧光图谱
浓度：400 μg/mL，20%甲醇；pH 12.0；步长：R

鸡矢藤 Jishiteng

PAEDERIAE HERBA

本品为茜草科植物鸡矢藤 *Paederia scandens*（Lour.）Merr. 干燥地上部分的粉末。对照药材购自中国药品生物制品检定所，批号：121256-200402。

仪器与试剂 F-7000 型荧光分光光度计（Hitachi），配备 1 cm 石英池、150 W 氙灯、290 nm 滤光片。仪器条件：波长范围，$E_x = 200 \sim 380$ nm、$E_m = 290 \sim 500$ nm；间隔，5 nm；扫描速度，1200 nm/min；狭缝，5.0 nm/ 5.0 nm；PMT 电压，700 V。甲醇（色谱纯），纯水。

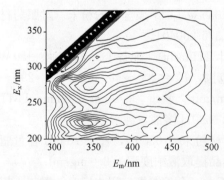

图 8.46 鸡矢藤水溶液三维荧光图谱
浓度：400 μg/mL，20%甲醇；步长：R

样品提取液的制备 精密称取对照药材粉末 0.0500 g，置于 25 mL 容量瓶中，加入甲醇至刻度，摇匀，放置 3 h。样品提取液浓度记为 2.0 mg/mL。

实验方法 取样品上清液 2.00 mL 于 10 mL 容量瓶，以水定容，摇匀，扫描三维荧光图谱。测量纯水在激发波长 350 nm 的拉曼散射强度 R，以 R 为步长绘制三维荧光图谱，如图 8.46 所示。

吉祥草 Jixiangcao

REINECKEAE HERBA

本品为百合科植物吉祥草 *Reineckia carnea*（Andr.）Kunth. 干燥全草的粉末。对照药材购自中国药品生物制品检定所，批号：121314-200402。

仪器与试剂　F-7000 型荧光分光光度计（Hitachi），配备 1 cm 石英池、150 W 氙灯、290 nm 滤光片。仪器条件：波长范围，$E_x = 200 \sim 400$ nm、$E_m = 290 \sim 550$ nm；间隔，5 nm；扫描速度，1200 nm/min；狭缝，5.0 nm/5.0 nm；PMT 电压，700 V。甲醇（色谱纯），0.1 mol/L NaOH 溶液，纯水。

样品提取液的制备　精密称取对照药材粉末 0.0500 g，置于 25 mL 容量瓶中，加入甲醇至刻度，摇匀，放置 3 h。样品提取液浓度记为 2.0 mg/mL。

实验方法 1　取样品上清液 2.00 mL 于 10 mL 容量瓶，以水定容，摇匀，扫描三维荧光图谱。测量纯水在激发波长 350 nm 的拉曼散射强度 R，以 R 为步长绘制三维荧光图谱，如图 8.47 所示。

实验方法 2　取样品上清液 2.00 mL 于 10 mL 容量瓶，加入 1.0 mL NaOH 溶液，以水定容，摇匀，扫描三维荧光图谱。测量纯水在激发波长 350 nm 的拉曼散射强度 R，以 R 为步长绘制三维荧光图谱，如图 8.48 所示。

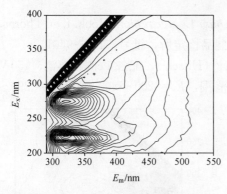
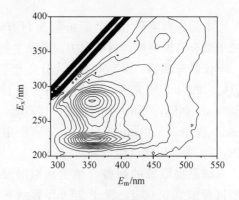

图 8.47　吉祥草水溶液三维荧光图谱　　　图 8.48　吉祥草碱性溶液三维荧光图谱
浓度：400 μg/mL，20%甲醇；步长：R　　　浓度：400 μg/mL，20%甲醇；pH 12.0；步长：R

绞股蓝 Jiaogulan

GYNOSTEMMAE HERBA

本品为葫芦科植物绞股蓝 *Gynostemma pentaphyllum*（Thunb.）Mak. 干燥地上

部分的粉末。对照药材购自中国药品生物制品检定所，批号：121311-200402。

仪器与试剂　F-7000 型荧光分光光度计（Hitachi），配备 1 cm 石英池、150 W 氙灯、290 nm 滤光片。仪器条件：波长范围，E_x＝200～350 nm、E_m＝290～500 nm；间隔，5 nm；扫描速度，1200 nm/min；狭缝，5.0 nm/5.0 nm；PMT 电压，700 V。甲醇（色谱纯），纯水。

样品提取液的制备　精密称取对照药材粉末 0.0500 g，置于 25 mL 容量瓶中，加入甲醇至刻度，摇匀，放置 3 h。样品提取液浓度记为 2.0 mg/mL。

实验方法　取样品上清液 2.00 mL 于 10 mL 容量瓶，以水定容，摇匀，扫描三维荧光图谱。测量纯水在激发波长 350 nm 的拉曼散射强度 R，以 R 为步长绘制三维荧光图谱，如图 8.49 所示。

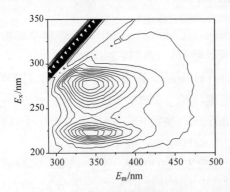

图 8.49　绞股蓝水溶液三维荧光图谱
浓度：400 μg/mL，20%甲醇；步长：R

节裂角茴香 Jieliejiaohuixiang

HYPECOE LEPTOCARPE HERBA

本品为罂粟科植物节裂角茴香 *Hypecoum Leptocarpum* Hook. f. et Thoms. 的干燥全草。对照药材购自中国药品生物制品检定所，批号：1007-9601。

仪器与试剂　F-7000 型荧光分光光度计（Hitachi），配备 1 cm 石英池、150 W 氙灯、290 nm 滤光片。仪器条件：波长范围，E_x＝200～400 nm、E_m＝290～550 nm；间隔，5 nm；扫描速度，1200 nm/min；狭缝，5.0 nm/5.0 nm；PMT 电压，700 V。甲醇（色谱纯），纯水。

样品提取液的制备　精密称取对照药材粉末 0.0200 g，置于 25 mL 容量瓶中，加入甲醇至刻度，摇匀，放置 3 h。样品提取液浓度记为 0.80 mg/mL。

实验方法　取样品上清液 1.00 mL 于 10 mL 容量瓶，以水定容，摇匀，扫描三维荧光图谱。测量纯水在激发波长 350 nm 的拉曼散射强度 R，以 R 为步长绘制三维荧光图谱，如图 8.50 所示。

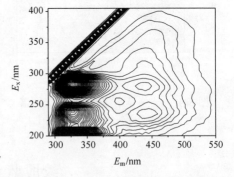

图 8.50　节裂角茴香水溶液三维荧光图谱
浓度：80 μg/mL，10%甲醇；步长：R

结石草 Jieshicao

INCARVLLER HERBA

本品为紫葳科植物毛子草 *Incarvillea arguta* (Royle) Royle. 干燥全草的粉末。对照药材购自中国药品生物制品检定所，批号：121305-200301。

仪器与试剂　F-7000 型荧光分光光度计（Hitachi），配备 1 cm 石英池、150 W 氙灯、290 nm 滤光片。仪器条件：波长范围，$E_x = 200 \sim 400$ nm、$E_m = 290 \sim 550$ nm；间隔，5 nm；扫描速度，1200 nm/min；狭缝，5.0 nm/5.0 nm；PMT 电压，700 V。甲醇（色谱纯），0.1 mol/L NaOH 溶液，纯水。

样品提取液的制备　精密称取对照药材粉末 0.0500 g，置于 25 mL 容量瓶中，加入甲醇至刻度，摇动，放置 3 h。样品提取液浓度记为 2.0 mg/mL。

实验方法 1　取样品上清液 2.00 mL 于 10 mL 容量瓶，以水定容，摇匀，扫描三维荧光图谱。测量纯水在激发波长 350 nm 的拉曼散射强度 R，以 $0.5R$ 为步长绘制三维荧光图谱，如图 8.51 所示。

实验方法 2　取样品上清液 2.00 mL 于 10 mL 容量瓶，加入 1.0 mL NaOH 溶液，以水定容，摇匀，扫描三维荧光图谱。测量纯水在激发波长 350 nm 的拉曼散射强度 R，以 $0.5R$ 为步长绘制三维荧光图谱，如图 8.52 所示。

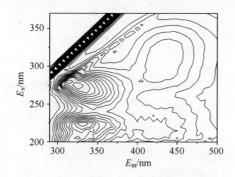 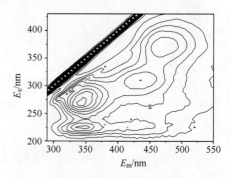

图 8.51　结石草水溶液三维荧光图谱　　　　图 8.52　结石草碱性溶液三维荧光图谱
　浓度：400 μg/mL，20%甲醇；步长：0.5R　　　浓度：400 μg/mL，20%甲醇；
　　　　　　　　　　　　　　　　　　　　　　　pH 12.0；步长：0.5R

金钱草（过路草）Jinqiancao

LYSIMACHIAE HERBA

本品为报春花科植物过路黄 *Lysimachia christinae* Hance. 干燥全草的粉末。对照药材购自中国药品生物制品检定所，批号：121187-200302。

仪器与试剂　F-7000 型荧光分光光度计（Hitachi），配备 1 cm 石英池、150 W 氙灯、290 nm 滤光片。仪器条件：波长范围，$E_x = 200 \sim 350$ nm、$E_m = 290 \sim 500$ nm；间隔，5 nm；扫描速度，1200 nm/min；狭缝，5.0 nm/5.0 nm；PMT 电压，700 V。甲醇（色谱纯），0.1 mol/L NaOH 溶液，纯水。

样品提取液的制备　精密称取对照药材粉末 0.0500 g，置于 25 mL 容量瓶中，加入甲醇至刻度，摇动，放置 3 h。样品提取液浓度记为 2.0 mg/mL。

实验方法 1　取样品上清液 2.00 mL 于 10 mL 容量瓶，以水定容，摇匀，扫描三维荧光图谱。测量纯水在激发波长 350 nm 的拉曼散射强度 R，以 R 为步长绘制三维荧光图谱，如图 8.53 所示。

实验方法 2　取样品上清液 2.00 mL 于 10 mL 容量瓶，加入 1.0 mL NaOH 溶液，以水定容，摇匀，扫描三维荧光图谱。测量纯水在激发波长 350 nm 的拉曼散射强度 R，以 R 为步长绘制三维荧光图谱，如图 8.54 所示。

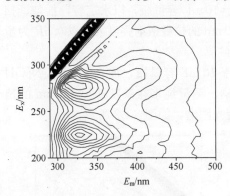 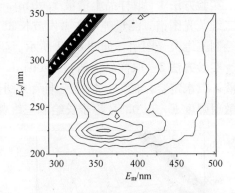

图 8.53　金钱草水溶液三维荧光图谱　　　　图 8.54　金钱草碱性溶液三维荧光图谱
浓度：400 μg/mL，20%甲醇；步长：R　　　浓度：400 μg/mL，20%甲醇；pH 12.0；步长：R

荆芥 Jingjie

SCHIZONEPETAE HERBA

本品为唇形科植物荆芥 *Schizonepeta tenuifolia* Briq. 的干燥地上部分的粉末。对照药材购自中国药品生物制品检定所，批号：120911-200408。

仪器与试剂　F-7000 型荧光分光光度计（Hitachi），配备 1 cm 石英池、150 W 氙灯、290 nm 滤光片。仪器条件：波长范围，$E_x = 200 \sim 400$ nm、$E_m = 290 \sim 550$ nm；间隔，5 nm；扫描速度，1200 nm/min；狭缝，5.0 nm/5.0 nm；PMT 电压，700 V。甲醇（色谱纯），0.1 mol/L NaOH 溶液，纯水。

样品提取液的制备　精密称取对照药材粉末 0.0500 g，置于 25 mL 容量瓶

中，加入甲醇至刻度，摇动，放置 3 h。样品提取液浓度记为 2.0 mg/mL。

实验方法 1　取样品上清液 2.00 mL 于 10 mL 容量瓶，以水定容，摇匀，扫描三维荧光图谱。测量纯水在激发波长 350 nm 的拉曼散射强度 R，以 R 为步长绘制三维荧光图谱，如图 8.55 所示。

实验方法 2　取样品上清液 2.00 mL 于 10 mL 容量瓶，加入 1.0 mL NaOH 溶液，以水定容，摇匀，扫描三维荧光图谱。测量纯水在激发波长 350 nm 的拉曼散射强度 R，以 R 为步长绘制三维荧光图谱，如图 8.56 所示。

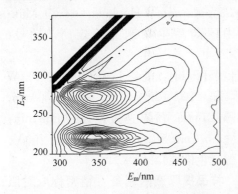

图 8.55　荆芥水溶液三维荧光图谱
浓度：400 μg/mL，20%甲醇；步长：R

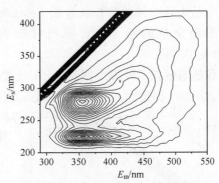

图 8.56　荆芥碱性溶液三维荧光图谱
浓度：400 μg/mL，20%甲醇；pH 12.0；步长：R

菊苣（毛菊苣）Juju

CICHORII HERBA

本品为菊科植物毛菊苣 *Cichorium glandulosum* Boiss. et Huet 干燥地上部分的粉末。对照药材购自中国药品生物制品检定所，批号：121388-200401。

仪器与试剂　F-7000 型荧光分光光度计（Hitachi），配备 1 cm 石英池、150 W 氙灯、290 nm 滤光片。仪器条件：波长范围，E_x = 200～400 nm、E_m = 290～500 nm；间隔，5 nm；扫描速度，1200 nm/min；狭缝，5.0 nm/5.0 nm；PMT 电压，700 V。甲醇（色谱纯），纯水。

样品提取液的制备　精密称取对照药材粉末 0.0500 g，置于 25 mL 容量瓶中，加入甲醇至刻度，摇匀，放置 3 h。样品提取液浓度记为 2.0 mg/mL。

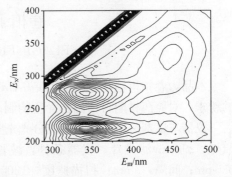

图 8.57　菊苣（毛菊苣）水溶液三维荧光图谱
浓度：400 μg/mL，20%甲醇；步长：R

实验方法　取样品上清液 2.00 mL 于 10 mL 容量瓶，以水定容，摇匀，扫描三维荧光图谱。测量纯水在激发波长 350 nm 的拉曼散射强度 R，以 R 为步长绘制三维荧光图谱，如图 8.57 所示。

卷柏（垫状卷柏）Juanbai

SELAGINELLAE HERBA

本品为卷柏科植物垫状卷柏 *Selaginella pulvinata*（Hook. et Grev.）Maxim. 干燥全草的粉末。对照药材购自中国药品生物制品检定所，批号：121104-200301。

仪器与试剂　F-7000 型荧光分光光度计（Hitachi），配备 1 cm 石英池、150 W 氙灯、290 nm 滤光片。仪器条件：波长范围，$E_x = 200 \sim 420$ nm、$E_m = 290 \sim 500$ nm；间隔，5 nm；扫描速度，1200 nm/min；狭缝，5.0 nm/5.0 nm；PMT 电压，700 V。甲醇（色谱纯）、纯水。

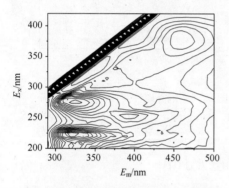

图 8.58　垫状卷柏水溶液三维荧光图谱
浓度：400 μg/mL，20%甲醇；步长：R

样品提取液的制备　精密称取对照药材粉末 0.0500 g，置于 25 mL 容量瓶中，加入甲醇至刻度，摇匀，放置 3 h。样品提取液浓度记为 2.0 mg/mL。

实验方法　取样品上清液 2.00 mL 于 10 mL 容量瓶，以水定容，摇匀，扫描三维荧光图谱。测量纯水在激发波长 350 nm 的拉曼散射强度 R，以 R 为步长绘制三维荧光图谱，如图 8.58 所示。

卷柏 Juanbai

SELAGINELLAE HERBA

本品为卷柏科植物卷柏 *Selaginella tamariscina*（Beauv.）Spring. 干燥全草的粉末。对照药材购自中国药品生物制品检定所，批号：121116-200503。

仪器与试剂　F-7000 型荧光分光光度计（Hitachi），配备 1 cm 石英池、150 W 氙灯、290 nm 滤光片。仪器条件：波长范围，$E_x = 200 \sim 450$ nm、$E_m = 290 \sim 550$ nm；间隔，5 nm；扫描速度，1200 nm/min；狭缝，5.0 nm/5.0 nm；PMT 电压，700 V。甲醇（色谱纯）、纯水。

样品提取液的制备　精密称取对照药材粉末 0.0500 g，置于 25 mL 容量瓶中，加入甲醇至刻度，摇匀，放置 3 h。样品提取液浓度记为 2.0 mg/mL。

实验方法　取样品上清液 2.00 mL 于 10 mL 容量瓶，以水定容，摇匀，扫描三维荧光图谱。测量纯水在激发波长 350 nm 的拉曼散射强度 R，以 1.5R 为步长绘制三维荧光图谱，如图 8.59 所示。

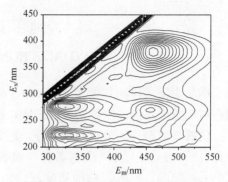

图 8.59　卷柏水溶液三维荧光图谱
浓度：400 μg/mL，20% 甲醇；步长：1.5R

爵床 Juechuang

JUSTICIAE HERBA

本品爵床科植物草爵床 *Justicia procumbens* L. 的干燥全草。对照药材购自中国药品生物制品检定所，批号：1176-200001。

仪器与试剂　F-7000 型荧光分光光度计（Hitachi），配备 1 cm 石英池、150 W 氙灯、290 nm 滤光片。仪器条件：波长范围，$E_x = 200 \sim 380$ nm、$E_m = 290 \sim 570$ nm；间隔，5 nm；扫描速度，1200 nm/min；狭缝，5.0 nm/5.0 nm；PMT 电压，700 V。甲醇（色谱纯），纯水。

样品提取液的制备　精密称取对照药材粉末 0.0500 g，置于 25 mL 容量瓶中，加入甲醇至刻度，摇匀，放置 3 h。样品提取液浓度记为 2.0 mg/mL。

实验方法　取样品上清液 2.00 mL 于 10 mL 容量瓶，以水定容，摇匀，扫描三维荧光图谱。测量纯水在激发波长 350 nm 的拉曼散射强度 R，以 1.5R 为步长绘制三维荧光图谱，如图 8.60 所示。

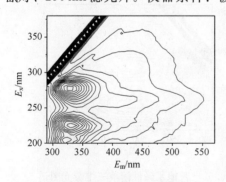

图 8.60　爵床水溶液三维荧光图谱
浓度：400 μg/mL，20% 甲醇；步长：1.5R

苦地丁 Kudiding

CORYDALIS BUNGEANAE HERBA

本品为罂粟科植物紫堇 *Corydalis bungeana* Turcz. 的干燥全草的粉末。对照药材购自中国药品生物制品检定所，批号：120990-200404。

仪器与试剂　F-7000 型荧光分光光度计（Hitachi），配备 1 cm 石英池、150 W 氙灯、290 nm 滤光片。仪器条件：波长范围，$E_x = 200 \sim 360$ nm、$E_m = 290 \sim 550$ nm；间隔，5 nm；扫描速度，1200 nm/min；狭缝，5.0 nm/5.0 nm；PMT 电压，700 V。甲醇（色谱纯），0.1 mol/L NaOH 溶液，纯水。

样品提取液的制备　称取对照药材粉末 0.0200 g，置于 25 mL 容量瓶中，加入甲醇至刻度，摇动，放置 3 h。样品提取液浓度记为 0.80 mg/mL。

实验方法 1　取样品上清液 0.50 mL 于 10 mL 容量瓶，以水定容，摇匀，扫描三维荧光图谱。测量纯水在激发波长 350 nm 的拉曼散射强度 R，以 R 为步长绘制三维荧光图谱，如图 8.61 所示。

实验方法 2　取样品上清液 0.50 mL 于 10 mL 容量瓶，加入 1.0 mL NaOH 溶液，以水定容，摇匀，扫描三维荧光图谱。测量纯水在激发波长 350 nm 的拉曼散射强度 R，以 R 为步长绘制三维荧光图谱，如图 8.62 所示。

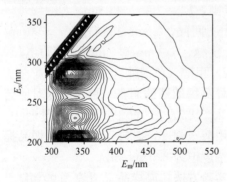 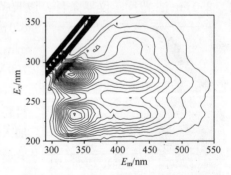

图 8.61　苦地丁水溶液三维荧光图谱　　　　　图 8.62　苦地丁碱性溶液三维荧光图谱
　　浓度：40 μg/mL，5%甲醇；步长：R　　　　　　浓度：40 μg/mL，5%甲醇；pH 12.0；步长：R

苦玄参 Kuxuanshen

PICRIAE HERBA

本品为玄参科植物苦玄参 *Picria felterrae* Lour. 的干燥全草。对照药材购自中国药品生物制品检定所，批号：1018-200002。

仪器与试剂　F-7000 型荧光分光光度计（Hitachi），配备 1 cm 石英池、150 W 氙灯、290 nm 滤光片。仪器条件：波长范围，$E_x = 200 \sim 400$ nm、$E_m = 290 \sim 520$ nm；间隔，5 nm；扫描速度，1200 nm/min；狭缝，5.0 nm/5.0 nm；PMT 电压，700 V。甲醇（色谱纯），纯水。

样品提取液的制备　精密称取对照药材粉末 0.0500 g，置于 25 mL 容量瓶中，加入甲醇至刻度，摇匀，放置 3 h。样品提取液浓度记为 2.0 mg/mL。

实验方法　取样品上清液 2.00 mL 于 10 mL 容量瓶，以水定容，摇匀，扫描三维荧光图谱。测量纯水在激发波长 350 nm 的拉曼散射强度 R，以 R 为步长绘制三维荧光图谱，如图 8.63 所示。

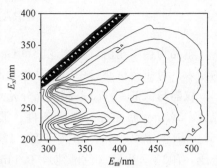

图 8.63　苦玄参水溶液三维荧光图谱
浓度：400 μg/mL，20%甲醇；步长：R

蓝布正 Lanbuzheng

GEI HERBA

本品为蔷薇科植物柔毛路边青 *Geum japonicum* Thunb. var. *chinense* Bolle 的干燥全草的粉末。对照药材购自中国药品生物制品检定所，批号：121380-200401。

仪器与试剂　F-7000 型荧光分光光度计（Hitachi），配备 1 cm 石英池、150 W 氙灯、290 nm 滤光片。仪器条件：波长范围，$E_x = 200 \sim 400$ nm、$E_m = 290 \sim 580$ nm；间隔，5 nm；扫描速度，1200 nm/min；狭缝，5.0 nm/5.0 nm；PMT 电压，700 V。甲醇（色谱纯），纯水。

样品提取液的制备　精密称取对照药材粉末 0.0500 g，置于 25 mL 容量瓶中，加入甲醇至刻度，摇匀，放置 3 h。样品提取液浓度记为 2.0 mg/mL。

实验方法　取样品上清液 2.00 mL 于 10 mL 容量瓶，以水定容，摇匀，扫描三维荧光图谱。测量纯水在激发波长 350 nm 的拉曼散射强度 R，以 1.5R 为步长绘制

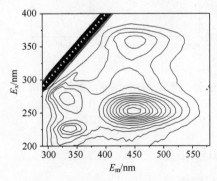

图 8.64　蓝布正水溶液三维荧光图谱
浓度：400 μg/mL，20%甲醇；步长：1.5R

三维荧光图谱，如图 8.64 所示。

老鹳草 Laoguancao

GERANII HERBA

本品为牻牛儿苗科植物老鹳草 *Geranium wilfordii* Maxim. 的干燥地上部分的粉末。对照药材购自中国药品生物制品检定所，批号：121557-200801。

仪器与试剂　F-7000 型荧光分光光度计（Hitachi），配备 1 cm 石英池、150 W 氙灯、290 nm 滤光片。仪器条件：波长范围，$E_x = 200 \sim 400$ nm、$E_m = 290 \sim 550$ nm；间隔，5 nm；扫描速度，1200 nm/min；狭缝，5.0 nm/5.0 nm；PMT 电压，700 V。甲醇（色谱纯），0.1 mol/L NaOH 溶液，纯水。

样品提取液的制备　精密称取对照药材粉末 0.0500 g，置于 25 mL 容量瓶中，加入甲醇至刻度，摇动，放置 3 h。样品提取液浓度记为 2.0 mg/mL。

实验方法 1　取样品上清液 2.00 mL 于 10 mL 容量瓶，以水定容，摇匀，扫描三维荧光图谱。测量纯水在激发波长 350 nm 的拉曼散射强度 R，以 1.5R 为步长绘制三维荧光图谱，如图 8.65 所示。

实验方法 2　取样品上清液 2.00 mL 于 10 mL 容量瓶，加入 1.0 mL NaOH 溶液，以水定容，摇匀，扫描三维荧光图谱。测量纯水在激发波长 350 nm 的拉曼散射强度 R，以 R 为步长绘制三维荧光图谱，如图 8.66 所示。

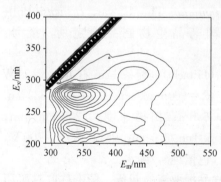
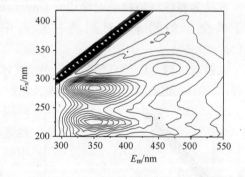

图 8.65　老鹳草水溶液三维荧光图谱
浓度：400 μg/mL，20%甲醇；步长：1.5R

图 8.66　老鹳草碱性溶液三维荧光图谱
浓度：400 μg/mL，20%甲醇；pH 12.0；步长：R

篱栏网 Lilanwang

MERREMIAE HERBA

本品为旋花科植物篱栏网 *Merremia hederacea*（Burm. f.）Hall. f. 干燥地上部分的粉末。对照药材购自中国药品生物制品检定所，批号：121473-200401。

仪器与试剂　F-7000 型荧光分光光度计（Hitachi），配备 1 cm 石英池、150 W 氙灯、290 nm 滤光片。仪器条件：波长范围，$E_x = 200 \sim 400$ nm、$E_m = 290 \sim 550$ nm；间隔，5 nm；扫描速度，1200 nm/min；狭缝，5.0 nm/5.0 nm；PMT 电压，700 V。甲醇（色谱纯），纯水。

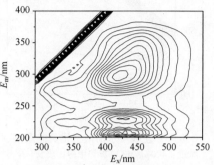

样品提取液的制备　精密称取对照药材粉末 0.0500 g，置于 25 mL 容量瓶中，加入甲醇至刻度，摇匀，放置 3 h。样品提取液浓度记为 2.0 mg/mL。

实验方法　取样品上清液 2.00 mL 于 10 mL 容量瓶，以水定容，摇匀，扫描三维荧光图谱。测量纯水在激发波长 350 nm 的拉曼散射强度 R，以 $2R$ 为步长绘制三维荧光图谱，如图 8.67 所示。

图 8.67　篱栏网水溶液三维荧光图谱
浓度：400 μg/mL，20%甲醇；步长：2R

连钱草 Lianqiancao

GLECHOMAE HERBA

本品为唇形科植物活血丹 *Glechoma longituba*（Nakai）Kupr. 的干燥地上部分的粉末。对照药材购自中国药品生物制品检定所，批号：121386-200401。

仪器与试剂　F-7000 型荧光分光光度计（Hitachi），配备 1 cm 石英池、150 W 氙灯、290 nm 滤光片。仪器条件：波长范围，$E_x = 200 \sim 400$ nm、$E_m = 290 \sim 520$ nm；间隔，5 nm；扫描速度，1200 nm/min；狭缝，5.0 nm/5.0 nm；PMT 电压，700 V。甲醇（色谱纯），0.1 mol/L NaOH 溶液，纯水。

样品提取液的制备　精密称取对照药材粉末 0.0500 g，置于 25 mL 容量瓶中，加入甲醇至刻度，摇动，放置 3 h。样品提取液浓度记为 2.0 mg/mL。

实验方法 1　取样品上清液 2.00 mL 于 10 mL 容量瓶，以水定容，摇匀，扫描三维荧光图谱。测量纯水在激发波长 350 nm 的拉曼散射强度 R，以 R 为步长绘制三维荧光图谱，如图 8.68 所示。

实验方法 2　取样品上清液 2.00 mL 于 10 mL 容量瓶，加入 1.0 mL NaOH 溶液，以水定容，摇匀，扫描三维荧光图谱。测量纯水在激发波长 350 nm 的拉曼散射强度 R，以 R 为步长绘制三维荧光图谱，如图 8.69 所示。

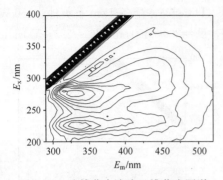

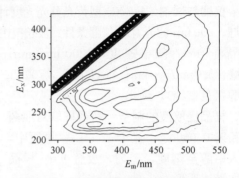

图 8.68　连钱草水溶液三维荧光图谱
浓度：400 μg/mL，20%甲醇；步长：R

图 8.69　连钱草碱性溶液三维荧光图谱
浓度：400 μg/mL，20%甲醇；pH 12.0；步长：R

路边青 Lubianqing

CLERODENDRI CYRTOPHYLLI HERBA

本品为马鞭草科植物大青 *Clerodendrum cyrtophyllum* Turcz. 的干燥全株的粉末。对照药材购自中国药品生物制品检定所，批号：121227-200503。

仪器与试剂　F-7000 型荧光分光光度计（Hitachi），配备 1 cm 石英池、150 W 氙灯、290 nm 滤光片。仪器条件：波长范围，$E_x = 200 \sim 400$ nm、$E_m = 290 \sim 550$ nm；间隔，5 nm；扫描速度，1200 nm/min；狭缝，5.0 nm/5.0 nm；PMT 电压，700 V。甲醇（色谱纯），0.1 mol/L NaOH 溶液，纯水。

样品提取液的制备　精密称取对照药材粉末 0.0500 g，置于 25 mL 容量瓶中，加入甲醇至刻度，摇动，放置 3 h。样品提取液浓度记为 2.0 mg/mL。

实验方法 1　取样品上清液 2.00 mL 于 10 mL 容量瓶，以水定容，摇匀，扫描三维荧光图谱。测量纯水在激发波长 350 nm 的拉曼散射强度 R，以 R 为步长绘制三维荧光图谱，如图 8.70 所示。

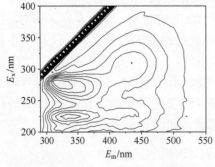

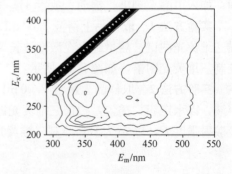

图 8.70　路边青水溶液三维荧光图谱
浓度：400 μg/mL，20%甲醇；步长：R

图 8.71　路边青碱性溶液三维荧光图谱
浓度：400 μg/mL，20%甲醇；pH 12.0；步长：R

实验方法 2 取样品上清液 2.00 mL 于 10 mL 容量瓶，加入 1.0 mL NaOH 溶液，以水定容，摇匀，扫描三维荧光图谱。测量纯水在激发波长 350 nm 的拉曼散射强度 R，以 R 为步长绘制三维荧光图谱，如图 8.71 所示。

绿萍 Lüping

AZOLLAE IMBRICATAE HERBA

本品为满江红科植物满江红 *Azolla imbricata* (Roxb.) Nakai 干燥全草的粉末。对照药材购自中国药品生物制品检定所，批号：121344-200401。

仪器与试剂 F-7000 型荧光分光光度计（Hitachi），配备 1 cm 石英池、150 W 氙灯、290 nm 滤光片。仪器条件：波长范围，E_x＝200～400 nm、E_m＝290～500 nm；间隔，5 nm；扫描速度，1200 nm/min；狭缝，5.0 nm/5.0 nm；PMT 电压，700 V。甲醇（色谱纯），纯水。

样品提取液的制备 精密称取对照药材粉末 0.0300 g，置于 25 mL 容量瓶中，加入甲醇至刻度，摇匀，放置 3 h。样品提取液浓度记为 1.2 mg/mL。

实验方法 取样品上清液 2.00 mL 于 10 mL 容量瓶，以水定容，摇匀，扫描三维荧光图谱。测量纯水在激发波长 350 nm 的拉曼散射强度 R，以 0.5R 为步长绘制三维荧光图谱，如图 8.72 所示。

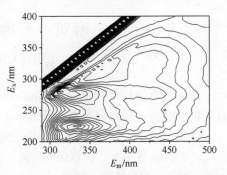

图 8.72 绿萍水溶液三维荧光图谱
浓度：240 μg/mL，20%甲醇；步长：0.5R

绿绒蒿 Lüronghao

MECONOPSIS HERBA

本品为罂粟科植物全缘绿绒蒿 *Meconopsis integrifolia* (Maxim.) Franch. 干燥全草的粉末。对照药材购自中国药品生物制品检定所，批号：121414-200801。

仪器与试剂 F-7000 型荧光分光光度计（Hitachi），配备 1 cm 石英池、150 W 氙灯、290 nm 滤光片。仪器条件：波长范围，E_x＝200～400 nm、E_m＝290～550 nm；间隔，5 nm；扫描速度，1200 nm/min；狭缝，5.0 nm/5.0 nm；PMT 电压，700 V。甲醇（色谱纯），纯水。

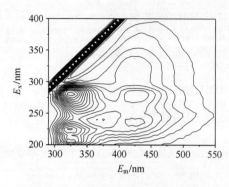

图 8.73　绿绒蒿水溶液三维荧光图谱
浓度：400 μg/mL，20%甲醇；步长：2R

样品提取液的制备　精密称取对照药材粉末 0.0500 g，置于 25 mL 容量瓶中，加入甲醇至刻度，摇匀，放置 3 h。样品提取液浓度记为 2.0 mg/mL。

实验方法　取样品上清液 2.00 mL 于 10 mL 容量瓶，以水定容，摇匀，扫描三维荧光图谱。测量纯水在激发波长 350 nm 的拉曼散射强度 R，以 2R 为步长绘制三维荧光图谱，如图 8.73 所示。

麻黄（草麻黄）Mahuang

EPHEDRAE HERBA

本品为麻黄科植物草麻黄 *Ephedra sinica* Stapf 的干燥草质茎。对照药材购自中国食品药品检定研究院，批号：121051-2010005。

仪器与试剂　F-7000 型荧光分光光度计（Hitachi），配备 1 cm 石英池、150 W 氙灯、290 nm 滤光片。仪器条件：波长范围，E_x＝200～400 nm、E_m＝290～500 nm；间隔，5 nm；扫描速度，1200 nm/min；狭缝，5.0 nm/5.0 nm；PMT 电压，700 V。甲醇（色谱纯），0.025 mol/L 溴化十六烷基三甲铵（CTAB）溶液，纯水。

样品提取液的制备　精密称取对照药材粉末 0.0500 g，置于 25 mL 容量瓶中，加入甲醇至刻度，摇匀，放置 3 h。样品提取液浓度记为 2.0 mg/mL。

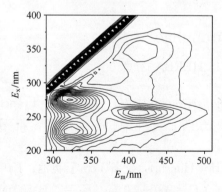

图 8.74　草麻黄水溶液三维荧光图谱
浓度：100 μg/mL，5%甲醇；步长：R

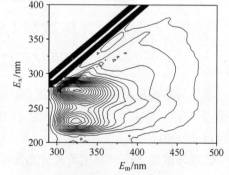

图 8.75　草麻黄-CTAB 溶液三维荧光图谱
浓度：100 μg/mL，5%甲醇，
0.0025 mol/L CTAB；步长：R

实验方法 1　取样品上清液 0.50 mL 于 10 mL 容量瓶，以水定容，摇匀，扫描三维荧光图谱。测量纯水在激发波长 350 nm 的拉曼散射强度 R，以 R 为步长绘制三维荧光图谱，如图 8.74 所示。

实验方法 2　取样品上清液 0.50 mL 于 10 mL 容量瓶，加入 1.0 mL CTAB 溶液，以水定容，摇匀，扫描三维荧光图谱。测量纯水在激发波长 350 nm 的拉曼散射强度 R，以 R 为步长绘制三维荧光图谱，如图 8.75 所示。

麻黄（中麻黄）Mahuang

EPHEDRAE HERBA

本品为麻黄科植物中麻黄 *Ephedra intermedia* Schrenk ex C. A. Mey 的干燥草质茎。对照药材购自中国食品药品检定研究院，批号：121604-201001。

仪器与试剂　F-7000 型荧光分光光度计（Hitachi），配备 1 cm 石英池、150 W 氙灯、290 nm 滤光片。仪器条件：波长范围，$E_x = 200 \sim 400$ nm、$E_m = 290 \sim 500$ nm；间隔，5 nm；扫描速度，1200 nm/min；狭缝，5.0 nm/5.0 nm；PMT 电压，700 V。甲醇（色谱纯），0.025 mol/L 溴化十六烷基三甲铵（CTAB）溶液，纯水。

样品提取液的制备　精密称取对照药材粉末 0.0500 g，置于 25 mL 容量瓶中，加入甲醇至刻度，摇匀，放置 3 h。样品提取液浓度记为 2.0 mg/mL。

实验方法 1　取样品上清液 0.50 mL 于 10 mL 容量瓶，以水定容，摇匀，扫描三维荧光图谱。测量纯水在激发波长 350 nm 的拉曼散射强度 R，以 R 为步长绘制三维荧光图谱，如图 8.76 所示。

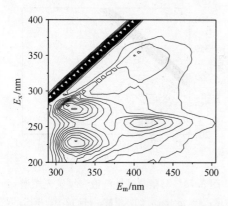

图 8.76　中麻黄水溶液三维荧光图谱
浓度：100 μg/mL，5%甲醇；步长：R

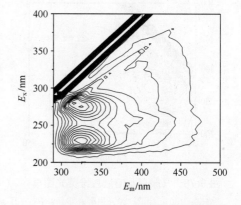

图 8.77　中麻黄-CTAB溶液三维荧光图谱
浓度：100 μg/mL，5%甲醇，
0.0025 mol/L CTAB；步长：R

实验方法 2　取样品上清液 0.50 mL 于 10 mL 容量瓶，加入 1.0 mL CTAB 溶液，以水定容，摇匀，扫描三维荧光图谱。测量纯水在激发波长 350 nm 的拉曼散射强度 R，以 R 为步长绘制三维荧光图谱，如图 8.77 所示。

草麻黄与中麻黄的荧光峰位置基本相同，但草麻黄荧光较强。

马鞭草 Mabiancao

VERBENAE HERBA

本品为马鞭草科植物马鞭草 *Verbena officinalis* L. 的干燥地上部分。对照药材购自中国药品生物制品检定所，批号：1002-200202。

仪器与试剂　F-7000 型荧光分光光度计（Hitachi），配备 1 cm 石英池、150 W 氙灯、290 nm 滤光片。仪器条件：波长范围，$E_x = 200 \sim 400$ nm、$E_m = 290 \sim 550$ nm；间隔，5 nm；扫描速度，1200 nm/min；狭缝，5.0 nm/5.0 nm；PMT 电压，700 V。甲醇（色谱纯），0.1 mol/L NaOH 溶液，纯水。

样品提取液的制备　精密称取对照药材粉末 0.0500 g，置于 25 mL 容量瓶中，加入甲醇至刻度，摇动，放置 3 h。样品提取液浓度记为 2.0 mg/mL。

实验方法 1　取样品上清液 2.00 mL 于 10 mL 容量瓶，以水定容，摇匀，扫描三维荧光图谱。测量纯水在激发波长 350 nm 的拉曼散射强度 R，以 R 为步长绘制三维荧光图谱，如图 8.78 所示。

实验方法 2　取样品上清液 2.00 mL 于 10 mL 容量瓶，加入 1.0 mL NaOH 溶液，以水定容，摇匀，扫描三维荧光图谱。测量纯水在激发波长 350 nm 的拉曼散射强度 R，以 R 为步长绘制三维荧光图谱，如图 8.79 所示。

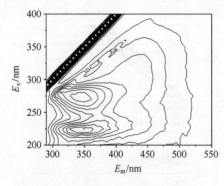

图 8.78　马鞭草水溶液三维荧光图谱

浓度：400 μg/mL，20%甲醇；步长：R

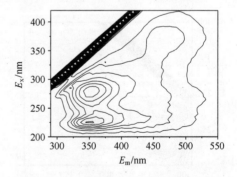

图 8.79　马鞭草碱性溶液三维荧光图谱

浓度：400 μg/mL，20%甲醇；pH 12.0；步长：R

马兰草 Malancao

KALIMERIDIS INDICAE HERBA

本品为菊科植物马兰 *Kalimeris indica*（L.）Sch.-Bip. 的干燥全草。对照药材购自中国食品药品检定研究所，批号：121309-201003。

仪器与试剂　F-7000 型荧光分光光度计（Hitachi），配备 1 cm 石英池、150 W 氙灯、290 nm 滤光片。仪器条件：波长范围，$E_x = 200 \sim 400$ nm、$E_m = 300 \sim 570$ nm；间隔，5 nm；扫描速度，1200 nm/min；狭缝，5.0 nm/5.0 nm；PMT 电压，700 V。甲醇（色谱纯），0.01 mol/L AlCl$_3$ 溶液，纯水。

样品提取液的制备　精密称取对照药材粉末 0.0500 g，置于 25 mL 容量瓶中，加入甲醇至刻度，摇匀，放置 3 h。样品提取液浓度记为 2.0 mg/mL。

实验方法 1　取样品上清液 2.00 mL 于 10 mL 容量瓶，以水定容，摇匀，扫描三维荧光图谱。测量纯水在激发波长 350 nm 的拉曼散射强度 R，以 R 为步长绘制三维荧光图谱，如图 8.80 所示。

实验方法 2　取样品上清液 2.00 mL 于 10 mL 容量瓶，加入 1.0 mL AlCl$_3$ 溶液，以水定容，摇匀，扫描三维荧光图谱。测量纯水在激发波长 350 nm 的拉曼散射强度 R，以 R 为步长绘制三维荧光图谱，如图 8.81 所示。

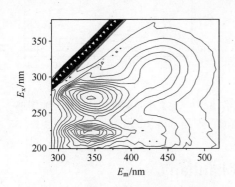 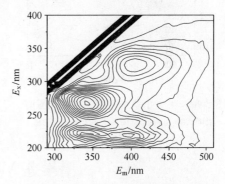

图 8.80　马兰草水溶液三维荧光图谱　　　图 8.81　马兰草-AlCl$_3$ 溶液三维荧光图谱
　　浓度：400 μg/mL，20% 甲醇；步长：R　　　　浓度：400 μg/mL，20% 甲醇；
　　　　　　　　　　　　　　　　　　　　　　0.001 mol/L AlCl$_3$；步长：R

毛大丁草 Maodadingcao

GERBERAE PILOSELLOIDIS HERBA

本品为菊科植物毛大丁草 *Gerbera piloselloides*（L.）Cass. 干燥全草的粉

末。对照药材购自中国药品生物制品检定所，批号：121241-200401。

仪器与试剂 F-7000 型荧光分光光度计（Hitachi），配备 1 cm 石英池、150 W 氙灯、290 nm 滤光片。仪器条件：波长范围，$E_x = 200 \sim 380$ nm、$E_m = 290 \sim 480$ nm；间隔，5 nm；扫描速度，1200 nm/min；狭缝，5.0 nm/5.0 nm；PMT 电压，700 V；0.1mol/L NaOH 溶液；甲醇（色谱纯），纯水。

样品提取液的制备 精密称取对照药材粉末 0.0200 g，置于 25 mL 容量瓶中，加入色谱纯甲醇至刻度，摇匀，放置 3 h。样品提取液浓度记为 0.80 mg/mL。

实验方法 1 取样品上清液 1.0 mL 于 10 mL 容量瓶，以水定容，摇匀，扫描三维荧光图谱，同时测量水在激发波长 350 nm 的拉曼散射强度 R，以 $3R$ 为步长绘制三维荧光图谱，如图 8.82 所示。

实验方法 2 取样品上清液 1.0 mL 于 10 mL 容量瓶，加入 1.0 mL NaOH 溶液，以水定容，摇匀，扫描三维荧光图谱，同时测量水在激发波长 350 nm 的拉曼散射强度 R，以 $3R$ 为步长绘制三维荧光图谱，如图 8.83 所示。

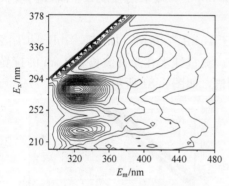 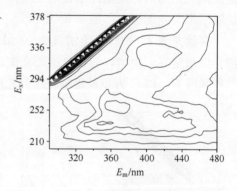

图 8.82 毛大丁草水溶液三维荧光图谱
浓度：80 μg/mL，10%甲醇；步长：$3R$

图 8.83 毛大丁草碱性溶液三维荧光图谱
浓度：80 μg/mL，10%甲醇；pH 12.0；步长：$3R$

墨旱莲 Mohanlian

ECLIPTAE HERBA

本品为菊科植物鳢肠 *Eclipta prostrata* L. 的干燥地上部分。对照药材购自中国药品生物制品检定所，批号：120958-200605。

仪器与试剂 F-7000 型荧光分光光度计（Hitachi），配备 1 cm 石英池、150 W 氙灯、290 nm 滤光片。仪器条件：波长范围，$E_x = 200 \sim 430$ nm、$E_m = 290 \sim 570$ nm；间隔，5 nm；扫描速度，1200 nm/min；狭缝，5.0 nm/5.0 nm；PMT 电压，700 V。甲醇（色谱纯），纯水。

样品提取液的制备　精密称取对照药材粉末 0.0500 g，置于 25 mL 容量瓶中，加入甲醇至刻度，摇匀，放置 3 h。样品提取液浓度记为 2.0 mg/mL。

实验方法　取样品上清液 2.00 mL 于 10 mL 容量瓶，以水定容，摇匀，扫描三维荧光图谱。测量纯水在激发波长 350 nm 的拉曼散射强度 R，以 R 为步长绘制三维荧光图谱，如图 8.84 所示。

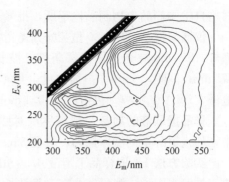

图 8.84　墨旱莲水溶液三维荧光图谱
浓度：400 μg/mL，20%甲醇；步长：R

盘龙参 Panlongshen

SPIRANTHIS LANCEAE HERBA

本品为马兰科植物绶草 *Spiranthes lancea* (Thunb.) Baches 干燥带根全草的粉末。对照药材购自中国药品生物制品检定所，批号：121323-200301。

仪器与试剂　F-7000 型荧光分光光度计（Hitachi），配备 1 cm 石英池、150 W 氙灯、290 nm 滤光片。仪器条件：波长范围，E_x=200～350 nm、E_m=290～500 nm；间隔，5 nm；扫描速度，1200 nm/min；狭缝，5.0 nm/5.0 nm；PMT 电压，700 V。甲醇（色谱纯），纯水。

样品提取液的制备　精密称取对照药材粉末 0.0250 g，置于 25 mL 容量瓶中，加入甲醇至刻度，摇匀，放置 3 h。样品提取液浓度记为 1.0 mg/mL。

实验方法　取样品上清液 1.00 mL 于 10 mL 容量瓶，以水定容，摇匀，扫描三维荧光图谱。测量纯水在激发波长 350 nm 的拉曼散射强度 R，以 $2R$ 为步长绘制三维荧光图谱，如图 8.85 所示。

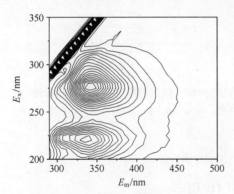

图 8.85　盘龙参水溶液三维荧光图谱
浓度：100 μg/mL，10%甲醇；步长：$2R$

佩兰 Peilan

EUPATORII HERBA

本品为菊科植物佩兰 *Eupatorium fortunei* Turcz. 的干燥地上部分。对照药材购自中国药品生物制品检定所，批号：121113-200402。

仪器与试剂 F-7000 型荧光分光光度计（Hitachi），配备 1 cm 石英池、150 W 氙灯、290 nm 滤光片。仪器条件：波长范围，$E_x = 200 \sim 400$ nm、$E_m = 250 \sim 575$ nm；间隔，5 nm；扫描速度，1200 nm/min；狭缝，5.0 nm/5.0 nm；PMT 电压，700 V。甲醇（色谱纯），0.1 mol/L NaOH 溶液，纯水。

样品提取液的制备 精密称取对照药材粉末 0.0250 g，置于 25 mL 容量瓶中，加入甲醇至刻度，摇匀，放置 3 h。样品提取液浓度记为 1.0 mg/mL。

实验方法 1 取样品上清液 0.50 mL 于 10 mL 容量瓶，以水定容，摇匀，扫描三维荧光图谱。测量纯水在激发波长 350 nm 的拉曼散射强度 R，以 R 为步长绘制三维荧光图谱，如图 8.86 所示。

实验方法 2 取样品上清液 0.50 mL 于 10 mL 容量瓶，加入 1.0 mL NaOH 溶液，以水定容，摇匀，扫描三维荧光图谱。测量纯水在激发波长 350 nm 的拉曼散射强度 R，以 R 为步长绘制三维荧光图谱，如图 8.87 所示。

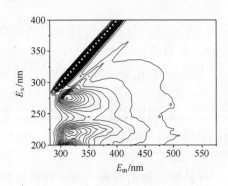 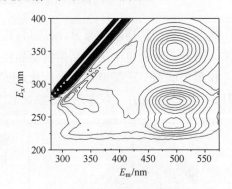

图 8.86 佩兰水溶液三维荧光图谱
浓度：50 μg/mL，5%甲醇；步长：R

图 8.87 佩兰碱性溶液三维荧光图谱
浓度：50 μg/mL，5%甲醇，pH 12.0；步长：R

蒲公英 Pugongying

TARAXACI HERBA

本品为菊科植物蒲公英 *Taraxacum mongolicum* Hand.-Mazz. 干燥全草的粉末。对照药材购自中国药品生物制品检定所，批号：121195-200902。

仪器与试剂 F-7000 型荧光分光光度计（Hitachi），配备 1 cm 石英池、150 W 氙灯、290 nm 滤光片。仪器条件：波长范围，$E_x = 200 \sim 425$ nm、$E_m = 300 \sim 550$ nm；间隔，5 nm；扫描速度，1200 nm/min；狭缝，5.0 nm/5.0 nm；PMT 电压，700 V。甲醇（色谱纯），pH 8.42 的磷酸-NaOH 缓冲溶液，纯水。

样品提取液的制备 精密称取对照药材粉末 0.0500 g，置于 25 mL 容量瓶

中，加入甲醇至刻度，摇动，放置 3 h。样品提取液浓度记为 2.0 mg/mL。

实验方法 1 取样品上清液 1.00 mL 于 10 mL 容量瓶，以水定容，摇匀，扫描三维荧光图谱。测量纯水在激发波长 350 nm 的拉曼散射强度 R，以 R 为步长绘制三维荧光图谱，如图 8.88 所示。

实验方法 2 取样品上清液 1.00 mL 于 10 mL 容量瓶，加入 1.0 mL 磷酸-NaOH 缓冲溶液，以水定容，摇匀，扫描三维荧光图谱。测量纯水在激发波长 350 nm 的拉曼散射强度 R，以 R 为步长绘制三维荧光图谱，如图 8.89 所示。

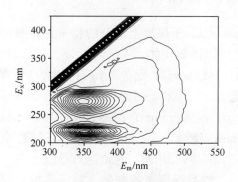

图 8.88 蒲公英水溶液三维荧光图谱
浓度：200 μg/mL，10%甲醇；步长：R

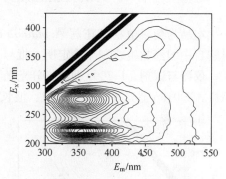

图 8.89 蒲公英弱碱性溶液三维荧光图谱
浓度：200 μg/mL，10%甲醇；pH 8.42；步长：R

漆姑草 Qigucao

SAGINAE JAPONICAE HERBA

本品为石竹科植物漆姑草 *Sagina japonica*（Sw.）Ohwi. 干燥全草的粉末。对照药材购自中国药品生物制品检定所，批号：121425-200501。

仪器与试剂 F-7000 型荧光分光光度计（Hitachi），配备 1 cm 石英池、150 W 氙灯、290 nm 滤光片。仪器条件：波长范围，$E_x = 200 \sim 400$ nm、$E_m = 290 \sim 500$ nm；间隔，5 nm；扫描速度，1200 nm/min；狭缝，5.0 nm/5.0 nm；PMT 电压，700 V。甲醇（色谱纯），纯水。

样品提取液的制备 精密称取对照药材粉末 0.0500 g，置于 25 mL 容量瓶中，加入甲醇至刻度，摇匀，放

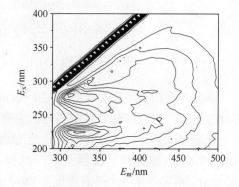

图 8.90 漆姑草水溶液三维荧光图谱
浓度：400 μg/mL，20%甲醇；步长：R

置 3 h。样品提取液浓度记为 2.0 mg/mL。

实验方法　取样品上清液 2.00 mL 于 10 mL 容量瓶，以水定容，摇匀，扫描三维荧光图谱。测量纯水在激发波长 350 nm 的拉曼散射强度 R，以 R 为步长绘制三维荧光图谱，如图 8.90 所示。

青蒿 Qinghao

ARTEMISIAE ANNUAE HERBA

本品为菊科植物黄花蒿 *Artemisia annua* L. 干燥地上部分的粉末。对照药材购自中国药品生物制品检定所，批号：121016-200403。

仪器与试剂　F-7000 型荧光分光光度计（Hitachi），配备 1 cm 石英池、150 W 氙灯、290 nm 滤光片。仪器条件：波长范围，$E_x = 200 \sim 400$ nm、$E_m = 290 \sim 600$ nm；间隔，5 nm；扫描速度，1200 nm/min；狭缝，5.0 nm/5.0 nm；PMT 电压，700 V。甲醇（色谱纯），纯水。

样品提取液的制备　精密称取对照药材粉末 0.0150 g，置于 25 mL 容量瓶中，加入甲醇至刻度，摇匀，放置 3 h。样品提取液浓度记为 0.60 mg/mL。

实验方法　取样品上清液 1.00 mL 于 10 mL 容量瓶，以水定容，摇匀，扫描三维荧光图谱。测量纯水在激发波长 350 nm 的拉曼散射强度 R，以 2R 为步长绘制三维荧光图谱，如图 8.91 所示。

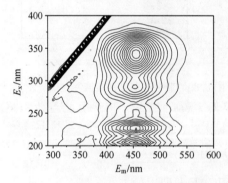

图 8.91　地耳草水溶液三维荧光图谱
浓度：60 μg/mL，10%甲醇；步长：2R

全叶青兰 Quanyeqinglan

DRACOCEPHALI INTEGRIFOLII HERBA

本品为唇形科植物全缘叶青兰 *Dracocephalum integrifolium* Bge. 干燥地上部分的粉末。对照药材购自中国药品生物制品检定所，批号：121493-200501。

仪器与试剂　F-7000 型荧光分光光度计（Hitachi），配备 1 cm 石英池、150 W 氙灯、290 nm 滤光片。仪器条件：波长范围，$E_x = 200 \sim 400$ nm、$E_m = 290 \sim 520$ nm；间隔，5 nm；扫描速度，1200 nm/min；狭缝，5.0 nm/5.0 nm；PMT 电压，700 V。甲醇（色谱纯），纯水。

样品提取液的制备　精密称取对照药材粉末 0.0500 g，置于 25 mL 容量瓶中，加入甲醇至刻度，摇匀，放置 3 h。样品提取液浓度记为 2.0 mg/mL。

实验方法　取样品上清液 2.00 mL 于 10 mL 容量瓶，以水定容，摇匀，扫描三维荧光图谱。测量纯水在激发波长 350 nm 的拉曼散射强度 R，以 R 为步长绘制三维荧光图谱，如图 8.92 所示。

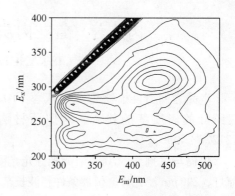

图 8.92　全叶青兰水溶液三维荧光图谱
浓度：400 μg/mL，20%甲醇；步长：R

肉苁蓉 Roucongrong

CISTANCHES HERBA

本品为列当科植物肉苁蓉 *Cistanche deserticola* Y. C. Ma 干燥带鳞叶的肉质茎的粉末。对照药材购自中国药品生物制品检定所，批号：121101-200402。

仪器与试剂　F-7000 型荧光分光光度计（Hitachi），配备 1 cm 石英池、150 W 氙灯、290 nm 滤光片。仪器条件：波长范围，$E_x = 200\sim400$ nm、$E_m = 290\sim500$ nm；间隔，5 nm；扫描速度，1200 nm/min；狭缝，5.0 nm/5.0 nm；PMT 电压，700 V。甲醇（色谱纯），纯水。

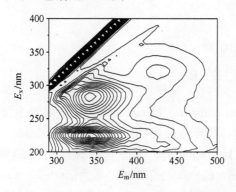

图 8.93　肉苁蓉水溶液三维荧光图谱
浓度：400 μg/mL，20%甲醇；步长：1.5R

样品提取液的制备　精密称取对照药材粉末 0.0500 g，置于 25 mL 容量瓶中，加入甲醇至刻度，摇匀，放置 3 h。样品提取液浓度记为 2.0 mg/mL。

实验方法　取样品上清液 2.00 mL 于 10 mL 容量瓶，以水定容，摇匀，扫描三维荧光图谱。测量纯水在激发波长 350 nm 的拉曼散射强度 R，以 1.5R 为步长绘制三维荧光图谱，如图 8.93 所示。

肉苁蓉（管花肉苁蓉）Roucongrong

CISTANCHES HERBA

本品为列当科植物管花肉苁蓉 *Cistanche tubulosa*（Schrenk）Wight 的干燥带鳞叶的肉质茎的粉末。对照药材购自中国药品生物制品检定所，批号：121276-200501。

仪器与试剂　F-7000 型荧光分光光度计（Hitachi），配备 1 cm 石英池、150 W 氙灯、290 nm 滤光片。仪器条件：波长范围，$E_x = 200\sim400$ nm、$E_m = 290\sim550$ nm；间隔，5 nm；扫描速度，1200 nm/min；狭缝，5.0 nm/5.0 nm；PMT 电压，700 V。甲醇（色谱纯），纯水。

样品提取液的制备　精密称取对照药材粉末 0.0500 g，置于 25 mL 容量瓶中，加入甲醇至刻度，摇匀，放置 3 h。样品提取液浓度记为 2.0 mg/mL。

实验方法　取样品上清液 2.00 mL 于 10 mL 容量瓶，以水定容，摇匀，扫描三维荧光图谱。测量纯水在激发波长 350 nm 的拉曼散射强度 R，以 $0.5R$ 为步长绘制三维荧光图谱，如图 8.94 所示。

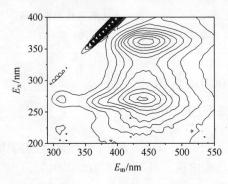

图 8.94　管花肉苁蓉水溶液三维荧光图谱
浓度：400 µg/mL，20%甲醇；步长：$0.5R$

三白草 Sanbaicao

SAURURI HERBA

本品为三白草科植物三白草 *Saururus chinensis*（Lour.）Baill. 干燥地上部分的粉末。对照药材购自中国药品生物制品检定所，批号：121503-200501。

仪器与试剂　F-7000 型荧光分光光度计（Hitachi），配备 1 cm 石英池、150 W 氙灯、290 nm 滤光片。仪器条件：波长范围，$E_x = 200\sim380$ nm、$E_m = 290\sim550$ nm；间隔，5 nm；扫描速度，1200 nm/min；狭缝，5.0 nm/5.0 nm；PMT 电压，700 V。甲醇（色谱纯），纯水。

样品提取液的制备　精密称取对照药材粉末 0.0250 g，置于 25 mL 容量瓶中，加入甲醇至刻度，摇匀，放置 3 h。样品提取液浓度记为 1.0 mg/mL。

实验方法　取样品上清液 1.00 mL 于 10 mL 容量瓶，以水定容，摇匀，扫描三维荧光图谱。测量纯水在激发波长 350 nm 的拉曼散射强度 R，以 R 为步长绘制三维荧光图谱，如图 8.95 所示。

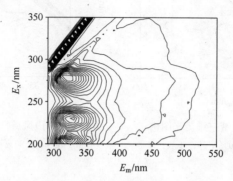

图 8.95　三白草水溶液三维荧光图谱
浓度：100 μg/mL，10% 甲醇；步长：R

山风 Shanfeng

BLUMEAE AROMATICAE HERBA

本品为菊科植物馥芳艾纳香 *Blumea aromatica* DC. 的干燥全草的粉末。对照药材购自中国药品生物制品检定所，批号：121235-200301。

仪器与试剂　F-7000 型荧光分光光度计（Hitachi），配备 1 cm 石英池、150 W 氙灯、290 nm 滤光片。仪器条件：波长范围，$E_x = 200 \sim 400$ nm、$E_m = 290 \sim 500$ nm；间隔，5 nm；扫描速度，1200 nm/min；狭缝，5.0 nm/5.0 nm；PMT 电压，700 V。甲醇（色谱纯），0.1 mol/L NaOH 溶液，纯水。

样品提取液的制备　精密称取对照药材粉末 0.0500 g，置于 25 mL 容量瓶中，加入甲醇至刻度，摇动，放置 3 h。样品提取液浓度记为 2.0 mg/mL。

实验方法 1　取样品上清液 2.00 mL 于 10 mL 容量瓶，以水定容，摇匀，扫描三维荧光图谱。测量纯水在激发波长 350 nm 的拉曼散射强度 R，以 R 为步长绘制三维荧光图谱，如图 8.96 所示。

实验方法 2　取样品上清液 2.00 mL 于 10 mL 容量瓶，加入 1.0 mL NaOH 溶液，以水定容，摇匀，扫描三维荧光图谱。测量纯水在激发波长 350 nm 的拉曼散射强度 R，以 R 为步长绘制三维荧光图谱，如图 8.97 所示。

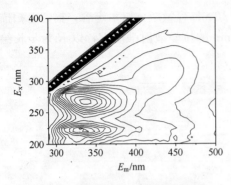

图 8.96　山风水溶液三维荧光图谱
浓度：400 μg/mL，20％甲醇；步长：R

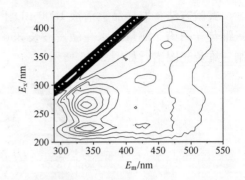

图 8.97　山风碱性溶液三维荧光图谱
浓度：400 μg/mL，20％甲醇；pH 12.0；步长：R

伸筋草 Shenjincao

LYCOPODII HERBA

本品为石松科植物石松 *Lycopodium japonicum* Thunb. 的干燥全草。对照药材购自中国药品生物制品检定所，批号：1109-200001。

仪器与试剂　F-7000 型荧光分光光度计（Hitachi），配备 1 cm 石英池、150 W 氙灯、290 nm 滤光片。仪器条件：波长范围，$E_x = 200 \sim 400$ nm、$E_m = 290 \sim 550$ nm；间隔，5 nm；扫描速度，1200 nm/min；狭缝，5.0 nm/5.0 nm；PMT 电压，700 V。甲醇（色谱纯），纯水。

样品提取液的制备　精密称取对照药材粉末 0.0500 g，置于 25 mL 容量瓶中，加入甲醇至刻度，摇匀，放置 3 h。样品提取液浓度记为 2.0 mg/mL。

实验方法　取样品上清液 2.00 mL 于 10 mL 容量瓶，以水定容，摇匀，扫描三维荧光图谱。测量纯水在激发波长 350 nm 的拉曼散射强度 R，以 R 为步长

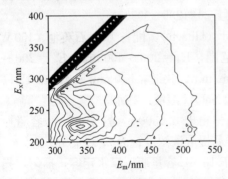

图 8.98　伸筋草水溶液三维荧光图谱
浓度：400 μg/mL，20％甲醇；步长：R

绘制三维荧光图谱，如图 8.98 所示。

肾茶 Shencha

CLERODENDRANTHI HERBA

本品为唇形科植物猫须草 *Clerodendranthus spicatus* （Thunb.） C. Y. Wu ex H. W. Li 的干燥地上部分的粉末。对照药材购自中国药品生物制品检定所，批号：121326-200301。

仪器与试剂 F-7000 型荧光分光光度计（Hitachi），配备 1 cm 石英池、150 W 氙灯、290 nm 滤光片。仪器条件：波长范围，$E_x = 200\sim400$ nm、$E_m = 290\sim500$ nm；间隔，5 nm；扫描速度，1200 nm/min；狭缝，5.0 nm/5.0 nm；PMT 电压，700 V。甲醇（色谱纯），0.1 mol/L NaOH 溶液，纯水。

样品提取液的制备 精密称取对照药材粉末 0.0500 g，置于 25 mL 容量瓶中，加入甲醇至刻度，摇动，放置 3 h。样品提取液浓度记为 2.0 mg/mL。

实验方法 1 取样品上清液 2.00 mL 于 10 mL 容量瓶，以水定容，摇匀，扫描三维荧光图谱。测量纯水在激发波长 350 nm 的拉曼散射强度 R，以 R 为步长绘制三维荧光图谱，如图 8.99 所示。

实验方法 2 取样品上清液 2.00 mL 于 10 mL 容量瓶，加入 1.0 mL NaOH 溶液，以水定容，摇匀，扫描三维荧光图谱。测量纯水在激发波长 350 nm 的拉曼散射强度 R，以 R 为步长绘制三维荧光图谱，如图 8.100 所示。

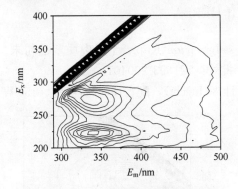
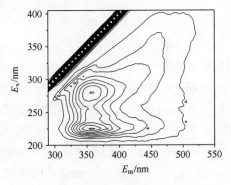

图 8.99 肾茶水溶液三维荧光图谱
浓度：400 μg/mL，20% 甲醇；步长：R

图 8.100 肾茶碱性溶液三维荧光图谱
浓度：400 μg/mL，20% 甲醇；
pH 12.0；步长：R

石椒草 Shijiaocao

BOENNINGHAUSENIAE HERBA

本品为芸香科植物石椒草 *Boenninghausenia sessilicarpa* Levl. 干燥全草的

粉末。对照药材购自中国药品生物制品检定所，批号：121294-200402。

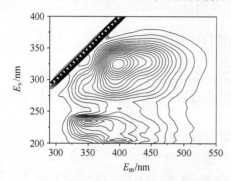

图 8.101　石椒草水溶液三维荧光图谱
浓度：100 μg/mL，10%甲醇；步长：3.5R

仪器与试剂　F-7000 型荧光分光光度计（Hitachi），配备 1 cm 石英池、150 W 氙灯、290 nm 滤光片。仪器条件：波长范围，$E_x = 200 \sim 400$ nm、$E_m = 290 \sim 550$ nm；间隔，5 nm；扫描速度，1200 nm/min；狭缝，5.0 nm/5.0 nm；PMT 电压，700 V。甲醇（色谱纯），纯水。

样品提取液的制备　精密称取对照药材粉末 0.0250 g，置于 25 mL 容量瓶中，加入甲醇至刻度，摇匀，放置 3 h。样品提取液浓度记为 1.0 mg/mL。

实验方法　取样品上清液 1.00 mL 于 10 mL 容量瓶，以水定容，摇匀，扫描三维荧光图谱。测量纯水在激发波长 350 nm 的拉曼散射强度 R，以 3.5R 为步长绘制三维荧光图谱，如图 8.101 所示。

锁阳 Suoyang

CYNOMORII HERBA

本品为锁阳科植物锁阳 *Cynomorium songaricum* Rupr. 干燥肉质茎的粉末。对照药材购自中国药品生物制品检定所，批号：121393-200401。

仪器与试剂　F-7000 型荧光分光光度计（Hitachi），配备 1 cm 石英池、150 W 氙灯、290 nm 滤光片。仪器条件：波长范围，$E_x = 200 \sim 400$ nm、$E_m = 290 \sim 500$ nm；间隔，5 nm；扫描速度，1200 nm/min；狭缝，5.0 nm/5.0 nm；PMT 电压，700 V。甲醇（色谱纯），纯水。

样品提取液的制备　精密称取对照药材粉末 0.0250 g，置于 25 mL 容量瓶中，加入甲醇至刻度，摇匀，放置 3 h。样品提取液浓度记为 1.0 mg/mL。

实验方法　取样品上清液 1.00 mL 于 10 mL 容量瓶，以水定容，摇匀，扫描三维荧光图谱。测量纯水在激发波长 350 nm 的拉曼散射强度 R，以 1.5R 为步

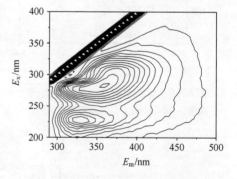

图 8.102　锁阳水溶液三维荧光图谱
浓度：100 μg/mL，10%甲醇；步长：1.5R

长绘制三维荧光图谱，如图 8.102 所示。

头花蓼 Touhualiao

POLYGONI CAPITATI HERBA

本品为蓼科植物头花蓼 *Polygonum capitatum* Buch. -Ham ex D. Don 的干燥全草的粉末。对照药材购自中国药品生物制品检定所，批号：121282-200402。

仪器与试剂　F-7000 型荧光分光光度计（Hitachi），配备 1 cm 石英池、150 W 氙灯、290 nm 滤光片。仪器条件：波长范围，$E_x = 200 \sim 400$ nm、$E_m = 290 \sim 500$ nm；间隔，5 nm；扫描速度，1200 nm/min；狭缝，5.0 nm/5.0 nm；PMT 电压，700 V。甲醇（色谱纯），纯水。

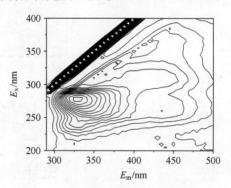

图 8.103　头花蓼水溶液三维荧光图谱
浓度：400 μg/mL，20%甲醇；步长：0.5R

样品提取液的制备　精密称取对照药材粉末 0.0500 g，置于 25 mL 容量瓶中，加入甲醇至刻度，摇匀，放置 3 h。样品提取液浓度记为 2.0 mg/mL。

实验方法　取样品上清液 2.00 mL 于 10 mL 容量瓶，以水定容，摇匀，扫描三维荧光图谱。测量纯水在激发波长 350 nm 的拉曼散射强度 R，以 $0.5R$ 为步长绘制三维荧光图谱，如图 8.103 所示。

土荆芥 Tujingjie

CHENOPODII AMBROSIOIDIS HERBA

本品为藜科植物土荆芥 *Chenopodium ambrosioides* L. 的干燥带有果穗的地上部分的粉末。对照药材购自中国药品生物制品检定所，批号：121448-200702。

仪器与试剂　F-7000 型荧光分光光度计（Hitachi），配备 1 cm 石英池、150 W 氙灯、290 nm 滤光片。仪器条件：波长范围，$E_x = 200 \sim 380$ nm、$E_m = 290 \sim 550$ nm；间隔，5 nm；扫描速度，1200 nm/min；狭缝，5.0 nm/5.0 nm；PMT 电压，700 V。甲醇（色谱纯），纯水。

样品提取液的制备　精密称取对照药材粉末 0.0500 g，置于 25 mL 容量瓶中，加入甲醇至刻度，摇匀，放置 3 h。样品提取液浓度记为 2.0 mg/mL。

实验方法 取样品上清液 2.00 mL 于 10 mL 容量瓶，以水定容，摇匀，扫描三维荧光图谱。测量纯水在激发波长 350 nm 的拉曼散射强度 R，以 R 为步长绘制三维荧光图谱，如图 8.104 所示。

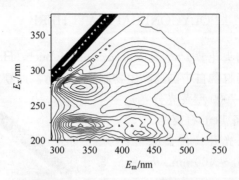

图 8.104　土荆芥水溶液三维荧光图谱
浓度：400 μg/mL，20% 甲醇；步长：R

兔耳草 Tuercao

LAGOTIS HERBA

本品为玄参科植物兔耳草 *Lagotisglauca* Gaertn 干燥全草的粉末。对照药材购自中国药品生物制品检定所，批号：121242-200401。

仪器与试剂 F-7000 型荧光分光光度计（Hitachi），配备 1 cm 石英池、150 W 氙灯、290 nm 滤光片。仪器条件：波长范围，$E_x = 200 \sim 400$ nm、$E_m = 290 \sim 560$ nm；间隔，5 nm；扫描速度，1200 nm/min；狭缝，5.0 nm/5.0 nm；PMT 电压，700 V。甲醇（色谱纯），纯水。

样品提取液的制备 精密称取对照药材粉末 0.0500 g，置于 25 mL 容量瓶中，加入甲醇至刻度，摇匀，放置 3 h。样品提取液浓度记为 2.0 mg/mL。

实验方法 取样品上清液 2.00 mL 于 10 mL 容量瓶，以水定容，摇匀，扫描三维荧光图谱。测量纯水在激发波长 350 nm 的拉曼散射强度 R，以 R 为步长绘制三维荧光图谱，如图 8.105 所示。

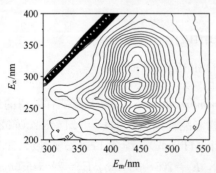

图 8.105　兔耳草水溶液三维荧光图谱
浓度：400 μg/mL，20% 甲醇；步长：R

瓦松 Wasong

OROSTACHYOS FIMBRIATAE HERBA

本品为景天科植物瓦松 *Orostachys fimbriatus*（Turcz.）Berg. 的干燥地上部分的粉末。对照药材购自中国药品生物制品检定所，批号：120959-200303。

仪器与试剂　F-7000 型荧光分光光度计（Hitachi），配备 1 cm 石英池、150 W 氙灯、290 nm 滤光片。仪器条件：波长范围，$E_x = 200 \sim 400$ nm、$E_m = 290 \sim 500$ nm；间隔，5 nm；扫描速度，1200 nm/min；狭缝，5.0 nm/5.0 nm；PMT 电压，700 V。甲醇（色谱纯），纯水。

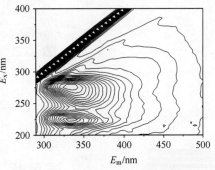

图 8.106　瓦松水溶液三维荧光图谱
浓度：400 μg/mL，20％甲醇；步长：R

样品提取液的制备　精密称取对照药材粉末 0.0500 g，置于 25 mL 容量瓶中，加入甲醇至刻度，摇匀，放置 3 h。样品提取液浓度记为 2.0 mg/mL。

实验方法　取样品上清液 2.00 mL 于 10 mL 容量瓶，以水定容，摇匀，扫描三维荧光图谱。测量纯水在激发波长 350 nm 的拉曼散射强度 R，以 R 为步长绘制三维荧光图谱，如图 8.106 所示。

萎陵菜 Weilingcai

POTENTILLAE CHINENSIS HERBA

本品为蔷薇科植物委陵菜 *Potentilla chinensis* Ser. 的干燥全草。对照药材购自中国药品生物制品检定所，批号：121021-9601。

仪器与试剂　F-7000 型荧光分光光度计（Hitachi），配备 1 cm 石英池、150 W 氙灯、290 nm 滤光片。仪器条件：波长范围，$E_x = 200 \sim 400$ nm、$E_m = 290 \sim 550$ nm；间隔，5 nm；扫描速度，1200 nm/min；狭缝，5.0 nm/5.0 nm；PMT 电压，700 V。甲醇（色谱纯），纯水。

样品提取液的制备　精密称取对照药材粉末 0.0500 g，置于 25 mL 容量瓶中，加入甲醇至刻度，摇匀，放置 3 h。样品提取液浓度记为 2.0 mg/mL。

实验方法　取样品上清液 2.00 mL 于 10 mL 容量瓶，以水定容，摇匀，扫描三维荧光图谱。测量纯水在激发波长 350 nm 的拉曼散射强度 R，以 R 为步长绘制三维荧光图谱，如图 8.107 所示。

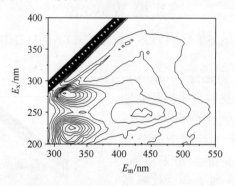

图 8.107　萎陵菜水溶液三维荧光图谱
浓度：400 μg/mL，20％甲醇；步长：R

溪黄草 Xihuangcao

ISODONIS LOPHANTHOIDIS HERBA

本品为唇形科植物线纹香茶菜 *Rabdosia lophanthoides*（Buch.-Ham. ex D. Don）Hara 干燥地上部分的粉末。对照药材购自中国药品生物制品检定所，批号：121488-200501。

仪器与试剂　F-7000 型荧光分光光度计（Hitachi），配备 1 cm 石英池、150 W 氙灯、290 nm 滤光片。仪器条件：波长范围，E_x＝200～380 nm、E_m＝290～530 nm；间隔，5 nm；扫描速度，1200 nm/min；狭缝，5.0 nm/5.0 nm；PMT 电压，700 V。甲醇（色谱纯），纯水。

样品提取液的制备　精密称取对照药材粉末 0.0500 g，置于 25 mL 容量瓶中，加入甲醇至刻度，摇匀，放置 3 h。样品提取液浓度记为 2.0 mg/mL。

实验方法　取样品上清液 2.00 mL 于 10 mL 容量瓶，以水定容，摇匀，扫

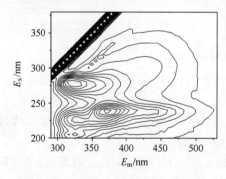

图 8.108　溪黄草水溶液三维荧光图谱
浓度：400 μg/mL，20％甲醇；步长：1.5R

描三维荧光图谱。测量纯水在激发波长 350 nm 的拉曼散射强度 R，以 1.5R 为步长绘制三维荧光图谱，如图 8.108 所示。

仙鹤草 Xianhecao

AGRIMONIAE HERBA

本品为蔷薇科植物龙芽草 *Agrimonia pilosa* Ledeb. 的干燥地上部分的粉末。对照药材购自中国药品生物制品检定所，批号：120966-200505。

仪器与试剂　F-7000 型荧光分光光度计（Hitachi），配备 1 cm 石英池、150 W 氙灯、290 nm 滤光片。仪器条件：波长范围，$E_x = 200 \sim 350$ nm、$E_m = 290 \sim 480$ nm；间隔，5 nm；扫描速度，1200 nm/min；狭缝，5.0 nm/5.0 nm；PMT 电压，700 V。甲醇（色谱纯），0.1 mol/L NaOH 溶液，纯水。

样品提取液的制备　精密称取对照药材粉末 0.0250 g，置于 25 mL 容量瓶中，加入甲醇至刻度，摇动，放置 3 h。样品提取液浓度记为 1.0 mg/mL。

实验方法 1　取样品上清液 1.00 mL 于 10 mL 容量瓶，以水定容，摇匀，扫描三维荧光图谱。测量纯水在激发波长 350 nm 的拉曼散射强度 R，以 2R 为步长绘制三维荧光图谱，如图 8.109 所示。

实验方法 2　取样品上清液 1.00 mL 于 10 mL 容量瓶，加入 1.0 mLNaOH 溶液，以水定容，摇匀，扫描三维荧光图谱。测量纯水在激发波长 350 nm 的拉曼散射强度 R，以 R 为步长绘制三维荧光图谱，如图 8.110 所示。

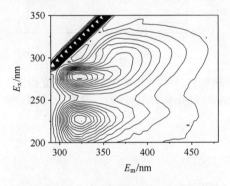 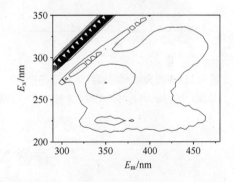

图 8.109　仙鹤草水溶液三维荧光图谱　　　　图 8.110　仙鹤草碱性溶液三维荧光图谱
浓度：100 μg/mL，10%甲醇；步长：2R　　　浓度：100 μg/mL，10%甲醇；pH 12.0；步长：R

仙人掌 Xianrenzhang

OPUNTIAE HERBA

本品为仙人掌科植物仙人掌 *Opuntia dillenii*（Ker-Gawl.）Haw. 干燥地上部分的的粉末。对照药材购自中国药品生物制品检定所，批号：121283-200502。

仪器与试剂　F-7000 型荧光分光光度计（Hitachi），配备 1 cm 石英池、150 W 氙灯、290 nm 滤光片。仪器条件：波长范围，$E_x = 200 \sim 350$ nm、$E_m = 290 \sim 480$ nm；间隔，5 nm；扫描速度，1200 nm/min；狭缝，5.0 nm/5.0 nm；PMT 电压，700 V。甲醇（色谱纯），0.1 mol/L NaOH 溶液，纯水。

样品提取液的制备　精密称取对照药材粉末 0.0250 g，置于 25 mL 容量瓶中，加入甲醇至刻度，摇动，放置 3 h。样品提取液浓度记为 1.0 mg/mL。

实验方法 1　取样品上清液 1.00 mL 于 10 mL 容量瓶，以水定容，摇匀，扫描三维荧光图谱。测量纯水在激发波长 350 nm 的拉曼散射强度 R，以 $2R$ 为步长绘制三维荧光图谱，如图 8.111 所示。

实验方法 2　取样品上清液 1.00 mL 于 10 mL 容量瓶，加入 1.0 mL NaOH 溶液，以水定容，摇匀，扫描三维荧光图谱。测量纯水在激发波长 350 nm 的拉曼散射强度 R，以 $2R$ 为步长绘制三维荧光图谱，如图 8.112 所示。

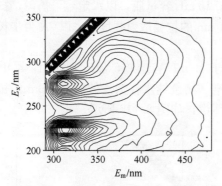

图 8.111　仙人掌水溶液三维荧光图谱
浓度：100 μg/mL，10%甲醇；步长：2R

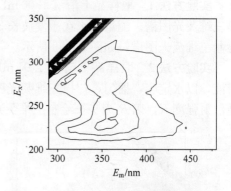

图 8.112　仙人掌碱性溶液三维荧光图谱
浓度：100 μg/mL，10%甲醇；pH 12.0；步长：2R

香薷 Xiangru

MOSLAE HERBA

本品为唇形科植物石香薷 *Mosla chinensis* Maxim. 干燥地上部分的粉末。对照药材购自中国药品生物制品检定所，批号：121456-200401。

仪器与试剂　F-7000 型荧光分光光度计（Hitachi），配备 1 cm 石英池、150 W 氙灯、290 nm 滤光片。仪器条件：波长范围，$E_x = 200 \sim 400$ nm、$E_m = 290 \sim 500$ nm；间隔，5 nm；扫描速度，1200 nm/min；狭缝，5.0 nm/5.0 nm；PMT 电压，700 V。甲醇（色谱纯），0.1 mol/L NaOH 溶液，纯水。

样品提取液的制备　精密称取对照药材粉末 0.0250 g，置于 25 mL 容量瓶中，加入甲醇至刻度，摇动，放置 3 h。样品提取液浓度记为 1.0 mg/mL。

实验方法 1　取样品上清液 1.00 mL 于 10 mL 容量瓶，以水定容，摇匀，扫描三维荧光图谱。测量纯水在激发波长 350 nm 的拉曼散射强度 R，以 $2R$ 为步长绘制三维荧光图谱，如图 8.113 所示。

实验方法 2　取样品上清液 1.00 mL 于 10 mL 容量瓶，加入 1.0 mL NaOH 溶液，以水定容，摇匀，扫描三维荧光图谱。测量纯水在激发波长 350 nm 的拉曼散射强度 R，以 R 为步长绘制三维荧光图谱，如图 8.114 所示。

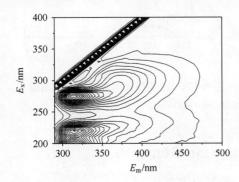 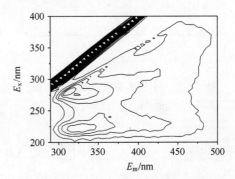

图 8.113　香薷水溶液三维荧光图谱
浓度：100 μg/mL，10%甲醇；步长：2R

图 8.114　香薷碱性溶液三维荧光图谱
浓度：100 μg/mL，10%甲醇；pH 12.0；步长：R

小蓟 Xiaoji

CIRSII HERBA

本品为菊科植物刺儿菜 *Cirsium setosum*（Willd.）MB. 的干燥地上部分的粉末。对照药材购自中国药品生物制品检定所，批号：121436-200501。

仪器与试剂　F-7000 型荧光分光光度计（Hitachi），配备 1 cm 石英池、150 W 氙灯、290 nm 滤光片。仪器条件：波长范围，$E_x = 200 \sim 350$ nm、$E_m = 290 \sim 470$ nm；间隔，5 nm；扫描速度，1200 nm/min；狭缝，5.0 nm/5.0 nm；PMT 电压，700 V。甲醇（色谱纯），0.1 mol/L NaOH 溶液，纯水。

样品提取液的制备　精密称取对照药材粉末 0.0500 g，置于 25 mL 容量瓶中，加入甲醇至刻度，摇动，放置 3 h。样品提取液浓度记为 2.0 mg/mL。

实验方法 1　取样品上清液 2.00 mL 于 10 mL 容量瓶，以水定容，摇匀，扫描三维荧光图谱。测量纯水在激发波长 350 nm 的拉曼散射强度 R，以 $2R$ 为步长绘制三维荧光图谱，如图 8.115 所示。

实验方法 2　取样品上清液 2.00 mL 于 10 mL 容量瓶，加入 1.0 mL NaOH 溶液，以水定容，摇匀，扫描三维荧光图谱。测量纯水在激发波长 350 nm 的拉曼散射强度 R，以 R 为步长绘制三维荧光图谱，如图 8.116 所示。

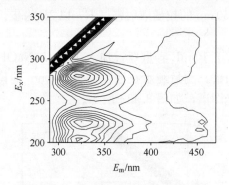

图 8.115　小蓟水溶液三维荧光图谱
浓度：400 μg/mL，20%甲醇；步长：2R

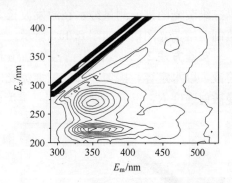

图 8.116　小蓟碱性溶液三维荧光图谱
浓度：400 μg/mL，20%甲醇；pH 12.0；步长：R

杏叶防风 Xingyefangfeng

PIMPINELLAE HERBA

本品为伞形科植物杏叶茴芹 *Pimpinella candolleana* Wight et Arn. 的干燥全草。对照药材购自中国药品生物制品检定所，批号：121347-200401。

仪器与试剂　F-7000 型荧光分光光度计（Hitachi），配备 1 cm 石英池、150 W 氙灯、290 nm 滤光片。仪器条件：波长范围，$E_x = 200 \sim 370$ nm、$E_m = 290 \sim 500$ nm；间隔，5 nm；扫描速度，1200 nm/min；狭缝，5.0 nm/5.0 nm；PMT 电压，700 V。甲醇（色谱纯），0.1 mol/L NaOH 溶液，纯水。

样品提取液的制备　精密称取对照药材粉末 0.0500 g，置于 25 mL 容量瓶中，加入甲醇至刻度，摇动，放置 3 h。样品提取液浓度记为 2.0 mg/mL。

实验方法 1　取样品上清液 2.00 mL 于 10 mL 容量瓶，以水定容，摇匀，扫描三维荧光图谱。测量纯水在激发波长 350 nm 的拉曼散射强度 R，以 2R 为步长绘制三维荧光图谱，如图 8.117 所示。

实验方法 2　取样品上清液 2.00 mL 于 10 mL 容量瓶，加入 1.0 mL NaOH 溶液，以水定容，摇匀，扫描三维荧光图谱。测量纯水在激发波长 350 nm 的拉曼散射强度 R，以 R 为步长绘制三维荧光图谱，如图 8.118 所示。

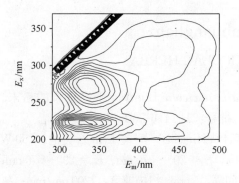

图 8.117　杏叶防风水溶液三维荧光图谱
浓度：400 μg/mL，20％甲醇；步长：2R

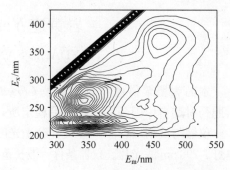

图 8.118　杏叶防风碱性溶液三维荧光图谱
浓度：400 μg/mL，20％甲醇；pH 12.0；步长：R

绣线菊（粉花绣线菊）Xiuxianju

SPIRAEAE JAPONICAE HERBA

本品为蔷薇科植物粉花绣线菊 *Spiraea japonica* L. f. 干燥地上部分的粉末。对照药材购自中国药品生物制品检定所，批号：121511-200501。

仪器与试剂　F-7000 型荧光分光光度计（Hitachi），配备 1 cm 石英池、150 W 氙灯、290 nm 滤光片。仪器条件：波长范围，E_x＝200～350 nm、E_m＝290～400 nm；间隔，5 nm；扫描速度，1200 nm/min；狭缝，5.0 nm/5.0 nm；PMT 电压，700 V。甲醇（色谱纯），纯水。

样品提取液的制备　精密称取对照药材粉末 0.0250 g，置于 25 mL 容量瓶中，加入甲醇至刻度，摇匀，放置3 h。样品提取液浓度记为 1.0 mg/mL。

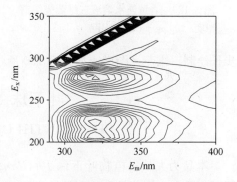

图 8.119　粉花绣线菊水溶液三维荧光图谱
浓度：100 μg/mL，10％甲醇；步长：2R

实验方法　取样品上清液 1.00 mL 于 10 mL 容量瓶，以水定容，摇匀，扫描三维荧光图谱。测量纯水在激发波长 350 nm 的拉曼散射强度 R，以 2R 为步长绘制三维荧光图谱，如图 8.119 所示。

岩黄连 Yanhuanglian

CORYDALIS SAXICOLAE HERBA

本品为罂粟科植物石生黄堇 *Corydalis saxicola* Bunting 干燥全草的粉末。对照药材购自中国药品生物制品检定所，批号：121416-200501。

仪器与试剂　F-7000 型荧光分光光度计（Hitachi），配备 1 cm 石英池、150 W 氙灯、290 nm 滤光片。仪器条件：波长范围，$E_x=200\sim370$ nm、$E_m=290\sim570$ nm；间隔，5 nm；扫描速度，1200 nm/min；狭缝，5.0 nm/5.0 nm；PMT 电压，700 V。甲醇（色谱纯），纯水。

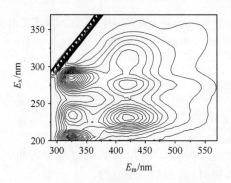

图 8.120　岩黄连水溶液三维荧光图谱
浓度：100 μg/mL，10%甲醇；步长：2.5R

样品提取液的制备　精密称取对照药材粉末 0.0250 g，置于 25 mL 容量瓶中，加入甲醇至刻度，摇匀，放置 3 h。样品提取液浓度记为 1.0 mg/mL。

实验方法　取样品上清液 1.00 mL 于 10 mL 容量瓶，以水定容，摇匀，扫描三维荧光图谱。测量纯水在激发波长 350 nm 的拉曼散射强度 R，以 2.5R 为步长绘制三维荧光图谱，如图 8.120 所示。

叶下珠 Yexiazhu

PHYLLANTHI URINARAE HERBA

本品为大戟科植物叶下珠 *Phyllanthus urinaria* L. 的干燥全草的粉末。对照药材购自中国药品生物制品检定所，批号：121374-200401。

仪器与试剂　F-7000 型荧光分光光度计（Hitachi），配备 1 cm 石英池、150 W 氙灯、290 nm 滤光片。仪器条件：波长范围，$E_x=200\sim400$ nm、$E_m=290\sim550$ nm；间隔，5 nm；扫描速度，1200 nm/min；狭缝，5.0 nm/5.0 nm；PMT 电压，700 V。甲醇（色谱纯），纯水。

样品提取液的制备　精密称取对照药材粉末 0.0500 g，置于 25 mL 容量瓶中，加入甲醇至刻度，摇匀，放置 3 h。样品提取液浓度记为 2.0 mg/mL。

实验方法　取样品上清液 2.00 mL 于 10 mL 容量瓶，以水定容，摇匀，扫描三维荧光图谱。测量纯水在激发波长 350 nm 的拉曼散射强度 R，以 0.5R 为步长绘制三维荧光图谱，如图 8.121 所示。

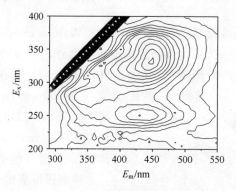

图 8.121　叶下珠水溶液三维荧光图谱

浓度：400 μg/mL，20%甲醇；步长：0.5R

益母草 Yimucao

LEONURI HERBA

本品为唇形科植物益母草 *Leonurus japonicus* Houtt. 的干燥地上部分的粉末。对照药材购自中国药品生物制品检定所，批号：120912-200306。

仪器与试剂　F-7000 型荧光分光光度计（Hitachi），配备 1 cm 石英池、150 W 氙灯、290 nm 滤光片。仪器条件：波长范围，E_x＝200～400 nm、E_m＝290～550 nm；间隔，5 nm；扫描速度，1200 nm/min；狭缝，5.0 nm/5.0 nm；PMT 电压，700 V。甲醇（色谱纯），纯水。

样品提取液的制备　精密称取对照药材粉末 0.0500 g，置于 25 mL 容量瓶中，加入甲醇至刻度，摇匀，放置 3 h。样品提取液浓度记为 2.0 mg/mL。

实验方法　取样品上清液 2.00 mL 于 10 mL 容量瓶，以水定容，摇匀，扫描三维荧光图谱。测量纯水在激发波长 350 nm 的拉曼散射强度 R，以 R 为步长绘制三维荧光图谱，如图 8.122 所示。

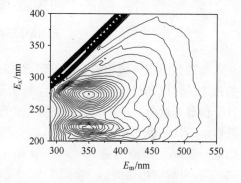

图 8.122　益母草水溶液三维荧光图谱

浓度：400 μg/mL，20%甲醇；步长：R

茵陈 Yinchen

ARTEMISIAE SCOPARIAE HERBA

本品为菊科植物滨蒿 *Artemisia scoparia* Waldst. et Kit. 干燥地上部分的粉末。对照药材购自中国药品生物制品检定所，批号：120950-200305。

仪器与试剂　F-7000 型荧光分光光度计（Hitachi），配备 1 cm 石英池、150 W 氙灯、290 nm 滤光片。仪器条件：波长范围，$E_x = 200 \sim 400$ nm、$E_m = 290 \sim 550$ nm；间隔，5 nm；扫描速度，1200 nm/min；狭缝，5.0 nm/5.0 nm；PMT 电压，700 V。甲醇（色谱纯），纯水。

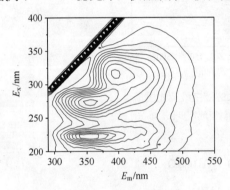

　　样品提取液的制备　精密称取对照药材粉末 0.0500 g，置于 25 mL 容量瓶中，加入甲醇至刻度，摇匀，放置 3 h。样品提取液浓度记为 2.0 mg/mL。

　　实验方法　取样品上清液 2.00 mL 于 10 mL 容量瓶，以水定容，摇匀，扫描三维荧光图谱。测量纯水在激发波长 350 nm 的拉曼散射强度 *R*，以 *2R* 为步长绘制三维荧光图谱，如图 8.123

图 8.123　茵陈水溶液三维荧光图谱
浓度：400 μg/mL，20%甲醇；步长：2R

所示。

淫羊藿（朝鲜淫羊藿）Yinyanghuo

EPIMEDII HERBA

本品为小檗科植物朝鲜淫羊藿 *Epimedium koreanum* Nakai 的干燥地上部分的粉末。对照药材购自中国药品生物制品检定所，批号：121032-200501。

仪器与试剂　F-7000 型荧光分光光度计（Hitachi），配备 1 cm 石英池、150 W 氙灯、290 nm 滤光片。仪器条件：波长范围，$E_x = 200 \sim 370$ nm、$E_m = 290 \sim 550$ nm；间隔，5 nm；扫描速度，1200 nm/min；狭缝，5.0 nm/5.0 nm；PMT 电压，700 V。甲醇（色谱纯），纯水。

样品提取液的制备　精密称取对照药材粉末 0.0250 g，置于 25 mL 容量瓶中，加入甲醇至刻度，摇匀，放置 3 h。样品提取液浓度记为 1.0 mg/mL。

实验方法　取样品上清液 1.00 mL 于 10 mL 容量瓶，以水定容，摇匀，扫描三维荧光图谱。测量纯水在激发波长 350 nm 的拉曼散射强度 R，以 $3R$ 为步长绘制三维荧光图谱，如图 8.124 所示。

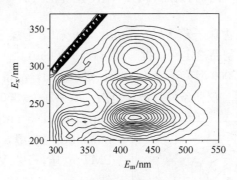

图 8.124　淫羊藿水溶液三维荧光图谱
浓度：100 μg/mL，10%甲醇；步长：$3R$

肿节风 Zhongjiefeng

SARCANDRAE HERBA

本品为金粟兰科植物草珊瑚 *Sarcandra glabra* （Thunb.）Nakai 的干燥全株的粉末。对照药材购自中国药品生物制品检定所，批号：121048-200504。

仪器与试剂　F-7000 型荧光分光光度计（Hitachi），配备 1 cm 石英池、150 W 氙灯、290 nm 滤光片。仪器条件：波长范围，E_x＝200～400 nm、E_m＝290～550 nm；间隔，5 nm；扫描速度，1200 nm/min；狭缝，5.0 nm/5.0 nm；PMT 电压，700 V。甲醇（色谱纯），纯水。

样品提取液的制备　精密称取对照药材粉末 0.0500 g，置于 25 mL 容量瓶中，加入甲醇至刻度，摇匀，放置 3 h。样品提取液浓度记为 2.0 mg/mL。

实验方法　取样品上清液 2.00 mL 于 10 mL 容量瓶，以水定容，摇匀，扫描三维荧光图谱。测量纯水在激发波长 350 nm 的拉曼散射强度 R，以 R 为步长绘制三维荧光图谱，如图 8.125 所示。

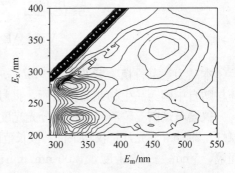

图 8.125　肿节风水溶液三维荧光图谱
浓度：400 μg/mL，20%甲醇；步长：R

珠子草 Zhuzicao

PHYLLANTHI NIRURI HERBA

本品为大戟科植物珠子草 *Phyllanthus nirnri* L. 干燥全草的粉末。对照药材购自中国药品生物制品检定所，批号：121319-200301。

仪器与试剂　F-7000 型荧光分光光度计（Hitachi），配备 1 cm 石英池、150 W 氙灯、290 nm 滤光片。仪器条件：波长范围，$E_x=200\sim350$ nm、$E_m=290\sim470$ nm；间隔，5 nm；扫描速度，1200 nm/min；狭缝，5.0 nm/5.0 nm；PMT 电压，700 V。甲醇（色谱纯），纯水。

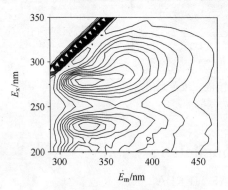

图 8.126　珠子草水溶液三维荧光图谱
浓度：100 μg/mL，10%甲醇；步长：2R

样品提取液的制备　精密称取对照药材粉末 0.0250 g，置于 25 mL 容量瓶中，加入甲醇至刻度，摇匀，放置 3 h。样品提取液浓度记为 1.0 mg/mL。

实验方法　取样品上清液 1.00 mL 于 10 mL 容量瓶，以水定容，摇匀，扫描三维荧光图谱。测量纯水在激发波长 350 nm 的拉曼散射强度 R，以 2R 为步长绘制三维荧光图谱，如图 8.126 所示。

紫花地丁 Zihuadiding

VIOLAE HERBA

本品为堇菜科植物紫花地丁 *Viola yedoensis* Makino 的干燥草的粉末。对照药材购自中国药品生物制品检定所，批号：121429-201003。

仪器与试剂　F-7000 型荧光分光光度计（Hitachi），配备 1 cm 石英池、150 W 氙灯、290 nm 滤光片。仪器条件：波长范围，$E_x=200\sim450$ nm、$E_m=300\sim550$ nm；间隔，5 nm；扫描速度，1200 nm/min；狭缝，5.0 nm/5.0 nm；PMT 电压，700 V。甲醇（色谱纯），0.1 mol/L NaOH 溶液，纯水。

样品提取液的制备　精密称取对照药材粉末 0.0250 g，置于 25 mL 容量瓶中，加入甲醇至刻度，摇匀，放置 3 h。样品提取液浓度记为 1.0 mg/mL。

实验方法 1　取样品上清液 0.50 mL 于 10 mL 容量瓶，以水定容，摇匀，扫描三维荧光图谱。测量纯水在激发波长 350 nm 的拉曼散射强度 R，以 2R 为步长绘制三维荧光图谱，如图 8.127 所示。

实验方法 2　取样品上清液 0.50 mL 于 10 mL 容量瓶，加入 1.0 mL NaOH 溶液，以水定容，摇匀，扫描三维荧光图谱。测量纯水在激发波长 350 nm 的拉曼散射强度 R，以 $2R$ 为步长绘制三维荧光图谱，如图 8.128 所示。

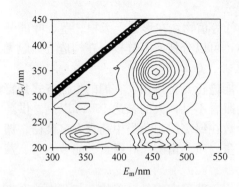

图 8.127　紫花地丁水溶液三维荧光图谱
浓度：50 μg/mL，5 %甲醇；步长：$2R$

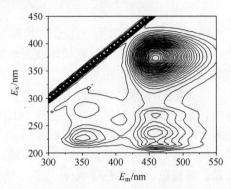

图 8.128　紫花地丁碱性溶液三维荧光图谱
浓度：50 μg/mL，5 %甲醇；pH 12.0；步长：$2R$

第九章　藻、菌类中药

藻类（algae）、菌类（fungi）均称为低等植物，在形态上无根、茎、叶的分化，是单细胞或多细胞的叶状体或菌丝体，可以分枝或不分枝，在构造上一般无组织分化，无中柱和胚胎。

藻类植物体都含有各种不同的色素，能进行光合作用，它们的生活方式是自养的，绝大多数是水生的。植物体小的肉眼看不见，大的长达100 m以上。供药用的海产藻类多数在红藻门和褐藻门，少数在绿藻门。藻类中药含有多聚糖、糖醇及糖醛酸、氨基酸及其衍生物、胆碱、蛋白质、甾醇、叶绿素、胡萝卜素、藻蓝素、藻褐色、藻红色等成分。

菌类一般不含色素，不能进行光合作用，营养方式是异养的。与药用关系密切的是细菌门和真菌门。菌类中药含有多糖、氨基酸、生物碱、蛋白质、酶、甾醇和抗生素等成分。

薄芝菌丝体粉 Bozhijunsitifen

GANODERMA CAPENSE

本品为灵芝科薄盖灵芝 *Ganoderma capense* (Lloyd) D. A. Reid. 干燥菌丝体粉的粉末。对照药材购自中国药品生物制品检定所，批号：121308-200301。

仪器与试剂　F-7000型荧光分光光度计（Hitachi），配备1 cm石英池、150 W氙灯、290 nm滤光片。仪器条件：波长范围，E_x=200～400 nm、E_m=300～500 nm；间隔，5 nm；扫描速度，1200 nm/min；狭缝，5.0 nm/5.0 nm；PMT电压，700 V。甲醇（色谱纯），纯水。

样品提取液的制备　精密称取对照药材粉末0.0250 g，置于25 mL容量瓶中，加入甲醇至刻度，摇匀，放置3 h。样品提取液浓度记为1.0 mg/mL。

实验方法　取样品上清液0.50 mL于10 mL容量瓶，以水定容，摇匀，扫描三维荧光图谱。测量纯水在激发波长350 nm的拉曼散射强度R，以R为步长绘制三维荧光图谱，如图9.1所示。

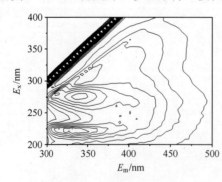

图9.1　薄芝菌丝体粉水
溶液三维荧光图谱

浓度：50 μg/mL，5%甲醇；步长：R

茯苓 Fuling

PORIA

本品为多孔菌科真菌茯苓 *Poria cocos*（Schw.）Wolf. 干燥菌核的粉末。对照药材购自中国药品生物制品检定所，批号：121117-200403。

仪器与试剂 F-7000 型荧光分光光度计（Hitachi），配备 1 cm 石英池、150 W 氙灯、290 nm 滤光片。仪器条件：波长范围，$E_x = 200 \sim 375$ nm、$E_m = 290 \sim 500$ nm；间隔，5 nm；扫描速度，1200 nm/min；狭缝，5.0 nm/5.0 nm；PMT 电压，700 V。甲醇（色谱纯），纯水。

样品提取液的制备 精密称取对照药材粉末 0.0500 g，置于 25 mL 容量瓶中，加入甲醇至刻度，摇动，放置 3 h。样品提取液浓度记为 2.0 mg/mL。

实验方法 取样品上清液 2.00 mL 于 10 mL 容量瓶，以水定容，摇匀，扫描三维荧光图谱。测量纯水在激发波长 350 nm 的拉曼散射强度 R，以 0.5R 为步长绘制三维荧光图谱，如图 9.2 所示。

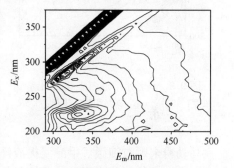

图 9.2　茯苓水溶液三维荧光图谱
浓度：400 μg/mL，20%甲醇；步长：0.5R

马勃 Mabo

LASIOSPHAERA SEU CALVATIA

本品为灰包科真菌脱皮马勃 *Lasiosphaera fenzlii* Reich. 干燥子实体的粉末。对照药材购自中国药品生物制品检定所，批号：121417-200401。

仪器与试剂 F-7000 型荧光分光光度计（Hitachi），配备 1 cm 石英池、150 W 氙灯、290 nm 滤光片。仪器条件：波长范围，$E_x = 200 \sim 450$ nm、$E_m = 290 \sim 550$ nm；间隔，5 nm；扫描速度，1200 nm/min；狭缝，5.0 nm/5.0 nm；PMT 电压，700 V。甲醇（色谱纯），0.1 mol/L NaOH 溶液，纯水。

样品提取液的制备 精密称取对照药材粉末 0.0500 g，置于 25 mL 容量瓶中，加入甲醇至刻度，摇动，放置 3 h。样品提取液浓度记为 2.0 mg/mL。

实验方法 1 取样品上清液 2.00 mL 于 10 mL 容量瓶，以水定容，摇匀，扫描三维荧光图谱。测量纯水在激发波长 350 nm 的拉曼散射强度 R，以 0.5R 为步长绘制三维荧光图谱，如图 9.3 所示。

实验方法 2　取样品上清液 2.00 mL 于 10 mL 容量瓶，加入 1.0 mL NaOH 溶液，以水定容，摇匀，扫描三维荧光图谱。测量纯水在激发波长 350 nm 的拉曼散射强度 R，以 0.5R 为步长绘制三维荧光图谱，如图 9.4 所示。

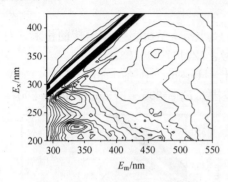 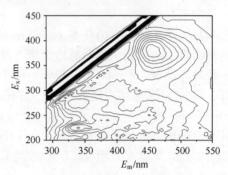

图 9.3　马勃水溶液三维荧光图谱
浓度：400 μg/mL，20%甲醇；步长：0.5R

图 9.4　马勃碱性溶液三维荧光图谱
浓度：400 μg/mL，20%甲醇；
pH 12.0；步长：0.5R

马勃粉末颗粒细微，甲醇浸提液浑浊，可静置后取上清液测量。由图 9.3 可见，在中性条件下荧光很弱，碱性条件下发射波长 455 nm 的荧光有所增强。

灵芝 Lingzhi

GANODERMA

本品为多孔菌科植物真菌灵芝 *Ganoderma lucidum*（Leyss. ex Fr.）Karst. 的干燥子实体的粉末。对照药材购自中国药品生物制品检定所，批号：120968-200906。

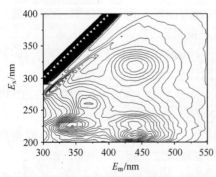

图 9.5　灵芝水溶液三维荧光图谱
浓度：200 μg/mL，20%甲醇；步长：0.5R

仪器与试剂　F-7000 型荧光分光光度计（Hitachi），配备 1 cm 石英池、150 W 氙灯、290 nm 滤光片。仪器条件：波长范围，E_x＝200～400 nm、E_m＝300～550 nm；间隔，5 nm；扫描速度，1200 nm/min；狭缝，5.0 nm/5.0 nm；PMT 电压，700 V。甲醇（色谱纯），纯水。

样品提取液的制备　精密称取对照药材粉末 0.0250 g，置于 25 mL 容量瓶中，加入甲醇至刻度，摇匀，放置 3 h。样品提取液浓度记为 1.0 mg/mL。

实验方法　取样品上清液 2.00 mL 于 10 mL 容量瓶，以水定容，摇匀，扫描三维荧光图谱。测量纯水在激发波长 350 nm 的拉曼散射强度 R，以 $0.5R$ 为步长绘制三维荧光图谱，如图 9.5 所示。

灵芝中含有取代苯类化合物和生物碱类化合物，发射波长位于 445 nm 附近的荧光峰具有很好的特征性。

鹧鸪菜 Zhegucai

FRONS CALOGLOSSAE LEPRIEURII

本品为美舌藻科植物鹧鸪菜 *Caloglossa leprieurii*（Mont.）J. Ag. 干燥全草的粉末。对照药材购自中国药品生物制品检定所，批号：121335-200401。

仪器与试剂　F-7000 型荧光分光光度计（Hitachi），配备 1 cm 石英池、150 W 氙灯、290 nm 滤光片。仪器条件：波长范围，$E_x = 200 \sim 400$ nm、$E_m = 290 \sim 550$ nm；间隔，5 nm；扫描速度，1200 nm/min；狭缝，5.0 nm/5.0 nm；PMT 电压，700 V。甲醇（色谱纯），0.1 mol/L NaOH 溶液，纯水。

样品提取液的制备　精密称取对照药材粉末 0.0500 g，置于 25 mL 容量瓶中，加入甲醇至刻度，摇动，放置 3 h。样品提取液浓度记为 2.0 mg/mL。

实验方法 1　取样品上清液 2.00 mL 于 10 mL 容量瓶，以水定容，摇匀，扫描三维荧光图谱。测量纯水在激发波长 350 nm 的拉曼散射强度 R，以 $0.5R$ 为步长绘制三维荧光图谱，如图 9.6 所示。

实验方法 2　取样品上清液 2.00 mL 于 10 mL 容量瓶，加入 1.0 mL NaOH 溶液，以水定容，摇匀，扫描三维荧光图谱。测量纯水在激发波长 350 nm 的拉曼散射强度 R，以 $0.5R$ 为步长绘制三维荧光图谱，如图 9.7 所示。

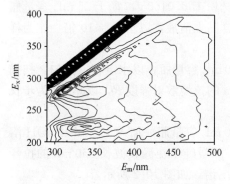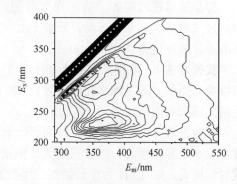

图 9.6　鹧鸪菜水溶液三维荧光图谱　　　　图 9.7　鹧鸪菜碱性溶液三维荧光图谱
浓度：400 μg/mL，20% 甲醇；步长：0.5R　　浓度：400 μg/mL，20% 甲醇；pH 12.0；步长：0.5R

藻、菌类中药数量较少，荧光较弱，其中灵芝的荧光较强，特征性好；马勃的荧光图谱也有较好的特征性。

第十章　树脂类中药

树脂（resina）类中药均为天然产物，多数来源于植物体。一般认为是由植物体内的挥发油成分如萜类，经过氧化、聚合、缩合等复杂的化学变化所形成的。树脂很多是二萜烯和三萜烯的衍生物以及木脂素类，其主要组成包括树脂酸（resin acids）、树脂醇（resin alcohols）、树脂酯（resin esters）和树脂烃（resenes）等。树脂中常混有挥发油、树胶及游离的芳香酸等成分，是一类无定形的化学混合物。树脂不溶于水，易溶于醇、乙醚、氯仿等大多数有机溶剂，在碱性溶液中能部分或完全溶解，在酸性溶液中不溶。

安息香 Anxixiang

BENZOINUM

本品为安息香科植物白花树 *Styrax tonkinensis* (Pierre) Craib ex Hart. 的干燥树脂。对照药材购自中国药品生物制品检定所，批号：1186-200101。

仪器与试剂　F-7000 型荧光分光光度计（Hitachi），配备 1 cm 石英池、150 W 氙灯、290 nm 滤光片。仪器条件：波长范围，$E_x = 200 \sim 400$ nm、$E_m = 290 \sim 500$ nm；间隔，5 nm；扫描速度，1200 nm/min；狭缝，5.0 nm/5.0 nm；PMT 电压，700 V。甲醇（色谱纯），0.1 mol/L NaOH 溶液，纯水。

样品提取液的制备　精密称取对照药材粉末 0.0100 g，置于 25 mL 容量瓶中，加入甲醇至刻度，摇动，放置 3 h。取样品上清液，以水稀释 10 倍，作为样品溶液，浓度记为 0.040 mg/mL。

实验方法 1　取样品溶液 1.00 mL 于 10 mL 容量瓶，以水定容，摇匀，扫描三维荧光图谱。测量纯水在激发波长 350 nm 的拉曼散射强度 R，以 $0.5R$ 为步长绘制三维荧光图谱，如图 10.1 所示。

实验方法 2　取样品溶液 1.00 mL 于 10 mL 容量瓶，加入 1.0 mL NaOH 溶液，以水定容，摇匀，扫描三维荧光图谱。测量纯水在激发波长 350 nm 的拉曼散射强度 R，以 $0.5R$ 为步长绘制三维荧光图谱，如图 10.2 所示。

由图 10.1 和图 10.2 可见，安息香在低浓度下可呈现较强的荧光。

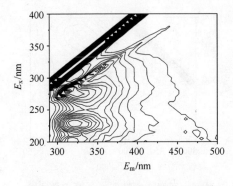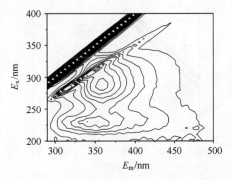

图 10.1　安息香水溶液三维荧光图谱　　　图 10.2　安息香碱性溶液三维荧光图谱
浓度：4.0μg/mL，1%甲醇；步长：0.5R　　浓度：4.0μg/mL，1%甲醇；pH 12.0；步长：0.5R

龙血竭 Longxuejie

DRACONIS RESINA

本品为百合科植物剑叶龙血树 *Dracaena cochinchinensis*（Lour.）S. C. Chen 含脂木材经提取得到的树脂的粉末。对照药材购自中国药品生物制品检定所，批号：121252-200502。

仪器与试剂　F-7000 型荧光分光光度计（Hitachi），配备 1 cm 石英池、150 W 氙灯、290 nm 滤光片。仪器条件：波长范围，$E_x = 200 \sim 400$ nm、$E_m = 290 \sim 550$ nm；间隔，5 nm；扫描速度，1200 nm/min；狭缝，5.0 nm/5.0 nm；PMT 电压，700 V。甲醇（色谱纯），0.1 mol/L NaOH 溶液，纯水。

样品提取液的制备　精密称取对照药材粉末 0.0250 g，置于 25 mL 容量瓶中，加入甲醇至刻度，摇动，放置 3 h。样品提取液浓度记为 1.0 mg/mL。

实验方法 1　取样品上清液 0.50 mL 于 10 mL 容量瓶，以水定容，摇匀，扫描三维荧光图谱。测量纯水在激发波长 350 nm 的拉曼散射强度 R，以 R 为步长绘制三维荧光图谱，如图 10.3 所示。

实验方法 2　取样品上清液 0.50 mL 于 10 mL 容量瓶，加入 1.0 mL NaOH 溶液，以水定容，摇匀，扫描三维荧光图谱。测量纯水在激发波长 350 nm 的拉曼散射强度 R，以 0.5R 为步长绘制三维荧光图谱，如图 10.4 所示。

龙血竭与血竭的甲醇浸提液均为红色，但两者的三维荧光图谱有明显区别。

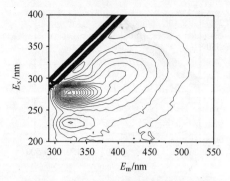

图 10.3　龙血竭水溶液三维荧光图谱
浓度：50 μg/mL，5%甲醇；步长：R

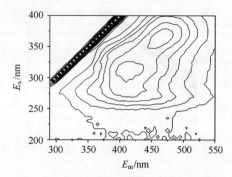

图 10.4　龙血竭碱性溶液三维荧光图谱
浓度：50 μg/mL，5%甲醇；pH 12.0；步长：0.5R

血竭 Xuejie

DRACONIS SANGUIS

本品为棕榈科植物麒麟竭 *Daemonorops draco* Bl. 果实渗出的树脂经加工制成的粉末。对照药材购自中国药品生物制品检定所，批号：120906-200609。

仪器与试剂　F-7000 型荧光分光光度计（Hitachi），配备 1 cm 石英池、150 W 氙灯、290 nm 滤光片。仪器条件：波长范围，$E_x = 200 \sim 400$ nm、$E_m = 290 \sim 550$ nm；间隔，5 nm；扫描速度，1200 nm/min；狭缝，5.0 nm/5.0 nm；PMT 电压，700 V。甲醇（色谱纯），0.1 mol/L NaOH 溶液，纯水。

样品提取液的制备　精密称取对照药材粉末 0.0250 g，置于 25 mL 容量瓶中，加入甲醇至刻度，摇动，放置 3 h。样品提取液浓度记为 1.0 mg/mL。

实验方法 1　取样品上清液 1.00 mL 于 10 mL 容量瓶，以水定容，摇匀，扫描三维荧光图谱。测量纯水在激发波长 350 nm 的拉曼散射强度 R，以 0.5R 为步长绘制三维荧光图谱，如图 10.5 所示。

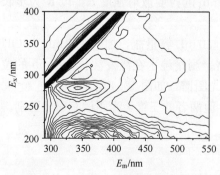

图 10.5　血竭水溶液三维荧光图谱
浓度：100 μg/mL，10%甲醇；步长：0.5R

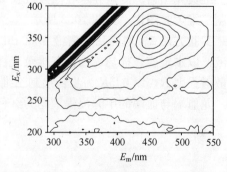

图 10.6　血竭碱性溶液三维荧光图谱
浓度：100 μg/mL，10%甲醇；pH 12.0；步长：0.5R

实验方法 2　取样品上清液 1.00 mL 于 10 mL 容量瓶，加入 1.0 mL NaOH 溶液，以水定容，摇匀，扫描三维荧光图谱。测量纯水在激发波长 350 nm 的拉曼散射强度 R，以 $0.5R$ 为步长绘制三维荧光图谱，如图 10.6 所示。

没药 Moyao

MYRRHA

本品为橄榄科植物哈地丁树 *Commiphora molmol*. Engl. 的干燥树脂的粉末。对照药材购自中国药品生物制品检定所，批号：121250-200503。

仪器与试剂　F-7000 型荧光分光光度计（Hitachi），配备 1 cm 石英池、150 W 氙灯、290 nm 滤光片。仪器条件：波长范围，$E_x = 200 \sim 400$ nm、$E_m = 290 \sim 550$ nm；间隔，5 nm；扫描速度，1200 nm/min；狭缝，5.0 nm/5.0 nm；PMT 电压，700 V。甲醇（色谱纯），0.1 mol/L NaOH 溶液，纯水。

样品提取液的制备　精密称取对照药材粉末 0.0250 g，置于 25 mL 容量瓶中，加入甲醇至刻度，摇动，放置 3 h。样品提取液浓度记为 1.0 mg/mL。

实验方法 1　取样品上清液 0.50 mL 于 10 mL 容量瓶，以水定容，摇匀，扫描三维荧光图谱。测量纯水在激发波长 350 nm 的拉曼散射强度 R，以 $0.5R$ 为步长绘制三维荧光图谱，如图 10.7 所示。

实验方法 2　取样品上清液 0.50 mL 于 10 mL 容量瓶，加入 1.0 mL NaOH 溶液，以水定容，摇匀，扫描三维荧光图谱。测量纯水在激发波长 350 nm 的拉曼散射强度 R，以 $0.5R$ 为步长绘制三维荧光图谱，如图 10.8 所示。

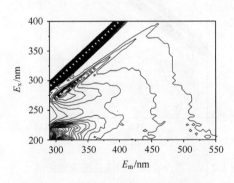

图 10.7　没药水溶液三维荧光图谱
浓度：50 μg/mL，5% 甲醇；步长：0.5R

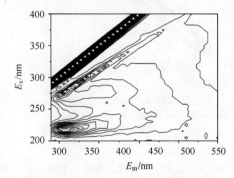

图 10.8　没药碱性溶液三维荧光图谱
浓度：50 μg/mL，5% 甲醇；pH 12.0；步长：0.5R

苏合香 Suhexiang

STYRAX

本品为金缕梅科植物苏合香树 *Liquidambar orientalis* Mill. 的树干渗出的香树脂，经加工精制而成。对照药材购自中国药品生物制品检定所，批号：931-200202。

仪器与试剂　F-7000 型荧光分光光度计（Hitachi），配备 1 cm 石英池、150 W 氙灯、290 nm 滤光片。仪器条件：波长范围，$E_x = 200 \sim 350$ nm、$E_m = 280 \sim 450$ nm；间隔，5 nm；扫描速度，1200 nm/min；狭缝，5.0 nm/5.0 nm；PMT 电压，700 V。甲醇（色谱纯），0.10 mol/L NaOH 溶液，纯水。

样品提取液的制备　取对照药材（液体）1.00 mL 置于 100 mL 容量瓶中，以甲醇稀释至刻度，摇匀。取出 1.00 mL 至 100 mL 的容量瓶中，用甲醇稀释至刻度，摇匀，浓度记为 0.10 μL/mL。

实验方法 1　取样品溶液 0.50 mL 至 10 mL 容量瓶，以水定容，摇匀，扫描三维荧光图谱，同时测量纯水在激发波长 350 nm 的拉曼散射强度 R，以 R 为步长绘制三维荧光图谱，如图 10.9 所示。

实验方法 2　取样品溶液 0.50 mL 于 10 mL 容量瓶，加入 1.00 mL NaOH 溶液，以水定容，摇匀，扫描三维荧光图谱，同时测量纯水在激发波长 350 nm 的拉曼散射强度 R，以 R 为步长绘制三维荧光图谱，如图 10.10 所示。

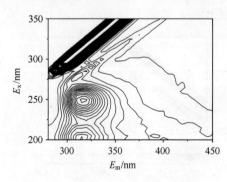 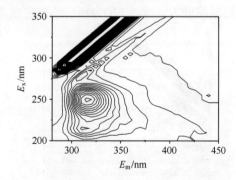

图 10.9　苏合香水溶液三维荧光图谱　　　　图 10.10　苏合香碱性溶液三维荧光图谱

浓度：0.005 μL/mL，5%甲醇；步长：R　　　浓度：0.005 μL/mL，5%甲醇；pH 12.0；步长：R

藤黄 Tenghuang

GUTTI COMBOGIA

　　本品为藤黄科植物藤黄 *Garcinia hanburyi* Hook. f. 的树干渗出的树脂。对照药材购自中国药品生物制品检定所，批号：121215-0101。

　　仪器与试剂　F-7000 型荧光分光光度计（Hitachi），配备 1 cm 石英池、150 W 氙灯、290 nm 滤光片。仪器条件：波长范围，$E_x=200\sim325$ nm、$E_m=300\sim650$ nm；间隔，5 nm；扫描速度，1200 nm/min；狭缝，5.0 nm/5.0 nm；PMT 电压，700 V。甲醇（色谱纯），纯水。

　　样品提取液的制备　精密称取对照药材粉末 0.0500 g，置于 25 mL 容量瓶中，加入甲醇至刻度，摇匀，放置 3 h。样品提取液浓度记为 2.0 mg/mL。

　　实验方法　取样品上清液 2.00 mL 于 10 mL 容量瓶，以水定容，摇匀，扫描三维荧光图谱。测量纯水在激发波长 350 nm 的拉曼散射强度 R，以 R 为步长绘制三维荧光图谱，如图 10.11 所示。

　　藤黄的三维荧光图谱与任何中药均不相同。

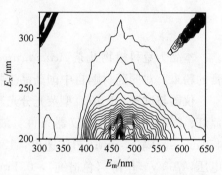

图 10.11　藤黄水溶液三维荧光图谱
浓度：400 μg/mL，20%甲醇；步长：R

第十一章 其他类中药

本章包括未能列入上述各章的中药。主要包括：直接由植物体的某一或某些部分或间接用植物的某些制品为原料，经过不同的加工处理所得到的产品，如儿茶、芦荟和青黛；由某些昆虫寄生于某些植物体上所形成的虫瘿，如五倍子等。

儿茶 Ercha

CATECHU

本品为豆科植物儿茶 *Acacia catechu* （L. f. ）Willd. 的去皮枝、干的干燥煎膏的粉末。对照药材购自中国药品生物制品检定所，批号：121397-200401。

仪器与试剂　F-7000 型荧光分光光度计（Hitachi），配备 1 cm 石英池、150 W 氙灯、290 nm 滤光片。仪器条件：波长范围，$E_x = 200 \sim 350$ nm、$E_m = 300 \sim 450$ nm；间隔，5 nm；扫描速度，1200 nm/min；狭缝，5.0 nm/5.0 nm；PMT 电压，700 V。甲醇（色谱纯），0.1 mol/L NaOH 溶液，纯水。

样品提取液的制备　精密称取对照药材粉末 0.0100 g，置于 25 mL 容量瓶中，加入甲醇至刻度，摇动，放置 3 h。样品提取液浓度记为 0.40 mg/mL。

实验方法 1　取样品上清液 0.50 mL 于 10 mL 容量瓶，以水定容，摇匀，扫描三维荧光图谱。测量纯水在激发波长 350 nm 的拉曼散射强度 R，以 $2R$ 为步长绘制三维荧光图谱，如图 11.1 所示。

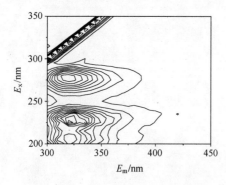
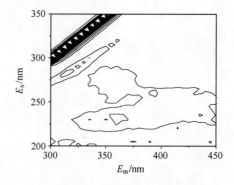

图 11.1　儿茶水溶液三维荧光图谱
浓度：20 μg/mL，5%甲醇；步长：$2R$

图 11.2　儿茶碱性溶液三维荧光图谱
浓度：20 μg/mL，5%甲醇；pH 12.0；步长：R

实验方法 2　取样品上清液 0.50 mL 于 10 mL 容量瓶，加入 1.0 mL NaOH 溶液，以水定容，摇匀，扫描三维荧光图谱。测量纯水在激发波长 350 nm 的拉曼散射强度 R，以 R 为步长绘制三维荧光图谱，如图 11.2 所示。

儿茶中主要含有儿茶素、表儿茶素等化合物，发射波长位于 325 nm 附近的荧光峰归属于此类化合物。在碱性溶液中，儿茶素和表儿茶素的荧光峰消失。

芦荟 Luhui

ALOE

本品为百合科植物好望角芦荟 *Aloe ferox* Miller. 植物叶的汁液浓缩干燥物的粉末。对照药材购自中国药品生物制品检定所，批号：121149-200502。

仪器与试剂　F-7000 型荧光分光光度计（Hitachi），配备 1 cm 石英池、150 W 氙灯、310 nm 滤光片。仪器条件：波长范围，$E_x = 200 \sim 500$ nm，$E_m = 350 \sim 650$ nm；间隔，5 nm；扫描速度，1200 nm/min；狭缝，5.0 nm/5.0 nm；PMT 电压，700 V。甲醇（色谱纯），0.01 mol/L 硼砂溶液，纯水。

样品提取液的制备　精密称取对照药材粉末 0.0280 g，置于 25 mL 容量瓶中，加入甲醇至刻度，摇动，放置 3 h。样品提取液浓度记为 1.12 mg/mL。

实验方法 1　取样品上清液 0.50 mL 于 10 mL 容量瓶，以水定容，摇匀，扫描三维荧光图谱。测量纯水在激发波长 350 nm 的拉曼散射强度 R，以 $0.5R$ 为步长绘制三维荧光图谱，如图 11.3 所示。

实验方法 2　取样品上清液 0.50 mL 于 10 mL 容量瓶，加入 1.0 mL 硼砂溶液，以水定容，摇匀，扫描三维荧光图谱。测量纯水在激发波长 350 nm 的拉曼散射强度 R，以 $2R$ 为步长绘制三维荧光图谱，如图 11.4 所示。

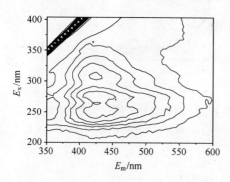

图 11.3　芦荟水溶液三维荧光图谱

浓度：56 μg/mL，5%甲醇；步长：0.5R

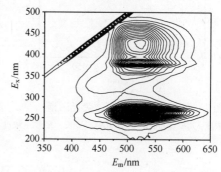

图 11.4　芦荟-硼砂溶液三维荧光图谱

浓度：56 μg/mL，5%甲醇；

0.001 mol/L 硼砂；步长：2R

青黛 Qingdai

INDIGO NATURALIS

本品为爵床科植物马蓝 *Baphicacanthus cusia* (Nees) Bremek. 的叶或茎叶经加工制得的干燥粉末。对照药材购自中国药品生物制品检定所，批号：121170-200001。

仪器与试剂　F-7000 型荧光分光光度计（Hitachi），配备 1 cm 石英池、150 W 氙灯、290 nm 滤光片。仪器条件：波长范围，$E_x = 200 \sim 375$ nm、$E_m = 290 \sim 550$ nm；间隔，5 nm；扫描速度，1200 nm/min；狭缝，5.0 nm/5.0 nm；PMT 电压，700 V。甲醇（色谱纯），0.1 mol/L NaOH 溶液，纯水。

样品提取液的制备　精密称取对照药材粉末 0.0500 g，置于 25 mL 容量瓶中，加入甲醇至刻度，摇动，放置 3 h。样品提取液浓度记为 2.0 mg/mL。

实验方法 1　取样品上清液 2.00 mL 于 10 mL 容量瓶，以水定容，摇匀，扫描三维荧光图谱。测量纯水在激发波长 350 nm 的拉曼散射强度 R，以 R 为步长绘制三维荧光图谱，如图 11.5 所示。

实验方法 2　取样品上清液 2.00 mL 于 10 mL 容量瓶，加入 1.0 mL NaOH 溶液，以水定容，摇匀，扫描三维荧光图谱。测量纯水在激发波长 350 nm 的拉曼散射强度 R，以 R 为步长绘制三维荧光图谱，如图 11.6 所示。

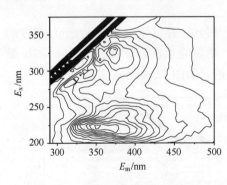 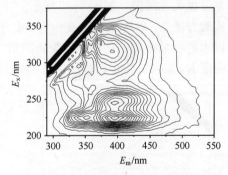

图 11.5　青黛水溶液三维荧光图谱　　　　图 11.6　青黛碱性溶液三维荧光图谱
浓度：400 μg/mL，20%甲醇；步长：R　　　浓度：400 μg/mL，20%甲醇；pH 12.0；步长：R

五倍子 Wubeizi

GALLA CHINENSIS

本品为漆树科植物盐肤木 *Rhus chinensis* Mill. 叶上的虫瘿的粉末。对照药材购自中国药品生物制品检定所，批号：121078-200402。

仪器与试剂 F-7000型荧光分光光度计（Hitachi），配备 1 cm 石英池、150 W 氙灯、290 nm 滤光片。仪器条件：波长范围，$E_x = 200 \sim 375$ nm、$E_m = 300 \sim 500$ nm；间隔，5 nm；扫描速度，1200 nm/min；狭缝，5.0 nm/5.0 nm；PMT 电压，700 V。甲醇（色谱纯），0.01 mol/L 硼砂溶液，纯水。

样品提取液的制备 精密称取对照药材粉末 0.0500 g，置于 25 mL 容量瓶中，加入甲醇至刻度，摇动，放置 3 h。取样品上清液，以水稀释 10 倍，样品提取液浓度记为 0.20 mg/mL。

实验方法 1 取样品上清液 2.00 mL 于 10 mL 容量瓶，以水定容，摇匀，扫描三维荧光图谱。测量纯水在激发波长 350 nm 的拉曼散射强度 R，以 0.5R 为步长绘制三维荧光图谱，如图 11.7 所示。

实验方法 2 取样品上清液 0.50 mL 于 10 mL 容量瓶，加入 1.0 mL 硼砂溶液，以水定容，摇匀，扫描三维荧光图谱。测量纯水在激发波长 350 nm 的拉曼散射强度 R，以 2R 为步长绘制三维荧光图谱，如图 11.8 所示。

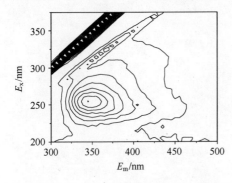 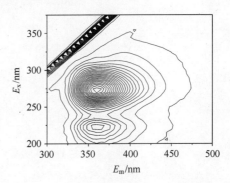

图 11.7 五倍子水溶液三维荧光图谱 浓度：40 μg/mL，2%甲醇；步长：0.5R

图 11.8 五倍子-硼砂溶液三维荧光图谱 浓度：10 μg/mL，0.001 mol/L 硼砂；步长：2R

五灵脂 Wulingzhi

TROGOPTERORUM FAECES

本品为鼯鼠科动物复齿鼯鼠 *Trogopterus xanthipes* Milne-Edwards 干燥粪便的粉末。对照药材购自中国药品生物制品检定所，批号：121348-200501。

仪器与试剂 F-7000型荧光分光光度计（Hitachi），配备 1 cm 石英池、150 W 氙灯、290 nm 滤光片。仪器条件：波长范围，$E_x = 200 \sim 425$ nm、$E_m = 290 \sim 550$ nm；间隔，5 nm；扫描速度，1200 nm/min；狭缝，5.0 nm/5.0 nm；PMT 电压，700 V。

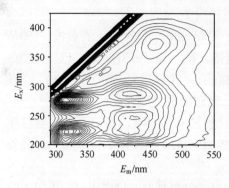

图 11.9　五灵脂水溶液三维荧光图谱

浓度：400 μg/mL，20%甲醇；步长：R

甲醇（色谱纯），纯水。

样品提取液的制备　精密称取对照药材粉末 0.0500 g，置于 25 mL 容量瓶中，加入甲醇至刻度，摇匀，放置 3 h。样品提取液浓度记为 2.0 mg/mL。

实验方法　取样品上清液 2.00 mL 于 10 mL 容量瓶，以水定容，摇匀，扫描三维荧光图谱。测量纯水在激发波长 350 nm 的拉曼散射强度 R，以 R 为步长绘制三维荧光图谱，如图 11.9 所示。

中文名索引

药材拉丁名索引

icae Fructus　毛诃子　255

植物拉丁学名索引